U0212130

中 国 医 学 科 学 院
北 京 协 和 医 学 院

年 鉴

YEARBOOK

Chinese Academy of Medical Sciences
Peking Union Medical College

—2011—

中国协和医科大学出版社

图书在版编目（CIP）数据

中国医学科学院、北京协和医学院年鉴：2011 版／《中国医学科学院、北京协和医学院年鉴》编委会编. —北京：中国协和医科大学出版社，2012.6

ISBN 978 - 7 - 81136 - 670 - 9

Ⅰ．①中… Ⅱ．①中… Ⅲ．①中国医学科学院 – 2011 – 年鉴②北京协和医学院 – 2011 – 年鉴 Ⅳ．①R – 40

中国版本图书馆 CIP 数据核字（2012）第 071728 号

中 国 医 学 科 学 院
北 京 协 和 医 学 院 年 鉴 （2011）

编　　者：中国医学科学院北京协和医学院年鉴编委会
责任编辑：韩　鹏　杨小杰

出版发行：**中国协和医科大学出版社**
　　　　　（北京东单三条九号　邮编 100730　电话 65260378）
网　　址：www. pumcp. com
经　　销：新华书店总店北京发行所
印　　刷：北京佳艺恒彩印刷有限公司

开　　本：787 × 1092　 1/16 开
印　　张：25
彩　　页：6
字　　数：600 千字
版　　次：2012 年 6 月第一版　　2012 年 6 月第一次印刷
印　　数：1—1000
定　　价：95.00 元

ISBN 978 - 7 - 81136 - 670 - 9/R · 670

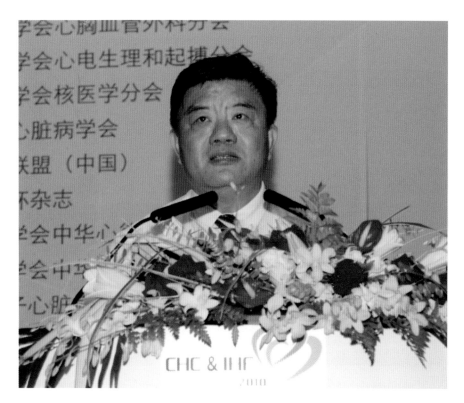

　　2010 年 8 月 12 日，卫生部陈竺部长出席中国心脏大会暨北京国际心血管病论坛 2010 致开幕词并宣布国家心血管病中心成立

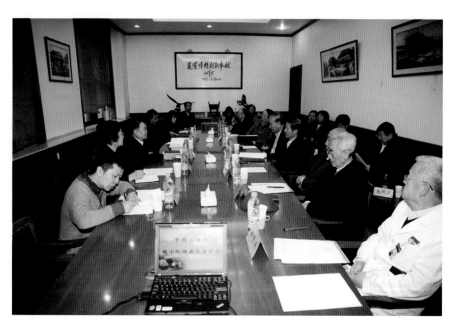

　　2010 年 3 月 18 日，中国工程院党组书记周济到我院校调研中国工程院院士队伍建设工作

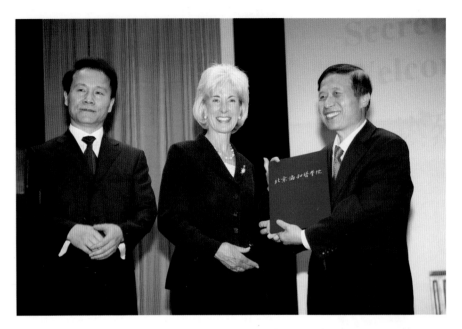

2010 年 5 月 25 日，美国卫生部长 Kathleen Sebelius 访问院校并发表演讲

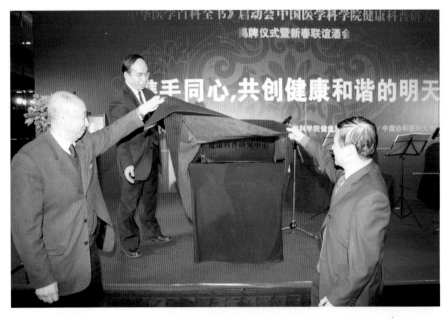

2010 年 2 月 3 日，《中华医学百科全书》启动会暨中国医学科学院健康科普研究中心揭牌仪式

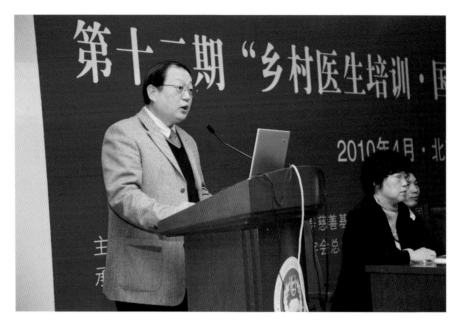

2010年4月8日，院校党委书记李立明在第三次"乡村医师培训班"开幕上讲话

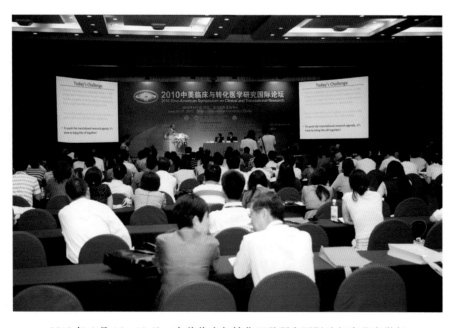

2010年6月16～18日，中美临床与转化医学研究国际论坛在北京举行

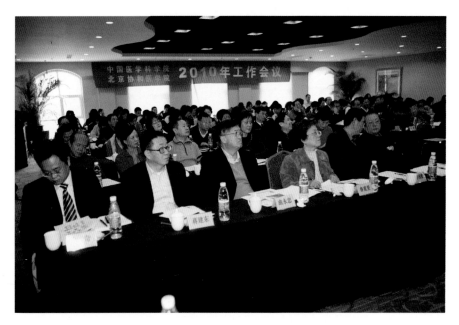

2010 年 1 月 20 ~ 21 日，院校召开 2010 年工作会

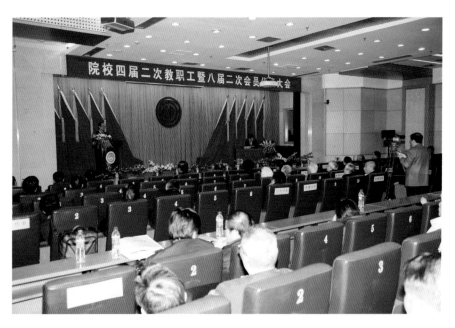

2010 年 3 月 24 日，院校第八届工代会暨第四届二次教职代会

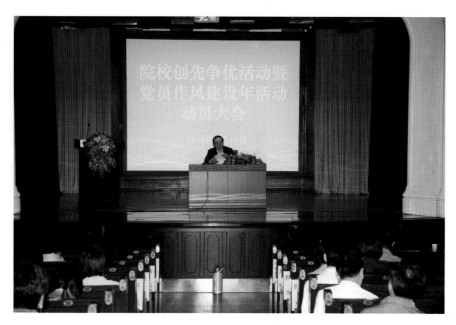

　　2010 年 5 月 18 日，院校召开深入开展"创先争优"活动暨党员作风建设年活动动员大会

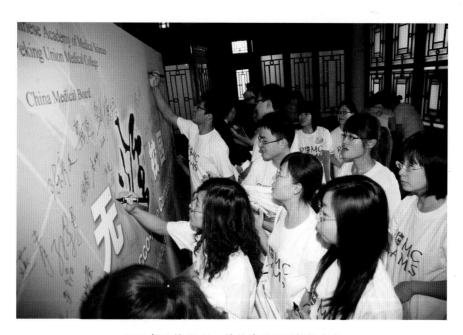

2010 年 5 月 31 日，院校隆重召开控烟大会

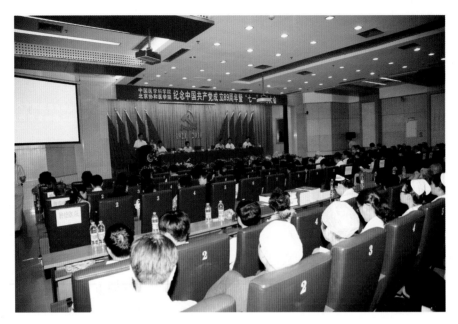

2010 年 7 月 1 日，院校举行纪念中国共产党成立 89 周年暨"七·一"表彰大会

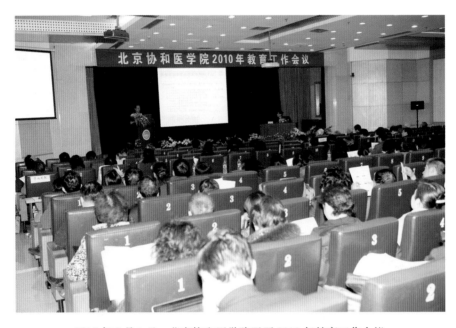

2010 年 3 月 1 日，北京协和医学院召开 2010 年教育工作会议

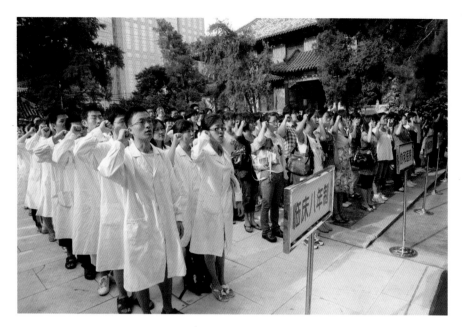

2010 年 8 月 27 日，北京协和医学院举行 2010 年新生开学典礼

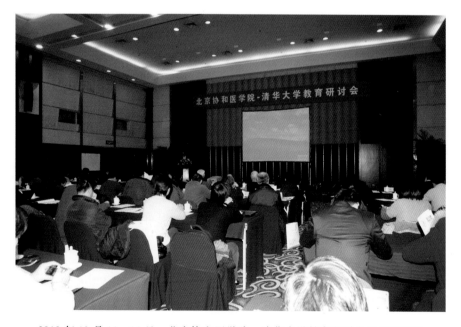

2010 年 12 月 11 ~ 14 日，北京协和医学院－清华大学教育研讨会在北京召开

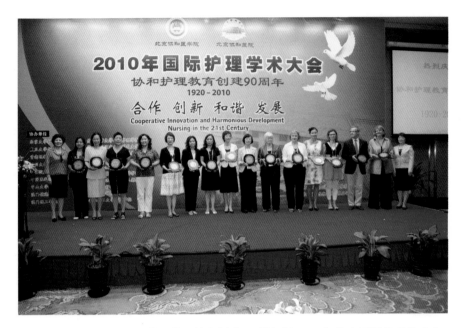

2010 年 8 月 20 日，协和护理教育创建 90 周年暨 2010 年北京国际护理学术大会在京召开

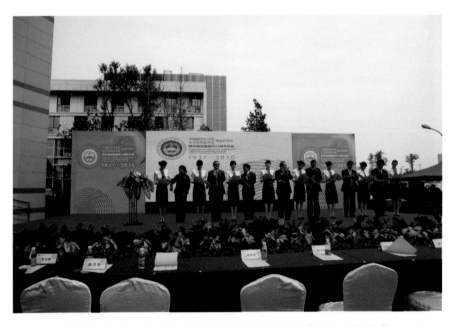

2010 年 11 月 4 日，输血研究所举行新所落成暨建所 53 周年庆典

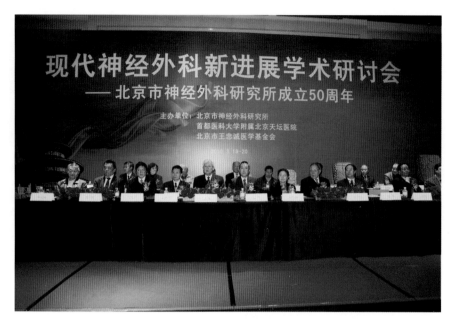

2010 年 3 月 19 日，北京市神经外科研究所建所 50 周年庆典

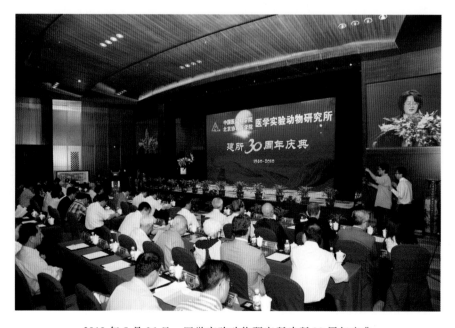

2010 年 5 月 26 日，医学实验动物研究所建所 30 周年庆典

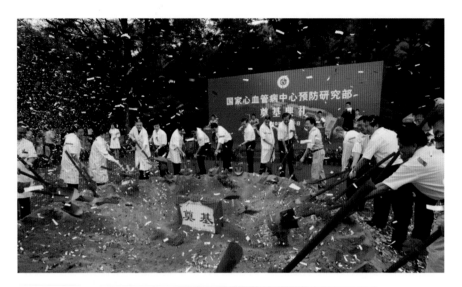

2010 年 8 月 31 日，国家心血管病中心预防研究部动工开建

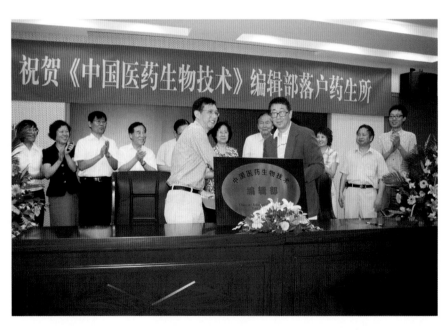

2010 年 9 月 16 日，医药生物技术研究所与中国医药生物技术协会签订《中国医药生物技术》杂志编辑部落户协议

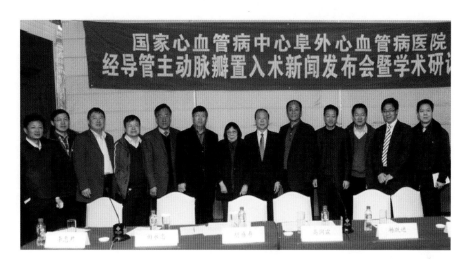

2010 年 12 月 15 日，我国首两例经导管主动脉瓣置入术新闻发布会暨学术研讨会在京举行

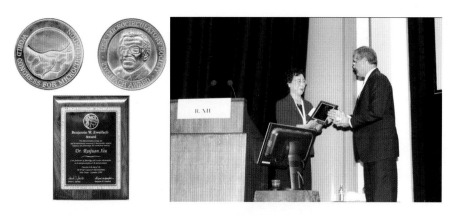

2010 年 9 月 26 日，微循环研究所修瑞娟教授在第九届世界微循环大会上获得世界微循环研究领域最高奖"B．W．Zweifach"（兹维法赫）奖

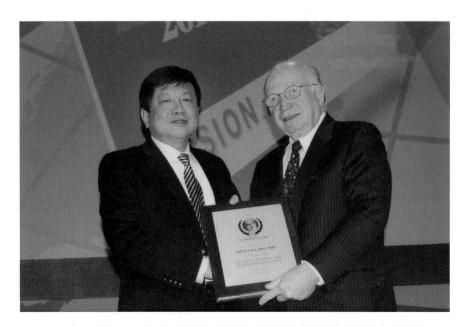

2010 年 10 月 4 日，基础医学研究所曹谊林教授荣获整形外科界最高荣誉奖

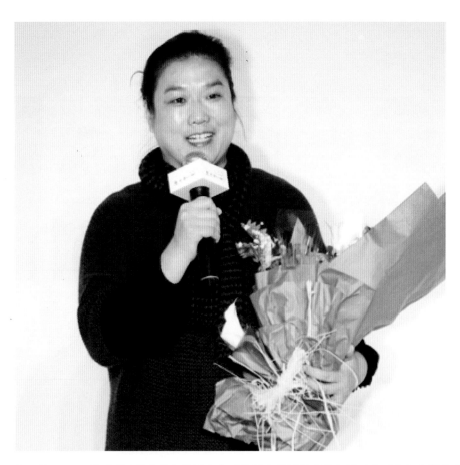

2010 年 1 月 26 日，基础所生物化学与分子生物系蒋澄宇教授荣获第六届"中国青年女科学家"

京外所、院分布示意图

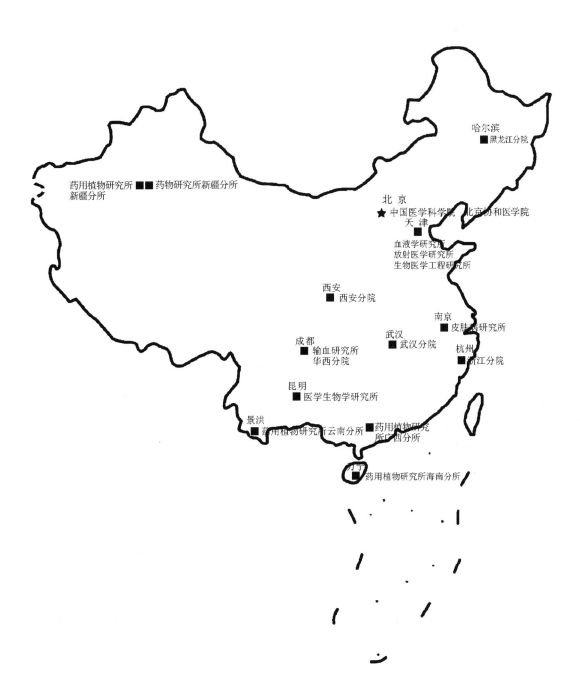

哈尔滨
■黑龙江分院

药用植物研究所 ■■ 药物研究所新疆分所
新疆分所

北京
★中国医学科学院 北京协和医学院
天津
血液学研究所
放射医学研究所
生物医学工程研究所

西安
■西安分院

南京
■皮肤病研究所

武汉
■武汉分院

成都
■输血研究所
华西分院

杭州
■浙江分院

昆明
■医学生物学研究所

景洪
■药用植物研究所云南分所

■药用植物研究所广西分所

■药用植物研究所海南分所

在京所、院分布示意图

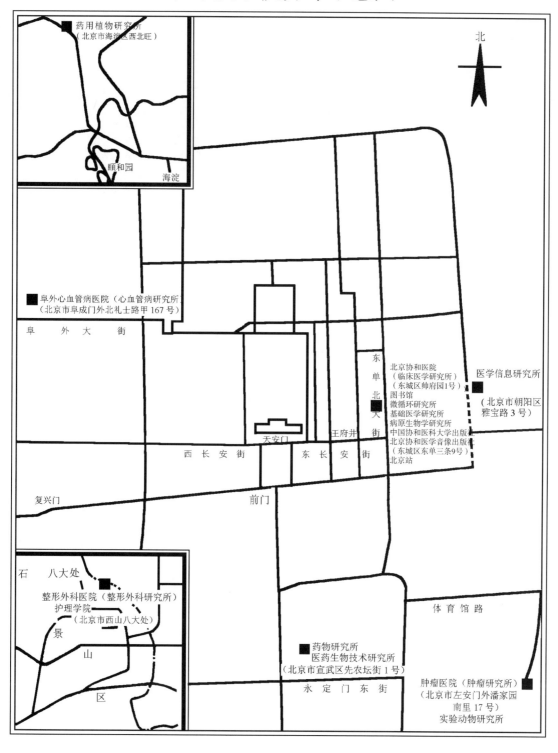

目　　录

院校重要活动纪事

科　研　工　作

教　学　工　作

医疗卫生工作

产业开发工作

人才建设与培养

国际交流与合作

学 术 交 流

各所、院工作概况

中国医学科学院分院和共建单位

大　事　记

院校重要活动纪事

中国医学科学院　北京协和医学院
2010 年工作概况

2010 年是"十一五"的最后一年,是国家"深入推进国家医药卫生体制改革,推进创新型国家建设,构建人力资源强国"的机遇之年,是院校改革发展不平凡的一年。一年来院校在卫生部等上级部门的领导、支持与帮助下,坚定不移地高举中国特色社会主义伟大旗帜,以邓小平理论和"三个代表"重要思想为指导,深入贯彻落实科学发展观,认真学习党的十七大和十七届四中、五中全会精神,全面落实中央卫生工作会议部署,以开展创先争优活动为契机,积极推动院校事业科学发展,加快院校"十二五"发展规划的制定,明确和完善院校发展思路和目标定位,推动事业发展战略布局的优化。

一、科研资源要素整合力度加大,科技创新体系建设不断推进,科研实力与创新能力不断增强

2010 年,院校根据我国人口与健康事业需求,结合国际医学前沿发展以及院校科研工作实际情况,以提升科研创新能力为核心,以构建医学科研创新体系为重点,以改革创新为动力,更加注重从单学科创新向学科集群协同创新转变,院校在科研创新能力和科技支撑体系建设方面得到了明显提升。

1. 科技创新能力不断增强,科技实力进一步提升　根据已公布或掌握的数据显示,2010 年院校共申报省部级以上各类科研课题 244 项,到位科研经费总数(不包括中央公益性科研院所基本科研业务费)约为 6825.2 万元。其中,国家自然科学基金项目获得资助 190 项(2009 年 141 项),获资助经费 6044 万元(2009 年为 3713 万元);

973 项目获批准立项 5 项,是历年以来获得首席科学家项目最多的一年。2010 年共获得国家科技进步二等奖 1 项,教育部高校科研优秀成果奖 3 项(均为自然科学类一等奖),中华医学奖 7 项。申报专利申请 178 项,其中国际专利 43 项;授权专利 36 项,其中国际专利 7 项。根据中国科技信息研究所 2010 年 12 月公布的统计数字,院校 2009 年度共发表科技论文 4309 篇,其中 SCI 收录论文数为 1111 篇,比 2008 年度统计的结果(721 篇)增长了 54.1%。其中,影响因子在 3.0 以上 308 篇,10.0 以上 27 篇,平均影响因子 2.792;其中包括《NATURE GENETICS》1 篇和《NEW ENGLAND JOURNAL OF MEDICINE》3 篇。

2. 强化资源整合与共享,推进医学科学研究创新体系建设　2010 年,院校面向国家重大医药科技战略需求,通过强化顶层设计,突出规划引导,增进统筹协调,院校的科研资源整合能力不断增强,跨所院的研究队伍及交叉体系建设有新提升,研究基地及平台建设有新进展,积极开展医学科研创新体系建设。

积极组建功能性药物研究院,目前已经确定了药物研究院的定位、功能和目标,制定了药研院的管理章程和管理机构,确定了药研院的运作机制,实施方案于 2010 年 7 月在院校党政联席会议获批准,药研院将会尽快挂牌成立。

根据我国目前"以需求为导向,进行疾病防治和促进健康"的总体卫生科技目标,院校积极发展转化医学,打破基础医学与药物研发、临床医学之间固有的屏障,以北京协和医院为基础，整合、共享医科院多家院所的优势资源，成立了中国医学科学院转化医学中心，共同建设国家级、国际化、高水平的转化医学研究合作战略性高端平台。

积极组织撰写中国医学科技战略发展报告，依托信息所和卫生政策研究中心，于2010年3月完成第一版"中国医学科技战略发展报告"，并在两会期间赠送给人大和政协代表、卫生部领导和相关国家科技主管部门领导，发挥国家医学科技决策信息咨询作用。

圆满完成了"中草药物质基础与资源利用实验室"和"心血管病相关基因与临床研究实验室"2个教育部重点实验室的评估工作，其中"中草药物质基础与资源利用教育部重点实验室"的评估结果为优秀。并组织完成了这2个实验室参加国家重点实验室的申报。完成了与国家CDC共建"病毒基因工程国家重点实验室"的模式和工作机制的研究和建立。

积极组织学术交流，成功举办了第十届医药卫生青年科技论坛、中科院－医科院第二届联合学术论坛等一系列学术交流活动。

二、深化教育教学改革，加强教育实体化建设

2010年以来，院校在《国家中长期教育改革和发展规划纲要》精神指导下，着眼于国际国内医学教育发展前沿，立足院校教育事业自身发展阶段，坚持育人为本，德育为先，以改革创新为动力，以内涵特色为重点，以提高质量为核心，坚持深化教学改革和提升教学质量并重，教育教学改革深入推进、研究生培养质量不断提高、与清华大学合作取得实质性进展、教育实体化工作继续推进。

1. 以质量工程的深入推进为抓手，深化医学教育改革 从2007年教育部开展"质量工程"以来，院校以"质量工程"建设为抓手，积极开展本专科教育教学改革。在学校开展教育教学改革立项的基础上，推荐参加北京市和教育部质量工程项目评选。2010年院校获国家级"质量工程"4项："放射诊断学"被评为国家级精品课程、"药理学"被评为国家级双语教学示范课程、护理学专业被评为国家级第六批高等学校特色专业建设点、八年制临床医学专业学生获大学生竞赛活动奖项1项。通过"质量工程"建设，院校对本专科教育从专业、课程、教学内容、教学方法、学生考核评估方法等方面进行了深入的改革，八年制临床医学专业和护理本科教育在同类专业中积极发挥引领和带动作用。

在2010年，国家发布了《国家中长期教育改革和发展规划纲要》，其中提出要组织开展教育改革试点的决定。我校的"医学专业人才培养模式改革"被确定为国家教育体制改革试点，该试点项目将致力于创新人才培养模式，探索开展"卓越医师教育培训计划"。

2. 以研究生培养机制改革和学科建设为重点，不断提升研究生培养质量 2010年院校研究生教育坚持"稳定规模、改革机制、提高质量、强化管理"的工作原则，以研究生培养机制改革和学科建设为重点，深入推进研究生教育工作，不断提升研究生培养质量。

2010年录取硕士生570名，其中推荐免试入学的人数占总招生人数的30%，位居全国784所研究生招生单位的第八名，来自全国"211"大学的学生占全部生源的54%。录取博士生500名，其中来自全国"211"大学的学生占全部生源的62%，生源质量明显改善。

实施研究生培养创新计划，设立创新研究基金，2010年评出研究生创新研究基金项目44项，资助额达88万元。设立优秀博士学位论文奖励基金，选出校级优秀博士论文10篇，推荐6篇参加北京市优秀博士论

文评比，其中 1 篇论文获北京市优秀博士论文，推荐 8 篇论文参加全国优秀博士论文评选。

推进研究生课程建设，设立"协和讲堂"，开展人文社会科学讲座；重新规划研究生课程体系，组织修订了研究生课程教学大纲，设立研究生新开课程基金，支持组织编写研究生教材。

院校作为国务院学位委员会自行审核博士学位授权一级学科点和硕士学位授权一级学科点的委托学位授予单位，2010 年通过的博士一级学科授权点 3 个，硕士一级学科授权点 5 个；2010 年，经国务院学位委员会审批我校新增口腔医学硕士、公共卫生硕士、护理硕士、药学硕士 4 个硕士专业学位授权点。

2010 年院校新增 2 个北京市重点学科，分别是神经病学二级学科和转化医学交叉学科。完成了 2010 年"生命科学和医学创新平台" 985 项目申报书和预算书的编制工作。

3. 教学实体化建设深入推进 为落实温家宝总理的批示，院校积极与卫生部等有关部门沟通，先后报送了《北京协和医学院强化改革和建设的意见和建议》、《关于列入落实温家宝总理批示路线图有关问题的建议》和《北京协和医学院教育实体化的具体建议》。2010 年 4 月卫生部部务会研究了北京协和医学院实体化建设工作，明确了学校教育实化工作及与清华合作的原则："实化不分家，合作要紧密"；提出切实加强与有关部委的合作，为北京协和医学院发展营造更有利的条件；进一步明确北京协和医院是北京协和医学院的主体教学医院；要求充分发挥北京协和医学院老专家的作用；明确了同步研究加强中国医学科学院建设问题。2010 年 11 月，卫生部、教育部成立由两部部长任组长的促进北京协和医学院改革发展领导小组，进一步推进教学实体化建设。

4. 启动医预课程改革，明确与清华大学合作办学的前景和方向 院校于 2010 年 12 月召开了协和—清华教育研讨会，双方相互深入了解了彼此的办学理念和课程结构，深入探讨了合作办好北京协和医学院医预教育，进一步明确了双方合作办学的前景和方向，也标志着我校八年制临床医学专业医预课程改革的正式启动。

三、医院管理工作跨上新台阶，研究型医院建设深入推进

2010 年，院校医疗工作在国家医药卫生体制改革指导意见和全国卫生工作会议精神指导下，始终瞄准"做优做特国家级研究型医院群"的目标，在公立医院的体制和机制、管理和服务改革两个方面进行了积极的探索和实践，坚持以改革促发展，以制度保管理，以学术促医术，以责任换形象，公立医院改革积极推进，医院管理工作跨上新台阶，研究型医院建设扎实推进，社会公益形象不断提升。

1. 狠抓医院质量和医疗安全，医院管理和内涵建设跨上新台阶 医疗质量和医疗安全始终是医院的生命，院校所属各家医院坚持以源头治理为核心，以程序流程为重点，以绩效考核为关键，注重预防警示，注重全线防控，建立监测、评估、预警、应急各环节自身健全，衔接顺畅的监控机制，切实保障医院质量和安全。

在具体措施上，院校所属各家医院分别通过设立"病人安全"的专门管理机构；以绩效考核为抓手，注重核心环节管理和重点领域防控，引导医务人员严格按照程序、流程办事，以制度流程保障医疗质量和安全；将不良事件的防范，从与病人关系最密切的临床一线，延展到为一线服务的医技科室与职能部门，从医院作为药品和器械等的服务链终端追溯到上游的生产厂家，进而推动建立全社会的病人安全文化网；在外科电子病历系统中嵌入国际通用的外科手术术前评分系统等，狠抓医院质量和医疗安全，医院管理和内涵建设跨上新台阶。

2. 以医学中心和学科建设为重点，扎实推进研究型医院建设　2010 年国家心血管病中心、国家癌症中心获批。国家心血管中心将依托阜外心血管病医院，开展心血管病基础、临床、预防及管理培训等活动，推动学术交流，开展国际合作。国家癌症中心将依托肿瘤医院，建立国家重大癌症疾病防治体系，支撑国家在重大疾病诊治和防治领域资源管理平台。

随着国际上转化医学的方兴未艾，院校成立了有 54 位院士加盟的北京首个转化医学中心，转化医学中心以北京协和医院为基础，整合医科院其他所院的优势资源，既推动医学相关领域的基础科研向临床诊疗应用转化，又将临床中遇到的问题带回实验室进行研究后，回到临床，服务病人，最终实现基础和临床双向互促，双方共赢。

医院的临床学科能力是一个医院持续发展的核心动力。2007～2009 年院校 6 所医院申报的 13 个临床学科重点项目中，12 个顺利通过了终期评审，1 个项目申请延期评审。2010～2012 年院校所属医院共申报了 20 个项目，其中 14 个项目中标，获得 2740 万财政支持；2010 年年末所属各医院又有 10 个临床重点专科申报成功，每个专科将平均得到财政 400 万的经费支持，促进和保持这些科室在本专业领域继续保持领先地位。

3. 充分发挥国家队的作用，积极迎接公立医院改革　公立医院改革是深化医药卫生体制改革的重点和难点，坚持公益性，调动积极性，强化以病人为中心，创新管理机制，提高运行效率，为人民群众提供优质、高效、安全、便捷的医疗服务，是大型公立医院改革的关键和必由之路。2010 年，院校召开了首次院校医疗工作会，探讨改善服务、提高绩效，迎接公立医院改革。院校所属 6 家医院充分发挥国家队的作用，采取多种措施，积极迎接公立医院的改革。

在临床路径的编写、试点及推广工作中，院校 2010 年组织院校临床和医疗管理专家共同承担了内分泌科 5 个病种、消化内科 9 个病种、心血管内科 9 个病种和心血管外科 11 个病种临床路径规范的编写工作。为了配合卫生部在全国，特别是基层医疗单位推广临床路径，院校承担了《临床路径释义》的编写、出版工作。

在优化就医流程，切实解决群众看病难的工作中，院校所属各家医院坚持增加出诊次数、时段、形式和增设综合会诊中心结合，整合业务节点与优化业务流程结合，完善工作机制与开展专项行动结合，"堵""疏"结合，多管齐下，在重点领域，在关键环节采取多种措施：①挂号环节。通过严格执行实名制、推行电子预约取代传统纸质预约、开展网上预约、部分科室主治医师不限号等措施，使患者方便挂号、挂得上号；②门诊环节。通过增加门诊次数、时段、形式，增设便民门诊和开药门诊，新开多个特色专科、专病门诊和会诊中心等措施，使患者看得上门诊，看得好门诊；③检查环节。超声科、放射科经过流程改造、人员科学安排和最大限度利用设备等措施，大幅减少患者预约等待天数和取报告时间。检验科通过增加设施、科学调配人员、优化技术与工作流程、加快数据分析等手段，大幅减少发报告时间；④住院环节。通过优化围手术期流程，缩短病床周转时间；简化了就诊步骤、缩短检查预约等候时间，医疗统计数据表明：所属各医院的门诊量、住院人次、手术人次、病床使用率、病床周转率等主要医疗指标在节节攀升，在现有空间、人员基本不变的基础上医院管理发挥了很大的效率，最终实现让大多数患者能看得上病、住得进院、看得好病、从公立医院改革发展中获益。

4. 积极承担"国家队"责任，努力做好支援西部农村卫生工作　援藏工作是院校长期以来一直坚持的一项工作，2010 年，院校与西藏自治区人民医院签订了"十二五"对口援助协议书，新协议在"十一五"协议的基础上新增了：①成立中国医学科学院高原病医学研究中心（功能性）；②设立高原医学硕士点、培养定向临床研究生、共同申请重大专项支持等项目；③每年支援西藏自治区人民医院的专项资金由 80 万元提高到 120 万元；④输血研究所与西藏自治区血液中心共建"高原输血医学研究室"。

此外，院校还承办"四川地震重灾区卫生局长培训班"，为地震灾区培养骨干力量。派出医疗队对口支援西藏和重庆万州三峡中心医院。接收了 27 名四川地震灾区重点学科医护团队进修生、11 名西藏自治区人民医院的进修和 4 名西部地区的进修生，除院校层面外各医院不同程度地都有承担地方卫生行政部门及政府其他部门指令性的对口支援工作，不完全统计 2010 年派出医务人员 122 人次，折合工作日 9840 天。由此可见院校的医务人员能够勇挑重担，发挥国家队的帮扶和辐射作用。

四、积极推进院校人才队伍建设工作，高层次人才和团队建设取得新成绩

2010 年院校工作会确定了院校人才队伍建设的战略目标，将人才队伍建设作为院校事业发展的根本。随着《国家人才中长期发展规划纲要》的发布，院校人力资源开发的发展思路、战略重点和主要任务进一步明确，本着"服务发展、人才优先、以用为本、创新机制、高端引领、整体开发"的原则，院校加大了人才队伍建设经费投入，"人才队伍建设工程"正式启动。

本着以用为本，重在培养的原则，院校多方筹资，启动"人才队伍建设工程"加强人才队伍建设。资助了 11 名协和学者特聘教授，科研配套经费 630 万元；资助了 11

位协和新星，科研配套经费 110 万元；特别资助了京外 5 所院及云南分所、海南分所引进人才工作，科研配套经费 340 万元。

在 2009 年度推荐的长江学者特聘教授和讲座教授候选人中，院校 1 位专家当选特聘教授，1 位专家当选讲座教授；在 2009～2010 年度卫生部有突出贡献中青年专家选拔推荐工作中，推荐 12 位专家，8 位专家当选；在 2009 年推荐的新世纪百千万人才工程国家级人选，院校 9 位专家当选。在中华医学会第 24 届理事候选人推荐工作中，院校共推荐 23 位理事。此外，院校 1 人当选人社部高层次留学人才回国工作资助人选。

2010 年院校继续开展青年教师的岗前培训，举办了 2010 年青年教师岗前培训班，共 71 名青年职工参加培训，均取得了结业证书。在此基础上，院校组织完成 2010 年教师资格认定工作，共认定 92 人具备教师资格。

为鼓励广大教职员工教书育人、管理育人、服务育人，2010 年院校开展了"教学名师"、"优秀教师"、"优秀教育工作者"评选及表彰活动，共评选出 4 名"教学名师"、31 名"优秀教师"和 10 名"优秀教育工作者"。

五、加强空间建设和条件保障

1. 启动空间发展项目，为解决院校发展的瓶颈问题迈出坚实的步伐　空间问题一直是院校事业发展的瓶颈，2010 年院校启动了空间发展项目，在反复论证的基础上，完成院校在药用植物研究所基本建设的规划，规划总用地 37.90 公顷，分为药用植物观赏及种植区和科研办公及科技产业区。规划的实施将缓解药植所、国家医学图书馆、国家医学中心实验室、国家医学信息中心空间紧张的问题，不仅充分利用了药用植物研究所的现有土地资源，还可以形成规模适度，布多合理，相对集中，便于管理，精干高效的国家医学科学创新核心体系，而且可以统筹按国家医学研究事业发展功能的需求，实现如人力资调配，仪器、设备等多种资源的共享。有利于集中人力、物力、财力资源，充分有效地降低管理及运行成本。此规划已报送卫生部，等待批复。

在积极规划院校空间发展的同时，院校积极加强与上级部门的沟通联系，帮助所院解决空间建设问题。2010 年批复皮肤病医院总体规划 1 项；批复工程立项和可行性研究报告 3 项；包括：病原所办公综合楼新建工程、阜外医院心血管病研究中心建设工程和动物所办公综合楼加层项目，总建筑面积 7.36 万平方米，总投资 4.8 亿元；上报卫生部可行性研究报告待批复项目 2 个；包括：协和医院大兴过敏原项目、整形医院改扩建工程项目，总建筑面积 11.53 万平方米，总投资 8.42 亿元。上报卫生部阜外医院心血管病研究中心建设工程初步设计方案，建筑面积 31300 平方米，总投资 1.91 亿元。目前所院在建工程分布在 6 个院所 7 个项目，总建筑面积 40.89 万平方米，总投资 43.67 亿元；竣工工程 2 个，包括协和医院干保基地和药植所职工住宅项目项目，总建筑面积 12.37 万平方米，总投资 10.58 亿元；新开工工程 1 项，建筑面积 8.9 万平方米，投资 10.18 亿元。

大力推进昆明生物所国家高等级生物安全灵长类动物实验中心项目调整概算工作。协调国家发改委评审中心、卫生部等部门有关人员及专家到生物所进行实地调研，解决存在的问题。目前该项目概算调整已完成专家论证，纳入发改委工作程序。

2. 加强财务保障，确保院校事业发展的资金需要和中心工作的顺利开展 2010 年院校以加强内涵建设，服务院校大局为指导思想，紧密围绕院校工作重点，落实国家拨款、争取专项资金、支持重点项目，稳健运筹资金，科学事业费总投入金额 59418.11 万元，基本与 2009 年持平略减；教育事业经费总投入金额 12707.96 万元，比 2009 年增加了 60%；卫生事业费总投入金额 96661.68 万元，比 2009 年增加了 44%，确保院校事业发展的资金需要和中心工作的顺利开展。进一步加强预算管理，2010 年院校预算工作着重抓预算执行进度与合规、决算分析与控制等几个环节。根据《卫生部部门预算执行管理办法》规定，制订了《中国医学科学院部门预算执行管理暂行办法》和《中国医学科学院 北京协和医学院预算工作委员会工作规则》；开展落实成立院校预算工作委员会工作；与所属医院、院校与所属研究所签订《2010 年项目执行进度责任书》；建立预算执行进度约谈制度，分别与京津 15 家所院召开了预算执行进度约谈会；2010 年 5 月召开了关于中国医学科学院预算执行情况汇报会议，各所院汇报项目执行情况；11 月院校项目督查小组对各所院 2009 年及以前年度专项经费的执行情况进行了督促检查；对所属所院预算执行进度进行通报，及时排查和解决执行过程中的问题与困难，为各单位执行工作做好政策性引导。

3. 组织开展院校工程建设领域突出问题专项治理工作以及"小金库"专项治理和财务检查工作 为认真贯彻落实中央和卫生部关于开展工程建设领域突出问题专项治理工作的文件精神，进一步规范院校工程建设项目管理，院校成立了由院校主管领导任组长的专项治理工作领导小组，并在行政基建处专门设立办公室，协调处理日常工作。结合院校工作实际，制定了院校工程建设领域突出问题专项治理工作方案。在宣传动员的基础上按照卫生部要求和院校工作部署，组织院所开展自查自纠工作。在各单位自查自纠的基础上，院校组织纪检监察、审计、财务、行政基建、政策法规等部门的人员，利用一个月的时间，对院校 17 个院所的专项治理工作进行督导检查。听取各单位的工作汇报，抽查项目档案材料，查看在建工程施工现场，与相关同志进行交流访谈，对工程建设项目集体研究、民主决策、批准的总体发展建设规划、项目审批制度、施工许可证制度的执行情况，批复建设内容的实施、项目招投标的管理情况，工程建设质量和安全管理、财务制度的执行和资金管理、党政干部廉洁自律等情况进行了检查，针对各单位自查和检查中发现的问题，认真分析原因，提出整改意见，把问题整改与健全制度结合起来，加快制度建设步伐，建立健全长效机制，确保工程建设的项目安全、资金安全和干部安全。

根据中央四部委文件精神和卫生部的统一部署，2010 年 5 月中下旬，院校扎实、稳步、有序地对 2009 年未进行检查的 8 家单位开展了"小金库"专项治理和财务检查工作。组织做好 2009 年已经完成"小金库"专项治理和财务检查单位的"回头看"工作。在抓好自查发现问题的纠正、重点检查发现问题的整改以及构建防止"小金库"长效机制的同时，针对薄弱环节、薄弱领域、薄弱部门有所突破，努力实现彻底清除"小金库"、强化财务管理的总体目标。通过两年的治理工作，各所院在强化领导经济管理责任意识、法制意识，提高职能部门依法理财的主动性、自觉性，逐步建立健全长效机制等方面普遍有所提高。基本达到了完善制度建设，提升整体管理水平的目标，取得了阶段性成效。

六、积极开展国际合作

1. 成功组织了一系列国际重要会议

与美国国立卫生研究院（NIH）及全球医生组织（GlobalMD）合作，举办了首届中美转化医学国际论坛；举办了中美医学（心血管）合作三十年学术活动；承办了全球慢病联盟北京高血压论坛和董事会；与荷兰伊拉斯姆斯大学代表团共同举办了中荷公卫论坛。

2. 组织参加重要国际医学研究与教育会议　组织院校有关人员参加了美国国际科技数据委员会（CODATA）举办的第四届"国际科技数据合作中美圆桌会议"、亚太区国际教育协会大会、M8 联盟举办的"世界卫生峰会"等一系列重要的国际医学研究与教育学术会议。

3. 强化与主要合作伙伴的合作关系

继续推进与中华医学基金会（CMB）、美国国立卫生研究院（NIH）和亚联董基金（United Board）的合作。2010 年获得 CMB 资助的项目共 4 项、当年得到资助款 140 万美元；获得 CMB 杰出教授 2 位；推荐师资培训计划 3 人。推进与 NIH 的合作，与 NIH 就建立全面合作关系进行了初次会谈。双方同意首先探讨在医科院建立遴选委员会，协助初期评审申请赴 NIH 的博士后留学生申请资料以及建立中国 NIH 校友会等领域开展合作。院校与 NIH 的官方沟通渠道初步建立，双方将通过起草和签订合作备忘录，加强联系和合作。2010 年获得美国 United Board 基金资助 52980 美元。

同时，院校进一步加强与国际知名制药企业的合作，积极推进与丹麦诺和诺德公司的合作工作，举办了中国医学科学院与丹麦诺和诺德公司的合作仪式，成立了"诺和诺德－协和糖尿病研究英才基金"以及双方合作委员会，并确立了双方合作开展的项目。

（院校党政办公室　马天龙　编

张　勤　审）

立足国家战略需求　创建医学创新体系
开创院校"十二五"发展新局面

——刘德培院校长在中国医学科学院北京协和医学院
第四届三次教职工代表大会上的工作报告
（2011 年 3 月 2 日）

各位代表，同志们：

2010 年是"十一五"的最后一年，是国家"深入推进国家医药卫生体制改革，推进创新型国家建设，构建人力资源强国"的机遇之年，是院校改革发展不平凡的一年。一年来院校在卫生部等上级部门的领导、支持与帮助下，坚定不移地高举中国特色社会主义伟大旗帜，以邓小平理论和"三个代表"重要思想为指导，深入贯彻落实科学发展观，认真学习党的十七大和十七届四中、五中全会精神，全面落实中央卫生工作会议部署，以开展创先争优活动为契机，积极推动院校事业科学发展，加快院校"十二五"发展规划的制定，明确和完善院校发展思路和目标定位，推动事业发展战略布局的优化。现在，我向各位代表和同志们报告院校2010 年的主要工作，部署院校"十二五"期间的主要任务。

一、2010 年主要工作回顾

（一）科研资源要素整合力度加大，科技创新体系建设不断推进，科研实力与创新能力不断增强

2010 年，院校根据我国人口与健康事业需求，结合国际医学前沿发展以及院校科研工作实际情况，以提升科研创新能力为核心，以构建医学科研创新体系为重点，以改革创新为动力，更加注重从单学科创新向学科集群协同创新转变，院校在科研创新能力和科技支撑体系建设方面得到了明显提升。

1. 科技创新能力不断增强，科技实力进一步提升　根据已公布或掌握的数据显示，2010 年院校共申报省部级以上各类科研课题 244 项，到位科研经费总数（不包括中央公益性科研院所基本科研业务费）约为 6825.2 万元。其中，国家自然科学基金项目获得资助 190 项（2009 年 141 项），获资助经费 6044 万元（2009 年为 3713 万元）；973 项目获批准立项 5 项，是历年以来获得首席科学家项目最多的一年。2010 年共获得国家科技进步二等奖 1 项，教育部高校科研优秀成果奖 3 项（均为自然科学类一等奖），中华医学奖 7 项。申报专利申请 178 项，其中国际专利 43 项；授权专利 36 项，其中国际专利 7 项。根据中国科技信息研究所 2010 年 12 月公布的统计数字，院校 2009 年度共发表科技论文 4309 篇，其中 SCI 收录论文数为 1111 篇，比 2008 年度统计的结果（721 篇）增长了 54.1%。其中，影响因子在 3.0 以上 308 篇，10.0 以上 27 篇，平均影响因子 2.792；其中包括《NATURE GENETICS》1 篇和《NEW ENGLAND JOURNAL OF MEDICINE》3 篇。

2. 强化资源整合与共享，推进医学科学研究创新体系建设　2010 年，院校面向国家重大医药科技战略需求，通过强化顶层设计，突出规划引导，增进统筹协调，院校的科研资源整合能力不断增强，跨所院的研究队伍及交叉体系建设有新提升，研究基地及平台建设有新进展，积极开展医学科研创新体系建设。

积极组建功能性药物研究院，目前已经确定了药物研究院的定位、功能和目标，制定了药研院的管理章程和管理机构，确定了药研院的运作机制，实施方案于2010年7月在院校党政联席会议获批准，药研院将会尽快挂牌成立。

根据我国目前"以需求为导向，进行疾病防治和促进健康"的总体卫生科技目标，院校积极发展转化医学，打破基础医学与药物研发、临床医学之间固有的屏障，以北京协和医院为基础，整合、共享医科院多家院所的优势资源，成立了中国医学科学院转化医学中心，共同建设国家级、国际化、高水平的转化医学研究合作战略性高端平台。

积极组织撰写中国医学科技战略发展报告，依托信息所和卫生政策研究中心，于2010年3月完成第一版"中国医学科技战略发展报告"，并在两会期间赠送给人大和政协代表、卫生部领导和相关国家科技主管部门领导，发挥国家医学科技决策信息咨询作用。

圆满完成了"中草药物质基础与资源利用实验室"和"心血管病相关基因与临床研究实验室"2个教育部重点实验室的评估工作，其中"中草药物质基础与资源利用教育部重点实验室"的评估结果为优秀。并组织完成了这2个实验室参加国家重点实验室的申报。完成了与国家CDC共建"病毒基因工程国家重点实验室"的模式和工作机制的研究和建立。

积极组织学术交流，成功举办了第十届医药卫生青年科技论坛、中科院－医科院第二届联合学术论坛等一系列学术交流活动。

（二）深化教育教学改革，加强教育实体化建设

2010年以来，院校在《国家中长期教育改革和发展规划纲要》精神指导下，着眼于国际国内医学教育发展前沿，立足院校教育事业自身发展阶段，坚持育人为本，德育为先，以改革创新为动力，以内涵特色为重点，以提高质量为核心，坚持深化教学改革和提升教学质量并重，教育教学改革深入推进、研究生培养质量不断提高、与清华大学合作取得实质性进展、教育实体化工作继续推进。

1. 以质量工程的深入推进为抓手，深化医学教育改革　从2007年教育部开展"质量工程"以来，院校以"质量工程"建设为抓手，积极开展本专科教育教学改革。在学校开展教育教学改革立项的基础上，推荐参加北京市和教育部质量工程项目评选。2010年院校获国家级"质量工程"4项："放射诊断学"被评为国家级精品课程、"药理学"被评为国家级双语教学示范课程、护理学专业被评为国家级第六批高等学校特色专业建设点、八年制临床医学专业学生获大学生竞赛活动奖项1项。通过"质量工程"建设，院校对本专科教育从专业、课程、教学内容、教学方法、学生考核评估方法等方面进行了深入的改革，八年制临床医学专业和护理本科教育在同类专业中积极发挥引领和带动作用。

在2010年，国家发布了《国家中长期教育改革和发展规划纲要》，其中提出要组织开展教育改革试点的决定。我校的"医学专业人才培养模式改革"被确定为国家教育体制改革试点，该试点项目将致力于创新人才培养模式，探索开展"卓越医师教育培训计划"。

2. 以研究生培养机制改革和学科建设为重点，不断提升研究生培养质量　2010年院校研究生教育坚持"稳定规模、改革机制、提高质量、强化管理"的工作原则，以研究生培养机制改革和学科建设为重点，深入推进研究生教育工作，不断提升研究生培养质量。

2010 年录取硕士生 570 名，其中推荐免试入学的人数占总招生人数的 30%，位居全国 784 所研究生招生单位的第八名，来自全国"211"大学的学生占全部生源的 54%。录取博士生 500 名，其中来自全国"211"大学的学生占全部生源的 62%，生源质量明显改善。

实施研究生培养创新计划，设立创新研究基金，2010 年评出研究生创新研究基金项目 44 项，资助额达 88 万元。设立优秀博士学位论文奖励基金，选出校级优秀博士论文 10 篇，推荐 6 篇参加北京市优秀博士论文评比，其中 1 篇论文获北京市优秀博士论文，推荐 8 篇论文参加全国优秀博士论文评选。

推进研究生课程建设，设立"协和讲堂"，开展人文社会科学讲座；重新规划研究生课程体系，组织修订了研究生课程教学大纲，设立研究生新开课程基金，支持组织编写研究生教材。

院校作为国务院学位委员会自行审核博士学位授权一级学科点和硕士学位授权一级学科点的委托学位授予单位，2010 年通过的博士一级学科授权点 3 个，硕士一级学科授权点 5 个；2010 年，经国务院学位委员会审批我校新增口腔医学硕士、公共卫生硕士、护理硕士、药学硕士 4 个硕士专业学位授权点。

2010 年院校新增 2 个北京市重点学科，分别是神经病学二级学科和转化医学交叉学科。完成了 2010 年"生命科学和医学创新平台"985 项目申报书和预算书的编制工作。

3. 教学实体化建设深入推进　为落实温家宝总理的批示，院校积极与卫生部等有关部门沟通，先后报送了《北京协和医学院强化改革和建设的意见和建议》、《关于列入落实温家宝总理批示路线图有关问题的建议》和《北京协和医学院教育实体化的具体建议》。2010 年 4 月卫生部部务会研究了北京协和医学院实体化建设工作，明确了学校教育实化工作及与清华合作的原则："实化不分家，合作要紧密"；提出切实加强与有关部委的合作，为北京协和医学院发展营造更有利的条件；进一步明确北京协和医院是北京协和医学院的主体教学医院；要求充分发挥北京协和医学院老专家的作用；明确了同步研究加强中国医学科学院建设问题。2010 年 11 月，卫生部、教育部成立由两部部长任组长的促进北京协和医学院改革发展领导小组，进一步推进教学实体化建设。

4. 启动医预课程改革，明确与清华大学合作办学的前景和方向　院校于 2010 年 12 月召开了协和—清华教育研讨会，双方相互深入了解了彼此的办学理念和课程结构，深入探讨了合作办好北京协和医学院医预教育，进一步明确了双方合作办学的前景和方向，也标志着我校八年制临床医学专业医预课程改革的正式启动。

（三）医院管理工作跨上新台阶，研究型医院建设深入推进

2010 年，院校医疗工作在国家医药卫生体制改革指导意见和全国卫生工作会议精神指导下，始终瞄准"做优做特国家级研究型医院群"的目标，在公立医院的体制和机制、管理和服务改革两个方面进行了积极的探索和实践，坚持以改革促发展，以制度保管理，以学术促医术，以责任换形象，公立医院改革积极推进，医院管理工作跨上新台阶，研究型医院建设扎实推进，社会公益形象不断提升。

1. 狠抓医院质量和医疗安全，医院管理和内涵建设跨上新台阶　医疗质量和医疗安全始终是医院的生命，院校所属各家医院坚持以源头治理为核心，以程序流程为重点，以绩效考核为关键，注重预防警示，注重全线防控，建立监测、评估、预警、应急各环节自身健全，衔接顺畅的监控机制，切实保障医院质量和安全。

在具体措施上，院校所属各家医院分别通过设立"病人安全"的专门管理机构；以绩效考核为抓手，注重核心环节管理和重点领域防控，引导医务人员严格按照程序、流程办事，以制度流程保障医疗质量和安全；将不良事件的防范，从与病人关系最密切的临床一线，延展到为一线服务的医技科室与职能部门，从医院作为药品和器械等的服务链终端追溯到上游的生产厂家，进而推动建立全社会的病人安全文化网；在外科电子病历系统中嵌入国际通用的外科手术术前评分系统等，狠抓医院质量和医疗安全，医院管理和内涵建设跨上新台阶。

2. 以医学中心和学科建设为重点，扎实推进研究型医院建设 2010 年国家心血管病中心、国家癌症中心获批。国家心血管中心将依托阜外心血管病医院，开展心血管病基础、临床、预防及管理培训等活动，推动学术交流，开展国际合作。国家癌症中心将依托肿瘤医院，建立国家重大癌症疾病防治体系，支撑国家在重大疾病诊治和防治领域资源管理平台。

随着国际上转化医学的方兴未艾，院校成立了有 54 位院士加盟的北京首个转化医学中心，转化医学中心以北京协和医院为基础，整合医科院其他所院的优势资源，既推动医学相关领域的基础科研向临床诊疗应用转化，又将临床中遇到的问题带回实验室进行研究后，回到临床，服务病人，最终实现基础和临床双向互促，双方共赢。

医院的临床学科能力是一个医院持续发展的核心动力。2007~2009 年院校 6 所医院申报的 13 个临床学科重点项目中，12 个顺利通过了终期评审，1 个项目申请延期评审。2010~2012 年院校所属医院共申报了

20 个项目，其中 14 个项目中标，获得 2740 万财政支持；2010 年年末所属各医院又有 10 个临床重点专科申报成功，每个专科将平均得到财政 400 万的经费支持，促进和保持这些科室在本专业领域继续保持领先地位。

3. 充分发挥国家队的作用，积极迎接公立医院改革 公立医院改革是深化医药卫生体制改革的重点和难点，坚持公益性，调动积极性，强化以病人为中心，创新管理机制，提高运行效率，为人民群众提供优质、高效、安全、便捷的医疗服务，是大型公立医院改革的关键和必由之路。2010 年，院校召开了首次院校医疗工作会，探讨改善服务、提高绩效，迎接公立医院改革。院校所属 6 家医院充分发挥国家队的作用，采取多种措施，积极迎接公立医院的改革。

在临床路径的编写、试点及推广工作中，院校 2010 年组织院校临床和医疗管理专家共同承担了内分泌科 5 个病种、消化内科 9 个病种、心血管内科 9 个病种和心血管外科 11 个病种临床路径规范的编写工作。为了配合卫生部在全国，特别是基层医疗单位推广临床路径，院校承担了《临床路径释义》的编写、出版工作。

在优化就医流程，切实解决群众看病难的工作中，院校所属各家医院坚持增加出诊次数、时段、形式和增设综合会诊中心结合，整合业务节点与优化业务流程结合，完善工作机制与开展专项行动结合，"堵""疏"结合，多管齐下，在重点领域，在关键环节采取多种措施：①挂号环节。通过严格执行实名制、推行电子预约取代传统纸质预约、开展网上预约、部分科室主治医师不限号等措施，使患者方便挂号、挂得上号；②门诊环节。通过增加门诊次数、时段、形式，增设便民门诊和开药门诊，新开多个特色专科、专病门诊和会诊中心等措施，使患者看得上门诊，看得好门诊；③检查环节。

超声科、放射科经过流程改造、人员科学安排和最大限度利用设备等措施，大幅减少患者预约等待天数和取报告时间。检验科通过增加设施、科学调配人员、优化技术与工作流程、加快数据分析等手段，大幅减少发报告时间；④住院环节。通过优化围手术期流程，缩短病床周转时间；简化了就诊步骤、缩短检查预约等候时间，医疗统计数据表明：所属各医院的门诊量、住院人次、手术人次、病床使用率、病床周转率等主要医疗指标在节节攀升，在现有空间、人员基本不变的基础上医院管理发挥了很大的效率，最终实现让大多数患者能看得上病、住得进院、看得好病、从公立医院改革发展中获益。

4. 积极承担"国家队"责任，努力做好支援西部农村卫生工作　援藏工作是院校长期以来一直坚持的一项工作，2010 年，院校与西藏自治区人民医院签订了"十二五"对口援助协议书，新协议在"十一五"协议的基础上新增了：①成立中国医学科学院高原病医学研究中心（功能性）；②设立高原医学硕士点、培养定向临床研究生、共同申请重大专项支持等项目；③每年支援西藏自治区人民医院的专项资金由 80 万元提高到 120 万元；④输血研究所与西藏自治区血液中心共建"高原输血医学研究室"。

此外，院校还承办"四川地震重灾区卫生局长培训班"，为地震灾区培养骨干力量。派出医疗队对口支援西藏和重庆万州三峡中心医院。接收了 27 名四川地震灾区重点学科医护团队进修生、11 名西藏自治区人民医院的进修和 4 名西部地区的进修生，除院校层面外各医院不同程度地都有承担地方卫生行政部门及政府其他部门指令性的对口支援工作，不完全统计 2010 年派出医务人员 122 人次，折合工作日 9840 天。由此可见院校的医务人员能够勇挑重担，发挥国家队的帮扶和辐射作用。

（四）积极推进院校人才队伍建设工作，高层次人才和团队建设取得新成绩

2010 年院校工作会确定了院校人才队伍建设的战略目标，将人才队伍建设作为院校事业发展的根本。随着《国家人才中长期发展规划纲要》的发布，院校人力资源开发的发展思路、战略重点和主要任务进一步明确，本着"服务发展、人才优先、以用为本、创新机制、高端引领、整体开发"的原则，院校加大了人才队伍建设经费投入，"人才队伍建设工程"正式启动。

本着以用为本，重在培养的原则，院校多方筹资，启动"人才队伍建设工程"加强人才队伍建设。资助了 11 名协和学者特聘教授，科研配套经费 630 万元；资助了 11 位协和新星，科研配套经费 110 万元；特别资助了京外 5 所院及云南分所、海南分所引进人才工作，科研配套经费 340 万元。

在 2009 年度推荐的长江学者特聘教授和讲座教授候选人中，院校 1 位专家当选特聘教授，1 位专家当选讲座教授；在 2009～2010 年度卫生部有突出贡献中青年专家选拔推荐工作，推荐 12 位专家，8 位专家当选；在 2009 年推荐的新世纪百千万人才工程国家级人选，院校 9 位专家当选。在中华医学会第 24 届理事候选人推荐工作中，院校共推荐 23 位理事。此外，院校 1 人当选人社部高层次留学人才回国工作资助人选。

2010 年院校继续开展青年教师的岗前培训，举办了 2010 年青年教师岗前培训班，共 71 名青年职工参加培训，均取得了结业证书。在此基础上，院校组织完成 2010 年教师资格认定工作，共认定 92 人具备教师资格。

为鼓励广大教职员工教书育人、管理育人、服务育人，2010 年院校开展了"教学名师"、"优秀教师"、"优秀教育工作者"评选及表彰活动，共评选出 4 名"教学名师"、31 名"优秀教师"和 10 名"优秀教育工作者"。

（五）加强空间建设和条件保障

1. 启动空间发展项目，为解决院校发展的瓶颈问题迈出坚实的步伐　空间问题一直是院校事业发展的瓶颈，2010年院校启动了空间发展项目，在反复论证的基础上，完成院校在药用植物研究所基本建设的规划，规划总用地37.90公顷，分为药用植物观赏及种植区和科研办公及科技产业区。规划的实施将缓解药植所、国家医学图书馆、国家医学中心实验室、国家医学信息中心空间紧张的问题，不仅充分利用了药用植物研究所的现有土地资源，还可以形成规模适度，布多合理，相对集中，便于管理，精干高效的国家医学科学创新核心体系，而且可以统筹按国家医学研究事业发展功能的需求，实现如人力资调配、仪器、设备等多种资源的共享。有利于集中人力、物力、财力资源，充分有效地降低管理及运行成本。此规划已报送卫生部，等待批复。

在积极规划院校空间发展的同时，院校积极加强与上级部门的沟通联系，帮助所院解决空间建设问题。2010年批复皮肤病医院总体规划1项，批复工程立项和可行性研究报告3项，包括：病原所办公综合楼新建工程、阜外医院心血管病研究中心建设工程和动物所办公综合楼加层项目，总建筑面积7.36万平方米，总投资4.8亿元；上报卫生部可行性研究报告待批复项目2个，包括：协和医院大兴过敏原项目、整形医院改扩建工程项目，总建筑面积11.53万平方米，总投资8.42亿元。上报卫生部阜外医院心血管病研究中心建设工程初步设计方案，建筑面积31300平方米，总投资1.91亿元。目前所院在建工程分布在6个院所7个项目，总建筑面积40.89万平方米，总投资43.67亿元；竣工工程2个，包括协和医院干保基地和药植所职工住宅项目项目，总建筑面积12.37万平方米，总投资10.58亿元；新开

工工程1项，建筑面积8.9万平方米，投资10.18亿元。

大力推进昆明生物所国家高等级生物安全灵长类动物实验中心项目调整概算工作。协调国家发改委评审中心、卫生部等部门有关人员及专家到生物所进行实地调研，解决存在的问题。目前该项目概算调整已完成专家论证，纳入发改委工作程序。

2. 加强财务保障，确保院校事业发展的资金需要和中心工作的顺利开展　2010年院校以加强内涵建设，服务院校大局为指导思想，紧密围绕院校工作重点，落实国家拨款、争取专项资金、支持重点项目，稳健运筹资金，科学事业费总投入金额59418.11万元，基本与2009年持平略减；教育事业经费总投入金额12707.96万元，比2009年增加了60%；卫生事业费总投入金额96661.68万元，比2009年增加了44%，确保院校事业发展的资金需要和中心工作的顺利开展。进一步加强预算管理，2010年院校预算工作着重抓预算执行进度与合规、决算分析与控制等几个环节。根据《卫生部部门预算执行管理办法》规定，制订了《中国医学科学院部门预算执行管理暂行办法》和《中国医学科学院 北京协和医学院预算工作委员会工作规则》；开展落实成立院校预算工作委员会工作；与所属医院、院校与所属研究所签订《2010年项目执行进度责任书》；建立预算执行进度约谈制度，分别与京津15家所院召开了预算执行进度约谈会；2010年5月召开了关于中国医学科学院预算执行情况汇报会议，各所院汇报项目执行情况；11月院校项目督查小组对各所院2009年及以前年度专项经费的执行情况进行了督促检查；对所属所院预算执行进度进行通报，及时排查和解决执行过程中的问题与困难，为各单位执行工作做好政策性引导。

3. 组织开展院校工程建设领域突出问

题专项治理工作以及"小金库"专项治理和财务检查工作 为认真贯彻落实中央和卫生部关于开展工程建设领域突出问题专项治理工作的文件精神，进一步规范院校工程建设项目管理，院校成立了由院校主管领导任组长的专项治理工作领导小组，并在行政基建处专门设立办公室，协调处理日常工作。结合院校工作实际，制定了院校工程建设领域突出问题专项治理工作方案。在宣传动员的基础上按照卫生部要求和院校工作部署，组织院所开展自查自纠工作。在各单位自查自纠的基础上，院校组织纪检监察、审计、财务、行政基建、政策法规等部门的人员，利用一个月的时间，对院校 17 个院所的专项治理工作进行督导检查。听取各单位的工作汇报，抽查项目档案材料，查看在建工程施工现场，与相关同志进行交流访谈，对工程建设项目集体研究、民主决策、批准的总体发展建设规划、项目审批制度、施工许可证制度的执行情况，批复建设内容的实施、项目招投标的管理情况，工程建设质量和安全管理、财务制度的执行和资金管理、党政干部廉洁自律等情况进行了检查，针对各单位自查和检查中发现的问题，认真分析原因，提出整改意见，把问题整改与健全制度结合起来，加快制度建设步伐，建立健全长效机制，确保工程建设的项目安全、资金安全和干部安全。

根据中央四部委文件精神和卫生部的统一部署，2010 年 5 月中下旬，院校扎实、稳步、有序地对 2009 年未进行检查的 8 家单位开展了"小金库"专项治理和财务检查工作。组织做好 2009 年已经完成"小金库"专项治理和财务检查单位的"回头看"工作。在抓好自查发现问题的纠正、重点检查发现问题的整改以及构建防止"小金库"长效机制的同时，针对薄弱环节、薄弱领域、薄弱部门有所突破，努力实现彻底清除"小金库"、强化财务管理的总体目标。通过两年的治理工作，各所院在强化领导经济管理责任意识、法制意识，提高职能部门依法理财的主动性、自觉性，逐步建立健全长效机制等方面普遍有所提高。基本达到了完善制度建设，提升整体管理水平的目标，取得了阶段性成效。

（六）积极开展国际合作

1. 成功组织了一系列国际重要会议 与美国国立卫生研究院（NIH）及全球医生组织（GlobalMD）合作，举办了首届中美转化医学国际论坛；举办了中美医学（心血管）合作三十年学术活动；承办了全球慢病联盟北京高血压论坛和董事会；与荷兰伊拉斯姆斯大学代表团共同举办了中荷公卫论坛。

2. 组织参加重要国际医学研究与教育会议 组织院校有关人员参加了美国国际科技数据委员会（CODATA）举办的第四届"国际科技数据合作中美圆桌会议"、亚太区国际教育协会大会、M8 联盟举办的"世界卫生峰会"等一系列重要的国际医学研究与教育学术会议。

3. 强化与主要合作伙伴的合作关系 继续推进与中华医学基金会（CMB）、美国国立卫生研究院（NIH）和亚联董基金（United Board）的合作。2010 年获得 CMB 资助的项目共 4 项、当年得到资助款 140 万美元；获得 CMB 杰出教授 2 位；推荐师资培训计划 3 人。推进与 NIH 的合作，与 NIH 就建立全面合作关系进行了初次会谈。双方同意首先探讨在医科院建立遴选委员会，协助初期评审申请赴 NIH 的博士后留学生申请资料以及建立中国 NIH 校友会等领域开展合作。院校与 NIH 的官方沟通渠道初步建立，双方将通过起草和签订合作备忘录，加强联系和合作。2010 年获得美国 United Board 基金资助 52980 美元。

同时，院校进一步加强与国际知名制药企业的合作，积极推进与丹麦诺和诺德公司的合作工作，举办了中国医学科学院与丹麦诺和诺德公司的合作仪式，成立了"诺和诺德－协和糖尿病研究英才基金"以及双方合作委员会，并确立了双方合作开展的项目。

（七）深入贯彻党的十七大精神，全面加强党委工作

1. 创先争优，营造氛围，推动院校事业科学发展　自2010年5月中旬北京市委教育工委部署开展创先争优活动以来，院校的创先争优活动分三个阶段，5月到年底是第一阶段，以党员作风建设年为专题。北京高校动员以后，院校党委迅速成立了创先争优活动领导小组和办公室，立即开展工作，及时下发了院校《关于在基层党组织和党员中深入开展创先争优活动实施方案》及《2010年工作计划》。召开了"院校深入开展创先争优暨党员作风建设年活动动员大会"和"院校深入开展创先争优活动工作会议"。为进一步把创先争优活动落到实处，院校党委建立了领导联系点制度，班子成员分别在有关所院建立了6个联系点。

在半年左右的活动中，全院校近300个党组织围绕着推动科学发展、提高党员素质、加强基层组织、服务人民群众、促进院校和谐这五个目标，在7000余名党员中进行了深入的思想动员。在整个活动中，各级党组织始终注重以创先争优活动助推中心工作的开展，把党组织优势转化为事业发展优势。院校创先争优活动主要体现以下特点：

（1）精心设计活动载体，坚持实施分类指导　院校党委把巩固拓展学习实践成果、推进科学发展作为抓手，围绕院校中心工作，按照科研、教学和医疗三类事业的不同特点，精心设计了特色鲜明、务实管用的载体，分类提出具体的活动要求，增强可操作性。

（2）发挥典型引路的作用　根据实施方案，院校2010年在京内组织了两项评选表彰活动。通过层层推荐和评比，全院校共评选出55名"群众心目中的好党员"，13个"五好离退休干部党支部"，在七一隆重举行了"纪念建党89周年暨深入开展创先争优活动表彰大会"予以表彰，会后还举行了先进事迹报告会。其中1人获得了北京市"育人标兵"光荣称号。此外院校还荣获了"西部大开发突出贡献集体"和"全国卫生系统卫生文化建设先进单位"。

（3）各级党组织开展了丰富多彩的主题学习实践活动　据统计，从院校动员以来，各级党组织围绕创先争优共开展了院校级的主题活动1次，所院级主题活动项目38个。

（4）开展宣传教育，营造良好氛围　创先争优活动开始以来，院校以"固本强基筑堡垒、创先争优做表率、科学发展求突破、服务大局比奉献"为主题，对活动进行深入的宣传和报道，组织积极有效的舆论引导。宣传工作充分利用院校报、所院报、创先争优简报、事迹报告会、社会媒体新闻、宣传海报、专题网站专栏、党员电化教育点甚至是手机短信的方式，交流各基层党组织的新举措新经验，宣传社会和身边先进典型的动人事迹，发挥典型的示范和激励作用，激发和引导广大党员的先进性意识，初步形成了学习先进、崇尚先进、争当先进的良好风气。

2. 加强思想建设　党中央召开十七届五中全会后，院校积极部署，采取多种方式学习十七届五中全会精神。同时加强党建理论研究，推动科学、规范开展党务工作。在院校和各所院党委的积极组织推动下，院校共完成党建研究课题8项。其中有2项成为全国党建研究会科研院所专委会课题，1项该专委会获课题调研三等奖，3项入选2010年课题调研成果。院校党建研究会成立的《在科技骨干中培养发展党员的研究与实践》和《创建学习型党组织的探索与实践》两个课题组，已全部完成研究工作，顺利结题。这些课题紧密切合实际工作，具有鲜活的实践性和一定的理论高度，指导价值很强。为创建学习型政党，院校还加强了干部培训，举办了举办院校党务人事干部培训班、院校党支部书记学习班、"干部选拔任用四项监督制度"专题学习班和院校中青年干部培训班。院校领导班子还召开了民主生活生活会，进行批评和自我批评，梳理整改措施，并对 2009 年度院校领导班子民主生活会整改措施落实情况进行满意度测评，群众满意度达 88.5%。

3. 加强组织建设 截至 2010 年底，院校京内党员总数达到 6364 名，比 2009 年增长近 5%。京内党总支 26 个，党支部 242 个，均比 2009 年有所增长。全年各级党委批准预备党员 139 名，为 214 名预备党员履行了转正手续。对部分所院进行了党委换届。进一步优化基层组织的设置。认真贯彻干部选拔任用工作"四项监督制度"，严格执行党政领导干部选拔任用工作程序，大力开展公开选拔和竞争上岗，2010 年公开选拔 8 个领导岗位，通过民主推荐方式补充 4 个领导岗位，继 2009 年机关干部调整后，2010 年进行 8 个机关处级干部职位的公开选拔和竞争上岗工作。

4. 加强作风和党风廉政建设 院校始终坚持加强党风廉政建设工作与党政其他工作同部署、同落实、同检查、同考核，2010 年院校作为卫生部试点单位，开展了权力运行监控机制建设试点工作，机关管理岗位全员参加，全面清理权力，进行调整和明确，分析权力风险表现，进行风险分级，确定公开形式和内容，完成权力运行流程图，最终确定院校机关有 54 项权力，明确主动公开 20 项，内部公开 28 项，不予公开 6 项。按照北京市委教育工委《关于推进 2010 年北京高校廉政风险防范管理工作的通知》的要求，进一步推进廉政风险防范管理工作，填报了《北京高校廉政风险点一览表》、《北京高校廉政风险防控措施一览表》，《北京高校校级领导干部廉政风险防控表》、《北京高校校级领导班子廉政风险防控表》，完成了 23 项重要工作的廉政风险防控流程图。

5. 加强制度建设 为了加强院校的制度建设，用制度规范行政程序和行为，2010 年院校对各项管理规章制度进行梳理、制定和修订，在此基础上编印了《院校机关工作管理制度手册》，收录了院校 8 个工作方面共 43 项管理规章，发放至院校机关全体职工和各所院。

6. 加强宣传舆论引导，内聚人心，外塑形象 2010 年院校召开了宣传工作会议，通过会议进一步明确了院校宣传工作的方针、任务和工作重点，加强了宣传人员的培训。在完成《院校报》常规编辑、出版、发行的同时，2010 年院校报调整了记者团，对院校的重大活动和重大成就组织了专题报道和系列报道。编辑完成《协和精英》，即将付梓；开展了"影像协和"图片资料整理与采集工作。落实推进中华医学基金会（CMB）控烟项目，创建无烟医院、无烟校园。通过一系列活动，创造了良好的院校文化。

积极拓展新闻传播渠道，发挥网络传媒优势，宣传科学理论、传播协和文化，对"院校门户网"、"院校新闻网"进行了网络改版和调整。在院校重大活动举办中，与新华社、国际广播电台、健康报、科技日报、科学时报、CCTV、BTV 等建立广泛的联系，实现院校在社会媒体发表新闻报道百余篇。承办中国医学院校校报研究会年会，院校继任研究会理事长单位，会上公布了 2008～2009 年度好新闻及优秀论文评选结果，我校在此次评选中，提交 12 件参评作品，分别获得一等奖 5 项及二等奖 4 项，获学会论文一等奖 1 项，二等奖 1 项。通过这一系列的活动，外塑形象，提升院校美誉度。

7. 加强统一战线工作 院校统战工作

是院校党建工作的重要组成部分。2010 年院校统战工作以树立和践行社会主义核心价值体系为主线，围绕院校医、教、科等中心工作，解放思想，开拓创新，不断提高统战工作的科学化水平。召开统战工作会议，明确工作重点；加强宣传，营造统战氛围，通过院校统一战线网站、《统战工作简报》和《统战学习资料》及时报道统战工作动态，宣传统战知识。团结民主党派和无党派人士，协助民主党派基层组织加强思想建设、组织建设和制度建设。院校现有 8 个民主党派成员 589 名、2 个基层委员会、1 个总支委员会、20 个支部；积极创造机会，搭建建言平台、活动平台、学习平台，院校重大会议、重要工作，邀请并听取民主党派和无党派代表人士意见和建议、定期组织党派基层组织情况通报会、统战系统迎春团拜会、考察社会主义新农村等活动。加强党外代表人士队伍建设，现有各级人大代表 15 席，政协委员 36 席，党外人士占 76%；副高以上职称的高级知识分子中，党外高级知识分子约占 53%；中层干部中党外干部约占 29%；加强党外代表人士的培养，通过向上级推荐党外干部，院校党委还积极举办党外中青年骨干学习研修班、研讨交流会等，发现人才并不断提高党外代表人士的代表性。在院校民族宗教工作领导小组，做好民族宗教工作，邀请社会主义学院党组书记作《宗教、人生、和谐》专题报告。进一步做好港澳台海外工作，向市委积极推荐侨界代表人士，积极推动院校侨联组织建设。

8. 加强对工会和共青团组织的领导发挥工会作用，密切党群联系。2010 年院校工会按期召开院校四届二次教职工代表大会暨八届二次工代会，高度重视职工代表提案工作，制定了《院校职代会提案工作委员会工作制度》（试行），重新设计、制作了职工代表提案册，进一步规范工作流程。院校工会牵头组织的中英文教学基本功比赛，吸引更多的青年教师参加，教师教学水平进一步提升。关心职工，维护职工的权益，为职工办理"京卡互助卡"和女职工特殊疾病保险；认真做好为困难职工"送温暖"工作。5~9 月，院校与卫生部、国家食品药品监管局、国家中医药管理局联合举办了卫生部第六届职工田径运动会。院校工会勇挑重担，承担了运动会奖品组、医疗救护组的具体领导工作，承办了运动会的篮球赛。此外院校工会还积极组织各类院校文体活动，提高幸福指数，增强凝聚力。

发挥共青团组织作用，构建和谐校园文化。依托共青团组织，院校加强学生社团建设，目前院校共有学生社团 14 个，会员超过 1000 人，学生社团月月有安排、周周有活动，丰富了校园生活。共青团组织积极组织"五四青年科技文化节"、"纪念一二九运动"、校园歌手大赛、英语演讲比赛、校园辩论赛等活动，文化节、运动会成了学生欢乐的日子。学生志愿服务活动实现日常化、规模化。

9. 落实两项待遇，加强离退休干部工作　2010 年院校召开了"离退休干部党支部书记学习班"，为离退休干部党支部书记工作、学习建立一个交流的平台。在院校开展"创先争优"活动中，院校在离退休党支部中开展了"创建五好支部"活动，共评出 13 个离退休先进党支部予以表彰。以"颂祖国、促发展、倡和谐、乐晚年"为主题，院校积极开展老干部文艺活动，丰富老同志晚年生活。定期召开座谈会，向老同志通报情况，听取老干部意见和建议。双节慰问采用创新性全员关注离退休干部的形式，调动机关所有职能处室的积极性，多方集资，共同关心、帮助离退休干部共享改革开放成果。

10. 综合协调，统筹管理，推进各项工作　为贯彻《关于进一步加强和改进大学生思想政治教育的意见》，院校召开了第五届学生思想政治研讨会，统一思想、提高认识，从战略和全局的高度认识做好学生思想政治教育工作的重要性、必要性和紧迫性，交流院校学生思想政治教育的主要工作和体会，明确了下一步院校学生思想政治教育工作的目标和工作重点。

在经过两年多的实践后，院校逐渐确定了"学生职业素养培育工程"的总目标和阶段性目标。总目标是"培养德才兼备的具有发展潜能的高素质医学人才"。预科教育阶段目标"坚定做一名医生的职业选择"、基础教育阶段的目标是"培育合格医生的基本素养"、临床教育阶段的目标是"感悟协和医生的历史责任"。

2010 年，院校举办了安全和保密培训班，为扎实推进"安全基础年"各项安全、保密工作打下了良好的基础。积极整改各项安全隐患，确保院校安全，共整改安全隐患 100 余项，投入经费达 800 余万元。开展消防安全"四个能力"建设活动，做好大型活动的安全管理，全年院校组织 100 人以上活动达 40 余次，未发生任何不稳定和安全问题，确保了院校各项事业的顺利进行。

二、当前面临的主要问题

（一）人力资源队伍不能适应建设一流的目标

院校专业技术人员中，高级职称人员占 20%，其中正高级职称人员仅占 8%；正高级职称人员中具有研究生学历的占 63.9%，其中具有博士学位的占 38.3%，仍有 36.1% 人员为大学本科及以下学历；没有 35 岁以下的正高级职称人员，36~40 岁的正高级职称人员仅占 2.6%，51 岁以上的正高级职称人员占 43.8%，正高级职称人员年龄偏大。院校副高级职称人员中具有研究生学历的占 47.7%，其中具有博士学位的占 35.2%，具有研究生学历人员所占比例偏低。

目前院校高层次人才队伍建设主要是以科技部和国家自然科学基金委支持的项目为主，缺乏有效推动高层次人才可持续发展的专项资金。人才引进与培养缺乏必要的经费投入与配套，难以吸引高水平人才；院校宏观调控资源能力严重不足，缺乏整体建设发展的专项投入，导致高层次人才数量不足，学科分布不尽合理，部分优势学科人才发展遭遇瓶颈和短板；高层次人才与高级专业技术人员相比，数量相对不足；特聘教授上岗学科与院校重点学科和整体学科相比，数量少且分布过于集中；领衔科学家明显缺乏，与国内知名大学和科研院所相比具有一定差距；一些在国内名列前茅的重点学科的人才队伍并不具备保持国内第一的优势；年轻学术带头人队伍在国内处于高原但缺少高峰，学术上有重大影响的顶尖人才不够多，很难适应院校建设医学科学的核心研究基地、国内杰出医学人才培养的示范基地和国家级科教型医疗中心的目标。

（二）空间发展制约事业发展

"十一五"期间院校所属各研究所的科研事业有了较大发展，但空间并没有随着事业的发展而扩大建设。几十年不变的规划建筑与现行的任务、规模、环境、人员与设备发展极不适应；一些新兴的学科、新的研究平台体系建立以及研究生的不断增加，需要新的空间；新组建的研究机构急需在扩大的空间上建设，以满足其功能的需求；所属单位高度分散，资源不能共享，管理困难，凝聚力差，影响综合实力提高；教育人均空间标准及招生规模的扩大，使现有空间已不能满足需求。这些问题已影响了医学科研和医学教育工作的开展。

（三）教学实体化问题制约教育事业的发展

北京协和医学院与中国医学科学院实行院校一体的管理模式，长期以来医科院为协和医学院提供雄厚的师资和技术力量，协和医学院为医科院培养高层次的人才，相互依托，优势互补，教研相长。但院校一体也造成学校缺乏健全的教学组织和有效的教学领导管理体系；教学工作都是由科研和临床单位分别承担，很难把教学工作摆到应有位置；教师教学精力投入不足，教学意识不强；协和教育理念和传统流失；教育质量滑坡；缺乏激励教学的系统性政策等，在中国医学教育不断发展和医学教育体系日臻完善的今天，已严重制约学校教育事业的发展。

（四）体制机制尚不能适应内涵建设和改革的需要

院校作为国家级医学科学研究中心和高层次医学人才培养基地，随着国家社会、经济的发展，院校在长期的运行中机制、体制不顺的问题日渐突出。主要表现为：人才的引进、考核、评聘机制不能适应医教研对人才的需求，不利于高层次人才的引进和优秀人才的脱颖而出。北京协和医学院一直坚持小规模、高层次的医学精英教育，但国家目前执行的是按学生人头数拨款的政策，学生人数少，拨款自然就少，教育经费不能满足精英教育的需求，制约了教育的发展。目前国家执行的是零级预算和经费直接拨付，院校下属各所院均为独立法人，经费直接拨付到各所院，院校缺乏宏观调控和组织协调能力，此外经费到位不均衡，项目费、事业运行经费得到缓解，但教育经费和人员经费仍然不足，但院校缺乏横向调节能力，制约了事业的发展。

三、扎实工作，科学发展，努力实现院校"十二五"发展规划

2010 年是"十一五"的最后一年，也是制定院校"十二五"发展规划的关键之年，为更好地推进我国医学科研、高等医学教育和公立医院的改革，促进我国医药卫生事业的发展，更好地全面建设小康社会服务，在《关于制定国民经济和社会发展第十二个五年规划的建议》、《国家中长期科技发展规划纲要（2006～2020）》、《国家中长期教育改革和发展规划纲要（2010～2020）》和《关于深化医药卫生体制改革的意见》指导下，结合院校实际，院校积极谋划、制定了院校"十二五"发展规划。

规划明确了院校未来五年的指导思想和发展思路，发展目标与战略重点，主要任务和保障措施。

（一）指导思想与发展思路

院校"十二五"期间发展的指导思想是以邓小平理论和"三个代表"重要思想为指导，深入贯彻落实科学发展观和党的十七大及十七届五中全会精神，全面落实国家中长期科技、教育、人才规划纲要和加强医疗卫生事业改革的意见，大力提高科技创新能力，加快教育实化和改革发展，积极稳妥推进公立医院改革，促进产学研相结合，在巩固"十一五"成果的基础上，坚持强化内涵和扩展外延相结合，坚持系统规划和重点突破相结合，坚持人才资源是第一资源，充分调动各级各类工作人员的积极性，促进院校各项事业的全面、协调、可持续发展。

"十二五"期间发展思路是：坚持科学发展，统筹兼顾，从大人口、大健康、大卫生的角度进行战略布局，以人才建设为根本，以空间建设为突破，以机制建设为基础，以文化建设为导向，以内涵建设为依托，发挥医教研相结合的传统优势，采取开放、流动、竞争、协作的运行机制，以培养高层次复合人才为核心，坚持老中青结合、医教研并重、管专学协调，深入探索和弘扬协和精神，初步建立起以自主创新为主，实现重点跨越，重在解决医学难点、重点、热点问题，支撑医学科技、高等医学教育和医疗卫生事业可持续发展，引领医学未来的发展模式。

（二）发展目标与战略重点

"十二五"期间发展目标是：初步建立院校医学科学创新体系，成为集重大疾病国家实验室，重大卫生事件与医疗救治技术保障与支撑中心，自主知识产权的新药创新中心，国家医药卫生信息、医学科技战略与宏观卫生改革研究中心为一体的国家级医学科学核心研究基地；积极落实温家宝总理批示，推进教育实体化，以国家教育体制改革试点为契机，成为杰出医学人才培养示范基地；发挥院校医疗体系特色，初步建成"大专科、小综合"医疗体系，拓展临床研究领域，积极开展转化医学研究；发挥院校的学科优势，打造国家医学科技特色产业基地与研发中心；进一步改革管理体制和运行机制，培养造就一批国内领先、国际知名、代表国家医学科学研究最高水平的创新人才与团队；院校科研教学空间发展及基本条件取得突破性进展，促进医教研等各项事业全面发展。

"十二五"期间战略重点是：①建立院校医学科学创新体系，确立国家级医学科学核心研究基地的地位。整合院校资源，建设具有国际先进水平的医学科学研究基地，成为医学高新技术产业的技术来源基地；②推进教学实体化，建设杰出医学人才培养示范基地。落实温家宝总理批示，推进北京协和医学院教学实体化。坚持医学精英教育模式，积极开展医学专业人才培养模式改革，提高研究生培养质量，健全继续医学教育体系，成为杰出医学人才培养示范基地；③建立现代临床医学研究体系，全面增强临床优势。加强基础与临床研究结合，加快科学发现向临床应用转化的研究，积极推进国家转化医学研究中心的建设。发挥院校医疗体系特色，初步建成"大专科、小综合"医疗体系，建成国家疑难重症防治研究中心，国家心脏病中心，国家癌症中心，国家性病、麻风病防治研究中心，国家血液病防治研究中心和国家整形外科研究中心；④加强人才培养与引进，建设创新团队。确立人才优先、高端引领的发展战略，构建定位明确、层次清晰、衔接紧密、促进优秀人才可持续

发展的培养和支持体系。积极探索以重点学科、国家重点实验室、部委重点实验室、研究中心为依托，以学科带头人为核心，围绕重大项目，形成结构与学科分布合理、实力强大的创新团队。

（三）主要任务

围绕着院校"十二五"期间的发展目标和战略重点，院校"十二五"期间主要任务包括以下几个方面：

1. 整合院校的优势资源，有效组织实施重大科技创新活动，成为具有国际先进水平的医学科学创新体系　重点工作包括：①以重大疾病研究国家重点实验室建设为契机，加强疾病的基础研究；②积极发展转化医学，实现基础与临床的紧密结合；③根据新药创制需求，以国家重大药物创制专项为核心，开发具有自主知识产权、防治重大疾病的创新型药物；④以重大传染病专项为契机，做好国家重大突发卫生事件和疾病应急救治的技术支撑和保障；⑤建设完善国家卫生政策、医学科技战略思想库和信息库。

2. 创新医学人才培养体系，建设国际化研究型医学院校　重点工作包括：①落实温家宝总理批示，积极推进学校教学实体化建设；②随着《国家中长期教育发展和改革规划纲要》的发布，教育部启动了国家教育体制改革试点，我校"医学专业人才培养模式改革"被确定为国家教育体制改革试点之一。以此为契机，学校将进行系统的八年制临床医学专业培养模式的改革，培养高层次创新性医学人才；③稳定研究生教育规模，提高研究生培养质量，建设具有重要影响力和示范作用的国家学位及研究生教育基地；④加强学科建设，建立一批处于国内外领先的优势学科，聚集一支优秀的指导教师队伍，提高学校的综合实力；⑤以国家特色专业点建设为契机，积极进行护理教育改革，发挥护理教育的示范作用；⑥积极开展住院医师规范化培训，加强毕业后医学教育，保

证临床医师专业水准和医疗服务质量；⑦健全医学继续教育体系，发挥服务社会职能。

3. 围绕医改核心工作，全面提高临床医疗技术优势和服务质量　重点工作包括：①建设国家心血管病中心和国家癌症中心，支撑国家在重大疾病诊治和防治领域资源管理平台；②建设国家转化医学中心，全面增强临床优势；③建设"大专科，小综合"医疗体系建设，做特做优医院群；④积极迎接公立医院改革，在医药卫生体制改革中发挥国家队作用；⑤争创国家级三特综合性医院和标志性专科医院，强化医疗质量和医疗安全管理。

4. 加强重大疾病防控，实现疾病防治的重点从中晚期向早期的战略转移　重点工作包括：①开展心血管疾病、肿瘤等重大疾病的危险因素的综合干预，预防和控制心血管病、肿瘤等重大疾病危险因素水平，为建设我国小康社会提供国民健康素质的支持；②积极推进传染病研究院的建设，加强重大传染病防控的基础研究和技术支撑。

5. 加快科技成果转化，推进科技开发和产业发展　重点工作包括：①发挥院校的学科特点与优势，加快科技成果转化，重点扶植产学研相结合的研发型高新技术企业和生物医药研发中心，发挥科技产业在院校发展和加强自身发展能力建设方面的作用；②健全产业开发政策和机制，转变理念，推进科技产业的发展。

（四）保障措施

为实现以上任务，应多渠道争取支持，大幅度增加投入；探索建立有利于事业发展的运行机制；实施人才强院战略，建设高水平人才队伍；积极拓展院校空间，促进医、教、研事业发展；加强技术保障建设；加强国内、国际和区域合作；加强协和文化和科学作风建设；建立有效的评估调整机制。尤其是人才队伍建设和空间建设作为院校事业发展的瓶颈问题，更应找准切入点，力求突破，保障院校"十二五"规划的顺利实现。

1. 实施人才强院战略，建设高水平人才队伍　构建定位明确、层次清晰、衔接紧密、促进优秀人才可持续发展的培养和支持体系。形成包括五个层次的人才培养与支持体系：

第一层次：紧紧围绕国家医学科研领域、统领院校一级学科的发展方向。在造就数名院士的同时，以实施中组部"千人计划"为契机，由院校面向海内外公开招聘10 余名具有创新性构想和战略性思维，能带领临床医学、生物学、基础医学、药学和生物医学工程学等一级学科跟踪国际科学前沿并赶超国际先进水平的领军人物。

第二层次：着眼于吸引、遴选20 余名具有国际领先水平的学科带头人，争取形成10 个优秀创新团队。继续支持教育部"长江学者"，"杰出青年基金获得者"和"创新群体"。

第三层次：着眼于全面加强教育部重点学科、院校急需发展的交叉学科和新兴学科建设，加大实施"协和学者和创新团队发展计划"的力度和范围，培养50 名协和学者的同时建立 10～15 个协和创新团队。

第四层次：着眼于培养、支持一批学术基础扎实、具有突出的创新能力和发展潜力的优秀学术带头人，继续实施教育部"新世纪优秀人才支持计划"，积极建立"协和创新人才基金"，选拔和培养100 名"协和新星"。

第五层次：着眼于培养具有自主创新能力的跨学科、复合型、战略型、德才兼备的博士后人才队伍，加大招收规模和投资力度，培养300 名博士后人员。

在学校教育实体化过程中，建议在学校得到特殊教学经费支持的前提下，实化教师队伍。科学核定教师队伍的编制，建立健全教师队伍的准入、评聘、考核等机制。

2. 积极拓展院校空间，促进医、教、

研事业发展 积极拓展院校空间，坚持建设土地以院校范围内自有土地与征用土地相结合；以建设"国家实验室"、"国家医学信息中心"带动基础医学研究所与医学信息研究所空间的解决；将既无发展空间又对城市环境有影响的科研机构迁址异地建设；解决建设增量后，调整存量，带动教育空间解决。实现布局相对合理，资源充分利用。

在"十二五"期间，积极争取院校在西北旺药用植物研究所园区建设项目的立项和开工建设。积极推进病原生物学研究所、药物研究所、医药生物技术研究所和实验动物研究所在北京大兴医药产业园区的建设。包括落实病原所已经立项的建设项目和规划药物所、生计所、动物所建设项目。

3. 加强国内、国际和区域合作 加强与国内科研院所和高校的全面合作。优先选择国内部分医学科研机构和高校开展实质性合作共建工作，在国内牵头组织大型科学研究计划，实现学术优势联合和资源共享，构建我国的医学科学创新体系。

与科技发达国家或地区建立和发展长期战略合作伙伴关系。积极加强与国际一流医学科研机构和大学的实质性合作，建立长期战略合作伙伴关系。以欧、美、日、中国香港等科技发达国家和地区为重点，坚持以发展与国际一流研究机构的长期战略合作伙伴关系，引进科学思想、一流人才和先进创新管理模式等为核心，进行国际和区域的合作与交流；积极争取多元化国际合作项目和资金，为院校获取更多的研究资源。

多渠道争取国际机构和国际计划资助。通过申请项目和项目合作等途径，更多参与国际性大型科学研究计划，并在其中发挥更为重要的作用；做好 CMB "医学教育与研究发展中心"项目，加强与 CMB 的全面合作，积极争取新的 CMB 重大项目。加强与 NIH 的合作，逐步建立全面战略合作伙伴关系。

各位代表，同志们！2011 年是院校进入"十二五"时期的开局之年，院校的改革与发展正处于关键时期，让我们牢牢把握当前发展的重要战略机遇期，切实增强责任感、使命感和紧迫感，始终保持锐意进取的冲劲、奋勇争先的拼劲、锲而不舍的韧劲，继续贯彻科学发展理念，推动院校科学发展，促进院校和谐，为"十二五"规划既定目标的实现开好局、起好步！

谢谢大家！

科 研 工 作

2010 年度院校科研工作概况

2010 年是"十一五"科技计划实施的最后一年,是院校改革发展的重要战略机遇期。在《规划纲要》提出的"自主创新、重点跨越、支撑发展、引领未来"方针指导下,根据我国人口与健康事业的需求和国际医学前沿的发展,院校通过进一步加强资源整合、加强基地平台建设、引进优秀人才、组建优势团队等措施,使院校在科学研究的自主创新能力和科技支撑体系建设等方面得到了明显提升,推动了院校科研整体水平的发展。此外,从长期积累的资源优势、研究基础及发展需求出发,制定完成了院校"十二五"发展规划。

一、院校科研概况

"十一五"期间,院校科技创新能力不断增强。其中,2006~2009 年,共承担科研项目 6367 项,同比"十五"增长 37.25%;获得科研经费资助 22.1 亿元,同比"十五"增长进 2 倍。获专利 215 项,新药证书 73 项,其中一类新药证书 6 项;获科技奖励 128 项。发表论文数量和质量不断提高,累计发表论文 15523 篇,同比"十五"增长 49.135%;SCI 收录论文 1224 篇,居医学院校首位;SCI3.0 以上论文数量为 682 篇(不包括 2009 年度论文)。

根据已公布或掌握的数据显示,2010 年全院校共承担或参与院校级以上各类科研课题 1083 项,其中国家各部委级课题 370 项,占项目总数的 34%。2010 年院校到位科研经费总数(不包括中央公益性科研院所基本科研业务费)约为 11.6 亿元。全年新中标课题获资助经费约为 3.7 亿元。全年科研计划执行情况良好,556 项课题按计划结题。全年共完成科技成果鉴定 8 项,共得各类科技成果奖励 19 项,其中省市政府及部委级科技奖励 11 项,中华医学科技进步奖 5 项。全年申报专利申请 262 项,授权专利 66 项。根据各所院统计汇总,院校 2009 年度共发表科技论文 5099 篇,其中 SCI 3.0 以上的收录论文数位 293 篇。

二、科研计划

(一) 科研项目申报及获资助情况

2010 年我院校获得"973 计划"项目 13 项,资助金额为 8007 万元。"863 计划"项目 3 项,资助金额为 268 万元;重大专项 20 项,资助金额为 3353 万元;重大科学计划 4 项,资助金额为 1801 万元;国家科技支撑计划课题 1 项,资助金额为 29.45 万元;科技部基础条件平台项目 8 项,资助经费共计 110 万元。获国家自然科学基金项目 256 项,资助经费共计 5243 万元;获卫生部项目 30 项,资助总额为 7467 万元;获教育部项目 31 项,资助总额为 178 万元;获科技部国际科技合作计划项目 22 个,资助经费为 1096 万元;还获其他部委项目 58 项,资助金额为 3207 万元。

(二) 科研计划的管理工作

1. 加强科研项目规范化管理　随着国家各类科研管理措施的出台,严格执行国家有关政策,加强科研项目的规范化管理。根据国家有关政策和院校管理办法,在课题申报、项目执行、结题总结等各个环节加强了协调、沟通和管理。

2. 加强资源整合和技术平台建设　结合院校发展需求与目标,在 973 项目、863 项目、卫生部行业专项项目、"十二五"重大新药创制及传染病科技重大专项、"十二五"国家科技计划农村领域首批预备项目等重大项目的申报过程中，积极组织协调院内相关所院，整合优势资源，提高了院校的整体竞争力和显示度。院校在推动医学生物学前沿技术、重大疾病研究、创新药物研究、传染病防治研究和公共卫生突发事件应急处理等方面做出了贡献。

3. 加强科技基础条件保障和重点实验室建设　注重科技基础条件保障和重点实验室建设。加强与上级主管部门的沟通，并主动组织专家论证会，积极推进医学实验动物研究所申请建立"国家医学实验动物资源中心"，院校2个部级重点实验室申报国家重点实验室的工作。

4. 加强《重大新药创制》科技重大专项的管理　2010年5月院校组织召开了《重大新药创制》科技重大专项进展汇报会，邀请药学领域的院内外专家和主管部门领导参加了汇报会。分别安排院校牵头的创新药物综合大平台共40个项目，其他20个单元平台及关键技术项目进行了汇报，并组织了讨论与评述。另外，4月院校协助组织了传染病重大专项的督导检查工作，得到了督导组专家的好评。

5. 加强知识产权管理　为了贯彻落实《国家知识产权战略纲要》的实施，组织举办了"医药创新知识产权战略专题讲座"活动。邀请专家分别做了"《国家知识产权战略纲要》对促进医药科技创新的作用"、"《中国专利法》第三次修改的重点——医药创新与知识产权战略专题"、"医药研发创新中的知识产权保护"和"医学知识产权保护——典型的专利纠纷案例分析"等专题报告。院校及兄弟单位的180余人参加了培训，该讲座取得了良好的效果，与会人员提高了对于知识产权的认识。

6. 加强诚信及伦理委员会建设　开展了科研诚信宣传教育活动。为加强科研诚信建设，营造自主创新良好氛围，提升医药卫生科研人员科学道德素养，科技管理处与院校宣传部共同举办了以"遵循诚信指南，坚守道德规范"为主题的科研诚信培训班。邀请了有关专家介绍了我国科研诚信面临的危机、诚信建设工作的主要进展、国际科研诚信建设态势、存在的主要问题与思考；以及为人做事与诚信、学者功名与科研诚信之间的辩证关系、维护科学道德的重要性等内容。起草制定了《中国医学科学院 北京协和医学院科研道德与诚信规范》（征求意见稿）；撰写完成了院校伦理委员会的有关规定，更新院校伦理审查委员会的组成人员建议名单；完成了院校伦理委员会NIH网上注册工作，以及院校伦理学培训筹备工作等。

三、科研条件建设

1. 顺利完成了2个教育部重点实验室评估工作，其中《中草药物质基础与资源利用教育部重点实验室》的评估结果为优秀；《心血管病相关基因与临床研究教育部重点实验室》获得通过（合格）。落实完成了由院校负责牵头（依托病原生物学研究所），国家CDC参加的《病毒基因工程国家重点实验室》的共建工作。

2. 组织完成2个国家重点实验室的申报，分别为药物研究所申报的《天然药物活性物质与功能国家重点实验室》；阜外医院申报的《心血管转化医学国家重点实验室》。此外，协助卫生部科教司召开了专家论证会议，已顺利上报科技部，近期准备初评及答辩工作。

3. 2011年度国家重点实验室评估工作已经启动，为了达到更好的评估结果，使各实验室相互借鉴经验，组织召开了动员会，各项准备工作正在进行中。

4. 组织召开了由动物所申报的"国家医学实验动物资源中心"专家论证会，并形成专家推荐意见，已上报。另外，协助开展了中国医学科学院干细胞医学中心、医科院研发实验服务基地的相关工作。

5．完成国家发改委组织的"国家重大科技基础设施《'十二五'建设需求建议》中"心血管病转化医学中心"、"系统生物学"、"重大疾病转化医学研究平台的建设"的申报，协助组织专家召开论证会，形成专家论证意见，经卫生部上报发改委。

四、科技成果管理

（一）成果管理

2010 年度院校组织完成国家科技奖、北京市科技进步奖、中华医学科技奖、教育部高校科研优秀成果奖（科学技术）的推荐申报工作，完成了教育部分配给我院的优秀教学成果奖的网络评审（初评）工作。通过国家科技奖专家终审 1 项，获国家科技进步二等奖；通过教育部高校科研优秀成果奖专家终审 3 项，均为自然科学类一等奖；通过中华医学奖专家初审 8 项；通过北京市科技奖（2009 年度）专家终审 12 项了，其中二等奖 4 项，三等奖 8 项。完成了申报中国女医师五洲女子科技奖及第 7 届中国青年女科学家奖的组织推荐工作。组织在京各所院完成了北京市科技奖网上评审专家信息库的更新工作。

（二）论文和期刊管理

1．论文管理　根据 2010 年 11 月 26 日从中国科学技术信息研究所查询的统计数据显示，院校在 2009 年度公开发表的科技论文数量再创历史新高。院校 2009 年度共发表科技论文 4309 篇，其中 SCI 收录论文数为 1111 篇，比 2008 年度统计的结果（721 篇）增长了 54.1%，其中影响因子 3.0 以上 308 篇，10.0 以上 27 篇，平均影响因子 2.792。包括《NATURE GENETICS》和 3 篇《NEW ENGLAND JOURNAL OF MEDICINE》等一批重大影响力的论文。

2009 年度院校共在《医学索引》（MEDLINE；INDEX MEDICUS）收录期刊发表论文 1233 篇，比 2008 年度的 1066 篇增长了 15.7%。2009 年度院校共在国内期刊发表论文 3198 篇，略低于 2008 年度的 3244 篇。

2．期刊管理　近一年来，学报完成了院校主办的 19 种期刊办理增刊、更换期刊名称、广告增项、申请刊号、广告许可证年检更换等日常管理工作。另外，首次举办了院校主管期刊编辑人员业务培训。参会编辑反映，通过这次学习，清晰了经后办刊的努力方向，明确了优化期刊的编辑策略和组织前沿和热点稿件的技巧以及提升期刊影响力的注意重点，收获颇丰，期望院校以后能多举办类似讲座。

五、科技合作与交流活动

成功举办了第十届医药卫生青年科技论坛。120 多位专家及来自全国各地的科技工作者参加了论坛，全方位地展现了青年科技工作者的研究水平和精神风貌。大会特邀报告深入探讨了医药卫生科技领域的前沿动态和实际问题，给各位青年科技人员带来启迪和思考。论坛还评选出 16 位青年科技工作者获优秀论文奖，其中一等奖 3 名、二等奖 4 名、三等奖 9 名。

继去年成功举办中科院－医科院首届联合学术论坛后，今年由院校组织，双方再次举办了第二届联合学术论坛，主题是"肿瘤的转化医学研究"。来自中科院和医科院 10 多家科研机构的 130 余位专家和研究人员出席了会议。会议期间，共有 25 位专家作学术报告，报告涉及了肿瘤发病机制及机理、肿瘤治疗、预防等问题，以及抗肿瘤药物的研发和应用。大家一致渴望能够打破以往研究课题组单一学科或有限合作的模式，加强交流与合作，发挥各自优势，密切配合，为提高医疗总体水平做出更大贡献。

与全球医生组织联合主办了"首届中美转化医学国际论坛"，有力地推动了院校相关所院及其有关专家对转化医学的重视，也为院校下一步发展转化医学提供了启示。

协助国际合作处召开了"协和－伊拉斯

姆斯公共卫生论坛"。本次论坛邀请了多名国外专家以及协和医院流行病系、北京大学公卫学院、中国疾病预防控制中心、北京疾病预防控制中心、军科院等中方专家和卫生部的领导出席。另外，协助完成了中美高血压合作研究及全球慢病联盟会议的会务工作。

以上学术交流活动效果都非常好，有效地促进了院校间及与国际间的学术交流，拓宽了进一步合作的渠道和领域。

（科技管理处　编）

2010 年度院校获奖科研成果题录

一、国家级奖项

序号	项目名称	完成单位	主要完成人	奖项
1	重症冠心病临床评估体系和外科治疗关键技术的建立与应用	阜外医院	胡盛寿, 朱晓东, 郑哲, 王巍, 孙寒松, 宋云虎, 李立环, 许建屏, 龙村, 张浩	国家科技进步二等奖
2	心房颤动导管消融的临床研究与推广应用	安贞医院, 阜外医院	马长生, 张澍, 杨延宗, 刘旭, 董建增, 马坚, 高连君, 王新华, 方丕华, 刘兴鹏, 张树龙, 施海峰	国家科技进步二等奖（参加）

二、省部级奖项

序号	项目名称	完成单位	主要完成人	奖项
1	国人易患高血压脑中风的新的遗传和环境危险因素研究	阜外医院	惠汝太, 汪一波, 张伟丽, 陈敬洲, 宋卫华, 樊晓寒, 孙凯, 薛浩, 白永怿, 杨晓敏	教育部一等奖
2	骨髓干细胞向心肌细胞分化及优化移植治疗急性心梗的研究	阜外医院	杨跃进, 钱海燕, 窦克非, 杨国胜	教育部二等奖
3	基于应激反应基因建立辐射生物剂量快速估算方法及其应用	中国医学科学院放射医学研究所	樊飞跃, 刘强, 杜利清, 王彦, 佘义, 曹嘉, 褚丽萍, 王宏	天津市科技进步二等奖
4	甲肝疫苗抗原检测及效力试验方法的研究	中国医学科学院医学生物学研究所	谢忠平, 龙润乡, 李华, 陈洪波, 宋霞, 洪超, 黄铠	云南省科技进步三等奖
5	rHuGM-IL-6 融合蛋白基因的构建、表达、活性研究及应用	中国医学科学院医学生物学研究所	孙强明, 徐维明, 戴长柏, 刘红岩, 李亮助, 丁云菲, 李鸿钊	云南省科技进步三等奖
6	儿童急性髓系白血病临床特征及分层治疗研究	中国医学科学院血液病医院（血液学研究所）	竺晓凡, 陈玉梅, 邹尧, 郭晔, 张丽	天津市科技进步三等奖
7	中国若干重要有毒药用植物活性成分研究	北京协和医学院药物研究所	庾石山, 陈晓光, 再帕尔·阿不力孜, 王晓良, 屈晶, 马双刚, 邸嵩, 唐美军, 刘悦, 胡友财, 苏东敏	教育部自然科学一等奖
8	罗汉果遗传育种研究	中国医学科学院药用植物研究所广西分所	马小军, 莫长明, 缪剑华, 白隆华, 冯世鑫, 王海英, 唐其, 刘丽华	广西科学技术进步二等奖

三、高校科技奖励

序号	项目名称	完成单位	主要完成人	奖项
1	SARS-CoV 感染引发急性呼吸窘迫综合征等疾病的致病机理和药理研究	北京协和医学院基础学院，广州医学院，中国医学科学院医学实验动物研究所，中山大学，中国医学科学院北京协和医院，苏州圣诺生物医药技术有限公司	蒋澄宇，李宝健，徐军，秦川，钟南山，刘德培，王仲，陈荣昌，陆阳，郑德先，刘彦信，程度，郭峰，高虹，魏强	高等学校科学技术奖一等奖

四、中华医学奖励

序号	项目名称	完成单位	主要完成人	奖项
1	高血压脑中风新的遗传和环境危险因素研究及其防治策略	阜外医院	惠汝太，张伟丽，汪一波，樊晓寒，宋卫华，陈敬洲，孙凯，薛浩，白永怿	中华医学二等奖
2	我国心脏性猝死的流行病调查及综合防治研究	阜外医院	张澍，华伟，姚焰，陈柯萍，张林峰，浦介麟，王方正	中华医学二等奖
3	肥厚型心肌病致病基因与临床诊治系列研究	阜外医院	乔树宾，惠汝太，宋云虎，华伟，袁建松，王虎，尤士杰，段福建，田月琴，张岩	中华医学二等奖
4	先天性大动脉转位外科治疗关键技术与临床应用研究	阜外医院	胡盛寿，李守军，王旭，晏馥霞，刘晋萍	中华医学三等奖
5	行为学仪器研制和前沿性神经药理学实验方法的建立及其应用、推广	中国医学科学院药物研究所济南益延科技发展有限公司	张均田，杜冠华，徐炳忠，李晓峰，陈乃宏，屈志炜，胡金凤等	中华医学科技进步二等奖

五、其他社会奖励

序号	项目名称	完成单位	主要完成人	奖项
1	传染病动物模型实验研究技术平台的建立	中国医学科学院医学实验动物研究所	秦川，魏强，高虹，朱华，蒋虹，丛喆，邓巍，鲍琳琳，黄澜，佟巍，卢耀增，吴小闲，徐艳峰，孔琪，马春梅	中国实验动物学会科学技术奖一等奖
2	基因工程动物模型技术平台的建立	中国医学科学院医学实验动物研究所	张连峰，秦川，李万波，杨志伟，吕丹，刘江宁，鞠振宇，张晓娟，董伟，全雄志，陈炜	中国实验动物学会科学技术奖二等奖
3	以胸廓内动静脉近、远心端行难治性胸壁缺损修复及乳房再造的基础及临床研究	整形外科医院	穆兰花	石景山科技进步二等奖

2010 年度院校各渠道新中标项目、基金题录

项目 （课题）	单位	课题编号	课题名称	批准 （合同签订） 时间	负责人
重大专项	药物研究所		抑制剂抗动脉粥样不稳定斑块形成的作用和机制研究	2010.6	李　莉
		2008ZX09201-008	抗肝炎一类化学新药双环醇的生产工艺、控制制剂及相关作用机制的研究	2008.1	李　燕 （北京协和药厂）
		2008ZX09401-004	石药集团创新药物研制产学研联盟建设	2008.1	彭　英 （岳进）
		2009ZX09102-057	新型治疗脑卒中药物 DL0108 的临床前研究	2009.1	杜冠华 （史颖）
		2008ZX09101-015	左黄皮酰胺——一种新型的抗老年痴呆药物	2008.1	陈乃宏 （青岛黄海制药）
		2009ZX09313-025	药物微量杂质的检测和分离技术平台建设	2009.1	吴　松 （郑焱）
		2011ZX09102-001-01	抗肿瘤及抗肿瘤转移双功能药物候选物 MTC-220 的临床前研究	2011.1	弓亚玲
	药用植物研究所	2009ZX09502-017	病症结合动物模型拟临床研究关键技术（2009～2010）	2009	王立为
		2009ZX09308-001-4	疑难对照药材品种的制备	2009	林余霖
		2009ZX09308-001-5	中药标准物质研制和开放的技术平台建设——"对照药材制成品"研制	2009	周立东
		2009ZX09103-325	具有明确作用靶点的桑葛降糖组方中药开发研究——降糖复方在动物体内的药代动力学研究	2009	常　琪
		2009ZX09103-325	具有明确作用靶点的桑葛降糖组方中药开发研究——降糖复方药效学研究	2009	许　扬
		2009ZX09502	基于脑病治疗的中药复方药理学及药效学评价关键技术研究（2009～2010）	2009	刘新民
			中药复方药理学研究及药效学评价关键技术	2009	孙晓波
		2009ZX09308-001-1-5	中药标准物质研制和开发的技术平台建设——羌活醇等 14 种对照品备选原料的制备（2009～2010）	2009	周立东
		2009ZX09504-004	妇科血瘀症大品种－桂枝茯苓胶囊质量控制关键技术研究（2009～2010）	2009	宋经元

续 表

项目 (课题)	单位	课题编号	课题名称	批准 (合同签订) 时间	负责人
重大 专项	药用植 物研究 所	2009ZX09303-006-1	中药中有害残留物检测技术标准平台 ——中药中农药 GC、GC/MS 多残留测 定法	2009	薛 健
		2009ZX09103-301	国家一类中药新药巴西苏木红素注射剂 的研究（2009～2010）	2009	朱春燕
		2009ZX09502-021	与药效相关的中药质量评价关键技术研 究（2009～2010）	2009	齐 云
	血液学 研究所		创新药物研究开发技术平台建设	2010	戴 卫
			创新药物研究开发技术平台建设	2010	王建祥
973 计划	阜外心 血管病 医院	2010CB732601	易损斑块标记物的高灵敏单分子检测和 多模成像的分子靶向研究	2010	宋 雷
		2010CB945204	建立基于疾病细胞模型的药物评价和筛 选体系	2010	张 浩
	肿瘤医院	2011CB910700	实体肿瘤的微环境蛋白质组研究		徐宁志
			细胞微环境在肿瘤的发生发展及侵袭转 移中的作用及机制		刘芝华
		2011CB504300	HPV、环境和遗传的交互作用在食管癌 发病中的研究		谭 文
		2011CB911000	重大疾病蛋白质标志物发现的新方法 研究		马 洁
	基础医学 研究所	2011CB503900	动脉粥样硬化发病机制及其诊治与干预 的基础研究	2010.12	刘德培
		2011CBA01100	非编码 RNA 在干细胞命运调控中的功 能及分子机制		朱大海
		2011CB503902	内外环境因素影响动脉粥样硬化发生发 展的分子机制	2010.12	刘德培
		2011CBA01104	非编码 RNA 调控成体干细胞增殖和分 化的分子机制	2010.12	朱大海
	动研所	2011CB964802	造血干细胞衰老的关键分子及调控机制 （子课题二）	201010	鞠振宇
	病原生物 学研究所	2011CB504900	重要病原体变异规律与致病机制研究	2010	金 奇
	血液学 研究所	2011CB964800	造血干细胞维持、衰老与再生的调控机 制研究	2010.11.1	程 涛

续　表

项目（课题）	单位	课题编号	课题名称	批准（合同签订）时间	负责人
重大科学计划	基础医学研究所	2011CB964900	干细胞分化表观遗传学调控及其治疗糖尿病应用基础研究	2010.12	赵春华
		2011CB964901	多潜能干细胞生物学特性和诱导分化研究	2010.12	赵春华
		2011CB965203	疾病来源 ips 的表观调控和突变基因定点修复研究	2010.12	黄　粤
		2011CB933504	纳米材料对血液免疫功能细胞的作用及其在白血病免疫治疗中的新方法研究	2010.12	许海燕
863 计划	药用植物研究所	2009AA10Z101	生物质可高效利用的转基因杨树新品培育（2009～2011）	2009	卢善发
	医学生物学研究所	2011CB504903	HFMD 病原生物及发病机理研究		李琦涵
		2010AA022701	基于细胞培养的 H1N1 或其他型流感疫苗研究		廖国阳
科技支撑计划	药物研究所		雷公藤饮片及提取物质量评价和生产过程标准研究	201101	张东明（褚克丹）
	药用植物研究所	2007BAI40B01	川贝母饮片、有效部位、新药的开发（201008-201106）	2010	陈士林
	医学信息研究所		基层重点医疗器械装备配置标准与示范工程——信息库建设	2010	欧阳昭连
			公众健康知识整合技术研究与应用	2009.5	代　涛
	动研所	200913A1831301	重要人畜共患病野生动物野生和室内种群实验室感染模型的建立及差异性研究	2010.7	宋铭晶
	医学生物学研究所	2009BAI83B02-21	野生动物人工种群的生物净化及相关疾病动物模型的建立与评价——普通级树鼩种群和 HCV 感染模型的建立与评价		代解杰
科技部基础条件平台	药生所	IMB201001	用 DamIP 测序法进行 FXR 靶点的全基因组筛选	2010.7	何红伟
		IMB201002	基于 BST-2/Vpu/β-TrCP 三分子结合模式的抗 HIV-1 药物研究	2010.7	周金明
		IMB201003	创新药物 IMB-105、G39 及 TFV-ODE 的质量分析方法与质量标准	2010.7	山广志
		IMB201004	依博素对炎症细胞因子 IL-1 生成及信号传导通路作用的研究	2010.7	张　洋
		IMB201005	HSV-1 UL30 和 HSP90 在格尔德霉素抑制单纯疱疹病毒 I 型病毒复制中的作用	2010.7	陈立慧
		IMB201006	结核潜在靶标 MviN 对于结核杆菌生长的必需性以及功能研究	2010.7	刘忆霜
		IMB201007	萘磺酰胺基吡唑类化合物的设计合成及其双靶点抗瘤活性研究	2010.7	王菊仙
		IMB201008	一种运用精原干细胞筛选抗肿瘤干细胞药物方法的建立及应用	2010.7	郑艳波

续　表

项目 (课题)	单位	课题编号	课题名称	批准 (合同签订) 时间	负责人
科技部其 他项目	北京协 和医院	2010DFA31840	肝癌的早期诊断和靶向治疗	2010.12	赵海涛
	阜外心 血管病 医院	2010DFA32620	终末期心力衰竭创新治疗技术的基础和 临床研究	2010	胡盛寿
	肿瘤医院	2010DFB30650	肺癌综合治疗以及个体化治疗的合作 研究		赫　捷
		S2011ZR0250	中国城市肿瘤防控体系建设的合作研究		赵　平
	药物研 究所		日本大正制药新药研发合作实验室的 建立		王晓良
	医药生 物技术 研究所	2010DFA31580	新型抗 HIV-1 药物：抗病毒细胞免疫上 调剂	2010	蒋建东
		2010DFB30870	抑制 HIV 病毒复制和激活抗病毒免疫反 应的新策略	2010	金　奇
	药用植物 研究所	2009GJE20029	白木香快速高效结香技术研发与推广	2010	张　争
	医学信息 研究所		热点信息数据更新运行维护研究	2010	代　涛
			面向外文科技文献信息的知识组织体系 建设与应用示范	2010	钱　庆
			NSTL2008 年联机联合编目建设与管理	2010	梁　芳
			外文非刊印本文献订单优化评估与分 析子课经费概算	2010	梁　芳
国家自然 科学基金	医学信息 研究所		NSTL 联合目录系统建设	2010	梁　芳
			NSTL 网络服务系统多媒体课件	2010	唐小利
			面向"重大新药创制"科技重大专项 的专业化信息服务	2010	唐小利
			国外学术会议文献分析评估与建设研究	2010	任慧玲
			国外医学新书评介	2010	阮学平
			面向"艾滋病和病毒性肝炎等重大传染 病防治"科技重大专项的专业化信息 服务	2010	张　玢
	病原生 物学研 究所	2010DFB30870	抑制 HIV-1 病毒复制和激活抗病毒免疫 反应的新策略	2010	金　奇

项目 (课题)	单位	课题编号	课题名称	批准 (合同签订) 时间	负责人
国家自 然科学 基金	北京协 和医院	81070474	盆腔器官脱垂的发病机制和遗传易感性研究	2010.12	陈　娟
		81072054	神经中间丝蛋白 a-internexin 在胰腺内分泌肿瘤的表达和调控机制以及意义	2010.12	陈原稼
		81071418	干细胞因子 SALL4 在 MDS 发生发展和判断预后中的作用	2010.12	崔　巍
		81071898	溶瘤疱疹病毒增加胰腺癌放疗敏感性作用机制的蛋白质组学研究	2010.12	戴梦华
		81070781	头颈部副神经节瘤发病机制研究	2010.12	高志强
		81070401	骨髓增生异常综合征患者端粒酶基因突变、端粒长度及端粒悬突的检测及意义	2010.12	韩　冰
		81072485	系统性硬化内皮细胞连接黏附分子 A 异常的起源及其在疾病中的意义	2010.12	侯　勇
		81071441	股骨干骺端不同组织来源的成骨细胞差异表达基因及分子解剖的研究	2010.12	胡建华
		31070930	神经病理性疼痛相关微小 RNA 在中枢感觉神经传导通路中的功能研究	2010.12	黄宇光
		81071188	用于原发性肝癌早期诊断和疗效监测的 PET/CT 动态图像采集及处理模式研究	2010.12	霍　力
		81071189	放射性核素标记的新型 TOC 多肽分子探针及分子显像研究	2010.12	李　方
		81071372	HIV 特异性 T 细胞免疫应答在长期无进展者的免疫保护机制研究	2010.12	李太生
		81072486	基于人类全基因组编码蛋白高通量芯片筛选原发性胆汁性肝硬化血清特异性标志物的研究	2010.12	李永哲
		81070755	补体对病理性近视的致病作用及其调控机制	2010.12	龙　琴
		81070630	糖尿病相关基因拷贝数变异与妊娠期糖尿病发病关系的研究	2010.12	聂　敏
		81001183	外周血特异性 miRNA 评估乳腺癌患者个体化预后的研究	2010.12	潘　博
		81072055	胰腺癌新抑癌基因 ARHI 与胰腺癌转移及肿瘤微环境相互影响的研究	2010.12	钱家鸣
		81071513	全基因组关联研究鉴定中国人椎间盘退行性疾病易感基因的研究	2010.12	邱贵兴
		81072889	针刺百会、足三里穴对急性脑缺血大鼠的抗炎调控作用	2010.12	孙　华

续　表

项目 (课题)	单位	课题编号	课题名称	批准 (合同签订) 时间	负责人
国家自然科学基金	北京协和医院	81071300	中国系统性硬化症患者易感基因研究	2010.12	孙秋宁
		81000817	不对称力在大鼠脊柱侧凸模型中对椎体和椎间盘血管的影响	2010.12	王　储
		81000802	轴向血管化对骨修复材料在骨缺损修复过程中成骨效应的影响	2010.12	王　海
		81072084	FR 靶向性 NFPA 诊断、治疗及相关机制研究	2010.12	王任直
		81071571	槲皮素对瘢痕疙瘩成纤维细胞放疗增敏作用与乏氧诱导因子表达的影响及机制的研究	2010.12	王晓军
		81000629	结合多模态分子影像技术监测心梗模型中干细胞的归巢及其作用机制研究	2010.12	王怡宁
		81071519	基于三维几何特征及变形特征的特发性脊柱侧凸分型方法研究	2010.12	王以朋
		81001580	中药筋脉通对糖尿病周围神经病变 HO-1 表达的影响	2010.12	吴群励
		81070687	低血磷性佝偻病 PHEX 基因的检测及 PHEX 蛋白功能研究	2010.12	夏维波
		81000702	受体相互作用蛋白 1 及相关信号分子在光损伤人皮肤成纤维细胞中作用机制的研究	2010.12	闫　言
		81000252	黏多糖贮积症 II 型非损伤性产前诊断初步探讨及机制研究	2010.12	姚凤霞
		81072449	葎草花粉主要致敏蛋白 Hum j 3 的晶体结构解析及其重要 B 细胞表位定位研究	2010.12	尹　佳
		81072404	p53 对成纤维样滑膜细胞信号转导和炎症的调控	2010.12	尤　欣
		31070829	牙周膜细胞和骨细胞对力应答的比较研究	2010.12	张　丁
		81070628	microRNA-异常激素受体-cAMP 信号通路反馈性调控网络在 ACTH-非依赖性肾上腺大结节增生发病过程中的功能研究	2010.12	张学斌
		81071693	Notch 信号通路在慢性胰腺炎诱导胰腺癌发生中的作用机制	2010.12	赵玉沛
		81070072	OSAHS 继发心血管疾病的发病机制研究	2010.12	钟　旭
		81071301	抗 BP180 NC16A IgG1 和 IgG4 在大疱性类天疱疮中的作用机制研究	2010.12	左亚刚

项目 (课题)	单位	课题编号	课题名称	批准 (合同签订) 时间	负责人
国家自然科学基金	北京协和医院	81041035	阵发性睡眠性血红蛋白尿症患者骨髓 CD34 + CD59 + 细胞的体外扩增以及 PNH 克隆变化趋势的研究	2010.12	肖 娟
		81041036	呼吸道感染所致急性呼吸窘迫综合征 (ARDS) 中 JNK 信号通路对炎症的调节机制研究	2010.12	郭树彬
		81041109	大剂量糖皮质激素抑制骨髓间充质干细胞成骨分化的 MicroRNA 表达谱研究	2010.12	钱文伟
	阜外心血管病医院	81070252	升主动脉瘤壁细胞外基质 (ECM) 生成减少及其病理机制	2010.9	常 谦
		81071432	循环 miRNA 用于识别冠脉易损斑块的研究	2010.9	丛祥凤
		81071176	以微小 RNA-21 为靶点为心室重构分子显像实验研究	2010.9	方 纬
		81070170	大网膜包裹术改善心肌梗死后心脏神经重塑的实验研究	2010.9	胡盛寿
		81070211	肾上腺内源性 RGS 信号转导通路对醛固酮合成的调控机制	2010.9	蒋雄京
		81070171	冠状动脉瘤的炎症相关分子机制研究	2010.9	李建军
		81070098	七氟烷缺血处理对心肌缺血再灌注损伤保护的策略优化和机理研究	2010.9	李立环
		81000773	循环 microRNA 208 在心肌损伤诊断中的作用	2010.9	刘 哲
		81070187	辛伐他汀调节小 G 蛋白干预肺动脉高压的实验研究	2010.9	柳志红
		81000040	LPA 相关基因与动脉粥样硬化发生发展的关联研究	2010.9	鲁向锋
		81000604	磁共振弥散张量成像活体评价心肌梗死后肌纤维重塑的实验研究	2010.9	陆敏杰
		81070150	致心律失常 HERG 通道无义突变的药物拯救及机制研究	2010.9	浦介麟
		81000091	低氧诱导因子-1α 对骨髓极小胚胎样干细胞向梗死心肌迁移和移植效果的影响及其机制	2010.9	钱海燕
		81070194	甲状腺没看到激素 P13K/Akt 通路在心肌细胞凋亡中的作用	2010.9	唐熠达
		81071161	经食管实时三维超声心动图评价二尖瓣返流体积的实验研究	2010.9	王 浩

续　表

项目 (课题)	单位	课题编号	课题名称	批准 (合同签订) 时间	负责人
国家自 然科学 基金	阜外心 血管病 医院	81070055	持续血滤嵌入式肺动脉－左房无泵肺辅 助治疗体外循环术后急性肺损伤的实验 研究	2010.9	王　强
		81041032	基质金属蛋白酶-10 在心肌梗死后心室 重构中的生物学意义及其信号转导通路 研究	2010.9	魏英杰
		81041033	冠脉造影结合核磁共振延迟增强技术引 导冠脉"旷置治疗"的临床实验研究	2010.9	许建屏
		81070169	RhoA/ROCK 信号通路在他汀改良急性 心肌梗死微环境并提高骨髓干细胞移植 存活率中的核心机制研究	2010.9	杨跃进
		81070099	低能激光处理对移植后细胞心内存活和 心外再分布影响的研究	2010.9	张　浩
		81040172	端粒长度及其调控基因多态对动脉粥样 硬化进展的影响及机制研究	2010.9	张伟丽
		81071177	PET/CT 动态显像评价室壁瘤形成过程 中心肌存活性对心室重构的作用及其分 子机制	2010.9	张晓丽
		81071199	心脏磁共振成像在体量化移植干细胞并 动态检测其生物学行为演变的实验研究	2010.9	赵世华
		31000644	心肌发育和再生的分子机理-Notch 信号 通路	2010.9	甄一松
		81070100	MiR-221/222 调控心肌重塑的分子机制	2010.9	邹玉宝
	肿瘤医院	81000872	6q13 区域拷贝数变异在胰腺癌易感性 中作用机制研究	2011.1.1	于典科
		81000954	S100A14 在乳腺癌侵袭转移中的功能、 机制及其信号通路的研究	2011.1.1	陈洪岩
		81000977	弥漫大 B 淋巴瘤骨髓微小浸润的分子标 志研究	2011.1.1	车轶群
		81000991	三阴性乳腺癌中预测铂类药物疗效的遗 传标记物筛查及其机制	2011.1.1	马　飞
		81030050	肝癌中炎性相关基因异常表达的分子机 制研究	2011.1.1	林东昕
		81071633	Cyclin B1/cdc2 促进食管癌侵袭转移的 作用机制研究	2011.1.1	宋咏梅
		81071698	DNA 修复基因遗传变异与食管癌放疗 疗效和预后的关系	2011.1.1	谭　文

续　表

项目 (课题)	单位	课题编号	课题名称	批准 (合同签订) 时间	负责人
国家自然科学基金	肿瘤医院	81071713	微量元素硒在食管癌中的抗癌作用及其分子机制研究	2011.1.1	徐宁志
		81071714	木质素的抑癌功能与体内雌性激素及其受体关系的研究	2011.1.1	张　伟
		81071773	MTA1 基因在肿瘤干细胞发生中的生物学效应及调控机制研究	2011.1.1	钱海利
		81071789	肝细胞肝癌差异表达蛋白的临床验证和功能分析	2011.1.1	孙玉琳
		81071811	细胞坏死调控与食管癌化疗敏感性的相关性研究	2011.1.1	许　杨
		81071829	结外鼻型 NK/T 细胞淋巴瘤肿瘤组织和外周血中 EBV 表达与预后	2011.1.1	李晔雄
		81071830	分子标记物优化 COX-2 抑制剂联合放化疗治疗非小细胞肺癌的转化性研究	2011.1.1	王绿化
		81072206	口咽鳞癌 HPV 感染型别及其预后意义	2011.1.1	张　彬
		81072688	应用所具备的动物和细胞模型，筛选和开发用于治疗人类遗传性多囊肾病的小分子化合物	2011.1.1	吴冠青
		81041034	表达人端粒酶趋化抗原的溶瘤性单纯疱疹病毒的抗肿瘤作用机制的研究	2011.1.1	刘滨磊
		81050018	HPV 感染及其协同因素预测宫颈癌发病风险的 11 年队列随诊研究	2011.1.1	赵方辉
		91029725	肿瘤微环境中炎症向肿瘤转化蛋白调控网络的研究	2011.1.1	赵晓航
		91019009	上皮间质转换过程中 miRNA 的功能及机制研究	2011.1.1	刘芝华
		81021061	食管癌发生发展的分子机理研究	2011.1.1	詹启敏
	整形外科医院	31040031	基于人脂肪干细胞的组织工程化复合耳郭支架的构建及实验研究		杨庆华
		81071583	下颌骨外板劈开珊瑚石人工骨充填的基础研究		归　来
		81071113	小耳畸形患者心理弹性结构模型和预警机制研究		蒋海越
		81071584	内置式自动持续缝牵引成骨技术矫正面中部骨骼发育不全的实验研究和临床研究		赵振民
		31071305	转录因子 KLF15 在骨髓间充质干细胞定向分化中的调控作用研究		肖　苒

续　表

项目 （课题）	单位	课题编号	课题名称	批准 （合同签订） 时间	负责人
国家自 然科学 基金	基础医学 研究所	21075137	应用质谱技术研究血浆/血清中与肿瘤 相关的蛋白质复合物结构	2010.10	李智立
		31028005	二氢叶酸还原酶保护血管功能的机制 研究	2010.10	才　华
		31030026	核基质结合蛋白与成簇基因染色质高级 构象组织：机制、分工和协同	2010.10	刘德培
		31030041	Myostatin 调控的 miRNAs 在骨骼肌发育 中的功能及表达调控的分子机制	2010.10	朱大海
		31070785	高致病性禽流感病毒 H5N1 血凝素蛋白 中和表位鉴定及其功能研究	2010.10	何　维
		31070813	HPV L2 抗原改造及其高效靶向 FcγR 的 基因工程抗体疫苗的应用基础研究	2010.10	许雪梅
		31071203	天然反义转录物在小鼠大脑皮层早期发 育中的功能研究	2010.10	彭小忠
		31071270	精子形成过程中的自噬研究	2010.10	陈咏梅
		81000060	谷氨酸通过肿瘤坏死因子 alpha（TNF- alpha）及肿瘤坏死样弱凋亡因子 （TWEAK）介导心梗后心肌重构的研究	2010.10	高　雪
		81000107	高血压大鼠对 α1 肾上腺素受体自身抗 体缩血管效应敏感性改变及其机制探讨	2010.10	闫　莉
		81000665	碳纳米管为载体的 RNAi 在乳腺癌治疗 中的应用研究	2010.10	孟　洁
		81000764	H5N1 型禽流感病毒感染人肺原代细胞 基因芯片检测及肺损伤信号通路的初步 探讨	2010.10	孙　阳
		81000783	Ⅰ型手足裂畸形的致病突变研究	2010.10	杨　威
		81001315	非编码 RNA 在免疫衰老中的调控作用 研究	2010.10	姜明红
		81071225	基于心电图间期时间序列分析的心肌缺 血中自主神经行为研究	2010.10	彭　屹
		81071615	南极越冬睡眠、昼夜节律改变对认知、 心理和安全的影响	2010.10	徐成丽
		81071711	"再教育"肿瘤相关巨噬细胞重建肿瘤 免疫微环境 – 基于靶向调节 Fra-1 信号 转导通路的免疫治疗	2010.10	罗云萍
		81072489	CD38 信号通路在应激诱导的神经损伤 与神经免疫调节功能间的作用研究	2010.10	高　扬

续　表

项目 (课题)	单位	课题编号	课题名称	批准 (合同签订) 时间	负责人
国家自 然科学 基金	基础医学 研究所	31040021	红系分化重要转录因子 GATA-1 和 NF-E2 调控的 microRNA 网络研究	2010.10	余　佳
		81041079	叶酸相关 microRNA 用于胰腺癌高危人群筛查标记物的探索研究	2010.10	王　丽
		81041088	细胞内吞与靶向性抗肿瘤融合蛋白功能相关性的分子机制研究	2010.10	陈　虹
		81050025	基于改善脑能量代谢与氧化应激的新型抗抑郁药物研究	2010.10	刘雁勇
		31050008	以功能小 RNA 为线索研究红系细胞分化相关基因	2010.10	陈梅红
		91019010	Myostatin 调节的 miRNAs 基因在骨骼肌发育和肌干细胞激活中的表观遗传调控	2010.10	张　勇
		31070929	多梳家族成员 NSPc1 调控小鼠神经干细胞体外增殖与分化的分子机制	2010.10	龚燕华
		81071072	参与昼夜节律调控的 microRNA 的功能研究	2010.10	曹济民
		81071870	碳纳米管对树突状细胞递呈胶质瘤抗原的影响	2010.10	杨先达
		31021091	重大疾病相关基因的表达调控与发病机制的研究	2010.10	刘德培
		91029701	应用质谱成像技术探究非可控炎症恶性转化相关的物质基础	2010.10	李智立
		91029734	非可控性炎性微环境对肿瘤干细胞转录网络机制的调控及其新的治疗策略的探索	2010.10	罗云萍
		91029735	肿瘤坏死因子相关凋亡诱导配体诱导体及其死亡受体在非可控性炎症恶性转化调控网络中的功能研究	2010.10	史　娟
	药物研 究所	81030056	Toll 样受体 2 或 4 差别调节组织纤维化发展和转归的机制	2011.1	胡卓伟
		21072233	水柏枝抗类风湿性关节炎有效成分的研究	2011.1	李　帅
		21072234	八角属植物中新颖结构异戊烯基取代的 C6-C3 类化合物的发现及其生物活性研究	2011.1	庾石山
		81072541	石杉碱甲的酶－化学法结构改造与优化	2011.1	戴均贵
		81072673	A/H5N1 NS1 蛋白抑制剂的高通量酵母荧光展示模型的研建及其形成与维持的分子机制研究	2011.1	孔建强

续　表

项目 （课题）	单位	课题编号	课题名称	批准 （合同签订） 时间	负责人
国家自 然科学 基金	药物研 究所	81073078	基于以 α-突触核蛋白为靶点的系统模型 对远志活性成分的研究	2011.1	苑玉和
		81073120	新型非甾体抗炎药水杨酸甲酯糖苷的作 用机制研究	2011.1	张天泰
		81072562	流感病毒 NS1/CPSF30 结合的环肽类拮 抗剂设计、生物合成及活性研究	2011.1	王　伟
		81072611	苗药头花蓼代谢特征研究	2011.1	王　琰
		81072696	中药五味子的化学 – 药代 – 药效指纹图 谱及相关药代动力学研究	2011.1	李　燕
		81072697	新型番荔枝有效成分衍生物 FLZ 脑内代 谢特点的研究	2011.1	张金兰
		81072524	抗耐药菌十四元大环酮内酯 5-新结构糖 侧链衍生物的合成与构效关系研究	2011.1	雷平生
		81001430	番荔枝酰胺衍生物 FLZ 通过抑制炎症治 疗帕金森疾病的药理作用以及机制分析	2011.1	张　丹
		81000568	番荔枝酰胺衍生物 FLZ 抗帕金森氏病的 分子机制与热休克蛋白 70 的关系	2011.1	鲍秀琦
		81001365	靶向 LAPTM4B-35 蛋白的抗肝癌化合物 的设计、合成与生物评价	2011.1	李　莉
		81001366	新型尿激酶型纤溶酶原激活物抑制剂的 设计合成及抗肿瘤转移活性研究	2011.1	杨潇骁
		81001443	甲异靛治疗银屑病的作用机制研究	2011.1	张海婧
		21002126	新型 EGFR 酪氨酸激酶不可逆抑制剂的 设计、合成及构效分析	2011.1	金小锋
		81001442	白介素 17 调控类风湿关节炎中内皮细 胞活化的机理研究	2011.1	袁绍鹏
		81001364	抑制非复制性结核菌小分子化合物的设 计合成及构效关系研究	2011	弓亚玲
		30910303083	第 18 届国际微粒体和药物氧化学术会议	2010.3	李　燕
		30981260449	中国西北部中药资源开发国际研讨会	2009.12	庾石山
		30960047	黑果枸杞花色苷功能组分及其生物效价 研究	2010.1	吉腾飞 （李进）
	医药生 物技术 研究所	31070086	微生物胞外多糖生物合成调控基因的 研究	2010	白利平
		81072664	TRAIL 和 EGFR 配体寡肽与力达霉素组 成的双特异性强化融合蛋白的构建及其 抗肿瘤分子机制	2010	陈淑珍

项目 （课题）	单位	课题编号	课题名称	批准 （合同签订） 时间	负责人
国家自 然科学 基金	医药生 物技术 研究所	81072645	围绕雌激素受体相关的信号组研究新型 BMP2 激活剂诱导成骨细胞分化的分子 机制	2010	王　真
		81072556	胰岛新生相关蛋白（INGAP）表达上调 剂筛选模型的建立与应用	2010	陈汝贤
		81072672	以酪氨酰 tRNA 合成酶为靶点的新型抗 结核药物理性化筛选和先导化合物的 发现	2010	姜威
		81072674	靶向结核杆菌 MEP 途径的新型抗结核 药物筛选研究	2010	肖春玲
		81072577	基于 Argonuate 蛋白结构的新型 siRNA 化学修饰技术的研究	2010	王玉成
		31000416	基于单链抗体和靶向肽的双靶点融合蛋 白的构建及其抗肿瘤活性研究	2010	盛唯谨
		81001021	对 DNA 有高度切割活性的烯二炔类药 物调控端粒/端粒酶的抗肿瘤分子机制 研究	2010	高瑞娟
		81001386	放线菌 1776 发酵液中水溶性抗耐结核 分枝杆菌菌活性成分研究	2010	甘茂罗
		81001387	微生物来源的 PLK1 激酶抑制剂的筛选 与抗肿瘤活性研究	2010	张　晶
		81001461	L12 与 L10 蛋白相互作用作为新型抗结核 药物分子靶标的研究及其阻断剂的筛选	2010	李　妍
		81001402	基于雄激素受体结构的抗前列腺癌药物 合理设计	2010	周金明
		81073001	石斛属药用植物 DNA 条形码复合序列 鉴定研究	2011	姚　辉
		81073021	基于代谢网络的心可舒治疗冠心病物质 基础和作用机制研究	2011	邹忠梅
		81073137	人参皂苷 Rg1 及代谢产物 Rh1，Ppt 生 精保护作用的分子机制研究	2011	王晓英
		81070907	MeCP2 蛋白复合物及其磷酸化机制研究	2011	胡克平
		81072995	罂粟科百屈菜族植物生物活性和毒物 研究	2011	肖培根
		81072994	催化柴胡单体皂苷生物合成的糖基转移 酶基因克隆与功能分析	2011	隋　春
		81072993	人参小 RNA 及其人参皂苷生物合成的 调控作用研究	2011	卢善发

续　表

项目（课题）	单位	课题编号	课题名称	批准（合同签订）时间	负责人
国家自然科学基金	药用植物研究所	81072992	自毒物质对人参根际微生物区系影响及其解毒细菌的研究	2011	丁万隆
		31070534	Ptc-miR397a 及漆酶在毛国杨木质素单体聚合中的作用	2011	袁丽钗
		31070319	延胡索不同类型生物碱功效相关性及其相互作用研究	2011	石　钺
		31070300	真菌促进濒危药用植物金线连生长发育作用的物质基础研究	2011	郭顺星
		81001609	基于斑马鱼模式生物的民间药泠饭腾中活性和毒性成分的研究	2011	刘海涛
		81001608	基于全叶绿体基因组分析筛选乌头属药用植物 DNA 条形码序列	2011	韩建萍
		81001437	虫草素激活细胞能量感受器（AMPK）分子机制研究	2011	郭　鹏
		81001607	伤害诱导沉香形成的关键 miRNA 鉴定与功能分析	2011	高志晖
		21004079	基于树枝状大分子的新型单分子胶束的合成与表征	2011	郭一飞
		31000011	药用植物三七内生真菌源抗肿瘤新先导化合物的发现	2011	丁　刚
		31000136	珍惜濒危南药白木香沉香倍半萜合酶（ASS）基因的功能研究	2011	张　争
	实验动物研究所	81070047	端粒缩短对肺干细胞衰老和肺间质纤维化的影响	2010.1	鞠振宇
		31000988	人肠道病毒 71 型的转基因小鼠模型	2010.1	刘江宁
			干细胞研究（创新群体项目）	201010	秦　川/鞠振宇
	病原生物研究所	31070152	甲型流感病毒节段特异性 RNA 非编码序列（ssNCRs）在病毒 RNA 转录与复制中的调控作用	2010	邓　涛
		81071349	EV71-3C 蛋白结构与功能研究	2010	崔　胜
		81001272	男男性行为人群 HIV/HPV 合并感染的分子流行病学研究	2010	高　磊
		81000716	结核分枝杆菌感染组织内抗原筛选与功能评价的研究	2010	于　杨
		81025009	医学病毒学	2010	何玉先

项目 （课题）	单位	课题编号	课题名称	批准 （合同签订） 时间	负责人
国家自然科学基金	血液学研究所	81070397	microRNA130a 在 ITP 发病中的作用	2010. 11. 1	杨仁池
		81070403	骨髓增生异常综合征骨髓衰竭发生机制的研究	2010. 11. 1	肖志坚
		81070426	Twist1 在白血病发生中的作用研究	2010. 11. 1	马小彤
		81070427	IDH1 突变在急性白血病发病中的作用及其机制	2010. 11. 1	魏　辉
		81000196	骨髓中一群耐缺氧细胞的分离原理、纯化方法和功能研究	2010. 11. 1	任红英
		81070389	Rho GTP 酶 Rac1 的高表达及活化引起的造血微环境作用异常在造血干细胞恶性转化中的作用研究	2010. 11. 1	饶　青
		81070390	Rictor/mTORC2 对正常造血干细胞和白血病细胞生长和分化的影响	2010. 11. 1	袁卫平
		81090410	白血病状态下正常造血干/祖细胞的生物学行为及调控机制研究	2010. 12. 1	程　涛
	放射医学研究所	81072237	SIRT1 在辐射诱导造血干细胞衰老中的作用	2011. 01	孟爱民
		81000668	Au 纳米颗粒-EGFR 抗体靶向肿瘤上皮细胞的放射增敏作用研究	2011. 01	张晓东
	生物医学工程研究所	50903093	带有内皮祖细胞捕获功能药物洗脱支架的构建研究		马桂蕾
		90923042	基于 DNA 自组装制造纳米金阵列的基础研究		张其清
		31000449	呼吸时胸部电阻抗成像的边界变形影响和修正		王　妍
		51075400	取向胶原基植入体气流辅助制造的基础研究		李学敏
		30900291	单克隆抗体修饰 PCL-TPGS/Pluronic 载药纳米粒用于宫颈癌的靶向治疗		孙洪范
	皮肤病研究所		口腔和阴道黏膜白念珠菌定植和感染时宿主与真菌相互作用机制的差异研究	2010. 10. 10	刘维达
			毛霉基因差异表达谱解析及其致病基因的功能分析	2010. 10. 10	鲍　炜
			天疱疮的非桥粒芯抗体途径的研究 - 乙酰胆碱受体在天疱疮发病中的作用	2010. 10. 10	冯素英
	输血研究所	81001341	KIR-HLA 基因型组合对四川汉族人群 HIV-1 感染进程的影响	2010. 8	王　珏

续　表

项目 （课题）	单位	课题编号	课题名称	批准 （合同签订） 时间	负责人
国家自然科学基金	医学生物学研究所	81072399	抗细胞因子主动免疫在慢性哮喘疾病机理研究中的应用及其治疗潜能	2010.9.13	马雁冰
卫生部项目（公益性卫生行业科技专项）	皮肤病研究所		干细胞源组织工程皮肤的快速在体构建		蒋明军
			病原真菌的 DNA 条形码研究初探		刘沐桑
			病原真菌的 DNA 条形码研究初探		刘沐桑
	放射所		辐射危害控制与核辐射卫生应急处置关键技术研究及其应用		樊飞跃
卫生部项目（其他）	肿瘤医院		早期食道癌及其癌前病变临床综合诊治规范的研究与推广	2010	王贵齐
			城市高危人群胃癌和大肠癌筛查及早诊实施路径的研究	2010	赵　平
			旋转调强放射治疗的临床应用研究	2010	李晔雄
	医学信息研究所		深化医药卫生体制改革监测与评价研究	2010	代　涛
			生物医药发展现状与趋势研究	2010	田　玲
			医药卫生人才发展战略专题研究	2010	田　玲
			提高农村儿童重大疾病医疗保障水平试点工作进展及效果的跟跟踪评价研究	2010	韦　潇
			国家行政学院厅局级领导干部深化医药卫生体制改革专题调查	2010	韦　潇
			社区卫生服务机构绩效考核办法研究	2010	王　芳
			我国残疾人必需的基本辅助器具界定及纳入新农合补偿可行性研究	2010	朱　坤
			计划生育科技信息研究	2010	许　侠
			妇幼保健科技信息研究	2010	许　侠
			召开《妇幼卫生科技进展》发展研讨会	2010	许　侠
			儿童卫生工作综合评价预实验研究	2010	刘晓曦
			卫生部公文主题词表研究	2010	胡红濮
			新型农村合作医疗国家级信息平台建设方案研究	2010	胡红濮
			日本老年卫生服务支持体系研究	2010	胡飞跃
	血液学研究所		多发性骨髓瘤预后模式与规范化治疗的多中心临床研究		邱录贵
			少年儿童骨髓衰竭疾病诊断标准体系的建立		竺小凡
			重大血液病诊断规范化和治疗策略优化的研究	2010	王建祥

续　表

项目 (课题)	单位	课题编号	课题名称	批准 (合同签订) 时间	负责人
卫生部 项目 (其他)	皮肤病 研究所		常见与危重皮肤病的诊治规范研究		王宝玺
			皮肤感染性肉芽肿病原体检测新技术的 建立和临床应用		刘维达 王洪生
国家发 改委 项目	药用植物 研究所		稀缺药材滇重楼优质种苗基地建设及规 范化种植关键技术示范推广	2009	李先恩
国家教育 部项目	北京协 和医院	20101106110008	在大鼠普通体外循环基础上建立心脏可 停跳模型并进行心肌损伤的基因表达谱 分析研究	2010.12	叶铁虎
		20101106110044	microRNA 在胰腺癌耐药细胞中的表达 及作用机制研究	2010.12	张太平
		20101106110001	内质网钙网蛋白和蛋白二硫异构体 A3 复合体在耐药滋养细胞肿瘤中的作用	2010.12	向　阳
		20101106110045	非小细胞肺癌 IGF-1R 与 EGFR 相关性 研究	2010.12	王毓洲
		20101106120059	胰腺癌新抑癌基因 ARHI 与趋化因子及 免疫逃逸相关机制研究	2010.12	杨　红
		20101106120058	K-ras 对结肠癌转移相关蛋白的调节机 制及临床应用初探	2010.12	吴　斌
	阜外心 血管病 医院	20101106110010	血液黏弹性监测体外膜肺氧合支持期间 血液学早期动态变化的初步研究	2010	龙　村
		20101106110012	细胞因子基因间相互作用与大动脉炎关 系的研究	2010	党爱民
		20101106110013	辛伐他汀调节小 G 蛋白干预肺动脉高压 的实验研究	2010	柳志红
		20101106110014	应用自制球囊注射腺苷检测犬肺静脉电 隔离术后残余电传导的实验研究	2010	张　澍
		20101106120005	甲状腺激素通过 PI3K/Akt 通路对急性 心肌梗死时细胞凋亡的作用和机制	2010	唐熠达
		20101106120007	新激酶基因 TNNI3K 在胚胎干细胞向心肌 细胞分化过程中的作用及其分子机制研究	2010	徐瑞霞
			端粒调控基因和白细胞端粒长度对脑卒 中发生和复发风险的影响及其机制研究	2010	张伟丽
	肿瘤医院	20101106110015	CTTN 促进食管癌侵袭转移的分子机制 研究		王明荣
		20101106110017	功能成像在非小细胞肺癌 TNM 分期中 的应用—PET-CT 与全身 MR 弥散成像 对照研究		吴　宁

续　表

项目 （课题）	单位	课题编号	课题名称	批准 （合同签订） 时间	负责人
国家教育 部项目	肿瘤 医院	20101106110016	中国人遗传性甲状腺髓样癌种系 RET 原癌基因突变检测分析及临床应用		张　彬
		20101106120012	S100A14 在乳腺癌侵袭转移中的功能和 作用机制研究		陈宏岩
		20101106120011	6q13 区域拷贝数变异与胰腺癌易感性 的关联研究		于典科
		20101106120014	放射性肺炎相关 ATM 基因单核苷酸多 态的功能研究		毕　楠
	整形外 科医院	20101106120015	脱细胞软骨膜和生物反应器加强组织工 程弹性软骨力学强度		韩雪峰
		20101106110020	下颌骨外板劈开珊瑚石人工骨充填治疗 单侧下颌骨发育不良的基础研究		归　来
	基础医 学研 究所	20101106110021	α 干扰素治疗慢性乙型肝炎的药物遗传 学研究	2010.11	刘　英
		20101106110023	hSNF5 和 PIH1 对 rRNA 基因表达的染色 质调控机制	2010.11	张　业
		20101106110028	受 Myostatin 调控的 miRNAs 的筛选及其 在骨骼肌发育过程中的表达调控	2010.11	朱大海
		20101106110027	肿瘤坏死因子相关凋亡诱导配体引起化 学趋化因子爆发的分子机制研究	2010.11	郑德先
		20101106120018	谷氨酸通过肿瘤坏死因子-alpha（TNF- alpha）及肿瘤坏死样弱凋亡因子 （TWEAK）介导心梗后心肌重构的研究	2010.11	高　雪
	药物研 究所	NCET-09-0516	淫羊藿中 6 种主要活性黄酮类成分及其 代谢产物快速分析方法的研究和建立	2010.1	张金兰
	药生所	20101106110035	细胞作用机制 N-取代苦参酸衍生物的 结构优化及其抗 HCV 活性研究	2010	
		20101106110035	以 hA3G 为靶点的新型抗病毒药物 IMB- 2621 的结构优化与构效关系研究	2010	
	药用植 物研究 所	20101106110040	药用植物白木香挥发物对黄野螟引诱机 制的研究	2010	陈　君
		20101106120044	腺苷酸基琥珀酸合成酶（AdSS）的空 间结构多样性研究	2010	谢　勇
		20101106120049	基于 P-gp/CYP3A4 调节交叠性发掘的 中药复方配伍协同机制研究	2010	杨志宏
	实验动物 研究所	教育部留学回国人员 科研启动基金	成体干细胞衰老的分子机制	2010.10	鞠振宇
		教育部博士后基金	端粒酶与衰老的分子机制	2010.11	宋　舸

项目 (课题)	单位	课题编号	课题名称	批准 (合同签订) 时间	负责人
国家教育 部项目	血液病 研究所	20091106110038	NHE1 调节白血病细胞内 pH 对肿瘤耐 药影响的机制研究	2010	庞天翔
		20091106120038	酪氨酸激酶抑制剂新作用靶点基因功能 分析	2010	张　悦
		20091106120041	FLT3-ITD 阳性急性髓系白血病干细胞 生物学特性研究	2010	周春林
	放射医 学研究 所	20101106110046	急性肠型放射病的间充质干细胞移植 研究		樊飞跃
	皮肤病 研究所		hsa-miRNA-21 与 hsa-miRNA-494 在人黑 素瘤细胞系 A375 中的功能研究		王　焱
国家人事 部项目	北京协 和医院		利用弥散张量图像建立正常人的脑白质 立体图谱及探讨其在临床中的应用价值	2010.12	张伟宏
			扩大的血管周围间隙核磁诊断标准的确 定及在中法两个数据库中的应用研究	2010.12	朱以诚
			视网膜色素变性家系新基因的鉴定及视 网膜色素变性群体致病基因特征分析	2010.12	睢瑞芳
			研究用母乳库的建立及母乳中生物活性 物质与婴儿生长关系的研究	2010.12	孙秀静
			左旋肉毒碱在我国中青年肥胖和正常人 群中的代谢研究	2010.12	王洪允
			Myostatin 对肥胖小鼠脂质代谢酶和胰岛 素抵抗的影响及相关机制研究	2010.12	朱惠娟
			抗 BP180 NC16A 抗体亚型在大疱性类 天疱中的作用机制	2010.12	左亚刚
			胰腺癌间质细胞治疗靶点的蛋白质组学 筛查及鉴定	2010.12	王维斌
	阜外心 血管病 医院		白细胞端粒长度损耗对主动脉夹层的影 响及其机制研究	2010	张伟丽
	肿瘤 医院		胃癌的临床分子预后因素研究	2009.1.1	石远凯
			外周 T 细胞淋巴癌感性及其凋亡相关蛋 白异常表达	2009.1.1	韩晓红
			高场强 MRI、多层螺旋 CT 在肺癌分期 的临床应用研究	2009.1.1	黄　遥
			中国女性人群中 16 型人乳头瘤病毒变 异体的分子流行病学研究	2009.1.1	代　敏

续　表

项目 （课题）	单位	课题编号	课题名称	批准 （合同签订） 时间	负责人
国家人事部项目	药物研究所		口山酮的代谢转化与心血管活性	2010.1	王　琰
			小分子化合物 M1 对哮喘炎症免疫调节及其神经	2010.1	侯　琦
	药用植物研究所		BBC 序列特征在叶绿体全基因组比较分析中的方法研究（2010~2012）	2010	刘志华
			3'-脱氧腺苷降血脂分子机制研究（2010~2012）	2010	郭　鹏
			结核杆菌 H37Rv 体内合成单磷酸腺苷（AMP）酶的空间结构研究（2010~2012）	2010	谢　勇
			人参小 RNA 的克隆与功能鉴定（2010~2012）	2010	卢善发
			三七皂苷生物合成关键酶基因克隆及功能分析	2010	黄林芳
			人参皂甙 Rg1 生精促进作用和其分子机制研究	2010	王晓英
		20100470242	调控人参皂苷合成的转录因子的克隆与功能分析	2010	何　柳
		20100470244	兰科濒危药用金线莲 SYMRK 基因的克隆和表达特征研究	2010	张　岗
		20100480235	药用植物内生真菌固态发酵产阿魏酸酯酶的研究	2010	赵丽芳
		20100480234	基于系统生物学的五加生化胶囊作用机制研究	2010	路　娟
国家药品监督管理局项目	药物研究所		化妆品及其原料中禁限用物质检测方法验证技术规范	2010	张金兰
	药用植物研究所		《中药资源分类与代码》国家标准制定（2010~2011）	2010	陈士林/肖培根
			中药普查筹备实施方案编制专项	2010	
			国家药用植物种质资源库可持续发展能力建设	2010	魏建和

项目 (课题)	单位	课题编号	课题名称	批准 (合同签订) 时间	负责人
其他部委 级项目	肿瘤 医院	320 6700 10006	三阴性乳腺癌术后辅助化疗方案的研究	2010.5.1	袁 芃
		320 6750 10074	Ⅱ、Ⅲ期直肠癌术后同步放化疗的前瞻 性Ⅲ期随机分组研究		金 晶/ 李晔雄
		320 6750 10073	鼻咽癌放射敏感性基因筛选		易俊林
		B2009B120	70岁以上肺癌患者个体化外科治疗策 略的探讨		赫 捷
		B2009B124	表皮生长因子受体氨酸激酶抑制剂一线 治疗老年晚期非小细胞肺癌的疗效和遗 传学机制的研究		石远凯
	整形外科 医院	D101100050010002	困难气管插管新技术的临床研究和培训 基地建设		邓晓明
		D101100050010004	自体口腔黏膜微粒及皮肤微粒复合游离 移植治疗阴道缺损		李 强
		D101100050010003	运用数字化技术对颧骨"L"型截骨术 的探索性研究		归 来
			基于组织再生的基因修饰干细胞策略治 疗增生性瘢痕		王 黔
		D09080703660901	组织工程骨的临床应用研究		曹谊林
		2009 - 3015	基于虚拟现实技术的乳房再造		刘春军
		2009 - 3012	一种全新唇裂修复术式的开发及其三维 激光立体测量评估		尹宁北
		2009 - 3010	血管化淋巴移植治疗 - 乳腺癌术后上肢 淋巴水肿的临床研究		穆兰花
		2009 - 3011	乳腺癌切除术后扩张法分期即刻乳房 再造		穆大力
		2009 - 3014	重建感觉与勃起功能的肩胛皮瓣阴茎再 造应用研究		杨明勇
		2009 - 3013	颞区预构组织瓣修复全眼睑及周围组织 缺损		李养群
		2009 - 3009	采用扩张皮瓣预制眼睑复合组织进行眼 睑再造的研究		郭 鑫
			骨髓间充质干细胞移植改善扩张皮瓣的 实验研究		房 林
			应用口腔黏膜及其他组织再造尿道远期 尿道内环境研究		杨 喆

续 表

项目 （课题）	单位	课题编号	课题名称	批准 （合同签订） 时间	负责人
其他部委 级项目	药物研 究所	1680	药典品种晶型检测分析方法的建立	2010.1	吕 扬/杜冠华
	药用植物 研究所		100 种道地药材生态适宜区划研究和应 用（2011~2013）	2011	陈士林
			中药标准研究	2010	科研处
			中药材标准化种植科技示范	2010	李艾莲
	血液学研 究所		新型高分辨多色荧光原位杂交技术在儿 童白血病研究中应用	2010	竺小凡
			急性髓系白血病的分子分型个体化治疗	2010	王建祥
			引进海外高层次文教专家重点支持计划	2010	竺小凡
	微循环研 究所		大鼠脊髓损伤微循环功能障碍的研究		张 坚
			Melatonin 在大鼠全脑缺血再灌注损伤后 改善微循环障碍的效应及其机制研究		刘亚君
	输血研 究所		报废血再利用技术应用研究	2010.12	李长清
院校基 金项目	北京协 和医院		微创腔隙缝合器的研制	2010.12	冯国栋
			直肠癌放化疗后腔内超声分期及与 EG- FR 和 VEGF 表达相关性研究	2010.12	仲光熙
	阜外心血 管病医院		深低温停循环体外循环中零平衡超滤量 对凝血功能影响的实验研究	2010.9	崔勇丽
			光学相干断层成像观察冠脉复杂病变支 架术后晚期贴壁情况的研究	2010.9	郭远林
			七氟醚在体外循环中的应用及其安全性 研究	2010.9	胡 强
			结合珠蛋白基因型与糖尿病患者并发冠 心病的关联研究	2010.9	华 潞
			在体快速循环伏安法研究大鼠海马多 巴胺分泌变化与体外循环致脑损伤的 关系	2010.9	金 沐
			先心病复杂畸形围术期右心室解剖及功 能的评价和转归的研究	2010.9	李永青
			不同保存方法对离体鼠心保存效果的 研究	2010.9	刘 凯
			FW-2 型心室辅助泵引流管的数值模拟 与设计优化	2010.9	柳光茂
			血浆中心肌特异 microRNA 在心衰预警、 危险分层和预后判断中的作用	2010.9	娄可佳

项目（课题）	单位	课题编号	课题名称	批准（合同签订）时间	负责人
院校基金项目	阜外心血管病医院		上皮钠通道基因变异与氢氯噻嗪药物基因组学研究	2010.9	罗　芳
			心肺运动试验在肺动脉高压功能评估和疗效评价中的作用	2010.9	罗　勤
			三尖瓣返流外科干预治疗的超声心动图指标	2010.9	孟　红
			光学相干断层成像检测变异型心绞痛患者冠脉病变	2010.9	杨伟宪
			microRNA 用于评价先天性心脏病肺血管发育的研究	2010.9	王　德
			原位心脏移植术后右心功能的超声心动图评估	2010.9	王建德
			应用经食管探头行心外膜超声在小儿先天性心脏病手术中的应用研究	2010.9	王剑鹏
			SPECT 动态心肌灌注显像测定心肌血流储备的实验与临床研究	2010.9	魏红星
			MDCT 在改变复杂先心病诊治流程的前瞻性临床应用研究	2010.9	吴文辉
			远隔缺血处理在冠脉搭桥手术患者应用的临床研究	2010.9	姚允泰
			心脏手术中脑血管微栓的来源危害及预防措施的研究	2010.9	于　坤
			左室内涡流评价左心功能及三维血流矢量速度成像的研究	2010.9	张家芬
			高敏肌钙蛋白在急性心肌梗死患者中诊断和预后价值的评估	2010.9	赵雪燕
			变异型心绞痛的炎症相关分子机制及他汀干预	2010.9	朱成刚
			医疗机构科研科研绩效评价体系研究	2010.9	张雪燕
			DNA 甲基化在心脏肥厚和心衰中的功能及机制研究	2010.9	王晓建
			白细胞端粒长度在主动脉夹层发生风险中的作用及其机制	2010.9	张伟丽
			PBS/PLA 可降解胸骨固定材料遗传毒性研究	2010.9	华　琨
			IC53 基因自身抗体在扩张型心肌病、心衰危险分层中的作用研究	2010.9	陈敬洲

续　表

项目 （课题）	单位	课题编号	课题名称	批准 （合同签订） 时间	负责人
院校基 金项目	肿瘤 医院		预测结直肠癌异时性肝转移分子标志物 的临床验证	2011.1.1	孙力超
			动态增强 MR 及扩散加权成像对鼻咽癌 放疗敏感性预测研究	2011.1.1	林　蒙
			多种分子标志在甲状腺针吸细胞学辅助 诊断中的应用	2011.1.1	郭会芹
	基础医学 研究所		在海南基层初中开展健康危险行为干预 课程的可行性研究		廖　巍
			α 干扰素治疗慢性乙型肝炎的药物遗传 学研究		伍晓盼
			医科院伦理委员会的制度建设和能力建 设研究		睢素利
			睾丸组织特异表达蛋白 RNF138 在肿瘤 发生中的机制研究		程筱雯
	药物研 究所		基于脑组织特异性中性内肽酶的抗 AD 药物筛选模型的建立	2010	王月华
			海绵相关微生物活性产物研究	2010	杨金玲
	医药生 物技术 研究所		以 HDL 受体 mRNA 稳定性为靶点的新型 心血管药物高通量筛选模型的建立和应用	2010	王　丽
			抗结核药物的新靶点——结核分枝杆菌 致病因素 EXS-1	2010	贾平平
	药用植物 研究所		性激素依赖性肿瘤表观遗传调控和核小体 定位的生物信息学研究（2010~2011）	2010	刘志华
			药用植物内生真菌源抗肿瘤新先导化合 物的发现（2010）	2010	丁　刚
	医学信息 研究所		公立医院独立法人关键问题及对策研究	2010	曹艳林
			深化医药卫生体制改革监测与评价研究	2010	韦　潇
	实验动物 研究所	协和青年基金	基于转座子技术和组织特异性表达 CRE 小鼠筛选体系的建立	201010	马元武
		医科院人才激励计划	协和科技新星	201010	鞠振宇
	病原生物 学研究所	无	BRET 方法对 Vpu 拮抗 BST-2 抗病毒作 用的机制研究	2010	庞晓静
	微循环研 究所		金属蛋白酶组织抑制剂-1 对血脑屏障功 能调控的初步研究	40539	鹿文葆
			基质金属蛋白酶在大鼠脑缺血再灌注损 伤及修复中的作用	40434	刘亚君
			血管内皮损伤机制的研究	40434	苑晓晨

项目 （课题）	单位	课题编号	课题名称	批准 （合同签订） 时间	负责人
院校基 金项目	放射医学 研究所	A2009002	SKP2 影响食管癌侵袭转移的分子机制 研究	10.10~11.09	刘鉴峰
			miRNA 表达与肺癌放射敏感性关系的 研究	10.10~11.09	王小春
			P38MAPK 通路在造血祖细胞辐射损伤 中的作用机制研究	10.10~11.09	王　宏
	生物医 学工程 研究所	2010 工程所 001	TFPI 基因修饰血管内皮祖细胞防治血 管再狭窄的研究		朱敦皖
		2010 工程所 003	"主－客体"相互作用驱动的智能型药 物载体研究		张明明
		2010 工程所 002	BODIPY 类近红外荧光探针的合成及性 能研究		陆　丽
		2010 工程所 004	基于全数字 B 超对眼底血流彩色多普勒 信号的提取与研究		周　盛
	皮肤病 研究所		C 型凝集素受体 DC-SIGN 的特应性皮炎 中的作用及机制研究（协和青年基金）		姚　煦
			中外紫外线对角质形成细胞 Hedgehog 通路影响的初步研究		陈　旭
	输血研 究所		HIV-1 识别口服药 Maraviroc 结合态的 CCR5 感染细胞的机制的研究	2010.9	苑宇哲
			诱导性多潜能干细胞技术研发稀有血型 试剂红细胞的探索性研究	2010.9	武明俊
	医学生物 学研究所		HSV1 感染相关的胞内蛋白 UN-TRP 的 功能研究	2010.11.17	梁　燕
			二倍体细胞狂犬疫苗生产用毒种的建立 及生产工艺的初步研究	2010.11.17	杨卉娟
			miroRNA 诱导人胚肺二倍体细胞 （KMB17）向肝细胞转分化研究	2010.11.17	孙　静
			HSV1 立即早期蛋白 ICP22 转录调近代 机制及功能分析	2010.11.17	郭　磊
地方项目	北京协 和医院	7112114	外周血中卵巢癌铂类耐药标记蛋白 an- nexin A3 高通量检测	2010.12	潘凌亚
			系统性红斑狼疮特异性蛋白指纹图谱诊 断模型的建立及临床应用	2010.12	张　烜
			甲状腺癌弹性成像、超声造影研究及超 声诊断模型的建立	2010.12	姜玉新
		5112030	乙型肝炎、肝癌相关的非编码 RNA 鉴 定及调控网络建立	2010.12	赵海涛

续　表

项目 （课题）	单位	课题编号	课题名称	批准 （合同签订） 时间	负责人
地方 项目	北京协 和医院	7112112	胶原特异结合的血管内皮生长因子促进 心肌梗死后心脏功能的恢复	2010.12	苗　齐
		7112113	miRNA调控淋巴管生成在口腔鳞癌颈淋 巴转移中的作用及其机制	2010.12	赵继志
		7112115	颅颈段起病的原发性肌张力障碍的遗传 学研究	2010.12	万新华
	阜外心血 管病医院	7102131	非去极化停跳液心肌保护作用及电生理 机制	2010.2	黑飞龙
		7102132	家族性混合性高脂血症11q23区域致病 基因的克隆	2010.2	裴卫东
		2009 – 1003	肺动脉高压右心功能评价关键技术的 研究	2010	熊长明
		2009 – 1004	基于磁共振成像的心肌病致命性室性心 律失常危险因素分层研究	2010.5	赵世华
		2009 – 1005	心力衰竭的研究成果转化推广和医院分 级诊治模式研究	2010.5	张　健
		2009 – 1006	北京地区急性心衰治疗现状及预后临床 研究	2010.5	王国干
		2009 – 1007	光学相干断层显像技术对冠状动脉支架 植入后抗血小板治疗的指导作用	2010.5	吴永健
		2009 – 1008	北京地区新生儿及小婴儿先天性心脏病 救治网络的建设	2010.5	李守军
		2009 – 2011	再血管化自体心房肌组织移植治疗缺血 性心肌病临床研究	2010.5	郑　哲
		2009 – 2012	阻塞性睡眠呼吸暂停及其干预对冠心病 代谢紊乱的影响	2010.5	柳志红
		2009 – 2013	循环miRNA用于识别冠脉粥样硬化易 损斑块的研究	2010.5	陈　曦
		2009 – 2014	采取规范化有综合措施提高主动脉瓣成 形手术疗效的临床研究	2010.5	孙寒松
		2009-Z-YG01	医师多地点执业政策研究	2010.5	李惠君
	肿瘤医院	5102038	研究AURKA调控转录因子在肿瘤发生 发展中的机制	2010.1.1	徐宁志
		7102133	Wnt信号传导通路与人类遗传性多囊肾 疾病的治疗	2010.1.1	吴冠青
		2009 – 1002	应用外周血分子标志物预测肺癌放化疗 中肺损伤的转化性研究	2010.9.1	王绿化

项目 (课题)	单位	课题编号	课题名称	批准 (合同签订) 时间	负责人
地方 项目	肿瘤 医院	2009 – 2007	头颈部结外鼻型 NK/T 细胞淋巴瘤的调强放疗	2010.9.1	李晔雄
		2009 – 2008	黏膜相关淋巴组织淋巴瘤遗传学诊断与临床研究	2010.9.1	吕　宁
		2009 – 2009	颅底沟通肿瘤多学科合作综合治疗模式探讨	2010.9.1	万经海
		2009 – 2010	子宫颈癌 MRI 分期标准的研究	2010.9.1	欧阳汉
		2009 – 3005	原发性肝癌的精确放射治疗——大体肿瘤的精确定义	2010.9.1	王维虎
		2009 – 3006	体部立体定向放射治疗在肺部肿瘤中的应用	2010.9.1	肖建平
		2009 – 3007	局部进展期胰腺癌术中放疗联合 5-FU 缓释化疗临床疗效观察的随机对照研究	2010.9.1	赵　平
		2009 – 3008	角蛋白 18-3A9、19-2G2 的临床应用研究	2010.9.1 2010.1.1	齐　军 刘　炬
		D101100050010062	头颈肿瘤放射敏感性检测的临床转化研究	2010.8.1	高　黎
		D101100050010041	颅底沟通肿瘤多学科合作综合治疗模式探讨	2010.8.1	万经海
			三磷酸腺苷－肿瘤药物敏感性检测技术指导复发性卵巢癌化疗的前瞻性研究	2010.8.1	吴令英
	药物研究所		溴氯海因的吸入毒性研究及新化学物质吸入毒性评价平台的建设	2009.12	包　捷
		20080404Zd31	非酒精性脂肪肝病发病机制及治疗则略的研究	2008.12	叶　菲 (李秀丽)
	药用植物研究所	5112026	丹参小 RNA 及其在丹参酮和酚酸合成过程中的调控作用研究	2011	卢善发
		5113033	BBC 序列特征在叶绿体全基因组比较分析中的方法学研究	2011	刘志华
		7112092	中药爵床抗肿瘤活性部位药效物质基础研究	2011	杨美华
		7112093	基于 NMR 技术的中药方剂作用机制研究代谢组学方法	2011	邹忠梅
		20100311092-2	恒山黄芪的质量标准评价体系和种植过程的质量控制研究（2010～2012）	2010	郭宝林
			金莲花种植技术研究与示范	2010	丁万隆
			中国人参基因组启动计划（2010～2011）	2010	陈士林
			中关村开发实验室专项检测服务项目补贴	2010	孙晓波

续　表

项目 （课题）	单位	课题编号	课题名称	批准 （合同签订） 时间	负责人
地方 项目	医学信息 研究所		医疗机构法人制度相关问题研究	2010	曹艳林
			2010 年～2015 年长沙县区域卫生规划 及医疗机构设置规划	2010	王小万
	血液学 研究所	10JCYBJC11200	干扰素-r 对间充质干细胞免疫调节协同 作用的研究	2010.3.1	韩明哲
		10JCYBJC12400	DNA 修复基因 XRCC3 与 M4Eo 特异性 CBFB-MYH11 融合基因发生	2010.3.1	杨　琳
		10JCYBJC12600	先天性纯红细胞再生障碍性贫血的 RP 基因突变检测	2010.3.1	陈玉梅
		10JCYBJC13100	Akt 修饰的 MSC 对小鼠 MHC 半相合骨 髓移植后 GVHD 的影响	2010.3.1	冯四洲
		10JCZDJC19600	癌基因 iASPPsv 对造血干细胞及在白血 病发生中的作用	2010.3.1	王建祥
		10JCZDJC19700	间充质干细胞诱导 ITP 患者 T 细胞免疫 耐受及其机制研究	2010.3.1	杨仁池
		10JCZDJC19500	应用 iPS 技术探讨阵发型睡眠性血红蛋 白尿症发病机制	2010.3.1	陈桂彬
	放射医 学研究 所		Cks1 影响乳腺癌侵袭转移的分子机制 研究	2011.04	王小春
			P38MAPK-SIRT1 通路在造血干细胞辐 射损伤中的作用	2011.04	孟爱民
			儿童骨髓衰竭性疾病的早期鉴别诊断方 法研究	2011.04	刘　强
	生物医 学工程 研究所	10JCZDJC17200	感应式磁声成像激励源对成像质量的 影响		刘志朋
		10ZCGYSF00100	乳腺肿瘤三维电阻抗成像关键技术与仪 器研究		沙　洪
		10JCYBJC02500	叶酸靶向温敏性纳米胶束为基础的多重 靶向抗癌药物载体		俞　玫
		10JCYBJC01700	新型跨血脑屏障复合功能纳米载体系统 的构建研究		马桂蕾
		10JCYBJC10600	VEGF 基因修饰内皮祖细胞促进工程化 组织血管化的初步研究		朱敦皖

项目 (课题)	单位	课题编号	课题名称	批准 (合同签订) 时间	负责人
地方 项目	皮肤病 研究所		基于基因差异表达谱分析技术对毛霉致病基因的功能分析研究	2010.8.27	鲍　炜
			中波紫外线对人角质形成细胞光损伤中的自噬研究	2010.8.27	顾　恒
			梅毒螺旋体膜蛋白的表达及致病机制的研究	2010.8.27	王千秋
	输血研 究所	100591	四川汉族人群 KIR-HLA 基因型组合对 HIV 感染进程的影响	2010.9	王　珏
		100592	诱导脐带血造血干细胞重编程为 iPS 细胞的探索性研究	2010.9	武明俊
	医学生 物学研 究所	2010CD135	新型黏膜免疫佐剂 NSP40 增强结核杆菌抗原 85B 的免疫应答	2010.12.24	刘　馨
		2010CD134	流感病毒 Vero 细胞冷适应株的选育和相关低温适应基因位点的研究	2010.12.24	马　磊
		2010ZC230	抗 EV71-Ab 检测试剂盒研究及相关标准品的建立	2010.8.26	龙润乡
		2010ZC231	以 B 群脑膜炎球菌 fHBp 为载体的 A 群脑膜炎结合疫苗的研究	2010.8.26	高丹丹
		2010ZC232	人乳头瘤病毒新型病毒样颗疫苗黏膜免疫的研究	2010.8.26	马雁冰
所级项目	病原生物 学研究所	2010IPB101	流感病毒 RNA 聚合酶相关宿主因子的筛选及其相互作用的初步研究	2010	郭　阳
		2010IPB102	GDF15 在 HCV 感染过程中作用的初步研究	2010	司有辉
		2010IPB103	筛选针对活动性肺结核的组合型宿主免疫因子标识	2010	于　杨
		2010IPB104	慢性乙型肝炎中淋巴细胞的功能研究	2010	靳文静
		2010IPB105	日本血吸虫雌雄虫体基因组非编码转录体的差异分析	2010	朴贤玉
		2010IPB106	HIV 中和抗体及其表位研究	2010	万　超
		2010IPB107	HCV 诱导自噬相关基因表达谱分析及相关机制研究	2010	王　继
		2010IPB108	慢性乙型肝炎治疗性疫苗的前期开发	2010	袁晓辉
		2010IPB109	肠道病毒 71 型恒河猴感染模型建立	2010	董承红
		2010IPB110	天然免疫信号转导筛选技术平台的建立	2010	赵振东
		2010IPB111	蝙蝠携带病原体病原谱分析	2010	杨　帆
		2010IPB112	HIV 与宿主相互作用的研究	2010	梁　臣

续　表

项目 （课题）	单位	课题编号	课题名称	批准 （合同签订） 时间	负责人
所级项目	实验动物 研究所		数字化小鼠的初步建立	2010.3	高　凯
			稀有实验灵长类动物资源平台建设	2010.3	科技处
			基因工程资源保种和冻存	2010.3	张连峰
			比较医学系列专著的编译——人类疾病 比较医学重点实验室丛书	2010.3	秦　川
			检测中心启动与认证	2010.3	刘云波
			实验貂繁殖管理及疾病防治	2010.3	肖　冲
			小鼠结核分枝杆菌感染中 IL-35 的作用	2010.3	向志光
			B 细胞免疫应答相关的重要 GPCR 分子 的鉴定与功能研究	2010.3	祁　海
			艾滋病多次暴露降低重复感染的机制 研究	2010.3	王　卫
			Cramp 在干细胞衰老中的作用	2010.3	石桂英
			PB 和 SB 转座子优势比较和基因工程新 载体研究	2010.3	马元武
			Rb1-TMPP 复方对扩张型心肌病模型小 鼠的治疗作用研究	2010.3	吕　丹
			人源化小鼠疝气表型分析	2010.3	梁　虹
			SIV 通过恒河猴肠道 M 细胞突破肠上皮 屏障而感染靶细胞的作用	2010.3	刘克剑
			IL-21 对 SIV 感染恒河猴淋巴组织和外 周血中 CD4$^+$ T、CD8$^+$ T、NK 细胞免疫 调节作用的影响	2010.3	赵长城
			B 细胞免疫应答相关的重要 GPCR 分子 的鉴定与功能研究	2010.3	祁　海
地方研究 中心、基 地	药用植物 研究所		中药注射剂毒副作用早期预警模型的 建立	2010	齐　云
			川产主流药材质量评价与分子生物学鉴 定研究	2010	黄林芳
国际合作 （非科技 部）	基础医学 研究所		中国公共卫生和临床专业人员控烟教育 实施和评估研究（Research on the Prac- tice and Evaluation of Tobacco Control Ed- ucation for Public Health Professionals and Clinic Doctors in China）		杨功焕

项目 （课题）	单位	课题编号	课题名称	批准 （合同签订） 时间	负责人
国际合作 （非科技部）	药用植物 研究所		利用中药减少食品供应中的抗生素与合 成激素	2010	郭宝林
			天然药物防治3种非传染性重大疾病循 症药学数据库的构建研究	2010	许　扬
			真菌和蕨类植物活性成分研究	2009	邹忠梅
			植物食品补充剂：摄入水平、健康和风 险评估	2010	常　琪
	医学信息 研究所		卫生信息利用与决策支持研究	2010	代　涛
			医院安全管理培训班	2010	代　涛
			中国甲型H1N1流感应对回顾性研究	2010	池　慧
			医疗纠纷第三方调解机制研究	2010	曹艳林
			WHO-医学索引会议	2010	钱　庆
			WHO越南考察团项目	2010	邱五七
	实验动物 研究所		茶树油抗结核药效学研究	201010	秦　川/ 向志光
	医学生物 学研究所	2010DFB93300	Sabin株脊髓灰质炎灭活疫苗（Sabin-nIPV）关键技术研究		廖国阳
		S2011ZR0358	细胞流感减毒活疫苗合作研究		廖国阳
其他项目	病原生物 学研究所		引进海外高层次文教专家重点支持计划	2010	陈启军
	血液学 研究所		细胞分化与发育	2010	胡　晓
			造血干细胞中mtok2信号通路的研究	2010	袁卫平
			阿糖胞苷增强抗PGP/抗CD3微型双功 能抗体耐药肿瘤作用研究	2010	高瀛岱
			急性髓系白血病环境对正常造血干祖细 胞的影响	2010	程　辉
横向课题	药用植物 研究所	2010–02	基于系统生物学评价的五加生化胶囊基 础研究	2010	陈　曦
		2010–03	注射用氧化型谷胱甘肽二钠溶血性、过 敏性血管和肌肉刺激性试验研究委托书	2010	孙　虹
		2010–5	苦参种植研究	2010	郭宝林
		2010–6	合成化合物样品LC-MS/MS	2010	许旭东
		2010–7	强肝消脂胶囊的长期毒性	2009	孙晓波
		2010–8	技术咨询合同	2009	孙晓波

续　表

项目 (课题)	单位	课题编号	课题名称	批准 (合同签订) 时间	负责人
横向 课题	药用植物 研究所	2010－9	注射用水溶液维生素溶血性、过敏性、 局部刺激性试验研究委托书	2010	孙　虹
		2010－12	丹参基因测序研究合作协议	2010	陈士林
		2010－13	委托动物试验协议书	2010	孙　虹
		2010－14	王室养生产品开发	2010	许　扬
		2010－15	水溶性辅酶Q10相关工艺优化研究	2010	郭　鹏
		2010－16	罗库溴铵注射液溶血性、过敏性、局部 刺激性试验研究委托书	2010	孙　虹
		2010－17	合作协议	2010	李艾莲
		2010－18	单体化合物样品600兆核磁共振测试	2010	许旭东
		2010－19	姜油树脂的降血脂作用研究	2010	郭　鹏
		2010－20	姜油树脂的急性毒性和抗慢性酒精性肝 损伤作用研究	2010	毕明刚
		2010－21	盐酸特比萘芬凝胶试验研究委托书	2010	孙　虹
		2010－23	大蒜提取物急性毒性及抗肿瘤活性评价	2010	曹　丽
		2010－24	项目合作协议	2010	魏建和
		2010－25	化合物抗肿瘤活性评价	2010	曹　丽
		2010－27	清毒胶囊抗肿瘤新药研究	2010	蔡大勇
		2010－28	紫参、高丽参、中国红参的抗癌、心肌 功能及抗疲劳作用的对比性研究	2010	孙晓波
		2010－29	沙棘黄酮抗氧化及提高运动耐力作用的 研究	2010	曹　丽
		2010－30	腐乳产品提高运动耐力作用研究	2010	曹　丽
		2010－31	孟鲁司特钠片药学研究	2010	陈　曦
		2010－32	B-寡聚糖的急性毒性研究	2010	毕明刚
		2010－33	委托动物试验协议书	2010	孙　虹
		2010－34	防风通圣散对脾虚动物模型的影响	2010	孙晓波
		2010－35	活血安心方开发研究	2010	孙晓波
		2010－37	协议书	2010	杨春清
		2010－38	金银花产业合作协议	2010	丁万隆
		2010－39	体外心肌细胞毒性试验研究	2010	孙晓波
		2010－40	龙眼多糖免疫及抗肿瘤实验	2009	曹　丽
		2010－41	紫苏等五种药材的质量鉴定	2010	佟曦然
		2010－42	栽培秦艽物种鉴定及质量评价研究	2010	陈士林
		2010－43	红豆杉茎叶提取物对妇科泌尿系统感染 常见致病菌的影响	2010	孙晓波

项目 （课题）	单位	课题编号	课题名称	批准 （合同签订） 时间	负责人
横向 课题	药用植物 研究所	2010－44	紫杉茎叶提取物对肺癌及宫颈癌作用的 初步研究	2010	孙晓波
		2010－45	红豆杉精油对肺癌及宫颈癌作用的初步 研究	2010	孙晓波
		2010－46	大蒜提取物急性毒性及抗肿瘤活性评价 的补充合同	2010	曹　丽
		2010－47	燕麦降脂实验	2010	曹　丽
		2010－48	泮托拉唑钠肠溶胶囊临床人体生物等效 性试验	2010	林　耕
		2010－49	金银花基因数据库的构建及重要功能基 因发掘技术合作	2010	陈士林
		2010－50	灵芝系列产品开发	2010	丁自勉
		2010－51	低成本生产光甘草定项目的研究	2010	韩美华
		2010－52	补脑安神液的研究	2010	孙晓波
		2010－53	补脑安神液的技术研究	2010	孙晓波
		2010－54	接骨贴治疗骨折新药研究	2010	蔡大勇
		2010－55	新资源食品管花肉苁蓉的研发	2011	斯建勇
		2010－56	硫酸氢氯吡格雷结构确证研究	2010	陈　曦
	医学信息 研究所		社区卫生服务管理研究与培训	2010	代　涛
			甲型 H1N1 流感防控评估国际比较研究	2010	代　涛
			中国卫生政策研究论坛	2010	代　涛
			医疗机构法律规制框架研究	2010	曹艳林
			中国医生文献阅读习惯调研	2010	钱　庆
			国内外干细胞科技与产业分析评价研究	2010	安新颖
			基于文献计量的医学科技人才评价初步 研究	2010	许培扬
			重大传染病文献信息分析与评价	2010	王　敏
			医药技术信息研究与服务	2010	谢俊祥
			社区卫生服务机构绩效考核评价研究	2010	王　芳
			健康儿童生长发育有关生物指标的参考 值范围研究	2010	许　侠
			艾滋病科研动态研究	2010	胡世平
			常见多发传染病防治健康传播模式文献 检索	2010	唐小利
			中国医药卫生体制改革政策研究	2010	胡飞跃

续　表

项目 （课题）	单位	课题编号	课题名称	批准 （合同签订） 时间	负责人
横向 课题	动研所	苏州科技局课题	生物安全三级大动物隔离器的研制	201009	刘云波
	放射医学 研究所	SF1101	Resveratrol 抑制辐射诱导的 NLRP3 炎症 蛋白复合体激活的机理研究	2011.01	刘　强
		SF1102	辐射损伤相关基因的生物剂量学研究与 辐射生物剂量学估算系统的建立	2011.01	王　宏
		SF1103	MiRNA 对肺癌放疗敏感性的影响及机 制研究	2011.01	王小春
		SF1104	重组人 Hexastatin 蛋白及其放射受体显 像的研究	2011.01	宋娜玲
		SF1105	Notch 通路在辐射诱发骨组织损伤作用 的实验研究	2011.01	杨　冰
		SF1106	SKP2 对食管癌辐射敏感性的影响及机 制研究	2011.01	张　宁
		SF1107	放射性疾病诊断计算机管理系统的完善 和推广	2011.01	姜立平
		ST1108	脉冲电磁场对成骨细胞分化和功能的 影响	2011.01	黄晶晶
		ST1109	Rb94 基因对肿瘤的辐射增敏作用研究	2011.01	付　岳
		ST1110	辐射对骨髓基质细胞分化成骨细胞作用 的影响	2011.01	仲蕾蕾
		ST1111	一种新型辐射防护剂的设计与合成	2011.01	赵　斌
		ST1112	施普睿达及奥赛博司的深入研究	2011.01	张军帅
		ST1113	人 Hexastatin 蛋白的纯化及其初步应用	2011.01	唐　晓
		ST1114	噬菌体展示筛选纤维蛋白单链抗体的 研究	2011.01	王　沂
		ST1115	脐血干细胞暂时替代治疗重度急性放射 病的实验研究	2011.01	李艳波
		ST1116	新型放射增敏剂的研究	2011.01	江城锋
		ST1117	PEG 包裹的纳米金的放射增敏作用研究	2011.01	吴　迪
		ST1118	KFL 质量控制方法和辐射防护机制研究	2011.01	薛　丹
		ST1119	分子模拟方法研究 T7 肽和整合素间的 相互作用	2011.01	昝金行
		ST1124	中国人主要生理学参数的调查研究	2011.01	郑水桥
	皮肤病 研究所		以性病门诊为依托在高危人群中发现 HIV 感染者		龚向东

续　表

项目 (课题)	单位	课题编号	课题名称	批准 (合同签订) 时间	负责人
横向 课题	皮肤病 研究所		他扎罗丁临床开发研究		郑家润
			HB-13 临床前准备研究		郑家润
			枸氯雷他定对慢性荨麻疹某些因子的影响		姚　煦
			他克莫司对某些脱发性疾病局部表皮干细胞影响的比较研究		林　麟
			他克莫司软膏治疗成人白癜风疗效和安全性的开放、自身对照的多中心研究		贾　虹
			化妆品中铬作为变应性接触性皮炎过敏原的研究		贾　虹
			自体表皮细胞扩增的混悬液移植治疗慢性溃疡的研究		吴信锋
	输血研究所		高静水"压力循环"技术用于血浆病原体灭活研究	2010.11	杨春晖
			TPE 血袋的血液保存委托检测	2010.12	郑忠伟
	医学生物学研究所	2010IPB209	肠道病毒 EV71 型恒河猴感染模型建立		董承红

2009 年度院校发表在影响因子 3.0 以上 SCI 源期刊上论文题录

作者姓名	论文题目	期刊名称	发表单位	卷期页	影响因子
Hua, W; Zhang, LF; Wu, YF; Liu, XQ; Guo, DS; Zhou, HL; Gou, ZP; Zhao, LC; Niu, HX; Chen, KP; Mai, JZ	INCIDENCE OF SUDDEN CARDIAC DEATH IN CHINA ANALYSIS OF 4 REGIONAL POPULATIONS	JOURNAL OF THE AMERICAN COLLEGE OF CARDIOLOGY	CHINESE ACAD MED SCI, CARDIAC ARRHYTHMIA CTR, CARDIOVASC INST, FU WAI HOSP, BEIJING 100037, PEOPLES R CHINA	2009, Vol 54, Iss 12, pp 1110-1118	12.54
Sun, M; Li, N; Dong, W; Chen, ZG; Liu, Q; Xu, YM; He, G; Shi, YY; Li, X; Hao, JJ; Luo, Y; Shang, DD;	COPY-NUMBER MUTATIONS ON CHROMOSOME 17Q24.2-Q24.3 IN CONGENITAL GENERALIZED HYPERTRICHOSIS TERMINALIS WITH OR WITHOUT GINGIVAL HYPERPLASIA	AMERICAN JOURNAL OF HUMAN GENETICS	CHINESE ACAD MED SCI, MCKUSICK ZHANG CTR GENET MED, BEIJING 100005, PEOPLES R CHINA	2009, Vol 84, Iss 6, pp 807-813	12.3
Zhao, HT; Miao, RY	A CALL FOR ATTENTION AND TRIALS ON HEPATITIS B E ANTIGEN-NEGATIVE, ALANINE AMINOTRANSFERASE-NORMAL CHRONIC HEPATITIS B VIRUS INFECTION	HEPATOLOGY	CHINESE ACAD MED SCI, PEKING UNION MED COLL HOSP, DEPT LIVER SURG, BEIJING 100037, PEOPLES R CHINA	2009, Vol 50, Iss 2, pp 658-658	10.84
Wang, ZY; Li, YX; Wang, WH; Jin, J; Wang, H; Song, YW; Liu, QF; Wang, SL; Liu, YP; Qi, SN; Fang, H;	PRIMARY RADIOTHERAPY SHOWED FAVORABLE OUTCOME IN TREATING EXTRANODAL NASAL-TYPE NK/T-CELL LYMPHOMA IN CHILDREN AND ADOLESCENTS	BLOOD	CHINESE ACAD MED SCI, CANC HOSP, DEPT RADIAT ONCOL, BEIJING 100021, PEOPLES R CHINA	2009, Vol 114, Iss 23, pp 4771-4776	10.56
Wang, JX; Mi, YC; Liu, JZ; Fu, MW; Wang, Y; Lin, D; Bian, SG	INTENSIFIED INDUCTION CHEMOTHERAPY WITH REGIMEN CONTAINING INTERMEDIATE DOSE CYTARABINE FOR DE NOVO ACUTE MYELOID LEUKEMIA	BLOOD	CHINESE ACAD MED SCI, INST HEMATOL, TIANJIN, PEOPLES R CHINA	2008, Vol 112, Iss 11, pp 348-348	10.56

续　表

作者姓名	论文题目	期刊名称	发表单位	卷期页	影响因子
Yan, H; Shen, ZX; Wang, JX	A MULTICENTRE, RANDOMIZED STUDY OF FLAG TREATMENT IN CHINA (CHORT).	BLOOD	CHINESE ACAD MED SCI, INST HEMATOL, TIANJIN, PEOPLES R CHINA	2008, Vol 112, Iss 11, pp 349-350	10.56
Han, B; Liu, B; Zhao, YQ	TELOMERASE GENE MUTATION SCREENING AND TELOMERE LENGTH DETECTION IN CHINESE PATIENTS WITH BONE MARROW FAILURE SYNDROME.	BLOOD	BEIJING UNION MED COLL HOSP, DEPT HEMATOL, BEIJING, PEOPLES R CHINA	2008, Vol 112, Iss 11, pp 383-384	10.56
Xiao, J; Han, B; Sun, WL; Zhong, YP; Wu, YJ	EX VIVO EXPANSION AND LONG-TERM HEMATOPOIETIC RECONSTITUTION ABILITY OF SORTED CD34 + CD59 + CELLS FROM PATIENTS WITH PAROXYSMAL NOCTURNAL HEMOGLOBINURIA.	BLOOD	CHINESE ACAD MED SCI, PEKING UNION MED COLL HOSP, BEIJING 100037, PEOPLES R CHINA	2008, Vol 112, Iss 11, pp 810-810	10.56
Qiu, LC; Wang, YF; Qi, PJ; Zou, DH; Zhao, YZ; Qi, JY	CLINICAL EPIDEMIOLOGICAL STUDY ON MULTIPLE MYELOMA IN CHINA: A 18-YEAR RETROSPECTIVE STUDY IN A REPRESENTATIVE CENTER	BLOOD	CAMS & PUMC, BLOOD DIS HOSP, TIANJIN, PEOPLES R CHINA	2008, Vol 112, Iss 11, pp 941-941	10.56
Zou, DH; Qiu, LG; Li, YN; Zhao, YZ; Han, MZ; Feng, SZ	A HIGH LONG-TERM SURVIVAL WERE PRODUCED BY EARLY SEQUENTIAL INTENSIVE CONSOLIDATION CHEMOTHERAPY FOLLOWED BY AUTOLOGOUS STEM CELL TRANSPLANTATION IN FIRST COMPLETE REM, ISS ION IN PATIENTS WITH ADULT ACUTE LYMPHOBLASTIC LEUKEMIA	BLOOD	CHINESE ACAD MED SCI, INST HEMATOL, LYMPHOMA & MYELOMA CTR, TIANJIN, PEOPLES R CHINA	2008, Vol 112, Iss 11, pp 1142-1142	10.56
Zhang, B; Liu, R; Shi, D; Liu, XX; Chen, Y; Dou, XW; Zhu, XS; Lu, CH; Liang, W; Liao, LM; Zenke, M;	MESENCHYMAL STEM CELLS INDUCE MATURE DENDRITIC CELLS INTO A NOVEL JAGGED-2-DEPENDENT REGULATORY DENDRITIC CELL POPULATION	BLOOD	CHINESE ACAD MED SCI, INST BASIC MED SCI, DEPT CELL BIOL, CTR EXCELLENCE T, ISS UE ENGN, BEIJING 100005, PEOPLES R CHINA	2009, Vol 113, Iss 1, pp 46-57	10.56

续　表

作者姓名	论文题目	期刊名称	发表单位	卷期页	影响因子
Kong, Y; Cao, W; Xi, XY; Ma, C; Cui, LX; He, W	THE NKG2D LIGAND ULBP4 BINDS TO TCR GAMMA 9/DELTA 2 AND INDUCES CYTOTOXICITY TO TUMOR CELLS THROUGH BOTH TCR GAMMA DELTA AND NKG2D	BLOOD	CHINESE ACAD MED SCI, INST BASIC MED SCI, DEPT IMMUNOL, BEIJING 100005, PEOPLES R CHINA	2009, Vol 114, Iss 2, pp 310-317	10.56
Hu, XX; Shen, HM; Tian, C; Yu, H; Zheng, GG; XuFeng, R; Ju, ZY; Xu, J; Wang, JM; Cheng, T	KINETICS OF NORMAL HEMATOPOIETIC STEM AND PROGENITOR CELLS IN A NOTCH1-INDUCED LEUKEMIA MODEL	BLOOD	CHINESE ACAD MED SCI, INST HEMATOL, STATE KEY LAB EXPT HEMATOL, TIANJIN 300020, PEOPLES R CHINA	2009, Vol 114, Iss 18, pp 3783-3792	10.56
Pan, X; Zhao, J; Zhang, WN; Li, HY; Mu, R; Zhou, T; Zhang, HY; Gong, WL; Yu, M; Man, JH; Zhang, PJ;	INDUCTION OF SOX4 BY DNA DAMAGE IS CRITICAL FOR P53 STABILIZATION AND FUNCTION	PROCEEDINGS OF THE NATIONAL ACADEMY OF SCIENCES OF THE UNITED STATES OF AMERICA	NATL CTR BIOMED ANAL, INST BASIC MED SCI, BEIJING 100850, PEOPLES R CHINA	2009, Vol 106, Iss 10, pp 3788-3793	9.432
She, ZG; Zheng, W; Wei, YS; Chen, HZ; Wang, AB; Li, HL; Liu, G; Zhang, R; Liu, JJ; Stallcup, WB; Zho	HUMAN PARAOXONASE GENE CLUSTER TRANSGENIC OVEREXPRESSION REPRESSES ATHEROGENESIS AND PROMOTES ATHEROSCLEROTIC PLAQUE STABILITY IN APOE-NULL MICE	CIRCULATION RESEARCH	CHINESE ACAD MED SCI, INST BASIC MED SCI, NATL LAB MED MOL BIOL, BEIJING 100005, PEOPLES R CHINA	2009, Vol 104, Iss 10, pp 1160-U87	9.214
Gu, DF; Hua, YH; Song, L; Wu, NQ; Xie, GQ; Lu, XF; Meng, XM; Yang, YJ	POLYMORPHISMS OF MMP-2 GENE ARE ASSOCIATED WITH SYSTOLIC HEART FAILURE PROGNOSIS	CIRCULATION RESEARCH	CARDIOVASC INST & FUWAI HOSP, BEIJING, PEOPLES R CHINA	2008, Vol 103, Iss 5, pp P93-	9.214
Hua, YH; Song, L; Wu, NQ; Lu, XF; Meng, XM; Gu, DF; Yang, YJ	POLYMORPHISMS OF MMP-2 GENE ARE ASSOCIATED WITH SYSTOLIC HEART FAILURE RISK	CIRCULATION RESEARCH	CARDIOVASC INST, BEIJING, PEOPLES R CHINA	2008, Vol 103, Iss 5, pp P151-	9.214
Pan, JY; Chen, SL; Yang, MH; Wu, J; Sinkkonen, J; Zou, K	AN UPDATE ON LIGNANS: NATURAL PRODUCTS AND SYNTHESIS	NATURAL PRODUCT REPORTS	CHINESE ACAD MED SCI, INST MED PLANT DEV, BEIJING 100094, PEOPLES R CHINA	2009, Vol 26, Iss 10, pp 1251-1292	9.202

续 表

作者姓名	论文题目	期刊名称	发表单位	卷期页	影响因子
Li,H;Cheng,X	FIRST IDENTIFICATION OF ALLERGENIC PROTEINS FROM PERICARPIUM ZANTHOXYLI	JOURNAL OF ALLERGY AND CLINICAL IMMUNOLOGY	BEIJING UNION MED COLL HOSP, BEIJING,PEOPLES R CHINA	2009, Vol 123, Iss 2,pp 715-	9.165
Yin,J;Wen,LP	DIAGNOSING WHEAT-DEPENDENT EXERCISE-INDUCED ANAPHYLAXIS BY SIMULTANEOUS DETECTION OF SPECIFIC IGE TO GLUTEN, OMEGA-5 GLIADIN AND WHEAT	JOURNAL OF ALLERGY AND CLINICAL IMMUNOLOGY	BEIJING UNION MED COLL HOSP, BEIJING,PEOPLES R CHINA	2009, Vol 123, Iss 2,pp 724-	9.165
Hu, H; Ran, YL; Zhang, YS; Zhou, Z;Harris, SJ; Yu, L; Sun, LX; Pan, J; Liu, J; Lou, JN; Yang,ZH	ANTIBODY LIBRARY-BASED TUMOR ENDOTHELIAL CELLS SURFACE PROTEOMIC FUNCTIONAL SCREEN REVEALS MIGRATION-STIMULATING FACTOR AS AN ANTI-ANGIOGENIC TARGET	MOLECULAR & CELLULAR PROTEOMICS	PEKING UNION MED COLL, CANC INST HOSP, STATE KEY LAB MOL ONCOL,BEIJING 100021, PEOPLES R CHINA	2009, Vol 8,Iss 4, pp 816-826	8.791
Zhu, Y;Sun, Z;Han, Q;Liao, L; Wang,J;Bian, C;Li,J;Yan, X; Liu, Y;Shao, C;Zhao,RC	HUMAN MESENCHYMAL STEM CELLS INHIBIT CANCER CELL PROLIFERATION BY SECRETING DKK-1	LEUKEMIA	CHINESE ACAD MED SCI, CTR T,ISS UE ENGN, INST BASIC MED SCI, BEIJING 100005, PEOPLES R CHINA	2009, Vol 23, Iss 5,pp 925-933	8.296
Liu, X; Zhang, Q; Zhang, DE; Zhou, C;Xing, H; Tian, Z;Rao, Q;Wang,M;Wang,J	OVEREXPRESSION OF AN ISOFORM OF AML1 IN ACUTE LEUKEMIA AND ITS POTENTIAL ROLE IN LEUKEMOGENESIS	LEUKEMIA	CHINESE ACAD MED SCI, STATE KEY LAB EXPT HEMATOL, INST HEMATOL & BLOOD DIS HOSP, TIANJIN 300020, PEOPLES R CHINA	2009, Vol 23, Iss 4,pp 739-745	8.296
Yang, J; Yang, F; Huang, F; Wang,JW;Jin, Q	SUBCLINICAL INFECTION WITH THE NOVEL INFLUENZA A (H1N1) VIRUS	CLINICAL INFECTIOUS DISEASES	CHINESE ACAD MED SCI, INST PATHOGEN BIOL, STATE KEY LAB MOL VIROL & GENET ENGN, BDA, BEIJING 100176, PEOPLES R CHINA	2009, Vol 49, Iss 10,pp 1622-1623	8.195
Lu, XL; Liu, ZH; Shen, YN; She,XD;Lu, GX;Zhan, P;Fu, MH; Zhang, XL; Ge, YP; Liu, WD	PRIMARY CUTANEOUS ZYGOMYCOSIS CAUSED BY RHIZOMUCOR VARIABILIS: A NEW ENDEMIC ZYGOMYCOSIS? A CASE REPORT AND REVIEW OF 6 CASES REPORTED FROM CHINA	CLINICAL INFECTIOUS DISEASES	CHINESE ACAD MED SCI, INST DERMATOL, DEPT MYCOL, NANJING 210042, PEOPLES R CHINA	2009, Vol 49, Iss 3,pp E39-E43	8.195

续　表

作者姓名	论文题目	期刊名称	发表单位	卷期页	影响因子
Zhang, ZX; Plassman, BL; Xu, Q; Zahner, GEP; Wu, B; Gai, MY; Wen, HB; Chen, X; Gao, S; Hu, D; Xiao,	LIFESPAN INFLUENCES ON MID-TO LATE-LIFE COGNITIVE FUNCTION IN A CHINESE BIRTH COHORT	NEUROLOGY	CHINESE ACAD MED SCI, DEPT NEUROL, PEKING UNION MED COLL HOSP, BEIJING 100730, PEOPLES R CHINA	2009, Vol 73, Iss 3, pp 186-194	8.172
Liu, B; Yao, HY; Lan, Y; Wang, XY; Yang, X; Mao, N	STEM CELL HIERARCHY IN DORSAL A-ORTA	CELL RESEARCH	INST BASIC MED SCI, BEIJING, PEOPLES R CHINA	2008, Vol 18	8.151
Zhang, Q; Meng, YX; Zhang, L; Chen, J; Zhu, DH	RNF13: A NOVEL RING-TYPE UBIQUITIN LIGASE OVER-EXPRESSED IN PANCRE-ATIC CANCER	CELL RESEARCH	CHINESE ACAD MED SCI, PEKING UNION MED COLL HOSP, DEPT PATHOL, BEIJING 100730, PEOPLES R CHINA	2009, Vol 19, Iss 3, pp 348-357	8.151
Chen, CF; Liu, YX; Zheng, DX	AN AGONISTIC MONOCLONAL ANTIBOD-Y AGAINST DR5 INDUCES ROS PRODUC-TION, SUSTAINED JNK ACTIVATION AND ENDO G RELEASE IN JURKAT LEUKEMI-A CELLS	CELL RESEARCH	CHINESE ACAD MED SCI, INST BASIC MED SCI, NATL LAB MED MOL BIOL, BEI-JING 100005, PEOPLES R CHINA	2009, Vol 19, Iss 8, pp 984-995	8.151
Tang, WH; Wang, WM; Zhang, YX; Liu, SL; Liu, YX; Zheng, DX	TRAIL RECEPTOR MEDIATES INFLAM-MATORY CYTOKINE RELEASE IN AN NF-KA, PPA B-DEPENDENT MANNER	CELL RESEARCH	CHINESE ACAD MED SCI, INST BASIC MED SCI, NATL LAB MED MOL BIOL, BEI-JING 100005, PEOPLES R CHINA	2009, Vol 19, Iss 6, pp 758-767	8.151
Zheng, WJ; Zhang, X; Wang, Q; Xu, D; Zeng, XF; Zhang, FC	REFRACTORY SEVERE CONNECTIVE T, ISS UE DISEASE THROMBOCYTOPENIA: IS RITUXIMAB TREATMENT EFFECTIVE AND SAFE?	ANNALS OF THE RHEU-MATIC DISEASES	CHINESE ACAD MED SCI, DEPT RHEU-MATOL, PEKING UNION MED COLL HOSP, BEIJING 100730, PEOPLES R CHINA	2009, Vol 68, Iss 6, pp 1077-1078	8.111
Sun, T; Hu, ZB; Shen, HB; Lin, DX	GENETIC POLYMORPHISMS IN CYTO-TOXIC T-LYMPHOCYTE ANTIGEN 4 AND CANCER: THE DIALECTICAL NATURE OF SUBTLE HUMAN IMMUNE DYSREGULA-TION	CANCER RESEARCH	CHINESE ACAD MED SCI, CANC INST & HOSP, DEPT ETIOL & CARCINOGENESIS, BEIJING 100021, PEOPLES R CHINA	2009, Vol 69, Iss 15, pp 6011-6014	7.543

续表

作者姓名	论文题目	期刊名称	发表单位	卷期页	影响因子
Yan, S; Zhou, CQ; Lou, XM; Xiao, ZF; Zhu, HX; Wang, QF; Wang, YH; Lu, N; He, S; Zhan, QM; Liu, SQ; X	PTTG OVEREXPRESSION PROMOTES LYMPH NODE METASTASIS IN HUMAN ESOPHAGEAL SQUAMOUS CELL CARCINOMA	CANCER RESEARCH	CHINESE ACAD MED SCI, CANC HOSP, LAB CELL & MOL BIOL, BEIJING 100021, PEOPLES R CHINA	2009, Vol 69, Iss 8, pp 3283-3290	7.543
Chen, HY; Yu, DK; Luo, AP; Tan, W; Zhang, CP; Zhao, D; Yang, M; Liu, JN; Lin, DX; Liu, ZH	FUNCTIONAL ROLE OF S100A14 GENETIC VARIANTS AND THEIR ASSOCIATION WITH ESOPHAGEAL SQUAMOUS CELL CARCINOMA	CANCER RESEARCH	CHINESE ACAD MED SCI, STATE KEY LAB MOL ONCOL, CANC INST & HOSP, BEIJING 100021, PEOPLES R CHINA	2009, Vol 69, Iss 8, pp 3451-3457	7.543
Zhou, QB; Hong, Y; Zhan, QM; Shen, Y; Liu, ZH	ROLE FOR KRU, PP EL-LIKE FACTOR 4 IN DETERMINING THE OUTCOME OF P53 RESPONSE TO DNA DAMAGE	CANCER RESEARCH	CHINESE ACAD MED SCI, INST CANC, STATE KEY LAB MOL ONCOL, BEIJING 100021, PEOPLES R CHINA	2009, Vol 69, Iss 21, pp 8284-8292	7.543
Yang, YJ; Qian, HY; Huang, J; Li, JJ; Gao, RL; Dou, KF; Yang, GS; Willerson, JT; Geng, YJ	COMBINED THERAPY WITH SIMVASTATIN AND BONE MARROW-DERIVED MESENCHYMAL STEM CELLS INCREASES BENEFITS IN INFARCTED SWINE HEARTS	ARTERIOSCLEROSIS THROMBOSIS AND VASCULAR BIOLOGY	FUWAI HOSP, CTR CORONARY HEART DIS, DEPT CARDIOL, BEIJING 100037, PEOPLES R CHINA	2009, Vol 29, Iss 12, pp 2076-U209	7.235
Du, XL; Yang, H; Liu, SG; Luo, ML; Hao, JJ; Zhang, Y; Lin, DC; Xu, X; Cai, Y; Zhan, QM; Wang, MR	CALRETICULIN PROMOTES CELL MOTILITY AND ENHANCES RESISTANCE TO ANOIKIS THROUGH STAT3-CTTN-AKT PATHWAY IN ESOPHAGEAL SQUAMOUS CELL CARCINOMA	ONCOGENE	CHINESE ACAD MED SCI, CANC INST HOSP, STATE KEY LAB MOL ONCOL, BEIJING 100021, PEOPLES R CHINA	2009, Vol 28, Iss 42, pp 3714-3722	7.135
Xu, WH; Li, ML; Gao, S; Ni, J; Wang, H; Liu, CY; Peng, B; Cui, LY	DIFFERENT CROSS-SECTIONAL IMAGES BETWEEN SYMPTOMATIC AND ASYMPTOMATIC ATHEROSCLEROTIC MIDDLE CEREBRAL ARTERY STENOSIS: A 3-T MRI STUDY IN VIVO	STROKE	CHINESE ACAD MED SCI, BEIJING 100037, PEOPLES R CHINA	2009, Vol 40, Iss 4, pp E119-E119	7.041

续 表

作者姓名	论文题目	期刊名称	发表单位	卷期页	影响因子
Liu, JH; Sun, K; Bai, YY; Wang, YB; Zhang, WL; Chen, JZ; Wang, H; Hui, RT	GENERALIZED MULTIFACTOR-DIMENSIONALITY REDUCTION REVEALS A THREE-GENE INTERACTION IN THROMBOTIC STROKE: A MULTICENTER CASE-CONTROL STUDY.	STROKE	FUWAI HOSP, PEKING UNION MED COLL, SINO GERMAN LAB MOL MED, BEIJING, PEOPLES R CHINA	2009, Vol 40, Iss 4, pp E181-E182	7.041
Gao, S; Ni, J; Cui, LY	CLINICAL PROGNOSIS OF ASYMPTOMATIC ATHEROSCLEROTIC MIDDLE CEREBRAL ARTERY STENOSIS.	STROKE	BEIJING UNION MED COLL HOSP, BEIJING, PEOPLES R CHINA	2009, Vol 40, Iss 4, pp E245-E245	7.041
Zhang, WL; Sun, K; Zhen, YS; Wang, DW; Wang, YB; Chen, JX; Xu, JF; Hu, FB; Hui, RT	VEGF RECEPTOR-2 VARIANTS ARE ASSOCIATED WITH SUSCEPTIBILITY TO STROKE AND RECURRENCE	STROKE	CHINESE ACAD MED SCI, SINO GERMAN LAB MOL MED, BEIJING 100037, PEOPLES R CHINA	2009, Vol 40, Iss 8, pp 2720-2726	7.041
Li, YX; Liu, QF; Fang, H; Qi, SN; Wang, H; Wang, WH; Song, YW; Lu, J; Jin, J; Wang, SL; Liu, YP; Lu,	VARIABLE CLINICAL PRESENTATIONS OF NASAL AND WALDEYER RING NATURAL KILLER/T-CELL LYMPHOMA	CLINICAL CANCER RESEARCH	CHINESE ACAD MED SCI, CANC HOSP, DEPT RADIAT ONCOL, BEIJING 100021, PEOPLES R CHINA	2009, Vol 15, Iss 8, pp 2905-2912	6.747
Hu, H; Sun, LC; Guo, CG; Liu, Q; Zhou, Z; Peng, L; Pan, J; Yu, L; Lou, JN; Yang, ZH; Zhao, P; Ran, Y	TUMOR CELL-MICROENVIRONMENT INTERACTION MODELS COUPLED WITH CLINICAL VALIDATION REVEAL CCL2 AND SNCG AS TWO PREDICTORS OF COLORECTAL CANCER HEPATIC METASTASIS	CLINICAL CANCER RESEARCH	CHINESE ACAD MED SCI, PEKING UNION MED COLL, CANC INST HOSP, STATE KEY LAB MOL ONCOL, BEIJING 100021, PEOPLES R CHINA	2009, Vol 15, Iss 17, pp 5485-5493	6.747
Luo, F; Wang, YB; Wang, XJ; Sun, K; Zhou, XL; Hui, RT	A FUNCTIONAL VARIANT OF NEDD4L IS ASSOCIATED WITH HYPERTENSION, ANTIHYPERTENSIVE RESPONSE, AND ORTHOSTATIC HYPOTENSION	HYPERTENSION	CHINESE ACAD MED SCI, FUWAI HOSP & CARDIOVASC INST, DIV HYPERTENS, DEPT CARDIOL, BEIJING 100037, PEOPLES R CHINA	2009, Vol 54, Iss 4, pp 796-801	6.614
Yang, ZW; Huang, X; Jiang, H; Zhang, YR; Liu, HX; Qin, C; Eisner, GM; Jose, P; Rudolph, L; Ju, ZY	SHORT TELOMERES AND PROGNOSIS OF HYPERTENSION IN A CHINESE POPULATION	HYPERTENSION	CHINESE ACAD MED SCI, INST LAB ANIM SCI, BEIJING 100021, PEOPLES R CHINA	2009, Vol 53, Iss 4, pp 639-U95	6.614

续 表

作者姓名	论文题目	期刊名称	发表单位	卷期页	影响因子
Zhou, Q; Zhang, K; Li, W; Liu, JT; Hong, J; Qin, SW; Ping, F; Sun, ML; Nie, M	ASSOCIATION OF KCNQ1 GENE POLYMORPHISM WITH GESTATIONAL DIABETES MELLITUS IN A CHINESE POPULATION	DIABETOLOGIA	CHINESE ACAD MED SCI, PEKING UNION MED COLL, PEKING UNION MED COLL HOSP, DEPT ENDOCRINOL, MINIST HLTH, KEY LAB ENDOCRINOL, BEIJING 100730, PEOPLES R CHINA	2009, Vol 52, Iss 11, pp 2466-2468	6.551
Li, SH; Xu, H; Ding, HM; Huang, YP; Cao, XX; Yang, G; Li, J; Xie, ZG; Meng, YH; Li, XB; Zhao, Q; She	IDENTIFICATION OF AN APTAMER TARGETING HNRNP A1 BY T, ISS UE SLIDE-BASED SELEX	JOURNAL OF PATHOLOGY	BEIJING INST BASIC MED SCI, DEPT BIO-CHEM & MOL BIOL, BEIJING, PEOPLES R CHINA	2009, Vol 218, Iss 3, pp 327-336	6.466
Chen, L; Li, F; Zhuang, HM; Jing, H; Du, YR; Zeng, ZP	TC-99M-HYNIC-TOC SCINTIGRAPHY IS SUPERIOR TO I-131-MIBG IMAGING IN THE EVALUATION OF EXTRAADRENAL PHEOCHROMOCYTOMA	JOURNAL OF NUCLE-AR MEDICINE	CHINESE ACAD MED SCI, DEPT NUCL MED, PEKING UNION MED COLL HOSP, BEIJING 100730, PEOPLES R CHINA	2009, Vol 50, Iss 3, pp 397-400	6.424
Tang, HM; Chen, S; Wang, HK; Wu, H; Lu, QX; Han, DS	TAM RECEPTORS AND THE REGULATION OF ERYTHROPOIESIS IN MICE	HAEMATOLOGICA-THE HEMATOLOGY JOURNAL	PEKING UNION MED COLL, DEPT CELL BIOL, INST BASIC MED SCI, CHINESE ACAD MED SCI, SCH BASIC MED, BEIJING 100005, PEOPLES R CHINA	2009, Vol 94, Iss 3, pp 326-334	6.416
Wang, JX; Wang, Y; Qiu, LG; Huang, XJ; Jiang, B; Wu, DP; Sun, AN; Hu, JD; Liu, TB; Liu, T; Zhu, HL;	OVERVIEW OF CHRONIC MYELOID LEUKEMIA AND CURRENT DIAGNOSIS AND TREATMENT PATTERNS FROM 15 HOSPITALS IN CHINA	HAEMATOLOGICA-THE HEMATOLOGY JOURNAL	CAMS & PUMC, INST HEMATOL, TIANJIN, PEOPLES R CHINA	2009, Vol 94, pp 0860-	6.416
Hua, BL; Fan, LK; Liang, Y; Zhao, YQ; Tuddenham, EGD	ALPHA 1-ANTITRYPSIN PITTSBURGH IN A FAMILY WITH BLEEDING TENDENCY	HAEMATOLOGICA-THE HEMATOLOGY JOURNAL	PEKING UNION MED COLL, PUMCH, DEPT HEMATOL, BEIJING 100021, PEOPLES R CHINA	2009, Vol 94, Iss 6, pp 881-884	6.416
Han, B; Liu, B; Cui, W; Zhao, Y	TELOMERASE GENE MUTATION SCREENING AND TELOMERE LENGTH DETECTION IN CHINESE PATIENTS WITH BONE MARROW FAILURE SYNDROME	HAEMATOLOGICA-THE HEMATOLOGY JOURNAL	PEKING UNION MED COLL, BEIJING 100021, PEOPLES R CHINA	2009, Vol 94, pp S5-S5	6.416

续　表

作者姓名	论文题目	期刊名称	发表单位	卷期页	影响因子
Han,B;Xiao,J;Wu,Y;Zhong,Y;Sun,V	EX VIVO EXPANSION AND HEMATOPOIETIC RECONSTITUTION ABILITY OF ISOLATED CD34 + CD59 + CELLS FROM PATIENTS WITH PAROXYSMAL NOCTURNAL HEMOGLOBINURIA	HAEMATOLOGICA-THE HEMATOLOGY JOURNAL	PEKING UNION MED COLL, BEIJING 100021,PEOPLES R CHINA	2009,Vol 94,Iss,pp S31-S31	6.416
Wen,L;Yin,J;He,H	MUNGBEAN-DEPENDENT EXERCISE-INDUCED ANAPHYLAXIS:A CASE REPORT FROM CHINA	ALLERGY	CHINESE ACAD MED SCI,PEKING UNION MED COLL HOSP, DEPT ALLERGY, BEIJING 100037,PEOPLES R CHINA	2009,Vol 64,pp 1549-	6.38
Bai,YY;Sun,L;Yang,T;Sun,K;Chen,JZ;Hui,RT	INCREASE IN FASTING VASCULAR ENDOTHELIAL FUNCTION AFTER SHORT-TERM ORAL L-ARGININE IS EFFECTIVE WHEN BASELINE FLOW-MEDIATED DILATION IS LOW:A META-ANALYSIS OF RANDOMIZED CONTROLLED TRIALS	AMERICAN JOURNAL OF CLINICAL NUTRITION	CHINESE ACAD MED SCI, CARDIOVASC INST,SINO GERMAN LAB MOL MED, BEIJING 100037,PEOPLES R CHINA	2009,Vol 89,Iss 1,pp 77-84	6.307
Zhang,WL;Sun,K;Yang,Y;Zhang,HY;Hu,FB;Hui,RT	PLASMA URIC ACID AND HYPERTENSION IN A CHINESE COMMUNITY:PROSPECTIVE STUDY AND METAANALYSIS	CLINICAL CHEMISTRY	PEKING UNION MED COLL, CARDIOVASC INST,KEY LAB CLIN CARDIOVASC GENET,BEIJING 100037,PEOPLES R CHINA	2009,Vol 55,Iss 11,pp 2026-2034	6.263
Liu,YJ;Li,YF;Wang,HJ;Yu,J;Lin,HW;Xu,DK;Wang,Y;Liang,AL;Liang,X;Zhang,XY;Fu,M;Q	BH3-BASED FUSION ARTIFICIAL PEPTIDE INDUCES APOPTOSIS AND TARGETS HUMAN COLON CANCER	MOLECULAR THERAPY	CHINESE ACAD MED SCI, INST CANC, STATE KEY LAB MOL ONCOL, BEIJING 100021,PEOPLES R CHINA	2009,Vol 17,Iss 9,pp 1509-1516	6.239
Mei,M;Deng,DJ;Liu,TH;Sang,XT;Lu,X;Xiang,HD;Zhou,J;Wu,HY;Yang,YM;Chen,J;Lu,CM;C	CLINICAL IMPLICATIONS OF MICROSATELLITE INSTABILITY AND MLH1 GENE INACTIVATION IN SPORADIC INSULINOMAS	JOURNAL OF CLINICAL ENDOCRINOLOGY & METABOLISM	CHINESE ACAD MED SCI,PEKING UNION MED COLL, PEKING UNION MED COLL HOSP, DEPT GASTROENTEROL, BEIJING 100730,PEOPLES R CHINA	2009,Vol 94,Iss 9,pp 3448-3457	6.202
Bi,XH;Zhao,HL;Zhang,ZX;Zhang,JW	ASSOCIATION OF RFC1 A80G AND MTHFR C677T POLYMORPHISMS WITH ALZHEIMERS DISEASE	NEUROBIOLOGY OF AGING	CHINESE ACAD MED SCI,NATL LAB MED MOL BIOL,INST BASIC MED SCI, BEIJING 100005,PEOPLES R CHINA	2009,Vol 30,Iss 10,pp 1601-1607	5.937

续 表

作者姓名	论文题目	期刊名称	发表单位	卷期页	影响因子
Wang, Y; Liu, XC; Zhang, GW; Zhao, J; Zhang, JM; Shi, RF; Huang, YZ; Zhao, CH; Liu, TJ; Song, CX; Lu	A NEW TRANSMYOCARDIAL DEGRADABLE STENT COMBINED WITH GROWTH FACTOR, HEPARIN, AND STEM CELLS IN ACUTE MYOCARDIAL INFARCTION	CARDIOVASCULAR RESEARCH	CHINESE ACAD MED SCI, PEKING UNION MED COLL, BEIJING 100037, PEOPLES R CHINA	2009, Vol 84, Iss 3, pp 461-469	5.801
Zhuo, ML; Huang, Y; Chen, JZ; Sun, LH; Yang, RF; Chen, HZ; Lv, X; Li, HL; Wei, YS; Liu, G; Zhang, R;	ENDOTHELIUM-SPECIFIC OVEREXPRESSION OF HUMAN IC53 DOWNREGULATES ENDOTHELIAL NITRIC OXIDE SYNTHASE ACTIVITY AND ELEVATES SYSTOLIC BLOOD PRESSURE IN MICE	CARDIOVASCULAR RESEARCH	CHINESE ACAD MED SCI, SINOGERMAN LAB, INST CARDIOL, BEIJING 100037, PEOPLES R CHINA	2009, Vol 84, Iss 2, pp 292-299	5.801
Teng, SY; Gao, LZ; Paajanen, V; Pu, JL; Fan, Z	READTHROUGH OF NONSENSE MUTATION W822X IN THE SCN5A GENE CAN EFFECTIVELY RESTORE EXPRESSION OF CARDIAC NA + CHANNELS	CARDIOVASCULAR RESEARCH	CHINESE ACAD MED SCI, CARDIOVASC INST, BEIJING 100037, PEOPLES R CHINA	2009, Vol 83, Iss 3, pp 473-480	5.801
Gu, J; Huang, J; Li, C; Zhao, L; Huang, F; Liao, Z; Li, T; Wei, Q; Lin, Z; Pan, Y; Huang, J; Wang, X	ASSOCIATION OF CHROMOSOME 2Q36.1-36.3 AND AUTOSOMAL DOMINANT TRANSM.ISS ION IN ANKYLOSING SPONDYLITIS: RESULTS OF GENETIC STUDIES ACROSS GENERATIONS OF HAN CHINESE FAMILIES	JOURNAL OF MEDICAL GENETICS	CHINESE ACAD MED SCI, INST BASIC MED SCI, BEIJING 100176, PEOPLES R CHINA	2009, Vol 46, Iss 10, pp 657-662	5.751
Guo, CL; Shi, ZD; Revington, P	ARTHROCENTESIS AND LAVAGE FOR TREATING TEMPOROMANDIBULAR JOINT DISORDERS	COCHRANE DATABASE OF SYSTEMATIC REVIEWS	BEIJING UNION MED COLL HOSP, DEPT DENT, BEIJING 100032, PEOPLES R CHINA	2009, Iss 4	5.653
Yao, S; Xu, B; Ma, F; Liao, Y; Fan, Y	BREAST CANCER IN WOMEN YOUNGER THAN 25: CLINICOPATHOLOGICAL FEATURES AND PROGNOSTIC FACTORS	ANNALS OF ONCOLOGY	CHINESE ACAD MED SCI, PEKING UNION MED COLL, CANC INST & HOSP, DEPT MED ONCOL, BEIJING 100037, PEOPLES R CHINA	2009, Vol 20, Iss 2, pp 387-389	5.647
Dong, M; Feng, F; Xing, P	'A PHASE I STUDY OF CS055, A NOVEL HISTONE DEACETYLASE INHIBITOR, IN PATIENTS WITH ADVANCED SOLID TUMORS AND LYMPHOMAS'	ANNALS OF ONCOLOGY	CHINESE ACAD MED SCI, CANC INST & HOSP, BEIJING 100037, PEOPLES R CHINA	2008, Vol 19, pp 161-161	5.647

续 表

作者姓名	论文题目	期刊名称	发表单位	卷期页	影响因子
Yang, HZ; Cui, B; Liu, HZ; Chen, ZR; Yan, HM; Hua, F; Hu, ZW	TARGETING TLR2 ATTENUATES PULMONARY INFLAMMATION AND FIBROSIS BY REVERSION OF SU, PP RESSIVE IMMUNE MICROENVIRONMENT	JOURNAL OF IMMUNOLOGY	CHINESE ACAD MED SCI, INST MAT MED, MOL IMMUNOL & PHARMACOL LAB, BEIJING 100050, PEOPLES R CHINA	2009, Vol 182, Iss 1, pp 692-702	5.646
Sun, L; Bai, YY; Du, GH	ENDOTHELIAL DYSFUNCTION-AN OBSTACLE OF THERAPEUTIC ANGIOGENESIS	AGEING RESEARCH REVIEWS	CHINESE ACAD MED SCI, NATL CTR PHARMACEUT SCREENING, INST MAT MED, BEIJING 100050, PEOPLES R CHINA	2009, Vol 8, Iss 4, pp 306-313	5.622
Liu, PX; Zhou, B; Gu, DS; Zhang, L; Han, ZC	ENDOTHELIAL PROGENITOR CELL THERAPY IN ATHEROSCLEROSIS: A DOUBLE-EDGED SWORD?	AGEING RESEARCH REVIEWS	CHINESE ACAD MED SCI, INST HEMATOL, STATE KEY LAB EXPT HEMATOL, TIANJIN 300020, PEOPLES R CHINA	2009, Vol 8, Iss 2, pp 83-93	5.622
Luo, F; Zhou, XL; Li, JJ; Hui, RT	INFLAMMATORY RESPONSE IS ASSOCIATED WITH AORTIC D, ISS ECTION	AGEING RESEARCH REVIEWS	CHINESE ACAD MED SCI, FUWAI HOSP, DEPT CARDIOL, BEIJING 100037, PEOPLES R CHINA	2009, Vol 8, Iss 1, pp 31-35	5.622
Shi, JF; Belinson, JL; Zhao, FH; Pretorius, RG; Li, J; Ma, JF; Chen, F; Xiang, W; Pan, QJ; Zhang, X;	HUMAN PAPILLOMAVIRUS TESTING FOR CERVICAL CANCER SCREENING: RESULTS FROM A 6-YEAR PROSPECTIVE STUDY IN RURAL CHINA	AMERICAN JOURNAL OF EPIDEMIOLOGY	CHINESE ACAD MED SCI, CANC INST HOSP, PEKING UNION MED COLL, DEPT CANC EPIDEMIOL, BEIJING 100021, PEOPLES R CHINA	2009, Vol 170, Iss 6, pp 708-716	5.589
Zhang, X; Wen, Y; Liu, Y; Xue, Y; Zhao, Y; Hua, R; Wang, K; Sun, M; McLean, W; He, C	MARIE UNNA HEREDITARY HYPOTRICHOSIS IS CAUSED BY MUTATIONS OF AN UPSTREAM OPEN READING FRAME IN THE HUMAN HAIRLESS GENE	JOURNAL OF INVESTIGATIVE DERMATOLOGY	PEKING UNION MED COLL, BEIJING 100021, PEOPLES R CHINA	2009, Vol 129, pp 512-	5.543
Li, Y; Tan, W; Hu, JP; Chen, H	A STUDY OF INTESTINAL ABSORPTION OF BICYCLOL IN RATS: ACTIVE EFFLUX TRANSPORT AND METABOLISM AS CAUSES OF ITS POOR BIOAVAILABILITY	DRUG METABOLISM REVIEWS	CHINESE ACAD MED SCI, INST MAT MED, BEIJING 100050, PEOPLES R CHINA	2008, Vol 40, pp 39-	5.439

续　表

作者姓名	论文题目	期刊名称	发表单位	卷期页	影响因子
Wang, BL; Li, Y; Hu, ZH	SIMULTANEOUS QUANTIFICATION OF FOUR ACTIVE SCHISANDRA LIGNANS FROM A TRADITIONAL CHINESE MEDICINE SCHISANDRA CHINENSIS (WUWEIZI) IN RAT PLASMA USING LIQUID CHROMATOGRAPHY/MASS SPECTROMETRY	DRUG METABOLISM REVIEWS	CHINESE ACAD MED SCI, INST MAT MED, BEIJING 100050, PEOPLES R CHINA	2008, Vol 40, pp 68-	5.439
Chang, Q; Wang, GN; Zuo, Z; Wang, YQ; Sun, L	LC-MS/MS METHOD FOR DETERMINATION OF FORSYTHIASIDE IN RAT PLASMA AND ITS A, PP LICATION TO A PHARMACOKINETIC STUDY	DRUG METABOLISM REVIEWS	CHINESE ACAD MED SCI, INST MED PLANT DEV, BEIJING 100094, PEOPLES R CHINA	2008, Vol 40, pp 74-	5.439
Liu, K; Yin, DL	EFFICIENT METHOD FOR THE SYNTHESIS OF 2,3-UNSUBSTITUTED NITRO CONTAINING INDOLES FROM O-FLUORONITROBERIZENES	ORGANIC LETTERS	PEKING UNION MED COLL, INST MAT MED, DEPT MED CHEM, BEIJING 100021, PEOPLES R CHINA	2009, Vol 11, Iss 3, pp 637-639	5.42
Wang, GH; Yu, DK; Tan, W; Zhao, D; Wu, C; Lin, DX	GENETIC POLYMORPHISM IN CHEMOKINE CCL22 AND SUSCEPTIBILITY TO HELICOBACTER PYLORI INFECTION-RELATED GASTRIC CARCINOMA	CANCER	CHINESE ACAD MED SCI, INST CANC, DEPT ETIOL & CARCINOGENESIS, BEIJING 100021, PEOPLES R CHINA	2009, Vol 115, Iss 11, pp 2430-2437	5.418
Qi, SN; Li, YX; Wang, H; Wang, WH; Jin, J; Song, YW; Wang, SL; Liu, YP; Zhou, LQ; Yu, ZH	DIFFUSE LARGE B-CELL LYMPHOMA CLINICAL CHARACTERIZATION AND PROGNOSIS OF WALDEYER RING VERSUS LYMPH NODE PRESENTATION	CANCER	CHINESE ACAD MED SCI, CANC HOSP, DEPT RADIAT ONCOL, BEIJING 100021, PEOPLES R CHINA	2009, Vol 115, Iss 21, pp 4980-4989	5.418
Li, Y; Zheng, Z; Hu, S	THE CHINESE CORONARY ARTERY BYPASS GRAFTING REGISTRY STUDY: ANALYSIS OF THE NATIONAL MULTICENTRE DATABASE OF 9248 PATIENTS	HEART	CHINESE ACAD MED SCI, DEPT CARDIOVASC SURG, CARDIOVASC INST, BEIJING 100037, PEOPLES R CHINA	2009, Vol 95, Iss 14, pp 1140-1144	5.385
Zhang, S	ATRIAL FIBRILLATION IN MAINLAND CHINA: EPIDEMIOLOGY AND CURRENT MANAGEMENT	HEART	CHINESE ACAD MED SCI, ARRHYTHMIA CTR, CARDIOVASC INST, BEIJING 100037, PEOPLES R CHINA	2009, Vol 95, Iss 13, pp 1052-1055	5.385

续　表

作者姓名	论文题目	期刊名称	发表单位	卷期页	影响因子
Ren, KH; Jin, HX; Bian, CJ; He, HW; Liu, X; Zhang, SH; Wang, YG; Shao, RG	MR-1 MODULATES PROLIFERATION AND MIGRATION OF HUMAN HEPATOMA HEPG2 CELLS THROUGH MYOSIN LIGHT CHAINS-2 (MLC2)/FOCAL ADHESION KINASE (FAK)/AKT SIGNALING PATHWAY	JOURNAL OF BIOLOGICAL CHEMISTRY	CHINESE ACAD MED SCI, INST MED BIO-TECHNOL, DEPT ONCOL, BEIJING 100050, PEOPLES R CHINA	2008, Vol 283, Iss 51, pp 35598-35605	5.328
Wang, JH; Bian, CJ; Li, J; Couch, FJ; Wu, KJ; Zhao, RC	POLY (ADP-RIBOSE) POLYMERASE-1 DOWN-REGULATES BRCA2 EXPRESSION THROUGH THE BRCA2 PROMOTER	JOURNAL OF BIOLOGICAL CHEMISTRY	CHINESE ACAD MED SCI, INST BASIC MED SCI, BEIJING 100730, PEOPLES R CHINA	2008, Vol 283, Iss 52, pp 36249-36256	5.328
Xie, P; Guo, SB; Fan, YN; Zhang, H; Gu, DF; Li, HH	ATROGIN-1/MAFBX ENHANCES SIMULATED ISCHEMIA/REPERFUSION-INDUCED APOPTOSIS IN CARDIOMYOCYTES THROUGH DEGRADATION OF MAPK PHOSPHATASE-1 AND SUSTAINED JNK ACTIVATION	JOURNAL OF BIOLOGICAL CHEMISTRY	PEKING UNION MED COLL, DEPT PATHOL, BEIJING 100005, PEOPLES R CHINA	2009, Vol 284, Iss 9, pp 5488-5496	5.328
Xi, XY; Guo, Y; Chen, H; Xu, CP; Zhang, HY; Hu, HB; Cui, LX; Ba, DN; He, W	ANTIGEN SPECIFICITY OF GAMMA DELTA T CELLS DEPENDS PRIMARILY ON THE FLANKING SEQUENCES OF CDR3 DELTA	JOURNAL OF BIOLOGICAL CHEMISTRY	CHINESE ACAD MED SCI, INST BASIC MED SCI, DEPT IMMUNOL, BEIJING 100005, PEOPLES R CHINA	2009, Vol 284, Iss 40, pp 27449-27455	5.328
Jin, SQ; Gao, H; Mazzacurati, L; Wang, Y; Fan, WH; Chen, Q; Yu, W; Wang, MR; Zhu, XL; Zhang, CM; Zha	BRCA1 INTERACTION OF CENTROSOMAL PROTEIN NLP IS REQUIRED FOR SUCCESSFUL MITOTIC PROGRESSION	JOURNAL OF BIOLOGICAL CHEMISTRY	CHINESE ACAD MED SCI, INST CANC, STATE KEY LAB MOL ONCOL, BEIJING 100021, PEOPLES R CHINA	2009, Vol 284, Iss 34, pp 22970-22977	5.328
Li, F; Xie, P; Fan, YN; Zhang, H; Zheng, LF; Gu, DF; Patterson, C; Li, HH	C TERMINUS OF HSC70-INTERACTING PROTEIN PROMOTES SMOOTH MUSCLE CELL PROLIFERATION AND SURVIVAL THROUGH UBIQUITIN-MEDIATED DEGRADATION OF FOXO1	JOURNAL OF BIOLOGICAL CHEMISTRY	CHINESE ACAD MED SCI, DEPT PATHOL, MED SCI, BEIJING 100005, PEOPLES R CHINA	2009, Vol 284, Iss 30, pp 20090-20098	5.328

续　表

作者姓名	论文题目	期刊名称	发表单位	卷期页	影响因子
Fang, ZH; Dong, CL; Chen, Z; Zhou, B; Liu, N; Lan, HF; Liang, L; Liao, WB; Zhang, L; Han, ZC	TRANSCRIPTIONAL REGULATION OF SURVIVIN BY C-MYC IN BCR/ABL-TRANSFORMED CELLS: IMPLICATIONS IN ANTI-LEUKAEMIC STRATEGY	JOURNAL OF CELLULAR AND MOLECULAR MEDICINE	CHINESE ACAD MED SCI, INST HEMATOL, STATE KEY LAB EXPT HEMATOL, TIANJIN 300020, PEOPLES R CHINA	2009, Vol 13, Iss 8B, pp 2039-2052	5.228
Guo, ZX; Zheng, CL; Chen, ZP; Gu, DS; Du, WT; Ge, J; Han, ZC; Yang, RC	FETAL BM-DERIVED MESENCHYMAL STEM CELLS PROMOTE THE EXPANSION OF HUMAN TH17 CELLS, BUT INHIBIT THE PRODUCTION OF TH1 CELLS	EUROPEAN JOURNAL OF IMMUNOLOGY	CHINESE ACAD MED SCI, INST HEMATOL, STATE KEY LAB EXPT HEMATOL, TIANJIN 300020, PEOPLES R CHINA	2009, Vol 39, Iss 10, pp 2840-2849	5.179
Li, CS; Chen, HY; Ding, F; Zhang, Y; Luo, AP; Wang, MR; Liu, ZH	A NOVEL P53 TARGET GENE, S100A9, INDUCES P53-DEPENDENT CELLULAR APOPTOSIS AND MEDIATES THE P53 APOPTOSIS PATHWAY	BIOCHEMICAL JOURNAL	CHINESE ACAD MED SCI, INST CANC, STATE KEY LAB MOL ONCOL, BEIJING 100021, PEOPLES R CHINA	2009, Vol 422, pp 363-372	5.155
Zheng, G; Liu, W; Gong, YH; Yang, HB; Yin, B; Zhu, JX; Xie, Y; Peng, XZ; Qiang, BQ; Yuan, JG	HUMAN D-TYR-TRNA (TYR) DEACYLASE CONTRIBUTES TO THE RESISTANCE OF THE CELL TO D-AMINO ACIDS	BIOCHEMICAL JOURNAL	CHINESE ACAD MED SCI, INST BASIC MED SCI, NATL LAB MED MOL BIOL, BEIJING 100005, PEOPLES R CHINA	2009, Vol 417, pp 85-94	5.155
Liu, XJ; Feng, QP; Chen, Y; Zuo, J; Gupta, N; Chang, YS; Fang, FD	PROTEOMICS-BASED IDENTIFICATION OF DIFFERENTIALLY-EXPRESSED PROTEINS INCLUDING GALECTIN-1 IN THE BLOOD PLASMA OF TYPE 2 DIABETIC PATIENTS	JOURNAL OF PROTEOME RESEARCH	CHINESE ACAD MED SCI, INST BASIC MED SCI, NATL LAB MED MOL BIOL, BEIJING 100005, PEOPLES R CHINA	2009, Vol 8, Iss 3, pp 1255-1262	5.132
Zhang, Y; Chao, TF; Li, R; Liu, W; Chen, Y; Yan, XQ; Gong, YH; Yin, B; Liu, W; Qiang, BQ; Zhao, JZ;	MICRORNA-128 INHIBITS GLIOMA CELLS PROLIFERATION BY TARGETING TRANSCRIPTION FACTOR E2F3A	JOURNAL OF MOLECULAR MEDICINE-JMM	CHINESE ACAD MED SCI, NATL LAB MED MOL BIOL, INST BASIC MED SCI, BEIJING 100005, PEOPLES R CHINA	2009, Vol 87, Iss 1, pp 43-51	5.004
Gu, DF; Chen, J; Wu, XG; Duan, XF; Jones, DW; Huang, JF; Chen, CS; Chen, JC; Kelly, TN; Whelton, PK;	PREHYPERTENSION AND RISK OF CARDIOVASCULAR DISEASE IN CHINESE ADULTS	JOURNAL OF HYPERTENSION	CHINESE ACAD MED SCI, FU WAI HOSP, BEIJING 100037, PEOPLES R CHINA	2009, Vol 27, Iss 4, pp 721-729	4.988

续　表

作者姓名	论文题目	期刊名称	发表单位	卷期页	影响因子
Zhao, WY; Wang, YP; Wang, LY; Lu, XF; Yang, W; Huang, JF; Chen, SF; Gu, DF	GENDER-SPECIFIC ASSOCIATION BETWEEN THE KININOGEN 1 GENE VARIANTS AND ESSENTIAL HYPERTENSION IN CHINESE HAN POPULATION	JOURNAL OF HYPERTENSION	CHINESE ACAD MED SCI, DEPT EVIDENCE BASED MED, BEIJING 100037, PEOPLES R CHINA	2009, Vol 27, Iss 3, pp 484-490	4.988
Zhang, Y; Zhang, X; Liu, L; Zanchetti, A	TARGET BLOOD PRESSURE IN HYPERTENSIVE PATIENTS WITH DIFFERENT RISK CHARACTERISTICS: SUBGROUP ANALYSES OF FINDINGS FROM THE FELODIPINE EVENT REDUCTION (FEVER) TRIAL	JOURNAL OF HYPERTENSION	FU WAI HOSP, BEIJING, PEOPLES R CHINA	2009, Vol 27, pp S16-S16	4.988
Wang, W; Ma, L; Zhang, Y; Liu, L	INTERIM REPORT OF RANDOMIZED CONTROLLED TRIAL OF INITIAL BASED-CCB COMBINATION ANTIHYPERTENSIVE, LIPID MODIFICATION AND LIFE-TYPE INTERVENTION IN HYPERTENSIVE PATIENTS-CHIEF: CHINESE HYPERTENSION INTERVENTION EFFICACY	JOURNAL OF HYPERTENSION	CAMS, CARDIOVASC INST, BEIJING, PEOPLES R CHINA	2009, Vol 27, pp S120-S120	4.988
Jiang, X; Hu, J; Li, N; Wu, Y	EFFECTS OF A REDUCED SODIUM INCREASED POTASSIUM SALT SUBSTITUTE ON PERIPHRAL AND CENTRAL BLOOD PRESSURE AMONG HIGH RISK INDIVIDUALS IN RURAL CHINA:A RANDOMISED CONTROLLED TRIAL	JOURNAL OF HYPERTENSION	FUWAI HOSP, BEIJING, PEOPLES R CHINA	2009, Vol 27, pp S276-S276	4.988
Luo, F; Wang, Y; Sun, K; Wang, X; Zhou, X; Hui, R	A FUNCTIONAL VARIANT OF NEDD4L IS ASSOCIATED WITH HYPERTENSION AND ANTIHYPERTENSIVE RESPONSE TO HYDROCHLOROTHIAZIDE IN CHINESE	JOURNAL OF HYPERTENSION	FUWAI HOSP, BEIJING, PEOPLES R CHINA	2009, Vol 27, pp S311-S311	4.988

续　表

作者姓名	论文题目	期刊名称	发表单位	卷期页	影响因子
Zhang, Y; Zhang, X; Liu, G; Zanchetti, A; Liu, L	EFFECT OF EASIER AND PROMPTER THERAPEUTIC CONTROL OF BLOOD PRESSURE UPON CARDIOVASCULAR OUTCOMES: POST HOC ANALYSES OF FINDINGS IN THE FELODIPINE EVENT REDUCTION (FEVER) RANDOMIZED TRIAL	JOURNAL OF HYPERTENSION	FU WAI HOSP, BEIJING, PEOPLES R CHINA	2009, Vol 27, pp S316-S316	4.988
Wen, JY; Xia, Q; Wang, C; Liu, W; Chen, Y; Gao, J; Gong, YH; Yin, B; Ke, YA; Qiang, BQ; Yuan, JG; Pe	DOK-5 IS INVOLVED IN CARDIOMYOCYTE DIFFERENTIATION THROUGH PKB/FOXO3A PATHWAY	JOURNAL OF MOLECULAR AND CELLULAR CARDIOLOGY	CHINESE ACAD MED SCI, INST BASIC MED SCI, NATL KEY LAB MED MOL BIOL, BEIJING 100005, PEOPLES R CHINA	2009, Vol 47, Iss 6, pp 761-769	4.965
Lou, XQ; Zhou, QB; Yin, Y; Zhou, C; Shen, Y	INHIBITION OF THE MET RECEPTOR TYROSINE KINASE SIGNALING ENHANCES THE CHEMOSENSITIVITY OF GLIOMA CELL LINES TO CDDP THROUGH ACTIVATION OF P38 MAPK PATHWAY	MOLECULAR CANCER THERAPEUTICS	CHINESE ACAD MED SCI, INST BASIC MED SCI, NATL LAB MED MOL BIOL, BEIJING 100005, PEOPLES R CHINA	2009, Vol 8, Iss 5, pp 1126-1136	4.953
Gao, J; Chen, T; Liu, J; Liu, W; Hu, GY; Guo, XX; Yin, B; Gong, YH; Zhao, JZ; Qiang, BQ; Yuan, JG; P	LOSS OF NECL1, A NOVEL TUMOR SUPPRESSOR, CAN BE RESTORED IN GLIOMA BY HDAC INHIBITOR-TRICHOSTATIN A THROUGH SP1 BINDING SITE	GLIA	CHINESE ACAD MED SCI, NATL LAB MED MOL BIOL, INST BASIC MED SCI, BEIJING 100005, PEOPLES R CHINA	2009, Vol 57, Iss 9, pp 989-999	4.932
Yang, F; Xu, YP; Li, J; Duan, SS; Fu, YJ; Zhang, Y; Zhao, Y; Qiao, WT; Chen, QM; Geng, YQ; Che, CY;	CLONING AND CHARACTERIZATION OF A NOVEL INTRACELLULAR PROTEIN P48.2 THAT NEGATIVELY REGULATES CELL CYCLE PROGRESSION	INTERNATIONAL JOURNAL OF BIOCHEMISTRY & CELL BIOLOGY	CHINESE ACAD MED SCI, PEKING UNION MED COLL, DEPT MICROBIOL, INST BASIC MED SCI, BEIJING 100005, PEOPLES R CHINA	2009, Vol 41, Iss 11, pp 2240-2250	4.887
You, XF; Li, CR; Yang, XY; Yuan, M; Zhang, WX; Lou, RH; Wang, YM; Li, GQ; Chen, HZ; Song, DQ; Sun, C	IN VIVO ANTIBACTERIAL ACTIVITY OF VERTILMICIN, A NEW AMINOGLYCOSIDE ANTIBIOTIC	ANTIMICROBIAL AGENTS AND CHEMOTHERAPY	CHINESE ACAD MED SCI, PHARMACOL LAB, INST MED BIOTECHNOL, BEIJING 100050, PEOPLES R CHINA	2009, Vol 53, Iss 10, pp 4525-4528	4.802

续表

作者姓名	论文题目	期刊名称	发表单位	卷期页	影响因子
Sun, WJ; Chen, HB; Liu, YD; Zhao, CJ; Nichols, WW; Chen, MJ; Zhang, JZ; Ma, Y; Wang, H	PREVALENCE AND CHARACTERIZATION OF HETEROGENEOUS VANCOMYCIN-INTERMEDIATE STAPHYLOCOCCUS AUREUS ISOLATES FROM 14 CITIES IN CHINA	ANTIMICROBIAL AGENTS AND CHEMOTHERAPY	CHINESE ACAD MED SCI, PEKING UNION MED COLL HOSP, DEPT CLIN LAB, BEIJING 100730, PEOPLES R CHINA	2009, Vol 53, Iss 9, pp 3642-3649	4.802
Song, GP; Yang, S; Zhang, W; Cao, YL; Wang, P; Ding, N; Zhang, ZH; Guo, Y; Li, YX	DISCOVERY OF THE FIRST SERIES OF SMALL MOLECULE H5N1 ENTRY INHIBITORS	JOURNAL OF MEDICINAL CHEMISTRY	CHINESE ACAD MED SCI, INST MAT MED, DEPT PHARMACOL, BEIJING 100050, PEOPLES R CHINA	2009, Vol 52, Iss 23, pp 7368-7371	4.802
Li, YH; Yang, P; Kong, WJ; Wang, YX; Hu, CQ; Zuo, ZY; Wang, YM; Gao, H; Gao, LM; Feng, YC; Du, NN; L	BERBERINE ANALOGUES AS A NOVEL CLASS OF THE LOW-DENSITY-LIPOPROTEIN RECEPTOR UP-REGULATORS: SYNTHESIS, STRUCTURE-ACTIVITY RELATIONSHIPS, AND CHOLESTEROL-LOWERING EFFICACY	JOURNAL OF MEDICINAL CHEMISTRY	CHINESE ACAD MED SCI, INST MED BIOTECHNOL, BEIJING 100050, PEOPLES R CHINA	2009, Vol 52, Iss 2, pp 492-501	4.802
Liu, YD; Wang, H; Du, N; Shen, EH; Chen, HB; Niu, JQ; Ye, HF; Chen, MJ	MOLECULAR EVIDENCE FOR SPREAD OF TWO MAJOR METHICILLIN-RESISTANT STAPHYLOCOCCUS AUREUS CLONES WITH A UNIQUE GEOGRAPHIC DISTRIBUTION IN CHINESE HOSPITALS	ANTIMICROBIAL AGENTS AND CHEMOTHERAPY	CHINESE ACAD MED SCI, PEKING UNION MED COLL HOSP, DEPT CLIN LAB, BEIJING 100730, PEOPLES R CHINA	2009, Vol 53, Iss 2, pp 512-518	4.802
Yang, H; Chen, HB; Yang, QW; Chen, MJ; Wang, H	HIGH PREVALENCE OF PLASMID-MEDIATED QUINOLONE RESISTANCE GENES QNR AND AAC(6')-IB-CR IN CLINICAL ISOLATES OF ENTEROBACTERIACEAE FROM NINE TEACHING HOSPITALS IN CHINA (VOL 52, PG 4268, 2008)	ANTIMICROBIAL AGENTS AND CHEMOTHERAPY	CHINESE ACAD MED SCI, PEKING UNION MED COLL, DEPT CLIN LAB, BEIJING 100730, PEOPLES R CHINA	2009, Vol 53, Iss 2, pp 847-847	4.802
Zhang, LL; Yan, Y; Liu, ZJ; Abliz, Z; Liu, G	IDENTIFICATION OF PEPTIDE SUBSTRATE AND SMALL MOLECULE INHIBITORS OF TESTIS-SPECIFIC SERINE/THREONINE KINASE1 (TSSK1) BY THE DEVELOPED ASSAYS	JOURNAL OF MEDICINAL CHEMISTRY	CHINESE ACAD MED SCI, INST MAT MED, BEIJING 100050, PEOPLES R CHINA	2009, Vol 52, Iss 14, pp 4419-4428	4.802

续　表

作者姓名	论文题目	期刊名称	发表单位	卷期页	影响因子
Peng, L; Ran, YL; Hu, H; Yu, L; Liu, Q; Zhou, Z; Sun, YM; Sun, LC; Pan, J; Sun, LX; Zhao, P; Yang, Z	SECRETED LOXL2 IS A NOVEL THERAPEUTIC TARGET THAT PROMOTES GASTRIC CANCER METASTASIS VIA THE SRC/FAK PATHWAY	CARCINOGENESIS	CHINESE ACAD MED SCI, CANC INST HOSP, STATE KEY LAB MOL ONCOL, BEIJING 100021, PEOPLES R CHINA	2009, Vol 30, Iss 10, pp 1660-1669	4.795
Jia, FM; Wu, L; Meng, J; Yang, M; Kong, H; Liu, TJ; Xu, HY	PREPARATION, CHARACTERIZATION AND FLUORESCENT IMAGING OF MULTI-WALLED CARBON NANOTUBE-PORPHYRIN CONJUGATE	JOURNAL OF MATERIALS CHEMISTRY	CHINESE ACAD MED SCI, INST BIOMED ENGN, TIANJIN 300192, PEOPLES R CHINA	2009, Vol 19, Iss 47, pp 8950-8957	4.795
Li, JL; Liu, HL; Zhang, XR; Xu, JP; Hu, WK; Liang, M; Chen, SY; Hu, F; Chu, DT	A PHASE I TRIAL OF INTRATUMORAL ADMINISTRATION OF RECOMBINANT ONCOLYTIC ADENOVIRUS OVEREXPRESSING HSP70 IN ADVANCED SOLID TUMOR PATIENTS	GENE THERAPY	CANC HOSP, CHINESE ACAD MED SCI, DEPT MED ONCOL, BEIJING, PEOPLES R CHINA	2009, Vol 16, Iss 3, pp 376-382	4.745
Li, LW; Yu, XY; Yang, Y; Zhang, CP; Guo, LP; Lu, SH	EXPRESSION OF ESOPHAGEAL CANCER RELATED GENE 4 (ECRG4), A NOVEL TUMOR SU, PP RESSOR GENE, IN ESOPHAGEAL CANCER AND ITS INHIBITORY EFFECT ON THE TUMOR GROWTH IN VITRO AND IN VIVO	INTERNATIONAL JOURNAL OF CANCER	CHINESE ACAD MED SCI, STATE KEY LAB MOL ONCOL, CANC INST & HOSP, BEIJING 100021, PEOPLES R CHINA	2009, Vol 125, Iss 7, pp 1505-1513	4.722
Feng, YB; Lin, DC; Shi, ZZ; Wang, XC; Shen, XM; Zhang, Y; Du, XL; Luo, ML; Xu, X; Han, YL; Cai, Y; Z	OVEREXPRESSION OF PLK1 IS ASSOCIATED WITH POOR SURVIVAL BY INHIBITING APOPTOSIS VIA ENHANCEMENT OF SURVIVIN LEVEL IN ESOPHAGEAL SQUAMOUS CELL CARCINOMA	INTERNATIONAL JOURNAL OF CANCER	PEKING UNION MED COLL, CANC INST HOSP, STATE KEY LAB MOL ONCOL, BEIJING 100021, PEOPLES R CHINA	2009, Vol 124, Iss 3, pp 578-588	4.722
Su, XS; Guo, SJ; Zhou, CX; Wang, DM; Ma, WB; Zhang, SR	A SIMPLE AND EFFECTIVE METHOD FOR CANCER IMMUNOTHERAPY BY INACTIVATED ALLOGENEIC LEUKOCYTES INFUSION	INTERNATIONAL JOURNAL OF CANCER	PEKING UNION MED COLL, INST CANC, DEPT IMMUNOL, BEIJING 100021, PEOPLES R CHINA	2009, Vol 124, Iss 5, pp 1142-1151	4.722

续　表

作者姓名	论文题目	期刊名称	发表单位	卷期页	影响因子
Long, J; Zhao, JY; Yan, Z; Liu, ZL; Wang, N	ANTITUMOR EFFECTS OF A NOVEL SULFUR-CONTAINING HYDROXAMATE HISTONE DEACETYLASE INHIBITOR H40	INTERNATIONAL JOURNAL OF CANCER	CHINESE ACAD MED SCI, INST MAT MED, DEPT PHARMACOL, BEIJING 100050, PEOPLES R CHINA	2009, Vol 124, Iss 5, pp 1235-1244	4.722
Zhou, Y; Chen, H; Ma, XL; Xie, HJ; Wang, CL; Zhang, SH; Wang, X; Huang, BR	FUSION PROTEIN OF ADENOVIRUS E4ORF4 AND HUMAN EPIDERMAL GROWTH FACTOR INHIBITS TUMOR CELL GROWTH	INTERNATIONAL JOURNAL OF CANCER	CHINESE ACAD MED SCI, DEPT BIOCHEM & MOL BIOL, INST BASIC MED SCI, PEKING UNION MED COLL, NATL LAB MED MOL BIOL, BEIJING 100005, PEOPLES R CHINA	2009, Vol 125, Iss 5, pp 1186-1192	4.722
Yao, Y; Teng, SY; Li, N; Zhang, YH; Boyden, PA; Pu, JL	AMINOGLYCOSIDE ANTIBIOTICS RESTORE FUNCTIONAL EXPRESSION OF TRUNCATED HERG CHANNELS PRODUCED BY NONSENSE MUTATIONS	HEART RHYTHM	PEKING UNION MED COLL, CARDIOVASC INST, CTR ARRHYTHMIA DIAG & TREATMENT, BEIJING 100037, PEOPLES R CHINA	2009, Vol 6, Iss 4, pp 553-560	4.559
Lv, JM; Liang, J; Wang, JW; Wang, LH; He, J; Xiao, ZF; Yin, WB	PRIMARY SMALL CELL CARCINOMA OF THE ESOPHAGUS	JOURNAL OF THORACIC ONCOLOGY	CHINESE ACAD MED SCI, PEKING UNION MED COLL, CANC INST HOSP, DEPT RADIAT ONCOL, BEIJING, PEOPLES R CHINA	2008, Vol 3, Iss 12, pp 1460-1465	4.547
Zhao, J; Li, H; Wang, MZ	ACUTE RENAL FAILURE IN A PATIENT RECEIVING ANTI-VEGF THERAPY FOR ADVANCED NON-SMALL CELL LUNG CANCER	JOURNAL OF THORACIC ONCOLOGY	BEIJING UNION MED COLL HOSP, DEPT RESP MED, BEIJING, PEOPLES R CHINA	2009, Vol 4, Iss 9, pp 1185-1187	4.547
Wu, C; Hao, HJ; Li, LY; Zhou, XY; Go, ZJ; Zhang, L; Zhang, XT; Zhong, W; Guo, H; Bremner, RM; Lin, P	PRELIMINARY INVESTIGATION OF THE CLINICAL SIGNIFICANCE OF DETECTING CIRCULATING TUMOR CELLS ENRICHED FROM LUNG CANCER PATIENTS	JOURNAL OF THORACIC ONCOLOGY	CHINESE ACAD SCI, PEKING UNION MED COLL HOSP, LUNG CANC CTR, DEPT RESP DIS, BEIJING 100370, PEOPLES R CHINA	2009, Vol 4, Iss 1, pp 30-36	4.547
Zhang, L; Jiang, J; Liu, DY; Xia, Y; Tan, FL; Wang, YX; Zhang, D; Hu, P; Hu, SJ	ICOTINIB, A POTENT AND SELECTIVE ORAL EGFR INHIBITOR, IS WELL TOLERATED AND ACTIVE IN PATIENTS WITH NSCLC: RESULTS FROM A PHASE I/II TRIAL	JOURNAL OF THORACIC ONCOLOGY	BEIJING UNION MED COLL HOSP, CLIN PHARMACOL RES CTR, BEIJING, PEOPLES R CHINA	2009, Vol 4, Iss 9, pp S442-S443	4.547

续　表

作者姓名	论文题目	期刊名称	发表单位	卷期页	影响因子
Bi, N; Wang, LH; Zhang, L; Yang, M; Chen, XB; Lin, DX	GENOMIC PROFILING ASSOCIATED WITH SURVIVAL IN STAGE IIIA-B NON-SMALL CELL LUNG CANCER (NSCLC) PATIENTS TREATED WITH RADIOTHERAPY	JOURNAL OF THORACIC ONCOLOGY	CHINESE ACAD MED SCI, DEPT RADIAT ONCOL, CANC INST & HOSP, BEIJING 100037, PEOPLES R CHINA	2009, Vol 4, Iss 9, pp S499-S500	4.547
Xiao, T; Li, M; Ying, WT; Zhang, Y; Zhang, KT; Cheng, SJ; Gao, YN	PROTEOMICS ANALYSIS OF CONDITIONED MEDIA COLLECTED FROM PRIMARY CULTURES ESTABLISHED WITH NON-SMALL CELL LUNG CANCER	JOURNAL OF THORACIC ONCOLOGY	CHINESE ACAD MED SCI, CANC INST & HOSP, DEPT ETIOL & CARCINOGENESIS, BEIJING 100037, PEOPLES R CHINA	2009, Vol 4, Iss 9, pp S642-S642	4.547
Gao, YN; Liu, Y; Lin, DM; Xiao, T; Cheng, SJ	IMMUNOHISTOCHEMISTRY ANALYSIS-BASED RECURSIVE PARTITIONING DECISION TREE MODEL FOR PREDICTING LYMPHATIC METASTASIS IN SQUAMOUS CELL CARCINOMAS OF LUNG	JOURNAL OF THORACIC ONCOLOGY	CHINESE ACAD MED SCI, CANC INST & HOSP, DEPT ETIOL & CARCINOGENESIS, BEIJING 100037, PEOPLES R CHINA	2009, Vol 4, Iss 9, pp S879-S880	4.547
Cao, JZ; Wang, LH; Zhang, HX; Chen, DF; Xiao, ZF; Feng, QF; Zhou, ZM; Liang, J; Ou, GF; Lv, J; Yin,	SURVIVAL ADVANTAGE OF THREE-DIMENSIONAL CONFORMAL RADIOTHERAPY OVER TWO-DIMENSIONAL RADIOTHERAPY FOR PATIENTS WITH STAGE III NON-SMALL-CELL LUNG CANCER	JOURNAL OF THORACIC ONCOLOGY	CHINESE ACAD MED SCI, DEPT RADIAT THERAPY, CANC INST & HOSP, BEIJING 100037, PEOPLES R CHINA	2009, Vol 4, Iss 9, pp S938-S938	4.547
Dai, HH; Ji, W; Tang, Y; He, J; Wang, LH; Ou, GF; Liang, J; Feng, QF; Xiao, ZF; Chen, DF; Lv, JM; Zh	A RETROSPECTIVE ANALYSIS COMPARING PORT WITH 3DCRT VERSUS CONVENTIONAL RADIOTHERAPY TECHNIQUE FOR NON-SMALL CELL LUNG CANCER	JOURNAL OF THORACIC ONCOLOGY	CHINESE ACAD MED SCI, CANC INST HOSP, DEPT RADIAT ONCOL, BEIJING 100037, PEOPLES R CHINA	2009, Vol 4, Iss 9, pp S941-S941	4.547
Wang, F; Zhang, J; Fang, W; Zhao, SH; Lu, MJ; He, ZX	EVALUATION OF LEFT VENTRICULAR, VOLUMES AND EJECTION FRACTION BY GATED SPECT AND CARDIAC MRI IN PATIENTS WITH DILATED CARDIOMYOPATHY	EUROPEAN JOURNAL OF NUCLEAR MEDICINE AND MOLECULAR IMAGING	CHINESE ACAD MED SCI, DEPT NUCL MED, CARDIOVASC INST, BEIJING 100037, PEOPLES R CHINA	2009, Vol 36, Iss 10, pp 1611-1621	4.531

续 表

作者姓名	论文题目	期刊名称	发表单位	卷期页	影响因子
Bao, XQ; Liu, GT	INDUCTION OF OVEREXPRESSION OF THE 27-AND 70-KDA HEAT SHOCK PROTEINS BY BICYCLOL ATTENUATES CONCANAVALIN A-INDUCED LIVER INJURY THROUGH SU, PP RESSION OF NUCLEAR FACTOR-KA, PP A B IN MICE	MOLECULAR PHARMACOLOGY	CHINESE ACAD MED SCI, INST MAT MED, DEPT PHARMACOL, BEIJING 100050, PEOPLES R CHINA	2009, Vol 75, Iss 5, pp 1180-1188	4.531
Kong, XX; Fan, H; Liu, XJ; Wang, R; Liang, JC; Gupta, N; Chen, Y; Fang, FD; Chang, YS	PEROXISOME PROLIFERATOR-ACTIVATED RECEPTOR GAMMA COACTIVATOR-1 ALPHA ENHANCES ANTIPROLIFERATIVE ACTIVITY OF 5′-DEOXY- 5-FLUOROURIDINE IN CANCER CELLS THROUGH INDUCTION OF URIDINE PHOSPHORYLASE	MOLECULAR PHARMACOLOGY	CHINESE ACAD MED SCI, INST BASIC MED SCI, NATL LAB MED MOL BIOL, BEIJING 100005, PEOPLES R CHINA	2009, Vol 76, Iss 4, pp 854-860	4.531
Hou, LP; Chen, SF; Yu, HJ; Lu, XF; Chen, JH; Wang, LY; Huang, JF; Fan, ZJ; Gu, DF	ASSOCIATIONS OF PLA2G7 GENE POLYMORPHISMS WITH PLASMA LIPOPROTEIN-ASSOCIATED PHOSPHOLIPASE A2 ACTIVITY AND CORONARY HEART DISEASE IN A CHINESE HAN POPULATION: THE BEIJING ATHEROSCLEROSIS STUDY	HUMAN GENETICS	CHINESE ACAD MED SCI, DEPT EVIDENCE BASED MED, BEIJING 100037, PEOPLES R CHINA	2009, Vol 125, Iss 1, pp 11-20	4.523
Liu, JH; Sun, K; Bai, YY; Zhang, WL; Wang, XJ; Wang, YB; Wang, H; Chen, JZ; Song, XD; Xin, Y; Liu, Z	ASSOCIATION OF THREE-GENE INTERACTION AMONG MTHFR, ALOX5AP AND NOTCH3 WITH THROMBOTIC STROKE: A MULTICENTER CASE-CONTROL STUDY	HUMAN GENETICS	CHINESE ACAD MED SCI, PEKING UNION MED COLL, SINOGERMAN LAB, FUWAI HOSP, KEY LAB CLIN CARDIOVASC GENET, MINIST EDUC, BEIJING 100037, PEOPLES R CHINA	2009, Vol 125, Iss 5-6, pp 649-656	4.523
Li, ML; Xu, WH; Song, L; Feng F; You, H; Ni, J; Gao, S; Cui, LY; Jin, ZY	ATHEROSCLEROSIS OF MIDDLE CEREBRAL ARTERY: EVALUATION WITH HIGH-RESOLUTION MR IMAGING AT 3T	ATHEROSCLEROSIS	BEIJING UNION MED COLL HOSP, DEPT RADIOL, BEIJING 100730, PEOPLES R CHINA	2009, Vol 204, Iss 2, pp 447-452	4.522

续　表

作者姓名	论文题目	期刊名称	发表单位	卷期页	影响因子
Bao, Y; Yang, Y; Wang, L; Gao, L; Jiang, W; Wang, LF; Si, SY; Hong, B	IDENTIFICATION OF TRICHOSTATIN A AS A NOVEL TRANSCRIPTIONAL UP-REGULATOR OF SCAVENGER RECEPTOR BI BOTH IN HEPG2 AND RAW 264.7 CELLS	ATHEROSCLEROSIS	CHINESE ACAD MED SCI, INST MED BIO-TECHNOL, BEIJING 100050, PEOPLES R CHINA	2009, Vol 204, Iss 1, pp 127-135	4.522
Fang, WS; Zhang, JZ	HOT TOPIC: NATURAL PRODUCTS	CURRENT TOPICS IN MEDICINAL CHEMISTRY	CHINESE ACAD MED SCI, INST MAT MED, BEIJING, PEOPLES R CHINA	2009, Vol 9, Iss 16, pp 1493-1493	4.473
Wang, SR; Fang, WS	PENTACYCLIC TRITERPENOIDS AND THEIR SAPONINS WITH APOPTOSIS-INDUCING ACTIVITY	CURRENT TOPICS IN MEDICINAL CHEMISTRY	CHINESE ACAD MED SCI, KEY LAB BIOACT SUBST & RESOURCES UTILIZAT CHINESE, PUMC, MINIST EDUC, BEIJING 100050, PEOPLES R CHINA	2009, Vol 9, Iss 16, pp 1581-1596	4.473
Fang, WS; Zhang, JZ	HOT TOPIC: NATURAL PRODUCTS	CURRENT TOPICS IN MEDICINAL CHEMISTRY	CHINESE ACAD MED SCI, INST MAT MED, BEIJING, PEOPLES R CHINA	2009, Vol 9, Iss 17, pp 1597-1597	4.473
Dai, JG	CHEMO-ENZYMATIC TRANSFORMATION OF TAXANES AND THEIR REVERSAL ACTIVITY TOWARDS MDR TUMOR CELLS	CURRENT TOPICS IN MEDICINAL CHEMISTRY	CHINESE ACAD MED SCI, INST MAT MED, BEIJING 100050, PEOPLES R CHINA	2009, Vol 9, Iss 17, pp 1625-1635	4.473
Zhang, J; Chen, J; Xu, Q; Shen, Y	DOES THE PRESENILIN 2 GENE PREDISPOSE TO SCHIZOPHRENIA?	SCHIZOPHRENIA RESEARCH	CHINESE ACAD MED SCI, INST BASIC MED SCI, NATL LAB MED MOL BIOL, BEIJING 100005, PEOPLES R CHINA	2009, Vol 109, Iss 1-3, pp 121-129	4.458
Bi, YF; Gao, RL; Patel, A; Su, S; Gao, W; Hu, DY; Huang, DJ; Kong, LZ; Qi, WH; Wu, YF; Yang, YJ; Tur	EVIDENCE-BASED MEDICATION USE AMONG CHINESE PATIENTS WITH ACUTE CORONARY SYNDROMES AT THE TIME OF HOSPITAL DISCHARGE AND 1 YEAR AFTER HOSPITALIZATION: RESULTS FROM THE CLINICAL PATHWAYS FOR ACUTE CORONARY SYNDROMES IN CHINA (CPACS) STUDY	AMERICAN HEART JOURNAL	FU WAI HEART HOSP, BEIJING 100037, PEOPLES R CHINA	2009, Vol 157, Iss 3, pp 509-U7	4.357

续表

作者姓名	论文题目	期刊名称	发表单位	卷期页	影响因子
Li, N; Shi, JF; Franceschi, S; Zhang, WH; Dai, M; Liu, B; Zhang, YZ; Li, LK; Wu, RF; De Vuyst, H; PI	DIFFERENT CERVICAL CANCER SCREENING A, PP ROACHES IN A CHINESE MULTICENTRE STUDY	BRITISH JOURNAL OF CANCER	CHINESE ACAD MED SCI, INST CANC, DEPT CANC EPIDEMIOL, BEIJING 100021, PEOPLES R CHINA	2009, Vol 100, Iss 3, pp 532-537	4.346
Gong, FY; Zhang, SJ; Deng, JY; Zhu, HJ; Pan, H; Li, NS; Shi, YF	ZINC-ALPHA 2-GLYCOPROTEIN IS INVOLVED IN REGULATION OF BODY WEIGHT THROUGH INHIBITION OF LIPOGENIC ENZYMES IN ADIPOSE T, ISS UE	INTERNATIONAL JOURNAL OF OBESITY	CHINESE ACAD MED SCI, DEPT ENDOCRINOL, KEY LAB ENDOCRINOL, MINIST HLTH, PEKING UNION MED COLL HOSP, BEIJING 100037, PEOPLES R CHINA	2009, Vol 33, Iss 9, pp 1023-1030	4.343
Li, L, Chen, J; Wang, B; Yao, Y; Zuo, Y	SERA FROM PATIENTS WITH BULLOUS PEMPHIGOID (BP) ASSOCIATED WITH NEUROLOGICAL DISEASES RECOGNIZED BP ANTIGEN 1 IN THE SKIN AND BRAIN	BRITISH JOURNAL OF DERMATOLOGY	CHINESE ACAD MED SCI, PEKING UNION MED COLL HOSP, DEPT DERMATOL, BEIJING 100730, PEOPLES R CHINA	2009, Vol 160, Iss 6, pp 1343-1345	4.26
Yan, XD; Liu, T; Yang, SG; Ding, QX; Liu, Y; Zhang, XJ; Que, HP; Wei, KH; Luo, ZJ; Liu, SJ	PROTEOMIC PROFILING OF THE INSOLUBLE PELLETS OF THE TRANSECTED RAT SPINAL CORD	JOURNAL OF NEUROTRAUMA	INST BASIC MED SCI, DEPT NEUROBIOL, STATE KEY LAB PROTE, BEIJING 100850, PEOPLES R CHINA	2009, Vol 26, Iss 2, pp 179-193	4.252
Zhang, F; Zhang, W; Zhang, Y; Curran, DP; Liu, G	SYNTHESIS AND A, PP LICATIONS OF A LIGHT-FLUOROUS GLYCOSYL DONOR	JOURNAL OF ORGANIC CHEMISTRY	CHINESE ACAD MED SCI, INST MAT MED, BEIJING 100050, PEOPLES R CHINA	2009, Vol 74, Iss 6, pp 2594-2597	4.219
Ran, YL; Pan, J; Hu, H; Zhou, Z; Sun, LC; Peng, L; Yu, L; Sun, LX; Liu, J; Yang, ZH	A NOVEL ROLE FOR T, ISS UE FACTOR PATHWAY INHIBITOR-2 IN THE THERAPY OF HUMAN ESOPHAGEAL CARCINOMA	HUMAN GENE THERAPY	CHINESE ACAD MED SCI, CANC INST HOSP, PEKING UNION MED COLL, DEPT CELL & MOL BIOL, STATE KEY LAB MOL ONCOL, BEIJING 100021, PEOPLES R CHINA	2009, Vol 20, Iss 1, pp 41-49	4.202
Wang, XC; Wu, YP; Ye, B; Lin, DC; Feng, YB; Zhang, ZQ; Xu, X; Han, YL; Cai, Y; Dong, JT; Zhan, QM; W	SU, PP RESSION OF ANOKIS BY SKP2 AMPLIFICATION AND OVEREXPRESSION PROMOTES METASTASIS OF ESOPHAGEAL SQUAMOUS CELL CARCINOMA	MOLECULAR CANCER RESEARCH	CANC INST HOSP, STATE KEY LAB MOL ONCOL, PEKING UNION MED COLL, BEIJING 100021, PEOPLES R CHINA	2009, Vol 7, Iss 1, pp 12-22	4.162

续　表

作者姓名	论文题目	期刊名称	发表单位	卷期页	影响因子
Yang, F; Ren, LL; Xiong, ZH; Li, JG; Xiao, Y; Zhao, R; He, YQ; Bu, G; Zhou, SL; Wang, JW; Qi, J	ENTEROVIRUS 71 OUTBREAK IN THE PEOPLE'S REPUBLIC OF CHINA IN 2008	JOURNAL OF CLINICAL MICROBIOLOGY	CHINESE ACAD MED SCI, STATE KEY LAB MOL VIROL & GENET ENGN, INST PATHOGEN BIOL, BEIJING 100037, PEOPLES R CHINA	2009, Vol 47, Iss 7, pp 2351-2352	4.162
Liu, XB; Hou, JF; Shi, LH; Chen, JH; Sang, JL; Hu, SS; Cong, XF; Chen, X	LYSOPHOSPHATIDIC ACID PROTECTS MESENCHYMAL STEM CELLS AGAINST ISCHEMIA-INDUCED APOPTOSIS IN VIVO	STEM CELLS AND DEVELOPMENT	CHINESE ACAD MED SCI, MINIST HLTH, CARDIOVASC INST, RES CTR CARDIAC REGENERAT MED, BEIJING 100037, PEOPLES R CHINA	2009, Vol 18, Iss 7, pp 947-953	4.146
Huang, DZ; Cao, QL; Guo, LP; Zhang, CP; Jiang, W; Li, HX; Wang, J; Han, XH; Shi, YK; Lu, SH	ISOLATION AND IDENTIFICATION OF CANCER STEM-LIKE CELLS IN ESOPHAGEAL CARCINOMA CELL LINES	STEM CELLS AND DEVELOPMENT	CHINESE ACAD MED SCI, INST CANC, DEPT ETIOL & CARCINOGENESIS, BEIJING 100021, PEOPLES R CHINA	2009, Vol 18, Iss 3, pp 465-473	4.146
Yang, JH; Zhu, YH; Tong, Y; Zhang, ZQ; Chen, L; Chen, SJ; Cao, ZF; Liu, CM; Xu, JH; Ma, X	THE NOVEL G10680A MUTATION IS ASSOCIATED WITH COMPLETE PENETRANCE OF THE LHON/T14484C FAMILY	MITOCHONDRION	PEKING UNION MED COLL, NATL RES INST FAMILY PLANNING, DEPT GENET, BEIJING 100081, PEOPLES R CHINA	2009, Vol 9, Iss 4, pp 273-278	4.145
Xia, W; Sun, Y; Wang, O; Li, M; Jiang, Y; Xing, X; Meng, X; Zhou, X	THE P. R176Q MUTATION IN FGF-23 GENE IS FIRSTLY FOUND IN A CHINESE FAMILY WITH AUTOSOMAL DOMINANT HYPOPHOSPHATEMIC RICKETS	BONE	CHINESE ACAD MED SCI, PEKING UNION MED COLL HOSP, MINIST HLTH, KEY LAB ENDOCRINOL, DEPT ENDOCRINOL, BEIJING 100037, PEOPLES R CHINA	2009, Vol 44, Iss, pp 369-	4.089
Zhang, TP; Yang, D; Fan, YN; Xie, P; Li, HH	EPIGALLOCATECHIN-3-GALLATE ENHANCES ISCHEMIA/REPERFUSION-INDUCED APOPTOSIS IN HUMAN UMBILICAL VEIN ENDOTHELIAL CELLS VIA AKT AND MAPK PATHWAYS	APOPTOSIS	CHINESE ACAD MED SCI, INST BASIC MED SCI, DEPT PATHOL, BEIJING 100005, PEOPLES R CHINA	2009, Vol 14, Iss 10, pp 1245-1254	4.066
Zhang, W; Wang, X; Liu, Y; Tian, H; Flickinger, B; Empie, MW; Sun, SZ	EFFECTS OF DIETARY FLAXSEED LIGNAN EXTRACT ON SYMPTOMS OF BENIGN PROSTATIC HYPERPLASIA	JOURNAL OF UROLOGY	CHINESE ACAD MED SCI, TUMOR HOSP & INST, BEIJING 100037, PEOPLES R CHINA	2009, Vol 182, Iss 2, pp 640-641	4.016

续表

作者姓名	论文题目	期刊名称	发表单位	卷期页	影响因子
Ren, L; Gonzalez, R; Wang, Z; Xiang, Z; Wang, Y; Zhou, H; Li, J; Xiao, Y; Yang, Q; Zhang, J; Chen, L	PREVALENCE OF HUMAN RESPIRATORY VIRUSES IN ADULTS WITH ACUTE RESPIRATORY TRACT INFECTIONS IN BEIJING, 2005-2007	CLINICAL MICROBIOLOGY AND INFECTION	CHINESE ACAD MED SCI, FDN MERIEUX, IPB, DR CHRISTOPHE MERIEUX LAB, BEIJING 100037, PEOPLES R CHINA	2009, Vol 15, Iss 12, pp 1146-1153	4.014
Wu, LY; Jin, B; Zhao, T; Wu, HT; Wu, Y; Zhu, LL; Fan, M	THE ROLE OF HYPOXIA IN THE DIFFERENTIATION OF P19 EMBRYONAL CARCINOMA CELLS INTO DOPAMINERGIC NEURONS	JOURNAL OF NEUROCHEMISTRY	BEIJING INST BASIC MED SCI, DEPT BRAIN PROTECT & PLAST RES, BEIJING, PEOPLES R CHINA	2009, Vol 109, pp 279-279	3.999
Zhu, L; Wang, XL	THE INITIAL STUDY OF BRAIN PROTEOMICS OF SENESCENCE-ACCELERATED MOUSE	JOURNAL OF NEUROCHEMISTRY	CHINESE ACAD MED SCI, INST MAT MED, DEPT PHARMACOL, BEIJING 100050, PEOPLES R CHINA	2009, Vol 109, pp 301-301	3.999
Zhang, L; Zhang, Y; Shen, YF	CHROMATIN FACTORS IN THE REGULATION OF MAP2 GENE DURING ATRA INDUCED DIFFERENTION OF EMBRYONAL CARCINOMA CELLS	JOURNAL OF NEUROCHEMISTRY	PEKING UNION MED COLL, BASIC MED COLL, DEPT BIOCHEM, BEIJING 100021, PEOPLES R CHINA	2009, Vol 109, pp 303-303	3.999
Wu, M; Zhang, Y; Shen, YF	NEUROGENIN1 IS REGULATED BY SOX6 IN RA INDUCED NEURONAL DIFFERENTIATION OF P19 EMBRYONIC CARCINOMA CELLS	JOURNAL OF NEUROCHEMISTRY	CHINESE ACAD MED SCI, DEPT MOL BIOL & BIOCHEM, NATL LAB MED MOL BIOL, INST BASIC MED SCI, BEIJING 100037, PEOPLES R CHINA	2009, Vol 109, pp 305-305	3.999
Wu, HT; Jing, XT; Wu, Y; Ma, X; Liu, SH; Wu, YR; Ding, XF; Peng, XZ; Qiang, BQ; Yuan, JG; Fan, WH; F	DIXDC1 PROMOTES RETINOIC ACID INDUCED NEURONAL DIFFERENTIATION AND INHIBITS GLIOGENESIS IN P19 CELLS	JOURNAL OF NEUROCHEMISTRY	BEIJING INST BASIC MED SCI, DEPT BRAIN PROTECT & PLAST RES, BEIJING, PEOPLES R CHINA	2009, Vol 109, pp 305-306	3.999
Chen, JZ; Yu, H; Song, WH; Sun, K; Song, Y; Lou, KJ; Yang, T; Zhang, YH; Hui, RT	ANGIOPOIETIN-2 PROMOTER HAPLOTYPES CONFER AN INCREASED RISK OF STROKE IN A CHINESE HAN POPULATION	CLINICAL SCIENCE	CHINESE ACAD MED SCI, FUWAI CARDIOVASC HOSP, KEY LAB CLIN CARDIOVASC GENET, SINOGERMAN LAB MOL MED, BEIJING 100037, PEOPLES R CHINA	2009, Vol 117, Iss 11-12, pp 387-395	3.982

续　表

作者姓名	论文题目	期刊名称	发表单位	卷期页	影响因子
Bai, YY; Chen, JZ; Sun, K; Xin, Y; Liu, JH; Hui, RT	COMMON GENETIC VARIATION IN DDAH2 IS ASSOCIATED WITH INTRACEREBRAL HAEMORRHAGE IN A CHINESE POPULATION: A MULTI-CENTRE CASE-CONTROL STUDY IN CHINA	CLINICAL SCIENCE	CHINESE ACAD MED SCI, FUWAI CARDIOVASC HOSP, KEY LAB CLIN CARDIOVASC GENET, SINO GERMAN LAB MOL MED, BEIJING 100037, PEOPLES R CHINA	2009, Vol 117, Iss 7-8, pp 273-279	3.982
Xin, Y; Song, XD; Xue, H; Liu, Z; Wang, XJ; Wang, H; Sun, K; Bai, YY; Liu, JH; Hui, RT	A COMMON VARIANT OF THE ENOS GENE (E298D) IS AN INDEPENDENT RISK FACTOR FOR LEFT VENTRICULAR HYPERTROPHY IN HUMAN ESSENTIAL HYPERTENSION	CLINICAL SCIENCE	CHINESE ACAD MED SCI, SINO GERMAN LAB MOL MED, KEY LAB CLIN CARDIOVASC GENET, MINIST EDUC, FUWAI CARDIOVASC HOSP, BEIJING 100037, PEOPLES R CHINA	2009, Vol 117, Iss 1-2, pp 67-73	3.982
Zhao, QJ; Ren, HY; Zhu, DL; Han, ZC	STEM/PROGENITOR CELLS IN LIVER INJURY REPAIR AND REGENERATION	BIOLOGY OF THE CELL.	CHINESE ACAD MED COLL, STATE KEY LAB EXPT HEMATOL, INST HEMATOL, TIANJIN 300020, PEOPLES R CHINA	2009, Vol 101, Iss 10, pp 557-571	3.974
Sha, GH; Zhang, Y; Zhang, CY; Wan, YP; Zhao, ZM; Li, CY; Lang, JH	ELEVATED LEVELS OF GREMLIN-1 IN EUTOPIC ENDOMETRIUM AND PERIPHERAL SERUM IN PATIENTS WITH ENDOMETRIOSIS	FERTILITY AND STERILITY	CHINESE ACAD MED SCI, PEKING UNION MED COLL HOSP, DEPT OBSTET & GYNECOL, PEKING UNION MED COLL, BEIJING 100730, PEOPLES R CHINA	2009, Vol 91, Iss 2, pp 350-358	3.97
Yu, M; Yang, JX; Wu, M; Lang, JH; Huo, Z; Shen, K	FERTILITY-PRESERVING TREATMENT IN YOUNG WOMEN WITH WELL-DIFFERENTIATED ENDOMETRIAL CARCINOMA AND SEVERE ATYPICAL HYPERPLASIA OF ENDOMETRIUM	FERTILITY AND STERILITY	BEIJING UNION MED COLL HOSP, DEPT OBSTET GYNECOL, BEIJING 100730, PEOPLES R CHINA	2009, Vol 92, Iss 6, pp 2122-2124	3.97
Liu, HY; Pan, LY; Shen, K; Lang, JH; Shi, J; Cui, QC; Li, HZ; Liu, CW	MAGNETIC RESONANCE IMAGING IS USEFUL FOR DIAGNOSIS AND EVALUATION OF RECURRENT INTRAVENOUS LEIOMYOMATOSIS BEFORE SURGERY	FERTILITY AND STERILITY	CHINESE ACAD MED SCI, PEKING UNION MED COLL, PEKING UNION MED COLL HOSP, DEPT OBSTET & GYNECOL, BEIJING 100730, PEOPLES R CHINA	2009, Vol 92, Iss 3, pp 1150-1152	3.97

续　表

作者姓名	论文题目	期刊名称	发表单位	卷期页	影响因子
Xiong, ZH; Jiang, Y; Qi, DH; Lu, HB; Yang, F; Yang, J; Chen, LH; Sun, L; Xu, XY; Xue, Y; Zhu, YF; Ji	COMPLETE GENOME SEQUENCE OF THE EXTREMOPHILIC BACILLUS CEREUS STRAIN Q1 WITH INDUSTRIAL A, PP LICATIONS	JOURNAL OF BACTERIOLOGY	CHINESE ACAD MED SCI, BDA, STATE KEY LAB MOL VIROL & GENET ENGN, INST PATHOGEN BIOL, BEIJING 100176, PEOPLES R CHINA	2009, Vol 191, Iss 3, pp 1120-1121	3.94
Wang, F; Fang, W; Lv, B; Lu, JG; Xiong, CM; Ni, XH; He, ZX	COMPARISON OF LUNG SCINTIGRAPHY WITH MULTI-SLICE SPIRAL COMPUTED TOMOGRAPHY IN THE DIAGNOSIS OF PULMONARY EMBOLISM	CLINICAL NUCLEAR MEDICINE	CHINESE ACAD MED SCI, FU WAI HOSP, DEPT NUCL MED, BEIJING 100037, PEOPLES R CHINA	2009, Vol 34, Iss 7, pp 424-427	3.915
Huo, L; Wu, ZH; Zhuang, HM; Fu, Z; Dang, YH	DUAL TIME POINT C-11 ACETATE PET IMAGING CAN POTENTIALLY DISTINGUISH FOCAL NODULAR HYPERPLASIA FROM PRIMARY HEPATOCELLULAR CARCINOMA	CLINICAL NUCLEAR MEDICINE	BEIJING UNION MED COLL HOSP, DEPT NUCL MED, PET CTR, BEIJING, PEOPLES R CHINA	2009, Vol 34, Iss 12, pp 874-877	3.915
He, WB; Zhao, M; Machida, T; Chen, NH	EFFECT OF CORTICOSTERONE ON DEVELOPING HI, PP OCAMPUS: SHORT-TERM AND LONG-TERM OUTCOMES	HI, PP OCAMPUS	CHINESE ACAD MED SCI, INST MAT MED, DEPT PHARMACOL, BEIJING 100050, PEOPLES R CHINA	2009, Vol 19, Iss 4, pp 338-349	3.913
Wei, W; Yi, X; Arnesen, T; Gao, Y; Yu, XD	CARBOXYL TERMINUS OF HSC70-INTERACTING PROTEIN IS REQUIRED FOR UBIQUITINATION AND ACETYLATION-MEDIATED DEGRADATION OF HIF-1 ALPHA IN PROLONGED HYPOXIA	CLINICAL & EXPERIMENTAL METASTASIS	CHINESE ACAD MED SCI, INST BASIC MED SCI, BEIJING 100730, PEOPLES R CHINA	2009, Vol 26, Iss 7, pp 905-905	3.91
Ji, C; Li, Q; Aisa, H; Yang, N; Dong, YL; Liu, YY; Wang, T; Hao, Q; Zhu, HB; Zuo, , pp	GOSSYPIUM HERBACEAM EXTRACTS ATTENUATE IBOTENIC ACID-INDUCED EXCITOTOXICITY IN RAT HI, PP OCAMPUS	JOURNAL OF ALZHEIMERS DISEASE	CHINESE ACAD MED SCI, PEKING UNION MED COLL, SCH BASIC MED, DEPT PHARMACOL, BEIJING 100005, PEOPLES R CHINA	2009, Vol 16, Iss 2, pp 331-339	3.832
Liu, JN; Yang, M; Wang, JH; Xu, YF; Wang, Y; Shao, XF; Yang, CZ; Gao, YD; Xiong, DS	IMPROVEMENT OF TUMOR TARGETING AND ANTITUMOR ACTIVITY BY A DI-SULPHIDE BOND STABILIZED DIABODY EXPRESSED IN ESCHERICHIA COLI	CANCER IMMUNOLOGY IMMUNOTHERAPY	CHINESE ACAD MED SCI, STATE KEY LAB EXPT HEMATOL, INST HEMATOL, TIANJIN 300020, PEOPLES R CHINA	2009, Vol 58, Iss 11, pp 1763-1771	3.791

续 表

作者姓名	论文题目	期刊名称	发表单位	卷期页	影响因子
Zhang, W; Chen, XB; Luo, AP; Lin, DX; Tan, W; Liu, ZH	GENETIC VARIANTS OF C1ORF10 AND RISK OF ESOPHAGEAL SQUAMOUS CELL CARCINOMA IN A CHINESE POPULA-TION	CANCER SCIENCE	CHINESE ACAD MED SCI, CANC INST & HOSP, DEPT ETIOL & CARCINOGENESIS, BEIJING 100037, PEOPLES R CHINA	2009, Vol 100, Iss 9, pp 1695-1700	3.771
Zhou, YQ; Chen, SL, Ju, JY; Shen, L; Liu, Y; Zhen, S; Lv, N; He, ZG; Zhu, LP	TUMOR SU, PP RESSOR FUNCTION OF BCSC-1 IN NASOPHARYNGEAL CARCI-NOMA	CANCER SCIENCE	CHINESE ACAD MED SCI, INST BASIC MED SCI, DEPT IMMUNOL, BEIJING 100730, PEOPLES R CHINA	2009, Vol 100, Iss 10, pp 1817-1822	3.771
Chen, F; Guo, JT; Zhang, YX; Zhao, Y; Zhou, NK; Liu, SL; Liu, YX; Zheng, DX	KNOCKDOWN OF C-FLIPL ENHANCED AD5-10 ANTI-DEATH RECEPTOR 5 MON-OCLONAL ANTIBODY-INDUCED APOPTO-SIS IN HUMAN LUNG CANCER CELLS	CANCER SCIENCE	CHINESE ACAD MED SCI, INST BASIC MED SCI, NATL LAB MED MOL BIOL, BEI-JING 100005, PEOPLES R CHINA	2009, Vol 100, Iss 5, pp 940-947	3.771
Song, XX; Ye, DX; Liu, B; Cui, JF; Zhao, XH; Yi, LN; Liang, JM; Song, JT; Zhang, ZY; Zhao, QZ	COMBINATION OF ALL-TRANS RETINOIC ACID AND A HUMAN PAPILLOMAVIRUS THERAPEUTIC VACCINE SU, PP RESSES THE NUMBER AND FUNCTION OF IMMA-TURE MYELOID CELLS AND ENHANCES ANTITUMOR IMMUNITY	CANCER SCIENCE	PEKING UNION MED COLL, CANC INST & HOSP, DEPT CELLULAR & MOL BIOL, BEIJING 100021, PEOPLES R CHINA	2009, Vol 100, Iss 2, pp 334-340	3.771
Zhang, KR; Xu, Q; Xu, Y; Yang, H; Luo, JX; Sun, Y; Sun, N; Wang, S; Shen, Y	THE COMBINED EFFECTS OF THE 5-HTTL-PR AND 5-HTR1A GENES MODULATES THE RELATIONSHIP BETWEEN NEGATIVE LIFE EVENTS AND MAJOR DEPRESSIVE DISOR-DER IN A CHINESE POPULATION	JOURNAL OF AFFEC-TIVE DISORDERS	CHINESE ACAD MED SCI, NATL LAB MED MOL BIOL, BEI-JING 100005, PEOPLES R CHINA	2009, Vol 114, Iss 1-3, pp 224-231	3.763
Zheng, Q; Zhang, Y; Chen, Y; Yang, N; Wang, XJ; Zhu, DH	SYSTEMATIC IDENTIFICATION OF GENES INVOLVED IN DIVERGENT SKELETAL MUSCLE GROWTH RATES OF BROILER AND LAYER CHICKENS	BMC GENOMICS	CHINESE ACAD MED SCI, INST BASIC MED SCI, NATL LAB MED MOL BIOL, BEI-JING 100730, PEOPLES R CHINA	2009, Vol 10	3.759

续　表

作者姓名	论文题目	期刊名称	发表单位	卷期页	影响因子
Dai, D; He, J; Sun, R; Zhang, R; Aisa, HA; Abliz, Z	NUCLEAR MAGNETIC RESONANCE AND LIQUID CHROMATOGRAPHY-MASS SPECTROMETRY COMBINED WITH AN INCOMPLETED SEPARATION STRATEGY FOR IDENTIFYING THE NATURAL PRODUCTS IN CRUDE EXTRACT	ANALYTICA CHIMICA ACTA	CHINESE ACAD MED SCI, INST MAT MED, MINIST EDUC, KEY LAB BIOACT SUBST & RESOURCE UTILIZAT CHINESE, BEIJING 100050, PEOPLES R CHINA	2009, Vol 632, Iss 2, pp 221-228	3.757
Sun, W; Zhong, F; Zhi, LT; Zhou, GQ; He, FC	SYSTEMATIC-OMICS ANALYSIS OF HBV-ASSOCIATED LIVER DISEASES	CANCER LETTERS	BEIJING INST RADIAT MED, PROTE BEIJING PROTEOME RES CTR, STATE KEY LAB, BEIJING 102206, PEOPLES R CHINA	2009, Vol 286, Iss 1, pp 89-95	3.741
Chen, Y; Liu, W; Chao, TF; Zhang, Y; Yan, XQ; Gong, YH; Qiang, BQ; Yuan, JG; Sun, MS; Peng, XZ	MICRORNA-21 DOWN-REGULATES THE EXPRESSION OF TUMOR SU, PPRESSOR PDCD4 IN HUMAN GLIOBLASTOMA CELL T98G	CANCER LETTERS	CHINESE ACAD MED SCI, INST MED BIOL, DEPT BIOCHEM & MOL BIOL, KUNMING 650118, PEOPLES R CHINA	2008, Vol 272, Iss 2, pp 197-205	3.741
Wang, Z; Zhang, T; Hu, HB; Zhang, HY; Yang, Z; Cui, LX; He, W	TARGETING SOLID TUMORS VIA T CELL RECEPTOR COMPLEMENTARITY-DETERMINING REGION 3 DELTA IN AN ENGINEERED ANTIBODY	CANCER LETTERS	CHINESE ACAD MED SCI, INST BASIC MED SCI, DEPT IMMUNOL, BEIJING 100005, PEOPLES R CHINA	2008, Vol 272, Iss 2, pp 242-252	3.741
Li, J; Li, Y; Feng, ZQ; Chen, XG	ANTI-TUMOR ACTIVITY OF A NOVEL EGFR TYROSINE KINASE INHIBITOR AGAINST HUMAN NSCLC IN VITRO AND IN VIVO	CANCER LETTERS	CHINESE ACAD MED SCI, INST MAT MED, BEIJING 100050, PEOPLES R CHINA	2009, Vol 279, Iss 2, pp 213-220	3.741
Qina, L; Tong, T; Song, YM; Xue, LY; Fan, FY; Zhan, QM	AURORA-A INTERACTS WITH CYCLIN B1 AND ENHANCES ITS STABILITY	CANCER LETTERS	CHINESE ACAD MED SCI, INST CANC, STATE KEY LAB MOL ONCOL, BEIJING 100021, PEOPLES R CHINA	2009, Vol 275, Iss 1, pp 77-85	3.741
Hu, W; Cheng, LY; Xia, HF; Sun, DG; Li, D; Li, P; Song, YT; Ma, X	TERATOGENIC EFFECTS OF SODIUM THIOSULFATE ON DEVELOPING ZEBRAFISH EMBRYOS	FRONTIERS IN BIOSCIENCE	PEKING UNION MED COLL, GRAD SCH, BEIJING 100005, PEOPLES R CHINA	2009, Vol 14, Iss, pp 3680-3687	3.736

续　表

作者姓名	论文题目	期刊名称	发表单位	卷期页	影响因子
Feng,FZ;Xiang,Y;Li,L;Wan, XR;Yang,XY	CLINICAL PARAMETERS PREDICTING THERAPEUTIC RESPONSE TO SURGICAL MANAGEMENT IN PATIENTS WITH CHEMOTHERAPY-RESISTANT GESTATIONAL TROPHOBLASTIC NEOPLASIA	GYNECOLOGIC ONCOLOGY	BEIJING UNION MED COLL HOSP,PEKING UNION MED COLL,DEPT OBSTET & GYNECOL,BEIJING 100730,PEOPLES R CHINA	2009,Vol 113,Iss 3,pp 312-315	3.733
Shang,DD;Zhang,X;Liu,A; Du,L;Jiang,WY;Xiao,SX	XP22.3 MICRODELETIONS IN THREE CHINESE FAMILIES WITH X-LINKED ICHTHYOSIS	JOURNAL OF DERMATOLOGICAL SCIENCE	CHINESE ACAD MED SCI,DEPT MED GENET,BEIJING 100005,PEOPLES R CHINA	2009,Vol 55,Iss 3,pp 193-195	3.713
Song,GY;Wu,YJ;Yang,YJ; Li,JJ;Zhang,HL;Pei,HJ; Zhao,ZY;Hui,RT	THE ACCELERATED POST-INFARCTION PROGRESSION OF CARDIAC REMODELLING IS ASSOCIATED WITH GENETIC CHANGES IN AN UNTREATED STREPTOZOTOCIN-INDUCED DIABETIC RAT MODEL	EUROPEAN JOURNAL OF HEART FAILURE	CTR CORONARY HEART DIS,CARDIOVASC INST,BEIJING 100037,PEOPLES R CHINA	2009,Vol 11,Iss 10,pp 911-921	3.706
Wei,YJ;Cui,CJ;Huang,YX; Zhang,XL;Zhang,H;Hu,SS	UPREGULATED EXPRESSION OF CARDIAC ANKYRIN REPEAT PROTEIN IN HUMAN FAILING HEARTS DUE TO ARRHYTHMOGENIC RIGHT VENTRICULAR CARDIOMYOPATHY	EUROPEAN JOURNAL OF HEART FAILURE	CHINESE ACAD MED SCI,FUWAI HOSP & CARDIOVASC INST,PEKING UNION MED COLL,MINIST HLTH,KEY LAB CARDIOVASC REGENERAT MED,BEIJING 100037,PEOPLES R CHINA	2009,Vol 11,Iss 6,pp 559-566	3.706
Zheng,LH;Yao,Y;Zhang,S; Chen,WS;Zhang,KJ;Wang, FZ;Chen,X;He,DS; Kadish,AH	ORGANIZED LEFT ATRIAL TACHYARRHYTHMIA DURING STEPWISE LINEAR ABLATION FOR ATRIAL FIBRILLATION	JOURNAL OF CARDIOVASCULAR ELECTROPHYSIOLOGY	FUWAI HOSP,CLIN EP LAB & ARRHYTHMIA CTR,BEIJING,PEOPLES R CHINA	2009,Vol 20,Iss 5,pp 499-506	3.703

续　表

作者姓名	论文题目	期刊名称	发表单位	卷期页	影响因子
Tian, X; Leng, SX; Yang, H; Jain, A; Walston, J; Fedarko, N	PLASMA NEOPTERIN LEVELS ARE ASSOCIATED WITH THE GERIATRIC SYNDROME OF FRAILTY XINPING TIAN1, MD PHD, SEAN LENG2, MD PHD, HUANLE YANG2, MS, ALKA JAIN2, PHD, JEREMY WALSTON2, MD, AND NEAL FEDARKO2, PHD 1; DEPARTMENT OF MEDICINE, PEKING UNION MEDICAL COLLEG	JOURNAL OF THE AMERICAN GERIATRICS SOCIETY	BEIJING UNION MED COLL HOSP, DEPT MED, BEIJING, PEOPLES R CHINA	2009, Vol 57, Iss, pp S89-S89	3.656
Lin, Y; Zheng, Z; Li, Y; Yuan, X; Hou, J; Zhang, S; Fan, H; Wang, Y; Li, W; Hu, S	IMPACT OF RENAL DYSFUNCTION ON LONG-TERM SURVIVAL AFTER ISOLATED CORONARY ARTERY BYPASS SURGERY	ANNALS OF THORACIC SURGERY	CHINESE ACAD MED SCI, DEPT CARDIOVASC SURG, BEIJING 100037, PEOPLES R CHINA	2009, Vol 87, Iss 4, pp 1079-1084	3.644
Fu, SP; Zheng, Z; Yuan, X; Zhang, SJ; Gao, HW; Li, Y; Hu, SS	IMPACT OF OFF-PUMP TECHNIQUES ON SEX DIFFERENCES IN EARLY AND LATE OUTCOMES AFTER ISOLATED CORONARY ARTERY BYPASS GRAFTS	ANNALS OF THORACIC SURGERY	RES CTR CARDIOVASC REGENERAT MED, DEPT SURG, CARDIOVASC INST, BEIJING 100037, PEOPLES R CHINA	2009, Vol 87, Iss 4, pp 1090-1096	3.644
Sun, LZ; Qi, RD; Chang, Q; Zhu, JM; Liu, YM; Yu, CT; Zhang, HT; Lv, B; Zheng, J; Tian, LX; Lu, JG	SURGERY FOR ACUTE TYPE A D, ISSECTION WITH THE TEAR IN THE DESCENDING AORTA USING A STENTED ELEPHANT TRUNK PROCEDURE	ANNALS OF THORACIC SURGERY	CARDIOVASC INST, DEPT CARDIOVASC SURG, BEIJING 100037, PEOPLES R CHINA	2009, Vol 87, Iss 4, pp 1177-1181	3.644
Meng, GW; Zhou, JY; Tang, Y; Ye, ZK; Zhang, Y; Liu, GM; Hu, SS	OFF-PUMP PULMONARY VALVE IMPLANTATION OF A VALVED STENT WITH AN ANCHORING MECHANISM	ANNALS OF THORACIC SURGERY	CHINESE ACAD MED SCI, MINIST HLTH, FU WAI HOSP, KEY LAB CARDIOVASC REGENERAT MED, BEIJING 100037, PEOPLES R CHINA	2009, Vol 87, Iss 2, pp 597-602	3.644
Zhang, CJ; Miao, Q; Chen, GJ; Liu, XR; Ma, GT; Cao, LH; Deng, HB	PERICARDIAL TAMPONADE SECONDARY TO CASTLEMANS DISEASE	ANNALS OF THORACIC SURGERY	BEIJING UNION MED COLL HOSP, DEPT CARDIAC SURG, PEKING UNION MED COLL, BEIJING 100730, PEOPLES R CHINA	2009, Vol 88, Iss 6, pp 2039-2039	3.644

续　表

作者姓名	论文题目	期刊名称	发表单位	卷期页	影响因子
Li,J;Li,LK;Ma,JF;Wei,LH;Niyazi,M;Li,CQ;Xu,AD;Wang,JB;Liang,H;Belinson,J;Qiao,YL	KNOWLEDGE AND ATTITUDES ABOUT HUMAN PAPILLOMAVIRUS (HPV) AND HPV VACCINES AMONG WOMEN LIVING IN METROPOLITAN AND RURAL REGIONS OF CHINA	VACCINE	CHINESE ACAD MED SCI, INST CANC, DEPT CANC EPIDEMIOL, BEIJING 100021, PEOPLES R CHINA	2009, Vol 27, Iss 8, pp 1210-1215	3.616
Wu,XP;Zhu,XL;Zhu,SY;Li,JY;Ma,J;Li,Z;Li,H;Liu,Y	A PHARMACOGENETIC STUDY OF POLYMORPHISMS IN INTERFERON PATHWAY GENES AND RESPONSE TO INTERFERON-ALPHA TREATMENT IN CHRONIC HEPATITIS B PATIENTS	ANTIVIRAL RESEARCH	CHINESE ACAD MED SCI, INST BASIC MED SCI, NATL LAB MED MOL BIOL, BEIJING 100005, PEOPLES R CHINA	2009, Vol 83, Iss 3, pp 252-256	3.612
Min, YF; Shi, J; Zhang, YX; Liu, SL; Liu, YX; Zheng, DX	DEATH RECEPTOR 5-RECRUITED RAFT COMPONENTS CONTRIBUTES TO THE SENSITIVITY OF JURKAT LEUKEMIA CELL LINES TO TRAIL-INDUCED CELL DEATH	IUBMB LIFE	CHINESE ACAD MED SCI, INST BASIC MED SCI, NATL LAB MED MOL BIOL, BEIJING 106005, PEOPLES R CHINA	2009, Vol 61, Iss 3, pp 261-267	3.578
Song, CJ; Wang, WM; Li, M; Liu, YX; Zheng, DX	TAX1 ENHANCES CANCER CELL PROLIFERATION VIA RAS-RAF-MEK-ERK SIGNALING PATHWAY	IUBMB LIFE	CHINESE ACAD SCI, INST BASIC MED SCI, NATL LAB MED MOL BIOL, BEIJING 100005, PEOPLES R CHINA	2009, Vol 61, Iss 6, pp 685-692	3.578
Yang, YJ; Zhao, JL	THE EFFECT OF STATIN ON NO-REFLOW IN PATIENTS WITH HYPERGLYCEMIA BEFORE PRIMARY ANGIOPLASTY	AMERICAN JOURNAL OF CARDIOLOGY	FU WAI HEART HOSP, BEIJING, PEOPLES R CHINA	2008, Vol 102, Iss 8A, pp 621-621	3.575
Xu, B; Dou, KF; Yang, YJ; Wu, YJ; Gao, RL	LONG-TERM CLINICAL OUTCOMES FOLLOWING SUCCESSFUL CORONARY DRUG-ELUTING STENT IMPLANTATION IN PATIENTS WITH DIABETES MELLITUS: COMPARISON BETWEEN SIROLIMUS-AND PACLITAXEL-ELUTING STENT	AMERICAN JOURNAL OF CARDIOLOGY	FUWAI HOSP, BEIJING, PEOPLES R CHINA	2008, Vol 102, Iss 8A, pp 159I-159I	3.575
Jiang, XJ; Yang, YJ; Zhang, HM; Wu, HY; Gao, RL	TWELVE-MONTH CLINICAL OUTCOMES OF RENAL STENTING FOR SEVERE ATHEROSCLEROTIC RENAL ARTERY STENOSIS: A SINGLE-CENTER EXPERIENCE	AMERICAN JOURNAL OF CARDIOLOGY	FUWAI HOSP, BEIJING, PEOPLES R CHINA	2009, Vol 103, Iss 9A, pp AS49-	3.575

续 表

作者姓名	论文题目	期刊名称	发表单位	卷期页	影响因子
Yang, Q; Jiang, XJ; Yang, YJ; Wu, HY; Gao, RL	BENEFITS FROM CAROTID STENTING BEFORE OPEN HEART SURGERY:A SINGLE-CENTER EXPERIENCE WITH 76 PATIENTS.	AMERICAN JOURNAL OF CARDIOLOGY	FUWAI HOSP, BEIJING, PEOPLES R CHINA	2009, Vol 103, Iss 9A, pp AS51-	3.575
Pei, HJ; Wu, YJ; Song, GY; Yang, YJ	LONG-TERM CLINICAL OUTCOMES IN DIABETIC PATIENTS WITH LONG CHRONIC TOTAL OCCLUSION TREATED WITH DRUG-ELUTING STENTS.	AMERICAN JOURNAL OF CARDIOLOGY	FU WAI HOSP, BEIJING, PEOPLES R CHINA	2009, Vol 103, Iss 9A, pp AS179-	3.575
Li,JJ;Nan,JL	C-REACTIVE PROTEIN DECREASES INTERLEUKIN-8 PRODUCTION IN HUMAN ENDOTHELIAL PROGENITOR CELLS BY INHIBITION OF P38 MAPK PATHWAY	AMERICAN JOURNAL OF CARDIOLOGY	FU WAI HOSP, BEIJING, PEOPLES R CHINA	2009, Vol 104, Iss 6A, pp 77D-77D	3.575
Gao, LR; Chen, Y; Zhang, NK; Wang, ZG; Zhi, MZ; Fei, YX; Ye, Y	COMBINATION OF PERCUTANEOUS CORONARY INTERVENTION (PCI) AND CELL INFUSION IS SUPERIOR TO PCI ALONE IN TREATMENT OF PATIENTS WITH CHRONIC CORONARY TOTAL OCCLUSION	AMERICAN JOURNAL OF CARDIOLOGY	CTR CARDIOL, BEIJING, PEOPLES R CHINA	2009, Vol 104, Iss 6A, pp 94D-94D	3.575
Yang, YJ; Gao, Z; Xu, B; Qiao, SB; Li, JJ; Qin, XW; Liu, HB; Wu, YJ; Chen, J; Yuan, JQ; Chen,JL;Ga	LONG-TERM OUTCOMES OF PERCUTANEOUS CORONARY INTERVENTION FOR UNPROTECTED LEFT MAIN CORONARY ARTERY DISEASE: COMPARISON OF TRANSRADIAL VERSUS TRANSFEMORAL A,PP ROACH	AMERICAN JOURNAL OF CARDIOLOGY	CHINESE ACAD MED SCI, CARDIOVASC INST, BEIJING 100037, PEOPLES R CHINA	2009, Vol 104, Iss 6A, pp 102D-102D	3.575
Gao, Z; Yang, YJ; Xu, B; Qiao, SB; Li, JJ; Qin, XW; Liu, HB; Wu, YJ; Chen, J; Yuan, JQ; Chen,JL;Ga	LONG TERM FOLLOW-UP OF DOUBLE DRUG ELUTING STENTS STRATEGY FOR TRUE CORONARY ARTERY BIFURCATION LESIONS	AMERICAN JOURNAL OF CARDIOLOGY	CHINESE ACAD MED SCI, CARDIOVASC INST, BEIJING 100037, PEOPLES R CHINA	2009, Vol 104, Iss 6A, pp 103D-103D	3.575

续 表

作者姓名	论文题目	期刊名称	发表单位	卷期页	影响因子
Gao, Z; Yang, YJ; Xu, B; Qiao, SB; Li, JJ; Qin, XW; Liu, HB; Wu, YJ; Chen, J; Yuan, JQ; Chen, JL; Ga	LONG TERM FOLLOW-UP OF CRUSH VERSUS NO CRUSH TECHNIQUE FOR CORONARY ARTERY BIFURCATION LESIONS	AMERICAN JOURNAL OF CARDIOLOGY	CHINESE ACAD MED SCI, CARDIOVASC INST, BEIJING 100037, PEOPLES R CHINA	2009, Vol 104, Iss 6A, pp 105D-105D	3.575
Xu, B; Gao, RL; Han, YL; Lu, SZ; Yang, YJ; Huo, Y; Wang, LF; Yang, TS; Wang, HC; Chen, JY; Li, WM; W	I-LOVE-IT-A PROSPECTIVE, MULTI-CENTER CLINICAL TRIAL OF TIVOLI BIOABSORBABLE POLYMER BASED SIROLIMUS-ELUTING VS. ENDEAVOR ZOTAROLIMUS-ELUTING STENT IN PATIENTS WITH CORONARY ARTERY DISEASE:8-MONTH ANGIOGRAPHIC AND 1-YEAR CLINICAL FOLLOW-UP RESULTS	AMERICAN JOURNAL OF CARDIOLOGY	CARDIOVASC INST, BEIJING, PEOPLES R CHINA	2009, Vol 104, Iss 6A, pp 152D-152D	3.575
Chen, JL; Yang, YJ; Huang, JH; Gao, LJ; Qiao, SB; Xu, B; Li, JJ; Yao, M; Qin, XW; Liu, HB; Wu, YJ; Y	COMPARISON ON THE INCIDENCE OF LATE THROMBOSIS AFTER IMPLANTATION OF DIFFERENT DRUG-ELUTING STENTS IN PATIENTS WITH REAL WORLD CORONARY ARTERY DISEASE-THREE-YEAR FOLLOW-UP RESULTS	AMERICAN JOURNAL OF CARDIOLOGY	CARDIOVASC INST, BEIJING, PEOPLES R CHINA	2009, Vol 104, Iss 6A, pp 154D-154D	3.575
Gao, Z; Yang, YJ; Xu, B; Qiao, SB; Li, JJ; Qin, XW; Liu, HB; Wu, YJ; Chen, J; Yuan, JQ; Chen, JL; Ga	THE ONE-YEAR FOLLOW-UP OF BIOABSORBABLE POLYMER VERSUS DURABLE POLYMER SIROLIMUS-ELUTING STENTS IN REAL WORLD	AMERICAN JOURNAL OF CARDIOLOGY	CHINESE ACAD MED SCI, CARDIOVASC INST, BEIJING 100037, PEOPLES R CHINA	2009, Vol 104, Iss 6A, pp 162D-162D	3.575
Gao, RL; Xu, B; Chen, JL; Yang, YJ; Qiao, SB; Dou, KF; Wang, Y; Li, JJ; Qin, XW; Yao, M; HaiboLiu; W	TWO-YEAR CLINICAL OUTCOMES FOLLOWING ELECTIVE DUG-ELUTING VERSUS BARE-METAL STENT IMPLANTATION;RESULTS FROM A LARGE SINGLE-CENTER DATABASE	AMERICAN JOURNAL OF CARDIOLOGY	CARDIOVASC INST, BEIJING, PEOPLES R CHINA	2009, Vol 104, Iss 6A, pp 162D-162D	3.575

续　表

作者姓名	论文题目	期刊名称	发表单位	卷期页	影响因子
Zhou, ZM; Xu, J; Liu, XQ; Li, XM; Li, SY; Yang, K; Wang, XF; Liu, M; Zhang, QQ	NON-SPHERICAL RACEMIC POLYLACTIDE MICROARCHITECTURES FORMATION VIA SOLVENT EVAPORATION METHOD	POLYMER	CHINESE ACAD MED SCI, INST BIOMED ENGN, PEKING UNION MED COLL, KEY LAB BIOMED MAT TIANJIN, TIANJIN 300192, PEOPLES R CHINA	2009, Vol 50, Iss 15, pp 3841-3850	3.573
Wang, H; Li, W; Zhang, WL; Sun, K; Song, XD; Gao, S; Zhang, CN; Hui, RT; Hu, H	NOVEL PROMOTER AND EXON MUTATIONS OF THE BMPR2 GENE IN CHINESE PATIENTS WITH PULMONARY ARTERIAL HYPERTENSION	EUROPEAN JOURNAL OF HUMAN GENETICS	CHINESE ACAD MED SCI, FUWAI CARDIOVASC HOSP & CARDIOVASC INST, SINO GERMAN LAB MOL MED, BEIJING 100037, PEOPLES R CHINA	2009, Vol 17, Iss 8, pp 1063-1069	3.564
Xu, J; Liao, WB; Gu, DS; Liang L; Liu, M; Du, WT; Liu, PX; Zhang, L; Lu, SH; Dong, CL; Zhou, B; Han	NEURAL GANGLIOSIDE GD2 IDENTIFIES A SUBPOPULATION OF MESENCHYMAL STEM CELLS IN UMBILICAL CORD	CELLULAR PHYSIOLOGY AND BIOCHEMISTRY	CHINESE ACAD MED SCI, INST HEMATOL, STATE KEY LAB EXPT HEMATOL, NATL RES CTR STEM CELL ENGN & TECHNOL, TIANJIN 300020, PEOPLES R CHINA	2009, Vol 23, Iss 4-6, pp 415-424	3.563
Hu, SQ; Song, E; Tian, R; Ma, SC; Yang, T; Mu, Y; Li, Y; Shao, C; Gao, SJ; Gao, YH	SYSTEMATIC ANALYSIS OF A SIMPLE ADAPTOR PROTEIN PDZK1: LIGAND IDENTIFICATION, INTERACTION AND FUNCTIONAL PREDICTION OF COMPLEX	CELLULAR PHYSIOLOGY AND BIOCHEMISTRY	CHINESE ACAD SCI, PEKING UNION MED COLL, INST BASIC MED SCI, SCH BASIC MED, NATL KEY LAB MED MOL BIOL, DEPT PHYSIOL & PATHOPHY, BEIJING 100005, PEOPLES R CHINA	2009, Vol 24, Iss 3-4, pp 231-242	3.563
Liao, WB; Zhong, J; Yu, JX; Xie, J; Liu, YJ; Du, L; Yang, SG; Liu, PX; Xu, J; Wang, JM; Han, ZB; Han	THERAPEUTIC BENEFIT OF HUMAN UMBILICAL CORD DERIVED MESENCHYMAL STROMAL CELLS IN INTRACEREBRAL HEMORRHAGE RAT: IMPLICATIONS OF ANTI-INFLAMMATION AND ANGIOGENESIS	CELLULAR PHYSIOLOGY AND BIOCHEMISTRY	CAMS & PUMC, INST HEMATOL, STATE KEY LAB EXPT HEMATOL, TIANJIN 300020, PEOPLES R CHINA	2009, Vol 24, Iss 3-4, pp 307-316	3.563
Yang, D; Guo, SB; Zhang, TP; Li, HH	HYPOTHERMIA ATTENUATES ISCHEMIA/REPERFUSION-INDUCED ENDOTHELIAL CELL APOPTOSIS VIA ALTERATIONS IN APOPTOTIC PATHWAYS AND JNK SIGNALING	FEBS LETTERS	INST BASIC MED SCI, DEPT PATHOL, BEIJING 100005, PEOPLES R CHINA	2009, Vol 583, Iss 15, pp 2500-2506	3.541

续　表

作者姓名	论文题目	期刊名称	发表单位	卷期页	影响因子
Liu, B; Liu, CW; Guan, H; Li, YJ; Song, XJ; Shen, K; Miao, Q	INTRAVENOUS LEIOMYOMATOSIS WITH INFERIOR VENA CAVA AND HEART EXTENSION	JOURNAL OF VASCULAR SURGERY	BEIJING UNION MED COLL HOSP, DEPT VASC SURG, PEKING UNION MED COLL, BEIJING 100730, PEOPLES R CHINA	2009, Vol 50, Iss 4, pp 897-902	3.517
Liao, WB; Xie, J; Zhong, J; Liu, YJ; Du, L; Zhou, B; Xu, J; Liu, PX; Yang, SG; Wang, JM; Han, ZB; Ha	THERAPEUTIC EFFECT OF HUMAN UMBILICAL CORD MULTIPOTENT MESENCHYMAL STROMAL CELLS IN A RAT MODEL OF STROKE	TRANSPLANTATION	CAMS, INST HEMATOL, STATE KEY LAB EXPT HEMATOL, TIANJIN 300020, PEOPLES R CHINA	2009, Vol 87, Iss 3, pp 350-359	3.498
Huang, JF; Mao, YL; Wang, Y; Zhang, ZJ; Zhao, MG; Liu, Y	MODERNIZATION OF THE ORGAN TRANSPLANTATION PROGRAM IN CHINA	TRANSPLANTATION	PEKING UNION MED COLL, MINIST HLTH, BEIJING, PEOPLES R CHINA	2008, Vol 86, Iss 12, pp 1649-1652	3.498
Guo, ZY; Wang, JS; Yang, J; Wu, NH; Zhang, Y; Shen, YF	AN INHIBITORY ROLE OF P53 VIA NF-KA, PP A B ELEMENT ON THE CYCLIN D1 GENE UNDER HEAT SHOCK	BIOCHIMICA ET BIOPHYSICA ACTA-GENE REGULATORY MECHANISMS	CHINESE ACAD MED SCI, NATL LAB MED MOL BIOL, BEIJING 100005, PEOPLES R CHINA	2009, Vol 1789, Iss 11-12, pp 758-762	3.475
Zhao, JL; Yang, YJ; Pei, WD; Sun, YH; You, SJ; Gao, RL	REMOTE PERICONDITIONING REDUCES MYOCARDIAL NO-REFLOW BY THE ACTIVATION OF K-ATP CHANNEL VIA INHIBITION OF RHO-KINASE	INTERNATIONAL JOURNAL OF CARDIOLOGY	CHINESE ACAD MED SCI, DEPT CARDIOL, CARDIOVASC INST, BEIJING 100037, PEOPLES R CHINA	2009, Vol 133, Iss 2, pp 179-184	3.469
Shi, J; Zheng, DX	AN UPDATE ON GENE THERAPY IN CHINA	CURRENT OPINION IN MOLECULAR THERAPEUTICS	CHINESE ACAD MED SCI, NATL LAB MED MOL BIOL, INST BASIC MED SCI, BEIJING 100005, PEOPLES R CHINA	2009, Vol 11, Iss 5, pp 547-553	3.452
Wang, DM; Sun, MN; Liu, G	SUBSTITUENT DIVERSITY-DIRECTED SYNTHESIS OF INDOLE DERIVATIVES	JOURNAL OF COMBINATORIAL CHEMISTRY	CHINESE ACAD MED SCI, INST MAT MED, BEIJING 100050, PEOPLES R CHINA	2009, Vol 11, Iss 4, pp 556-575	3.45
Du, XL; Fu, Q	POPULATION PHARMACOKINETIC STUDY OF CYCLOSPORINE IN PATIENTS WITH NEPHROTIC SYNDROME	JOURNAL OF CLINICAL PHARMACOLOGY	CHINESE ACAD MED SCI, PEKING UNION MED COLL HOSP, DEPT PHARM, BEIJING 100730, PEOPLES R CHINA	2009, Vol 49, Iss 7, pp 782-788	3.442

续　表

作者姓名	论文题目	期刊名称	发表单位	卷期页	影响因子
Li,JJ;Lu,ZL;Kou,WR;Chen,Z;Wu,YF;Yu,XH;Zhao,YC	BENEFICIAL IMPACT OF XUEZHIKANG ON CARDIOVASCULAR EVENTS AND MORTALITY IN ELDERLY HYPERTENSIVE PATIENTS WITH PREVIOUS MYOCARDIAL INFARCTION FROM THE CHINA CORONARY SECONDARY PREVENTION STUDY (CCSPS)	JOURNAL OF CLINICAL PHARMACOLOGY	CHINESE ACAD MED SCI, DEPT CARDIOL, FU WAI HOSP, PEKING UNION MED COLL, BEIJING 100037, PEOPLES R CHINA	2009, Vol 49, Iss 8, pp 947-956	3.442
Feng, F; Xiang, Y; Wan, X; Zhou, Y	PROGNOSIS OF PATIENTS WITH RELAPSED AND CHEMORESISTANT GESTATIONAL TROPHOBLASTIC NEOPLASIA TRANSFERRED TO THE PEKING UNION MEDICAL COLLEGE HOSPITAL	BJOG-AN INTERNATIONAL JOURNAL OF OBSTETRICS AND GYNAECOLOGY	CHINESE ACAD MED SCI, PEKING UNION MED COLL HOSP, DEPT OBSTET & GYNECOL, PEKING UNION MED COLL, BEIJING 100730, PEOPLES R CHINA	2010, Vol 117, Iss 1, pp 47-52	3.437
Song, Y;Yang,J;Liu,Z;Shen,K	PREOPERATIVE EVALUATION OF ENDOMETRIAL CARCINOMA BY CONTRAST-ENHANCED ULTRASONOGRAPHY	BJOG-AN INTERNATIONAL JOURNAL OF OBSTETRICS AND GYNAECOLOGY	CHINESE ACAD MED SCI, PEKING UNION MED COLL HOSP, PEKING UNION MED COLL, DEPT OBSTET & GYNECOL, BEIJING 100730, PEOPLES R CHINA	2009, Vol 116, Iss 2, pp 294-299	3.437
Liu, Y; He, JM;Zhang, RP;Shi, JG;Abliz, Z	STUDY OF THE CHARACTERISTIC FRAGMENTATION BEHAVIOR OF HYDROQUINONE GLYCOSIDES BY ELECTROSPRAY IONIZATION TANDEM MASS SPECTROMETRY WITH OPTIMIZATION OF COLLISION ENERGY	JOURNAL OF MASS SPECTROMETRY	CHINESE ACAD MED SCI, INST MAT MED, KEY LAB BIOACT SUBST & RESOURCE UTILIZAT CHINESE, MINIST EDUC, BEIJING 100050, PEOPLES R CHINA	2009, Vol 44, Iss 8, pp 1182-1187	3.411
Shao, C; Sun, W; Li, FX; Yang, RF;Zhang,L;Gao, YH	OSCORE: A COMBINED SCORE TO REDUCE FALSE NEGATIVE RATES FOR PEPTIDE IDENTIFICATION IN TANDEM MASS SPECTROMETRY ANALYSIS	JOURNAL OF MASS SPECTROMETRY	CHINESE ACAD MED SCI, PEKING UNION MED COLL, SCH BASIC MED, INST BASIC MED SCI, DEPT PHYSIOL & PATHOPHYSIOL, BEIJING 100005, PEOPLES R CHINA	2009, Vol 44, Iss 1, pp 25-31	3.411

续　表

作者姓名	论文题目	期刊名称	发表单位	卷期页	影响因子
Chen, Y; Gu, B; Wu, SZ; Sun, W; Ma, S; Liu, YQ; Gao, YH	USING ENRICHMENT INDEX FOR QUALITY CONTROL OF SECRETORY PROTEIN SAMPLE AND IDENTIFICATION OF SECRETORY PROTEINS	JOURNAL OF MASS SPECTROMETRY	CHINESE ACAD MED SCI, PEKING UNION MED COLL, INST BASIC MED SCI, NATL KEY LAB MED MOL BIOL, CORE INSTRUMENT FACIL, DEPT PHYSIOL & PATHOPHYSIOL, BEIJING 100005, PEOPLES R CHINA	2009, Vol 44, Iss 3, pp 397-403	3. 411
Guo, N; Zhang, RP; Song, F; He, JM; Xia, B; Abliz, Z	CHARACTERIZATION OF ACID-INDUCED PROTEIN CONFORMATIONAL CHANGES AND NONCOVALENT COMPLEXES IN SOLUTION BY USING COLDSPRAY IONIZATION MASS SPECTROMETRY	JOURNAL OF THE AMERICAN SOCIETY FOR MASS SPECTROMETRY	CHINESE ACAD MED SCI, INST MAT MED, MINIST EDUC, KEY LAB BIOACT SUBST & RESOURCE UTILIZAT CHINESE, BEIJING 100050, PEOPLES R CHINA	2009, Vol 20, Iss 5, pp 845-851	3. 391
Li, SC; Qiao, Y; Di, Q; Le, XN; Zhang, L; Zhang, XS; Zhang, CY; Cheng, J; Zong, SD; Koide, SS; Miao,	INTERACTION OF SH3P13 AND DYDC1 PROTEIN: A GERM CELL COMPONENT THAT REGULATES ACROSOME BIOGENESIS DURING SPERMIOGENESIS	EUROPEAN JOURNAL OF CELL BIOLOGY	CHINESE ACAD MED SCI, TSINGHUA UNIV, PEKING UNION MED COLL, INST BASIC MED SCI, NATL LAB MED MOL BIOL, BEIJING 100005, PEOPLES R CHINA	2009, Vol 88, Iss 9, pp 509-520	3. 314
Yu, YN; Chen, H; Li, Y	PROTECT EFFECT OF BICYCLOL ON CISPLATIN-INDUCED NEPHROTOXICITY IN MICE	ARCHIVES OF TOXICOLOGY	CHINESE ACAD MED SCI & PEKING UNION, COLL MED, INST MAT MED, DEPT NEW DRUG DEV, BEIJING 100050, PEOPLES R CHINA	2009, Vol 83, Iss 4, pp 381-387	3. 312
Zhang, Y; Zhang, JQ; Liu, ZH; Xiong, CM; Ni, XH; Hui, RT; He, JG; Pu, JL	VIP GENE VARIANTS RELATED TO IDIOPATHIC PULMONARY ARTERIAL HYPERTENSION IN CHINESE POPULATION	CLINICAL GENETICS	CHINESE ACAD MED SCI, CARDIOVASC INST, CTR DIAG & MANAGEMENT PULM VASC DIS, BEIJING 100037, PEOPLES R CHINA	2009, Vol 75, Iss 6, pp 544-549	3. 304
Liu, R; Gao, M; Qiang, GF; Zhang, TT; Lan, X; Ying, J; Du, GH	THE ANTI-AMNESIC EFFECTS OF LUTEOLIN AGAINST AMYLOID BETA (25-35) PEPTIDE-INDUCED TOXICITY IN MICE INVOLVE THE PROTECTION OF NEUROVASCULAR UNIT	NEUROSCIENCE	CHINESE ACAD MED SCI, INST MAT MED, NATL CTR PHARMACEUT SCREENING, BEIJING 100050, PEOPLES R CHINA	2009, Vol 162, Iss 4, pp 1232-1243	3. 292

续 表

作者姓名	论文题目	期刊名称	发表单位	卷期页	影响因子
Wang, S; Lang, JH; Cheng, XM	CYTOLOGIC REGRESSION IN WOMEN WITH ATYPICAL SQUAMOUS CELLS OF UNKNOWN SIGNIFICANCE AND NEGATIVE HUMAN PAPILLOMAVIRUS TEST	AMERICAN JOURNAL OF OBSTETRICS AND GYNECOLOGY	BEIJING UNION MED COLL HOSP, DEPT OBSTET & GYNECOL, BEIJING, PEOPLES R CHINA	2009, Vol 201, Iss 6	3.278
Chen, YH; Zhang, RP; Song, YM; He, JM; Sun, JH; Bai, JF; An, ZL; Dong, LJ; Zhan, QM; Abliz, Z	RRLC-MS/MS-BASED METABONOMICS COMBINED WITH IN-DEPTH ANALYSIS OF METABOLIC CORRELATION NETWORK: FINDING POTENTIAL BIOMARKERS FOR BREAST CANCER	ANALYST	CHINESE ACAD MED SCI, INST MAT MED, BEIJING 100050, PEOPLES R CHINA	2009, Vol 134, Iss 10, pp 2003-2011	3.272
Chai, Y; Wan, ZL; Wang, B; Guo, HY; Liu, ML	SYNTHESIS AND IN VITRO ANTIBACTERIAL ACTIVITY OF 7-(4-ALKOXYIMINO-3-AMINO- 3-METHYLPIPERIDIN-1-YL) FLUOROQUINOLONE DERIVATIVES	EUROPEAN JOURNAL OF MEDICINAL CHEMISTRY	CHINESE ACAD MED SCI, INST MED BIOTECHNOL, BEIJING 100050, PEOPLES R CHINA	2009, Vol 44, Iss 10, pp 4063-4069	3.269
Yu, HY; Wang, BL; Zhao, J; Yao, XM; Gu, Y; Li, Y	PROTECTIVE EFFECT OF BICYCLOL ON TETRACYCLINE-INDUCED FATTY LIVER IN MICE	TOXICOLOGY	CHINESE ACAD MED SCI, INST MAT MED, DEPT NEW DRUG DEV, BEIJING 100050, PEOPLES R CHINA	2009, Vol 261, Iss 3, pp 112-118	3.241
Li, M; Chen, Q; Shen, YN; Liu, WD	CANDIDA ALBICANS PHOSPHOLIPOMANNAN TRIGGERS INFLAMMATORY RESPONSES OF HUMAN KERATINOCYTES THROUGH TOLL-LIKE RECEPTOR 2	EXPERIMENTAL DERMATOLOGY	CHINESE ACAD MED SCI, INST DERMATOL, DEPT MED MYCOL, NANJING 210042, PEOPLES R CHINA	2009, Vol 18, Iss 7, pp 603-610	3.239
Peng, JP; Yang, J; Jin, Q	THE MOLECULAR E,,, VOL UTIONARY HISTORY OF SHIGELLA S, PP. AND ENTEROINVASIVE ESCHERICHIA COLI	INFECTION GENETICS AND E VOL UTION	CHINESE ACAD MED SCI, STATE KEY LAB MOL VIROL & GENET ENGN, INST PATHOGEN BIOL, BEIJING 100730, PEOPLES R CHINA	2009, Vol 9, Iss 1, pp 147-152	3.223
Liao, XW; Liu, W; Dong, WF; Guan, BH; Chen, SZ; Liu, ZZ	TOTAL SYNTHESIS OF (-)-RENIERAMYCIN G FROM L-TYROSINE	TETRAHEDRON	MINIST EDUC, KEY LAB BIOACT SUBST & RESOURCES UTILIZAT CHINESE, BEIJING 100050, PEOPLES R CHINA	2009, Vol 65, Iss 29-30, pp 5709-5715	3.219

续 表

作者姓名	论文题目	期刊名称	发表单位	卷期页	影响因子
Wu, C; Wang, GH; Yang, M; Huang, LM; Yu, DK; Tan, W; Lin, DX	TWO GENETIC VARIANTS IN PROSTATE STEM CELL ANTIGEN AND GASTRIC CANCER SUSCEPTIBILITY IN A CHINESE POPULATION	MOLECULAR CARCINOGENESIS	CHINESE ACAD MED SCI, BEJING KEY LAB CANC PREVENT, CANC INST & HOSP, BEIJING 100021, PEOPLES R CHINA	2009, Vol 48, Iss 12, pp 1131-1138	3.202
Liu, M; Yang, SB; Wang, YH; Zhu, HX; Yan, S; Zhang, W; Quan, LP; Bai, JF; Xu, NZ	EB1 ACTS AS AN ONCOGENE VIA ACTIVATING BETA-CATENIN/TCF PATHWAY TO PROMOTE CELLULAR GROWTH AND INHIBIT APOPTOSIS	MOLECULAR CARCINOGENESIS	CHINESE ACAD MED SCI, CANC INST & CANC HOSP, LAB CELL & MOL BIOL, BEIJING 100021, PEOPLES R CHINA	2009, Vol 48, Iss 3, pp 212-219	3.202
Zhao, D; Zhang, XM; Guo, YL; Tan, W; Lin, DX	CYCLOOXYGENASE-2 GLY587ARG VARIANT IS ASSOCIATED WITH DIFFERENTIAL ENZYMATIC ACTIVITY AND RISK OF ESOPHAGEAL SQUAMOUS-CELL CARCINOMA	MOLECULAR CARCINOGENESIS	CHINESE ACAD MED SCI, DEPT ETIOL & CARCINOGENESIS, INST CANC, BEIJING 100021, PEOPLES R CHINA	2009, Vol 48, Iss 10, pp 934-941	3.202
Wu, XP; Zhu, XL; Wang, X; Ma, J; Zhu, SY; Li, JY; Liu, Y	INTRON POLYMORPHISM IN THE KIAA0350 GENE IS REPRODUCIBLY ASSOCIATED WITH SUSCEPTIBILITY TO TYPE 1 DIABETES (T1D) IN THE HAN CHINESE POPULATION	CLINICAL ENDOCRINOLOGY	PEKING UNION MED COLL, NATL LAB MED MOL BIOL, INST BASIC MED SCI, CHINESE ACAD MED SCI, SCH BASIC MED, BEIJING 100005, PEOPLES R CHINA	2009, Vol 71, Iss 1, pp 46-49	3.201
Liu, SW; Qiao, SB; Yuan, JS; Liu, DQ	ASSOCIATION OF PLASMA VISFATIN LEVELS WITH INFLAMMATION, ATHEROSCLEROSIS AND ACUTE CORONARY SYNDROMES (ACS) IN HUMANS	CLINICAL ENDOCRINOLOGY	PEKING UNION MED COLL, BEIJING 100021, PEOPLES R CHINA	2009, Vol 71, Iss 2, pp 202-207	3.201
Wang, BB; Wen, QL; Ni, F; Zhou, SR; Wang, J; Cao, YX; Ma, X	ANALYSES OF GROWTH DIFFERENTIATION FACTOR 9 (GDF9) AND BONE MORPHOGENETIC PROTEIN 15 (BMP15) MUTATION IN CHINESE WOMEN WITH PREMATURE OVARIAN FAILURE	CLINICAL ENDOCRINOLOGY	PEKING UNION MED COLL, GRAD SCH, BEIJING 100021, PEOPLES R CHINA	2010, Vol 72, Iss 1, pp 135-136	3.201

续　表

作者姓名	论文题目	期刊名称	发表单位	卷期页	影响因子
Chen, W; Zhang, X; Molijn, A; Jenkins, D; Shi, JF; Quint, W; Schmidt, JE; Wang, P; Liu, YL; Li, LK;	HUMAN PAPILLOMAVIRUS TYPE-DISTRIBUTION IN CERVICAL CANCER IN CHINA: THE IMPORTANCE OF HPV 16 AND 18	CANCER CAUSES & CONTROL	CHINESE ACAD MED SCI, INST CANC, BEIJING 100021, PEOPLES R CHINA	2009, Vol 20, Iss 9, pp 1705-1713	3.199
Li, XW; Dai, Y; Chen, SL	GROWTH AND PHYSIOLOGICAL CHARACTERISTICS OF FRITILLARIA CIRRHOSA IN RESPONSE TO HIGH IRRADIANCE AND SHADE IN AGE-RELATED GROWTH PHASES	ENVIRONMENTAL AND EXPERIMENTAL BOTANY	CHINESE ACAD MED SCI, PEKING UNION MED COLL, INST MED PLANT DEV, BEIJING 100193, PEOPLES R CHINA	2009, Vol 67, Iss 1, pp 77-83	3.164
Tang, WZ; Ma, SG; Yu, SS; Qu, J; Liu, YB; Liu, J	REARRANGED PRENYLATED C-6-C-3 COMPOUNDS AND A HIGHLY OXYGENATED SECO-PREZIZAANE-TYPE SESQUITERPENE FROM THE STEM BARK OF ILLICIUM OLIGANDRUM	JOURNAL OF NATURAL PRODUCTS	CHINESE ACAD MED SCI, KEY LAB BIOACT SUBSTANCE & RESOURCES UTILIZAT CHI, MINIST EDUC, INST MAT MED, BEIJING 100050, PEOPLES R CHINA	2009, Vol 72, Iss 6, pp 1017-1021	3.159
Fan, XN; Zi, JC; Zhu, CG; Xu, WD; Cheng, W; Yang, S; Guo, Y; Shi, JG	CHEMICAL CONSTITUENTS OF HETEROPLEXIS MICOCEPHALA	JOURNAL OF NATURAL PRODUCTS	CHINESE ACAD MED SCI, INST MAT MED, BEIJING 100050, PEOPLES R CHINA	2009, Vol 72, Iss 6, pp 1184-1190	3.159
Yu, L; Yang, JZ; Chen, XG; Shi, JG; Zhang, DM	CYTOTOXIC TRITERPENOID GLYCOSIDES FROM THE ROOTS OF GORDONIA CHRYSANDRA	JOURNAL OF NATURAL PRODUCTS	CHINESE ACAD MED SCI, INST MAT MED, BEIJING 100050, PEOPLES R CHINA	2009, Vol 72, Iss 5, pp 866-870	3.159
Yu, YM; Yang, JS; Peng, CZ; Caer, V; Cong, PZ; Zou, ZM; Lu, Y; Yang, SY; Gu, YC	LACTONES FROM ANGIOPTERIS CAUDATIFORMIS	JOURNAL OF NATURAL PRODUCTS	CHINESE ACAD MED SCI, INST MED PLANT DEV, BEIJING 100193, PEOPLES R CHINA	2009, Vol 72, Iss 5, pp 921-924	3.159
Ni, G; Zhang, QJ; Zheng, ZF; Chen, RY; Yu, DQ	2-ARYLBENZOFURAN DERIVATIVES FROM MORUS CATHAYANA	JOURNAL OF NATURAL PRODUCTS	CHINESE ACAD MED SCI, INST MAT MED, MINIST EDUC, KEY LAB BIOACT SUBSTANCES & RESOURCES, PEKING UNION MED COLL, BEIJING 100050, PEOPLES R CHINA	2009, Vol 72, Iss 5, pp 966-968	3.159

续　表

作者姓名	论文题目	期刊名称	发表单位	卷期页	影响因子
Liu, R; Ma, SG; Yu, SS; Pei, YH; Zhang, S; Chen, XG; Zhang,JJ	CYTOTOXIC OLEANANE TRITERPENE SAPONINS FROM ALBIZIA CHINENSIS	JOURNAL OF NATURAL PRODUCTS	CHINESE ACAD MED SCI, KEY LAB BIOACT SUBST & RESOURCES UTILIZAT CHINESE, MINIST EDUC, BEIJING 100050, PEOPLES R CHINA	2009, Vol 72, Iss 4,pp 632-639	3.159
Liu, YB; Su, EN; Li, JB; Zhang, JL; Yu, SS; Qu, J; Liu, J; Li, Y	STEROIDAL GLYCOSIDES FROM DREGEA SINENSIS VAR. CORRUGATA SCREENED BY LIQUID CHROMATOGRAPHY-ELECTROSPRAY IONIZATION TANDEM MASS SPECTROMETRY	JOURNAL OF NATURAL PRODUCTS	PEKING UNION MED COLL, INST MAT MED,BEIJING 100050,PEOPLES R CHINA	2009, Vol 72, Iss 2, pp 229-237	3.159
Xu, WD; Zhu, CG; Cheng, W; Fan, XN; Chen, XG; Yang, S; Guo, Y; Ye, F; Shi,JG	CHEMICAL CONSTITUENTS OF THE ROOTS OF EUPHORBIA MICRACTINA	JOURNAL OF NATURAL PRODUCTS	CHINESE ACAD MED SCI, INST MAT MED, BEIJING 100050,PEOPLES R CHINA	2009, Vol 72, Iss 9,pp 1620-1626	3.159
Chen, XM; Shi, QY; Lin, G; Guo, SX; Yang,JS	SPIROBISNAPHTHALENE ANALOGUES FROM THE ENDOPHYTIC FUNGUS PREUSSIA SP	JOURNAL OF NATURAL PRODUCTS	CHINESE ACAD MED SCI, BIOTECHNOL RES CTR,INST MED PLANT DEV,BEIJING 100193,PEOPLES R CHINA	2009, Vol 72, Iss 9,pp 1712-1715	3.159
An, N; Zhang, HW; Xu, LZ; Yang,SL;Zou,ZM	NEW DIARYLHEPTANOIDS FROM THE RHIZOME OF ALPINIA OFFICINARUM HANCE	FOOD CHEMISTRY	CHINESE ACAD MED SCI, INST MED PLANT DEV, BEIJING 100193, PEOPLES R CHINA	2010, Vol 119, Iss 2,pp 513-517	3.146
Cao,L; Si, JY; Liu, Y; Sun, H; Jin, W; Li, Z; Zhao, XH; Le Pan,R	ESSENTIAL OIL COMPOSITION, ANTIMICROBIAL AND ANTIOXIDANT PROPERTIES OF MOSLA CHINENSIS MAXIM	FOOD CHEMISTRY	CHINESE ACAD MED SCI, INST MED PLANT DEV, BEIJING 100193, PEOPLES R CHINA	2009, Vol 115, Iss 3, pp 801-805	3.146
Ma, F; Sun, T; Shi, YK; Yu, DK; Tan, W; Yang, M; Wu, C; Chu, DT; Sun, Y; Xu, BH; Lin, DX	POLYMORPHISMS OF EGFR PREDICT CLINICAL OUTCOME IN ADVANCED NON-SMALL-CELL LUNG CANCER PATIENTS TREATED WITH GEFITINIB	LUNG CANCER	CHINESE ACAD MED SCI, CANC HOSP & INST, DEPT MED ONCOL,BEIJING 100037, PEOPLES R CHINA	2009, Vol 66, Iss 1,pp 114-119	3.14
Cai, XW; Xiao, T; James, SY; Da,JP;Lin, DM; Liu, Y; Zheng, Y; Zou, SM; Di, XB; Guo, SP; Han, NJ;L	METASTATIC POTENTIAL OF LUNG SQUAMOUS CELL CARCINOMA ASSOCIATED WITH HSPC300 THROUGH ITS INTERACTION WITH WAVE2	LUNG CANCER	CANC INST HOSP, STATE KEY LAB MOL ONCOL, PEKING UNION MED COLL, BEIJING 100021,PEOPLES R CHINA	2009, Vol 65, Iss 3, pp 299-305	3.14

续　表

作者姓名	论文题目	期刊名称	发表单位	卷期页	影响因子
Xu, HF; Bai, J; Meng, J; Hao, W; Xu, HY; Cao, JM	MULTI-WALLED CARBON NANOTUBES SU,PP RESS POTASSIUM CHANNEL ACTIVITIES IN PC12 CELLS	NANOTECHNOLOGY	CHINESE ACAD MED SCI, DEPT PHYSIOL & PATHOPHYSIOL, INST BASIC MED SCI, PEKING UNION MED COLL, SCH BASIC MED, BEIJING 100005, PEOPLES R CHINA	2009, Vol 20, Iss 28	3.137
Nie, L; Xiang, RL; Zhou, WX; Lu, B; Cheng, DY; Gao, JM	ATTENUATION OF ACUTE LUNG INFLAMMATION INDUCED BY CIGARETTE SMOKE IN CXCR3 KNOCKOUT MICE	RESPIRATORY RESEARCH	BEIJING UNION MED COLL HOSP, DEPT RESP DIS, CHINESE ACAD MED SCI, BEIJING 100730, PEOPLES R CHINA	2008, Vol 9	3.127
Shi, XH; Liang, ZY; Ren, XY; Liu, TH	COMBINED SILENCING OF K-RAS AND AKT2 ONCOGENES ACHIEVES SYNERGISTIC EFFECTS IN INHIBITING PANCREATIC CANCER CELL GROWTH IN VITRO AND IN VIVO	CANCER GENE THERAPY	CHINESE ACAD MED SCI, DEPT PATHOL, PEKING UNION MED COLL HOSP, BEIJING 100730, PEOPLES R CHINA	2009, Vol 16, Iss 3, pp 227-236	3.126
Sun, HX; He, HW; Zhang, SH; Liu, TG; Ren, KH; He, QY; Shao, RG	SU,PP RESSION OF N-RAS BY SHRNA-EXPRESSING PLASMID INCREASES SENSITIVITY OF HEPG2 CELLS TO VINCRISTINE-INDUCED GROWTH INHIBITION	CANCER GENE THERAPY	CHINESE ACAD MED SCI, DEPT ONCOL, INST MED BIOTECHNOL, PEKING UNION MED COLL, BEIJING 100050, PEOPLES R CHINA	2009, Vol 16, Iss 9, pp 693-702	3.126
Zhang, JP; Hong, B; Yang, Y	WNTS AS A NEW KIND OF CYTOKINES	CYTOKINE	CHINESE ACAD MED SCI, INST MED BIOTECHNOL, BEIJING 100037, PEOPLES R CHINA	2008, Vol 43, Iss 3, pp 329-329	3.123
Hu, WL; Qiao, SB; Li, JJ	DECREASED C-REACTIVE PROTEIN-INDUCED RESISTIN PRODUCTION IN HUMAN MONOCYTES BY SIMVASTATIN (VOL 40, PG 201, 2007)	CYTOKINE	PEKING UNION MED COLL, CHINESE ACAD MED SCI, FU WAI HOSP, DEPT CARDIOL, BEIJING 100037, PEOPLES R CHINA	2009, Vol 46, Iss 3, pp 392-392	3.123
Li, JJ; Nie, SP; Qian, XW; Zeng, HS; Zhang, CY	CHRONIC INFLAMMATORY STATUS IN PATIENTS WITH CORONARY ARTERY ECTASIA	CYTOKINE	CHINESE ACAD MED SCI, FU WAI HOSP, DEPT CARDIOL, PEKING UNION MED COLL, BEIJING 100037, PEOPLES R CHINA	2009, Vol 46, Iss 1, pp 61-64	3.123

续 表

作者姓名	论文题目	期刊名称	发表单位	卷期页	影响因子
Zhang, B; Li, DZ; Xu, ZG; Tang, PZ	DEEP INFERIOR EPIGASTRIC ARTERY PERFORATOR FREE FLAPS IN HEAD AND NECK RECONSTRUCTION	ORAL ONCOLOGY	CHINESE ACAD MED SCI, PEKING UNION MED COLL, CANC HOSP, DEPT HEAD & NECK SURG, BEIJING 100021, PEOPLES R CHINA	2009, Vol 45, Iss 2, pp 116-120	3.123
Gao, JT; Li, YM; Lu, SH; Wang, M; Yang, Z; Yan, X; Zheng, YZ	ENHANCED IN VIVO MOTILITY OF HUMAN UMBILICAL CORD BLOOD HEMATOPOIETIC STEM/PROGENITOR CELLS INTRODUCED VIA INTRA-BONE MARROW INJECTION INTO XENOTRANSPLANTED NOD/SCID MOUSE	EXPERIMENTAL HEMATOLOGY	CHINESE ACAD MED SCI, INST HEMATOL, STATE KEY LAB EXPT HEMATOL, TIANJIN 300020, PEOPLES R CHINA	2009, Vol 37, Iss 8, pp 990-997	3.106
Li, CJ; Zhang, DM; Luo, YM; Yu, SS; Li, Y; Lu, Y	BIS-SESQUITERPENES AND DITERPENES FROM CHLORANTHUS HENRYI	PHYTOCHEMISTRY	CHINESE ACAD MED SCI, INST MAT MED, MINIST EDUC, KEY LAB BIOACT SUBST & RESOURCES UTILIZAT CHINESE, BEIJING 100050, PEOPLES R CHINA	2008, Vol 69, Iss 16, pp 2867-2874	3.104
Xue, FS; Liu, HP; He, N; Xu, YC; Yang, QY; Liao, X; Xu, XZ; Guo, XL; Zhang, YM	SPRAY-AS-YOU-GO AIRWAY TOPICAL ANESTHESIA IN PATIENTS WITH A DIFFICULT AIRWAY: A RANDOMIZED, DOUBLE-BLIND COMPARISON OF 2% AND 4% LIDOCAINE	ANESTHESIA AND ANALGESIA	CHINESE ACAD MED SCI, DEPT ANESTHESIOL, PLAST SURG HOSP, BEIJING 100144, PEOPLES R CHINA	2009, Vol 108, Iss 2, pp 536-543	3.083
Xue, FS; He, N; Liu, HP	AIRWAY TOPICAL ANESTHESIA RESPONSE	ANESTHESIA AND ANALGESIA	CHINESE ACAD MED SCI, DEPT ANESTHESIOL, PLAST SURG HOSP, BEIJING 100037, PEOPLES R CHINA	2009, Vol 109, Iss 3, pp 991-992	3.083
Zhu, L; Lang, JH; Liu, CY; Han, SM; Huang, JS; Li, XM	THE EPIDEMIOLOGICAL STUDY OF WOMEN WITH URINARY INCONTINENCE AND RISK FACTORS FOR STRESS URINARY INCONTINENCE IN CHINA	MENOPAUSE-THE JOURNAL OF THE NORTH AMERICAN MENOPAUSE SOCIETY	BEIJING UNION MED COLL HOSP, DEPT OBSTET & GYNECOL, BEIJING 100730, PEOPLES R CHINA	2009, Vol 16, Iss 4, pp 831-836	3.082

续表

作者姓名	论文题目	期刊名称	发表单位	卷期页	影响因子
Chen, GQ; Lu, YM; Wang, XL; Zhao, ZY; Liu, H; Zhang, HJ; Li, ZL	A RELATIVELY SIMPLE AND ECONOMICAL PROTOCOL FOR PROTEOMIC ANALYSES OF HUMAN 20S PROTEASOME: COMPATIBLE WITH BOTH SCALED-UP AND SCALED-DOWN PURIFICATIONS	ELECTROPHORESIS	CHINESE ACAD MED SCI, INST BASIC MED SCI, DEPT BIOPHYS & STRUCT BIOL, BEIJING 100005, PEOPLES R CHINA	2009, Vol 30, Iss 14, pp 2422-2430	3.077
Mei, M; Tang, L; Xiao, Y; Wu, HY; Lu, CM; Liu, TH; Chen, J; Lu, X; Deng, D; Chen, YJ	DUAL-EXPRESSION OF A-INTERNEXIN IN PANCREATIC ENDOCRINE TUMORS AND ITS IMPLICATIONS	NEUROENDOCRINOLOGY	BEIJING UNION MED COLL HOSP, DEPT GASTROENTEROL, BEIJING, PEOPLES R CHINA	2009, Vol 90, Iss 1, pp 69-	3.074
Zhang, H; Zhu, SJ; Wang, D; Wei, YJ; Hu, SS	INTRAMYOCARDIAL INJECTION OF TANNIC ACID ATTENUATES POSTINFARCTION REMODELING: A NOVEL APPROACH TO STABILIZE THE BREAKING EXTRACELLULAR MATRIX	JOURNAL OF THORACIC AND CARDIOVASCULAR SURGERY	CHINESE ACAD MED SCI, CARDIOVASC INST, DEPT CARDIAC SURG, BEIJING 100037, PEOPLES R CHINA	2009, Vol 137, Iss 1, pp 216-U21	3.063
Sun, LZ; Qi, RD; Chang, Q; Zhu, JM; Liu, YM; Yu, CT; Lv, B; Zheng, J; Tian, LX; Lu, JG	SURGERY FOR ACUTE TYPE A DISSECTION USING TOTAL ARCH REPLACEMENT COMBINED WITH STENTED ELEPHANT TRUNK IMPLANTATION: EXPERIENCE WITH 107 PATIENTS	JOURNAL OF THORACIC AND CARDIOVASCULAR SURGERY	CHINESE ACAD MED SCI, DEPT CARDIOVASC SURG, CARDIOVASC INST, BEIJING 100037, PEOPLES R CHINA	2009, Vol 138, Iss 6, pp 1358-1362	3.063
Sun, LZ; Qi, RD; Chang, Q; Zhu, JM; Liu, YM; Yu, CT; Lv, B; Zheng, J; Tian, LX; Lu, JG	IS TOTAL ARCH REPLACEMENT COMBINED WITH STENTED ELEPHANT TRUNK IMPLANTATION JUSTIFIED FOR PATIENTS WITH CHRONIC STANFORD TYPE A AORTIC DISSECTION?	JOURNAL OF THORACIC AND CARDIOVASCULAR SURGERY	CHINESE ACAD MED SCI, DEPT CARDIOVASC SURG, CARDIOVASC INST, PEKING UNION MED COLL, BEIJING 100037, PEOPLES R CHINA	2009, Vol 138, Iss 4, pp 892-896	3.063
Wang, XQ; Zheng, Z; Ao, HS; Zhang, SJ; Wang, Y; Zhang, H; Li, LH; Hu, SS	A COMPARISON BEFORE AND AFTER APROTININ WAS SUSPENDED IN CARDIAC SURGERY: DIFFERENT RESULTS IN THE REAL WORLD FROM A SINGLE CARDIAC CENTER IN CHINA	JOURNAL OF THORACIC AND CARDIOVASCULAR SURGERY	CHINESE ACAD MED SCI, FUWAI HOSP, DEPT CARDIOVASC SURG, BEIJING 100037, PEOPLES R CHINA	2009, Vol 138, Iss 4, pp 897-903	3.063

续　表

作者姓名	论文题目	期刊名称	发表单位	卷期页	影响因子
Yang, L; Zhang, XB; Peng, JP; Zhu, YF; Dong, J; Xu, JG; Jin, Q	DISTRIBUTION OF SURFACE-PROTEIN VARIANTS OF HYPERINVASIVE MENINGOCOCCI IN CHINA	JOURNAL OF INFECTION	CHINESE ACAD MED SCI, INST PATHOGEN BIOL, STATE KEY LAB MOL VIROL & GENET ENGN, BEIJING 100176, PEOPLES R CHINA	2009, Vol 58, Iss 5, pp 358-367	3.06
Yang, QH; Liu, DW; Long, Y; Liu, HZ; Chai, WZ; Wang, XT	ACUTE RENAL FAILURE DURING SEPSIS: POTENTIAL ROLE OF CELL CYCLE REGULATION	JOURNAL OF INFECTION	CHINESE ACAD MED SCI, PEKING UNION MED COLL HOSP, DEPT CRIT CARE MED, BEIJING 100730, PEOPLES R CHINA	2009, Vol 58, Iss 6, pp 459-464	3.06
Tang, WH; Wang, WM; Zhang, YX; Liu, SL; Liu, YX; Zheng, DX	TUMOUR NECROSIS FACTOR-RELATED APOPTOSIS-INDUCING LIGAND (TRAIL) -INDUCED CHEMOKINE RELEASE IN BOTH TRAIL-RESISTANT AND TRAIL-SENSITIVE CELLS VIA NUCLEAR FACTOR KA, PP A B	FEBS JOURNAL	CHINESE ACAD MED SCI, INST BASIC MED SCI, NATL LAB MED MOL BIOL, BEIJING 100005, PEOPLES R CHINA	2009, Vol 276, Iss 2, pp 581-593	3.042
Zhao, L; Xiao, K; Wang, H; Wang, Z; Sun, L; Zhang, F; Zhang, X; Tang, F; He, W	THALIDOMIDE HAS A THERAPEUTIC EFFECT ON INTERSTITIAL LUNG FIBROSIS: EVIDENCE FROM IN VITRO AND IN VIVO STUDIES	CLINICAL AND EXPERIMENTAL IMMUNOLOGY	CHINESE ACAD MED SCI, DEPT RHEUMATOL, PEKING UNION MED COLL HOSP, BEIJING 100730, PEOPLES R CHINA	2009, Vol 157, Iss 2, pp 310-315	3.009
Lu, S; Xie, YM; Li, X; Luo, J; Shi, XQ; Hong, X; Pan, YH; Ma, X	MASS SPECTROMETRY ANALYSIS OF DYNAMIC POST-TRANSLATIONAL MODIFICATIONS OF TH2B DURING SPERMATOGENESIS	MOLECULAR HUMAN REPRODUCTION	PEKING UNION MED COLL, GRAD SCH, BEIJING 100021, PEOPLES R CHINA	2009, Vol 15, Iss 6, pp 373-378	3.005

2010 年度院校级以上在研科研课题分类表

单位：项

单位	课题总数	科技部项目 重大专项 主持	参加	973计划 主持	参加	重大科学计划 主持	参加	863计划 主持	参加	科技支撑计划 主持	参加	科技部基础条件平台 主持	参加	科技部其他计划(含国际科技合作计划) 主持	参加	国家自然科学基金项目 主持	参加	部委级科研项目 卫生部项目 公益性卫生行业专项	其他	国家发改委项目	国家教育部项目	国家人事部项目	国家计生委项目	国家药监局项目	国家中医局项目	其他项目	院校基金	地方研究中心、基地	地方项目	所级项目	国际合作(非科技部)	横向课题
北京协和医院	114	2		1				3		19						36		4			11	9							29			
阜外心血管病医院	72	1		1				1						2		23			1		6						23		14			
肿瘤医院	215	5		2				7		1				2		30		1			6					9			14	120	9	9
整形外科医院	29															6					3					4	3			13		
基础医学研究所	86	12				5		2		2				1		45					6					2			4		3	
药物研究所	62			5				2				4				29		2			6					1			11		2	
医药生物技术研究所	93	12	23	2	1			2		2			1			18					12				1	1			2		1	9
药用植物研究所	59	2		2								20				19				3		3							7		3	
医学信息研究所	10	2						1																			1			3		3
实验动物研究所	45	4	10											1		2	1	2			1						3		3	14	5	
微循环研究所	10			1														1	2												5	
病原生物学研究所	83	7	17							2	3			2		5	9	2			1						1		2	24	4	1
血液学研究所	41	1	2		3											15					3						4		9			4
放射医学研究所	59				3											3		1			7						2		6	37		
生物医学工程研究所	23								2							2					3						4		7	5		
皮肤病研究所	26	2										12				4			1		2							2	4		1	
输血研究所	21																	1									1	2	5	12		
医学生物学研究所	35	5			2				1							2		1										1	14		1	
总计	1083	55	52	14	9	5	5	18	3	27	3	36	1	15	0	239	10	16	5	3	67	12	0	0	1	17	44	5	131	230	34	27

2010 年度院校级以上科技项目执行情况统计表

单位：项

单位	项目执行情况 结题课题数 提前	按期	拖期	在研课题数 按计划	拖期	新中标课题数 工作已开展	工作未开展	其他课题数 撤销	未进行	科技活动情况分类 基础研究	应用研究	实验发展
北京协和医院		45		114		64						
阜外心血管病医院		55	9	72		77				64	152	
肿瘤医院		40	1	81		46				149		
整形外科医院		5		29		21	18				56	
基础医学研究所		53		86		5	44					
药物研究所		118		62		46	25			226	25	
医药生物技术研究所		39		93		27				43	116	
药用植物研究所		71		59		117						
医学信息研究所		11		10		49					70	
实验动物研究所		11		45		27				70	10	
微循环研究所				2		1				13	2	
病原生物学研究所		8		83	1	15	6					
血液学研究所		19		37		15	16			68	25	
放射医学研究所		40		59		23	7			118	12	
生物医学工程研究所		9		23		20						
皮肤病研究所		4		26		21						
输血研究所		7		23		6				7	5	
医学生物学研究所		21		35		16				21	33	19

2010 年度院校到位科研经费统计表

单位：万元

单　　位	合　　计	科技部项目							国家自然科学基金项目
		重大专项	973 计划	重大科学计划	863 计划	科技支撑计划	科技部基础条件平台	科技部其他计划（含国际科技合作计划）	
北京协和医院	16998.70	6100.00	30.00		740.00	4876.80		100.00	2171.00
阜外心血管医院	5232.92	1373.72	913.90		619.50	102.00			630.80
肿瘤医院	6667.08	2024.41	124.00		939.00	91.84		212.00	929.40
整形外科医院	570.500					10.00			125.00
基础医学研究所	8259.00	3539.00	973.00	406.00	185.00	113.00			1488.00
药物研究所	19999.91	17260.78	44.00		32.00	112.97		495.00	772.40
医药生物技术研究所	9707.34	7095.50	34.00		65.00	110.20	362.34	450.00	333.40
药用植物研究所	10234.10	7160.60	77.00		45.00	440.57	25.00	16.00	438.40
医学信息研究所	1913.26	452.40				393.45		285.00	
实验动物研究所	5863.34	4627.70	5.00			88.00			69.80
微循环研究所	193.64							50.00	
病原生物学研究所	18266.09	8445.47	1115.80		340.00	50.00		90.00	539.60
血液学研究所	1543.10	53.00	85.30			260.00		306.00	239.40
放射医学研究所	1875.90								178.40
生物医学工程研究所	323.40		10.00	20.00	15.40	10.00			70.80
皮肤病研究所	2708.50	1272.00					32.50		118.00
输血研究所	903.00				488.00				12.00
医学生物学研究所	5579.81	2039.92	60.00		631.40	967.49		493.00	84.00

| 单位 | 卫生部项目 | | 部委级科研项目 | | | | | | |
	公益性卫生行业科技专项	其他	国家发改委项目	国家教育部项目	国家人事部项目	国家计生委项目	国家药监局项目	国家中医局项目	其他项目
北京协和医院	1286.00			134.40	67.00	8.00		5.00	
阜外心血管病医院	715.00			27.40	7.00				
肿瘤医院	1130.00				4.00				358.90
整形外科医院				5.60					172.975
基础医学研究所				24.00					141.00
药物研究所	827.00			13.40	7.00		55.00		70.00
医药生物技术研究所				9.60					
药用植物研究所	65.00		700.00	26.00	42.00			352.28	151.00
医学信息研究所		145.623							
实验动物研究所	63.00			15.00				67.00	
微循环研究所									5.00
病原生物学研究所	1015.00			20.00	30.00				
血液学研究所		132.00		13.20					45.00
放射医学研究所		547.00		28.00	4.00				14.50
生物医学工程研究所				7.20					
皮肤病研究所	925.00			10.00					9.00
输血研究所	261.00								
医学生物学研究所	304.00								

单位	院校基金	其他				
		地方研究中心、基地	地方项目	所级项目	国际合作（非科技部）	横向课题
北京协和医院	17.00		1471.50			
阜外心血管病医院	256.80		360.80			
肿瘤医院	17.00				42.10	
整形外科医院	21.00					
基础医学研究所	375.00		426.00		346.00	
药物研究所	51.00		55.00		58.36	
医药生物技术研究所	11.00		5.00		217.14	159.16
药用植物研究所	16.00	23.15	236.90		30.48	388.72
医学信息研究所	33.00	306.50	4.20	27.90	132.10	143.0800
实验动物研究所	13.00		8.00	248.00	638.84	20.00
微循环研究所	128.64					
病原生物学研究所	27.00	3.00	82.50	4341.30	2109.72	56.70
血液学研究所	78.00		307.00		24.00	
放射医学研究所	41.00		156.00	907.00		
生物医学工程研究所	77.00		104.00			
皮肤病研究所						8.00
输血研究所	45.00	20.00	77.00			
医学生物学研究所	112.00	80.00	550.00	318.00		40.00

2010 年度院校新批各渠道院校级以上基金项目经费统计表

单位：万元

单位	国家重大专项		科技支撑计划		重大科学计划		973 计划			863 计划			国家自然科学基金项目		科技部基础条件平台建设专项	
	项	经费	项	经费	项	经费	主持	参加	经费	主持	参加	经费	项	经费	项	经费
北京协和医院													40	1106.00		
阜外心血管病医院								2	594.00				80	704.00		
肿瘤医院							1	3	4103.00				21	1408		
整形外科医院													5	92.00		
基础医学研究所					4	1801.00	2	2	2341.00				31	1821		
药物研究所	6	847.48	1										22	395.40		
医药生物技术研究所	12	978.25											13	317.00	8	110.00
药用植物研究所										1		28.00	18	496.00		
医学信息研究所			1	29.45												
实验动物研究所													3	259.00		
微循环研究所																
病原生物学研究所							1		490.00				5	307.00		
血液学研究所	2	1528.00						1	379.00				8	664.00		
放射医学研究所													2	54.00		
生物医学工程研究所													5	80.00		
皮肤病研究所													1	32.00		
输血研究所													1	12.00		
医学生物学研究所							1		100.00	2.00		240.00	1	10.00		

单位：万元

单位	教育部项目		卫生部项目		其他部委项目		地方项目		地方研究中心、基地		国际合作项目		其他基金		横向经费		合计	
	项	经费	项	经费	项	经费	项	经费	项	经费	项	经费	项	经费	项	经费	项	经费
北京协和医院	6	40.80	4		8	31.00	8	717.00									68	1603.8
阜外心血管病医院	1	4.00			1	7.00					2	4.40					77	1911
肿瘤医院	6	28.80	11	670.00	4	19.00	2	22.00			2	687.00					63	7125.02
整形外科医院					1	4.00	10	118.00					1	358.90			21	515.9
基础医学研究所	5	27.60			4	87.00					1	135.00	4	24.00			49	2007.6
药物研究所	1	10.00					2	5.00			1	495.00					41	1859.88
医药生物技术研究所	2	9.60			1	100.00											24	536.6
药用植物研究所	3	13.22			17	414.00	8	250.50	2	20.000	4	29.13			49	1498.93	115	3743.01
医学信息研究所			14	106.333	10	285.00	2	27.90			6	132.11			14	107.9630	47	688.75
实验动物研究所	2	15.00			2	327.00					1	31.00			1	20.00	9	460
微循环研究所					2	40.64											2	40.64
病原生物学研究所																	6	797
血液学研究所	3	13.20			6	945.00	7	100.00									37	3629.2
放射医学研究所	1	6.00	1	320.00			3	84.00									7	464
生物医学工程研究所							5	54.00									10	145
皮肤病研究所	1	10.00					3	49.00					2	11.00			21	1217.6
输血研究所							2	2.00									3	14
医学生物学研究所					2	948.00	5	39.00							1	40.00	16	1377

2010 年度院校发表学术论著及国际科技交流与合作统计表

单　　位	国外科技期刊	全国性科技期刊	省市级科技期刊	国际会议	全国会议	主编	参编	SCI 收录	国际科技合作项目	引进人才项目
北京协和医院	169	1256						169		
阜外心血管病医院	115	291		52		16		105		
肿瘤医院	61	362				4	3	61	9	6
整形外科医院		113				1		68		
基础医学研究所	90	84		37	30	4	3	90		
药物研究所	99	118	6			3	4	99	8	
医药生物技术研究所	66	42	1	10	13	1	5	66	1	
药用植物研究所	84	141	8	8	23	4	4	74	7	
医学信息研究所	1	118		11	44	3	11		6	
实验动物研究所	20	69		5	12	3	1	20	7	
微循环研究所	2	9		2			1	11	5	
病原生物学研究所	18				1			19	6	3
血液学研究所	41	78		3	12			41		3
放射医学研究所	17	45		2	7			17		1
生物医学工程研究所	21	28		11	15		1	21		
皮肤病研究所	20	160	1	4	29	2		17	1	
输血研究所		18			3			1	1	
医学生物学研究所	13	74		9	16	2	1	14	2	
合计	837	3006	16	154	205	43	34	893	53	13

2010 年度院校科研成果及获奖情况统计表

单位：项

单位	成果鉴定含登记 部级	省级	其他	国家级 自然科学奖 一	二	三	国家级 科技进步奖 一	二	三	国家级 发明奖 一	二	三	省部级 自然科学奖 一	二	三	省部级 科技进步奖 一	二	三	省部级 发明奖 一	二	三	特等奖	发明奖	高校科技奖励 自然科学 一	二	三	高校科技奖励 科技进步 一	二	三	中华医学 一	二	三	其他社会 一	二	三
北京协和医院	3		3																																
阜外心血管病医院	3							2																	1						1					
肿瘤医院																																		1	
整形外科医院																																			
基础医学研究所	1																								1						1					
药物研究所	1		1											1																					
医药生物技术研究所																																			
药用植物研究所			2															1																	
医学信息研究所																																			
实验动物研究所	1		1																														1	1	
微循环研究所																																			
病原生物学研究所																																			
血液学研究所																						1													
放射医学研究所	3		1																				1												
生物医学工程研究所	4		4																																
皮肤病研究所																																			
输血病研究所																																			
医学生物学研究所	1												1	1																					
合计	8	6	7					2	0			0	1	1	1		2					1	1	2	0	0				2	1		2	1	0

2010 年度院校专利、新药证书、医药器械证书情况统计表

单位	申请专利项	获批专利项	西药 一类	西药 二类	西药 三类	西药 四类	中药 一类	中药 二类	中药 三类	中药 四类	中药 五类	生物制剂 一类	生物制剂 二类	生物制剂 三类	生物制剂 四类	器械 一类	器械 二类	器械 三类	器械 四类
北京协和医院		1																	
阜外心血管病医院		3																	
肿瘤医院		1																	
整形外科医院		10																	
基础医学研究所	96	12																	
药物研究所	38	7																	
医药生物技术研究所	19	8																	
药用植物研究所	31	4																	
医学信息研究所																			
实验动物研究所	4																		
微循环研究所																			
病原生物学研究所	3																		
血液学研究所	7	1																	
放射医学研究所	2	2																	
生物医学工程研究所	21	9																	
皮肤病研究所																			
输血研究所																			
医学生物学研究所	13	4																	
合计	234	62																	

2010 年度院校获得授权及申请专利题录

单位	授权及申请专利名称	类别	专利号	申请时间	授权时间	发明人
北京协和医院	自动结扎器	发明	ZL 2007 1 0079896.7	2007-2-16	2010-9-1	冯国栋、高志强、吕威、查洋、沈鹏
阜外医院	生长分化因子15基因多态位点在预测高血压继发左心室肥厚中的用途	发明专利	200710064639.6		2010-2-10	惠汝太等
	踝动脉脉搏波测量传感器固定装置	实用新型	ZL201020046977.4		2010-9-8	蒋雄京等
	股动脉脉搏波测量的传感器固定装置	实用新型	ZL201020158694.9		2010-8-24	蒋雄京等
肿瘤医院	一种肿瘤相关蛋白及其编码基因与应用	发明专利	ZL2007 1 0064183.3	2007-3-5	2010-10-13	郑宏伟（程书钧）
整形医院	再造阴道专用支撑引流模具	实用新型	20092 173159.8		2010-5-26	李森恺
	多孔金属导尿管	实用新型	200920173158		2010-5-26	李森恺
	板式阔筋膜切取器	实用新型	200920249892		2010-6-23	李森恺
	无胶徒手取皮器	实用新型	200920249890		2010-6-23	李森恺
	再造尿道手术后支撑引流管	实用新型	200920277800		2010-9-1	李森恺
	一种新型耳枕	实用新型	200920107745		2010-2-10	刘学红
	耳枕	外观设计	200930126655		2010-6-23	刘学红
	实验动物用腭部肌肉电极定位刺激器	实用新型	200920247183		2010-8-11	尹宁北
	颌骨骨内牵张螺钉	实用新型	200920350825		2010-9-8	尹宁北
	多功能瘢痕超声检测系统	发明专利	200810093696		2010-12-1	蔡国斌
基础所	人白细胞介素23特异性受体的剪接异构体及其编码基因与应用	发明	ZL 200510008610.7	2005-2-23	2010-12-22	刘力

续表

单位	授权及申请专利名称	类别	专利号	申请时间	授权时间	发明人
	一种 IFN-λ1 的表达方法及其专用表达载体和工程菌	发明	ZL 200510115720.3	2005-11-9	2010-12-8	黄秉仁
	用于治疗获得性免疫缺陷综合征的重组靶向融合蛋白	发明	ZL 200410080003.7	2004-9-23	2010-9-15	卢圣栋
	重组人白细胞介素-15 在制备肿瘤免疫治疗药物中的应用以及一种免疫治疗药物	发明	ZL 200510098285.8	2005-9-5	2010-11-10	何维
	一种新的抗恶性疟原虫表位以及含有它的疫苗	发明	ZL 200410080982.6	2004-10-26	2010-9-15	王恒
	一种基于细胞核酸结合蛋白基因沉默的抑制肿瘤细胞生长新方法	发明	ZL 200710165261.9	2007-11-2	2010-11-10	张世馥
	一个人指环蛋白及其编码基因与应用	发明	ZL 200610112480.6	2006-8-21	2010-2-17	朱大海
	人 B-珠蛋白基因座的人源染色体打靶载体及其应用	发明	ZL 200510077039.4	2005-6-15	2010-4-28	刘德培
	一种用于血液环境中的碳纳米管-高分子复合材料及其制备方法与应用	发明	ZL 200410047906.5	2004-6-10	2010-4-28	陈松森
	胰岛素样生长因子结合蛋白-6 介导的有活性胰岛素样生长因子-II 的制备方法	发明	ZL 200510093020.9	2005-8-24	2010-5-5	黄秉仁
药物所	2-（6-氯-2-甲基嘧啶-4-胺基）-N-（2-氯-6-甲基苯基）-5-噻唑甲酰胺的制备方法	中国发明专利	201010112653.0	2010-02-21		冯志强

续　表

单位	授权及申请专利名称	类别	专利号	申请时间	授权时间	发明人
	一种新型的体内超声速释放射治疗肿瘤制剂及其制备方法	中国发明专利	201010117579.1	2010-03-03		高钟镐，金明姬
	重组人 Rho 激酶在制备药物中的应用	中国发明专利	201010117580.4	2010-03-03		方连花，杜冠华，宫丽丽，陈柏年
	一类抗肿瘤海洋天然产物 ecteinascidins 的结构类似物	中国发明专利	201010126128.4	2010-03-15		刘站柱，陈晓光，董文芳，刘伟，廖祥伟，王晔，贾宝利
	烷氧基取代芳环的氢甲酰基类芳酸化合物及其制法和用途	中国发明专利	201010139761.7	2010-03-23		吴松，叶菲，郝玲花，童元峰，陈锋，张装，田金英，陶荣亚，贺伊博
	丹酚酸 A 预防和/或治疗糖尿病所致肝脏病变的用途	中国发明专利	201010179571.8	2010-05-20		杜冠华，强桂芬，张莉，时丽丽，王河，张恒艾，陈柏年，杨海光，李晓秀
	5-硝基-1氢-吲唑-3-腈在制备药物中的应用	中国发明专利	201010179588.3	2010-05-20		杜冠华，方连花，宫丽丽，谢平
	与大脑衰老、阿尔茨海默病相关的蛋白质及其应用	中国发明专利	201010179612.3	2010-05-20		王晓良，朱蕾
	阿罗肽，及制备方法和其药物组合物与用途	中国发明专利	201010179646.2	2010-05-20		王晓良，王儒心，杨潇骁，林浩，袁辉，赵迪，龙雁，刘智慧，袁建海
	2,4-二取代唑嘧啶类化合物及其制法和药物组合物与用途	中国发明专利	201010179803.X	2010-05-21		徐丽玲，陈晓光，金晶，朱丽娜，张崇敬
	甘草酸治疗扩张型心肌病心脏重构和心功能障碍的用途	中国发明专利	201010179890.9	2010-05-21		胡卓伟，张晓伟，蔡文锋，马永刚，闾慧敏

续　表

单位	授权及申请专利名称	类别	专利号	申请时间	授权时间	发明人
	AG490 在预防和治疗腹主动脉瘤的用途	中国发明专利	201010179901.3	2010-05-21		胡卓伟，闫慧敏，崔　冰，马永刚
	丙二醇类衍生物，其制备方法和其药物组合物与用途	中国发明专利	201010181805.2	2010-05-25		韩伟娟，周婉琪，李志永，张　翼，陈晓光，尹大力
	羟基丙二醇类衍生物，其制备方法和其药物组合物与用途	中国发明专利	201010181812.2	2010-05-25		韩伟娟，周婉琪，李志永，张　翼，陈晓光，尹大力
	双功能共缀物的化学合成及抗肿瘤与抗肿瘤转移作用	中国发明专利	201010184541.6	2010-05-27		刘　刚，赵　楠，马　瑶
	取代的氨甲酰基环己甲酸类化合物及其制法和用途	中国发明专利	201010185934.9	2010-05-28		吴　松，叶　菲，童元峰，张　装，田金英，张晓琳，韩　静
	Toll 样受体 4 激动剂 CRX-675 抗肺纤维化的用途	中国发明专利	201010185946.1	2010-05-28		胡卓伟，闫慧敏，崔　冰，马永刚
	岩白菜素的 B 晶型固体物质及其制备方法与用途	中国发明专利	201010188750.8	2010-05-31		吕　扬，杜冠华，杨德智，田　硕，吕丽娟，孟凡瑞
	岩白菜素的 C 晶型固体物质及其制备方法与用途	中国发明专利	201010188765.4	2010-05-31		吕　扬，杜冠华，杨德智，田　硕，吕丽娟，孟凡瑞
	葛根素的一种优势药用晶型固体物质及制备方法与用途	中国发明专利	201010188779.6	2010-05-31		吕　扬，杜冠华，常　额，孟凡瑞
	罗冠定晶 C 型固体物质与制备方法与用途	中国发明专利	201010191012.9	2010-06-02		杜冠华，吕　扬，杨世颖，强桂芬，张佰艾，应　剑
	罗冠定晶 B 型固体物质与制备方法与用途	中国发明专利	201010191013.3	2010-06-02		杜冠华，吕　扬，杨世颖，强桂芬，张佰艾，应　剑
	大黄酸晶 A 型固体物质及制备方法与用途	中国发明专利	201010199453.3	2010-05-31		杜冠华，吕　扬，安会梅，孟凡瑞

续表

单位	授权及申请专利名称	类别	专利号	申请时间	授权时间	发明人
	大黄酸晶 C 型固体物质及制备方法与用途	中国发明专利	201010199461.8	2010-05-31		杜冠华，吕扬，安会梅，孟凡瑞
	大黄酸晶 B 型固体物质及制备方法与用途	中国发明专利	201010199465.6	2010-05-31		杜冠华，吕扬，安会梅，孟凡瑞
	一种 7-木糖紫杉烷糖基水解酶，其基因的核苷酸序列及其应用	中国发明专利	201010209089.4	2010-06-25		朱平，程克立，赵瑞玉，程克棣，何惠霞，孟超，朱慧新
	一种胰岛素的脂质复合物及其制备方法和制剂	中国发明专利	201010226102.7	2010-07-14		刘玉玲，宋智慧，周翠萍，李琳，王洪亮，夏学军，汪仁芸，董武军，金笃嘉
	苯氧乙酸类化合物及其制法和药物用途	中国发明专利	201010271386.1	2010-09-03		肖志艳，叶菲，郭宗儒，田金英，刘军政，张书恩，陶荣亚，张晓琼，刘峻琳，贺伊博，马狄鸣
	芳酮和芳酰胺类化合物及其制法和药物用途	中国发明专利	201010271389.5	2010-09-03		肖志艳，叶菲，汤雁波，田金英，郭宗儒，陈正，张晓琳，贺伊博，马狄鸣，陈玲，韩静
	苯丙酸类化合物及其制法和药物用途	中国发明专利	201010271390.8	2010-09-03		肖志艳，叶菲，郭宗儒，田金英，刘军政，张书恩，陶荣亚，张晓琼，刘峻琳，贺伊博，马狄鸣
	广谱抗菌素红霉素 A 大环酮内酯类衍生物的合成方法和用途	中国发明专利	201010291646.1	2010-09-26		陈肖卓，许蓬，徐衍鹏，雷平生
	硫代吗啉类化合物及其制备方法和用途	中国发明专利	201010515933.6	2010-10-22		黄海洪，申竹芳，韩倍，环奕，尹大力，林紫云，李鹏，吴琪，胡晨曦，刘景龙，朱平
	人参皂苷 Rg1 的制备方法	中国发明专利	201010527369.X	2010-10-26		张东明，杨敬芝，李创军

续表

单位	授权及申请专利名称	类别	专利号	申请时间	授权时间	发明人
	一种格木提取物、其制备方法、其药物组合物及用途	中国发明专利	201010527377.4	2010-10-26		庾石山、陈晓光、杜丹、居晶昌、唐克、徐嵩、马双刚
	水杨酸乙酯苷类化合物、合成方法及其用途	中国发明专利	201010528676.X	2010-10-27		张东明、杜冠华、王超、张天泰
	多西紫杉烷/类固醇复合物	中国发明专利	201010529342.4	2010-10-28		刘玉玲、夏学军、张鹏霄、郭瑞芳、周翠萍、汪仁芸、金笃嘉
	以类固醇复合物为中间载体的多西紫杉烷亚微乳	中国发明专利	201010529345.8	2010-10-28		刘玉玲、夏学军、张鹏霄、郭瑞芳、周翠萍、汪仁芸、金笃嘉
	白树总生物碱及多羟基生物碱化合物的提取、分离及用途	中国发明专利	201010535060.5	2010-11-04		陈若芸、申竹芳、晏仁义、刘泉、王洪庆、孙素娟
	人参皂苷 Rg1 新用途	中国发明专利	201010543658.9	2004-08-11		张均田、王晓英、郝顺祖、黄治森
	胸腺体液因子（THF）-γ2 改构肽的制备及其药物组合物的用途	中国发明专利	201010555053.1	2010-11-23		王德心、林浩、杨潇晓、冯鹤鹤
	他喷他多的中间体合成与应用	中国发明专利	201010567805.6	2010-11-26		冯文化、马慧
	防治胰岛素抵抗及其相关代谢综合征的中药组合物	中国发明专利	201010587797.1	2010-12-07		叶菲、张培成、田金英、杨娅楠、张晓琳、冯子明、姜建双、陈玲、韩静、刘照振、贺伊博、陈钟、李娟、付健阳
	一种红景天有效部位、其制备方法、其药物组合物及用途	中国发明专利	201010587820.7	2010-12-07		张培成、叶菲、杨娅楠、田金英、冯子明、张晓琳、姜建双、陈玲、刘照振、贺伊博、陈钟、韩静、刘峻旸
	一类具有葡萄糖激酶（GK）激活作用的木脂素类化合物	中国发明专利	201010587889.X	2010-12-07		于德泉、倪刚、雷蕾、刘泉、郝志友、申竹芳、陈若芸、张庆建

续　表

单位	授权及申请专利名称	类别	专利号	申请时间	授权时间	发明人
	骨重建激活剂－酪胼肽及其药物组合物和用途	中国发明专利	201010611949.7	2010-12-29		王德心、杨潇潞、林浩、韩香、卢飚、邱明才
	GK 和 PPAR 双重激动活性的噻唑烷二酮衍生物	中国发明专利	201010612488.5	2010-12-29		冯志强、申竹芳、卢建助、雷蕾、金小锋、环奕、刘泉、高丽辉
	噻唑-5-甲酰胺化合物及其制法和药物组合物与用途	中国发明专利	201010612585.4	2010-12-29		冯志强、申竹芳、郭长彬、杨学章、朱荣芳、雷蕾、环奕、刘泉、高丽辉
	嘧啶衍生物及其制法和药物组合物与用途	中国发明专利	201010612613.2	2010-12-29		冯志强、申竹芳、胡盛全、张宇梁、雷蕾、环奕、刘泉、高丽辉
	一种取代并苯胺类化合物及其制备方法和用途	中国发明专利	201010612994.4	2010-12-29		冯志强、陈晓光、黄海、刘振佳、周晴
	三乙酰基-3-羟基苯基腺苷及其调血脂的用途	中国发明专利	200980101131.6	2010-05-26		朱海波、吴松、郝玲花、渠凯、朱平、王星、李薇
	硝克柳胺化合物五种晶型、其制法和其药物组合物与用途	中国发明专利	200980101340.0	2010-06-11		吕扬、陈晓光、谢平、张丽、王诚
	13a-（S）去氧娃儿藤宁衍生物、其制法和药物组合物与用途	中国发明专利	201080000786.7	2010-05-12		庾石山、陈晓光、吕海宁、刘振佳、徐嵩、马双刚
	4-去甲表鬼白苯素类化合物及其作为抗癌剂的药物的用途	中国发明专利	还没有收到受理通知书			肖志艳、孙华、汤雁波、王姬杰
	13a-（S）去氧娃儿藤宁衍生物、其制法和药物组合物与用途	国际发明专利	PCT/CN2010/070832	2010-03-02		庾石山、陈晓光、吕海宁、刘振佳、徐嵩、马双刚
	13a-（S）去氧娃儿藤宁的盐、其制法和药物组合物与用途	国际发明专利	PCT/CN2010/075083	2010-07-09		庾石山、陈晓光、吕海宁、李燕、徐嵩、马双刚、刘振佳、张翼、詹金萍

续　表

单位	授权及申请专利名称	类别	专利号	申请时间	授权时间	发明人
	黄芩素在制备预防和治疗帕金森病药物中的应用	国际发明专利	PCT/CN2010/077467	2010-09-29		杜冠华，成银霞，穆鑫，何国荣，于昕，李晓秀，时丽丽，吕扬，杨宁
	紫杉醇/类固醇复合物	国际发明专利	PCT/CN2010/078202	2010-10-28		刘玉玲，夏学军，郭瑞芳，汪仁芸，王洪亮，金冕嘉
	以类固醇复合物为中间载体的紫杉醇亚微乳	国际发明专利	PCT/CN2010/078209	2010-10-28		刘玉玲，夏学军，郭瑞芳，汪仁芸，王洪亮，金冕嘉
	大环内酯类药物双侧链红霉素A衍生物、合成方法和用途	中国发明专利	ZL200610027755.6	2006-6-19	2010-1-6	刘露，金志平，许蓬，雷平生，陈见阳
	丁二酸衍生物酯类化合物治疗痴呆症的用途	印度发明专利	237866		2010-1-11	张建军，石建功，王亚芳，张丹，高梅，杨永春，黄胜阳
	新的香豆素酰胺衍生物及其制法和其药物组合物与用途	印度发明专利	237983	2003-12-5	2010-1-15	徐世平，陈晓光，徐嵩，李兰敏，谢龙飞，李洪燕，程桂芳
	圆锥绣球有效部位，其制备方法及其组合物与用途	中国发明专利	ZL200410034068.8	2004-4-23	2010-1-27	张东明，陈晓光，杨敬芝，李燕，郑旭光
	2-(A-羟基戊基)苯甲酸盐及其制法和用途	印尼发明专利	ID P0025270	2002-5-9	2010-3-10	杨靖华，王晓良，徐志斌，彭英
	含有丁二酸衍生物酯类化合物的回舌兰提取物在制备用于治疗痴呆症的药物中的用途	中国发明专利	ZL200710084699.4		2010-5-26	张建军，石建功，王亚芳，张丹，高梅，杨永春，黄胜阳
	新的沉香呋喃衍生物，它们的制备方法，含它们的药物组合物及它们作为药物的用途	欧洲发明专利	1132383		2010-5-26	郭积玉，王维君，方洪钜，尹大力，孙素娟，刘瑞武，李春，刘海帆，王东辉

续 表

单位	授权及申请专利名称	类别	专利号	申请时间	授权时间	发明人
	新的沉香呋喃衍生物、它们的制备方法，含它们的药物组合物及它们作为药物的用途	德国发明专利	69942424.0-08		2010-5-26	郭积玉，王维君，方洪钜，孙素娟，刘瑞武，李春，王东辉
	（±）对氟-2-（2-甲基-丙酰基）-4-氧-N,3-二苯基-苯丁酰胺的新合成方法以及其中间体	中国发明专利	ZL200810006751.9	2000-5-31	2010-6-9	尹大力，李春
	2-（A-羟基戊基）苯甲酸盐及其制法和用途	加拿大发明专利	2485479	2002-5-9	2010-6-22	杨靖华，王晓良，徐志斌，彭英
	紫杉醇和免疫增强剂胞壁酰二肽共轭物的制备及应用	中国发明专利	ZL200510081265.X	2005-6-24	2010-8-11	刘刚，程桂芳，王楠，于君丽，徐嵩，方起程，李旭琴
	左旋正丁基苯酞在制备预防或治疗痴呆的药物中的用途	中国发明专利	ZL03137457.3	2003-6-20	2010-5-26	冯亦璞，王晓良，杨靖华，彭英
	桑枝总生物碱有效部位在制备降血糖药物中的应用	美国发明专利	PCT/CN2007/002540	2010-2-22		刘玉玲，申竹芳，陈震，汪仁芸，夏学军，陈跃腾，刘泉，孙素娟，谢明智
	桑枝总生物碱有效部位在制备降血糖药物中的应用	加拿大发明专利	2007269874	2010-2-22		刘玉玲，申竹芳，陈震，汪仁芸，夏学军，陈跃腾，刘泉，孙素娟，谢明智
	桑枝总生物碱有效部位在制备降血糖药物中的应用	日本发明专利	2010-521279	2010-2-22		刘玉玲，申竹芳，陈震，汪仁芸，夏学军，陈跃腾，刘泉，孙素娟，谢明智
	桑枝总生物碱有效部位在制备降血糖药物中的应用	韩国发明专利	10-2010-7006183	2010-2-22		刘玉玲，申竹芳，陈震，汪仁芸，夏学军，陈跃腾，刘泉，孙素娟，谢明智

续 表

单位	授权及申请专利名称	类别	专利号	申请时间	授权时间	发明人
	桑枝总生物碱有效部位在制备降血糖药物中的应用	印度发明专利	PCT/CN2007/002540	2010-2-22		刘玉玲，申竹芳，陈 震，汪仁芸，夏学军，陈跃腾，刘 泉，孙素娟，谢明智
	桑枝总生物碱有效部位在制备降血糖药物中的应用	欧盟发明专利	07800760.6	2010-2-22		刘玉玲，申竹芳，陈 震，汪仁芸，夏学军，陈跃腾，刘 泉，孙素娟，谢明智
	四环双吡喃香豆素化合物及其抗HIV和抗结核菌用途	中国发明专利	2010112500236470	2010-06-09		刘 刚，马 涛，陈子伟，王 琳，薛 海
	四环双吡喃香豆素化合物及其抗HIV和抗结核菌用途	美国发明专利	12/741,453	2010-05-05		刘 刚，马 涛，陈子伟，王 琳，薛 海
	四环双吡喃香豆素化合物及其抗HIV和抗结核菌用途	加拿大发明专利	PCT/CN2007/003139	2010-05-05		刘 刚，马 涛，陈子伟，王 琳，薛 海
	四环双吡喃香豆素化合物及其抗HIV和抗结核菌用途	哥伦比亚发明专利	10-68.644	2010-05-05		刘 刚，马 涛，陈子伟，王 琳，薛 海
	四环双吡喃香豆素化合物及其抗HIV和抗结核菌用途	墨西哥发明专利	MX/A/2010/004992	2010-05-05		刘 刚，马 涛，陈子伟，王 琳，薛 海
	四环双吡喃香豆素化合物及其抗HIV和抗结核菌用途	巴西发明专利	PCT/CN2007/003139	2010-05-05		刘 刚，马 涛，陈子伟，王 琳，薛 海
	四环双吡喃香豆素化合物及其抗HIV和抗结核菌用途	日本发明专利	PCT/CN2007/003139	2010-05-05		刘 刚，马 涛，陈子伟，王 琳，薛 海
	四环双吡喃香豆素化合物及其抗HIV和抗结核菌用途	韩国发明专利	10-2010-7012164	2010-05-10		刘 刚，马 涛，陈子伟，王 琳，薛 海
	四环双吡喃香豆素化合物及其抗HIV和抗结核菌用途	越南发明专利	1-2010-01426	2010-05-05		刘 刚，马 涛，陈子伟，王 琳，薛 海

单位	授权及申请专利名称	类别	专利号	申请时间	授权时间	发明人
	四环双吡啶香豆素化合物及其抗HIV和抗结核菌用途	印度发明专利	1136/MUMNP/2010	2010-05-28		刘刚，马涛，陈子伟，王琳，薛海
	四环双吡啶香豆素化合物及其抗HIV和抗结核菌用途	马来西亚发明专利	PI2010002074	2010-05-05		刘刚，马涛，陈子伟，王琳，薛海
	四环双吡啶香豆素化合物及其抗HIV和抗结核菌用途	印尼发明专利	W-0020100 1487	2010-05-05		刘刚，马涛，陈子伟，王琳，薛海
	四环双吡啶香豆素化合物及其抗HIV和抗结核菌用途	澳大利亚发明专利	2007361257	2010-05-05		刘刚，马涛，陈子伟，王琳，薛海
	四环双吡啶香豆素化合物及其抗HIV和抗结核菌用途	欧亚发明专利	201000771	2010-05-05		刘刚，马涛，陈子伟，王琳，薛海
	四环双吡啶香豆素化合物及其抗HIV和抗结核菌用途	欧盟发明专利	07816752.5	2010-05-05		刘刚，马涛，陈子伟，王琳，薛海
	四环双吡啶香豆素化合物及其抗HIV和抗结核菌用途	埃及发明专利	PCT/NA2010/000741	2010-05-05		刘刚，马涛，陈子伟，王琳，薛海
	四环双吡啶香豆素化合物及其抗HIV和抗结核菌用途	南非发明专利	2010/03177	2010-05-05		刘刚，马涛，陈子伟，王琳，薛海
	四环双吡啶香豆素化合物及其抗HIV和抗结核菌用途	以色列发明专利	IL205563	2010-05-05		刘刚，马涛，陈子伟，王琳，薛海
	三头孢宁碱衍生物及其药物组合物与用途	中国发明专利	200780101496. X	2010-05-11		方唯硕，陈晓光，杨春刚，李轩，王洪波，刘红岩，韩锐，赵立敏
	三头孢宁衍生物及其药物组合物与用途	美国发明专利	12/742.758	2010-05-15		方唯硕，陈晓光，杨春刚，李轩，王洪波，刘红岩，韩锐，赵立敏
	三头孢宁衍生物及其药物组合物与用途	加拿大发明专利	PCT/CN2007/003235	2010-05-15		方唯硕，陈晓光，杨春刚，李轩，王洪波，刘红岩，韩锐，赵立敏

续　表

单位	授权及申请专利名称	类别	专利号	申请时间	授权时间	发明人
	三尖杉宁碱衍生物及其制法和其药物组合物与用途	墨西哥发明专利	MX/A/2010/005393	2010-05-15		方唯硕、陈晓光、杨春刚、李轩、王洪波、刘红岩、韩锐、赵立敏.
	三尖杉宁碱衍生物及其制法和其药物组合物与用途	巴西发明专利	PCT/CN2007/003235	2010-05-15		方唯硕、陈晓光、杨春刚、李轩、王洪波、刘红岩、韩锐、赵立敏.
	三尖杉宁碱衍生物及其制法和其药物组合物与用途	日本发明专利	PCT/CN2007/003235	2010-05-15		方唯硕、陈晓光、杨春刚、李轩、王洪波、刘红岩、韩锐、赵立敏.
	三尖杉宁碱衍生物及其制法和其药物组合物与用途	韩国发明专利	10-2010-7011108	2010-05-15		方唯硕、陈晓光、杨春刚、李轩、王洪波、刘红岩、韩锐、赵立敏.
	三尖杉宁碱衍生物及其制法和其药物组合物与用途	印度发明专利	1137/MUMNP/2010	2010-05-15		方唯硕、陈晓光、杨春刚、李轩、王洪波、刘红岩、韩锐、赵立敏.
	三尖杉宁碱衍生物及其制法和其药物组合物与用途	印尼发明专利	W-00201001608	2010-05-15		方唯硕、陈晓光、杨春刚、李轩、王洪波、刘红岩、韩锐、赵立敏.
	三尖杉宁碱衍生物及其制法和其药物组合物与用途	澳大利亚发明专利	2007361151	2010-06-05		方唯硕、陈晓光、杨春刚、李轩、王洪波、刘红岩、韩锐、赵立敏.
	三尖杉宁碱衍生物及其制法和其药物组合物与用途	欧亚发明专利	201000807	2010-05-15		方唯硕、陈晓光、杨春刚、李轩、王洪波、刘红岩、韩锐、赵立敏.
	三尖杉宁碱衍生物及其制法和其药物组合物与用途	欧盟发明专利	07816841.6	2010-05-15		方唯硕、陈晓光、杨春刚、李轩、王洪波、刘红岩、韩锐、赵立敏.
	三尖杉宁碱衍生物及其制法和其药物组合物与用途	埃及发明专利	PCT/NA2010/000789	2010-05-15		方唯硕、陈晓光、杨春刚、李轩、王洪波、刘红岩、韩锐、赵立敏.
	三尖杉宁碱衍生物及其制法和其药物组合物与用途	南非发明专利	2010/03335	2010-05-15		方唯硕、陈晓光、杨春刚、李轩、王洪波、刘红岩、韩锐、赵立敏.
药生所	抗肿瘤化合物及其制备方法	发明专利	ZL 200710008244.4		2010-2-3	胡来兴、David W. Boykin、李卓荣、蒋建东

续 表

单位	授权及申请专利名称	类别	专利号	申请时间	授权时间	发明人
	咪唑磺酰胺衍生物及其制备方法	发明专利	ZL 200510105255.5		2010-5-5	胡来兴，David W. Boykin，李卓荣，蒋建东
	人清道夫受体CD36拮抗剂筛选模型及其应用。	发明专利	ZL200510072269.1		2010-6-9	洪斌，司书毅，王娟，鲍界，解云英，姜威，巫烨翔，樊秀勇，王丽非
	一组尿苷肽类抗生素和其药学上可接受的盐，及其制备方法和用途	发明专利	ZL 200610141075.7		2010-9-22	许鸿章，陈汝贤，解云英
	新抗生素卡奥霉素 A（Chemomicin A）及其制造方法	发明专利	ZL 200610152133.6		2010-5-19	孙承航，王振，周建英，汪月，金文藻，游雪甫，高红，赵立助，栾迎春
	喷昔洛韦眼用温度敏感原位凝胶制剂及其制备方法	发明专利	ZL 2007 1 0000552.2		2010-7-28	李桂玲，李眉
	抗 HER2 单链抗体－力达霉素强化融合蛋白 HER2（Fv-LDM）	发明专利	ZL 2007 1 0107087.2		2010-6-2	崔向丽，甄永苏，李英，苗庆芳，张胜华，陈静
	一种抗单核细胞性白血病的抗体导向药物	发明专利	ZL 2006 1 0150800.7		2010-11-24	欧阳志钢，吴淑英，甄永苏，商悦，刘秀均
	一种 SecA ATPase 抑制剂的筛选方法	发明专利	201010141329.1	2010-4-6		余利岩，王宇，赵莉莉，李秋萍，魏玉珍
	α-萘磺酰胺基五元杂类化合物及其抑瘤活性	发明专利	201010270226.0	2010-3-18		王玉成，白晓光，邵荣光，王菊仙，郭欣，李祎亮，任开环
	木豆素及其结构类似物的制备方法	发明专利	201010255856.7	2010-8-18		季兴跃，李卓荣，薛司徒
	一组取代双芳基氨化合物及其制备方法和抗毒应用	发明专利	201010275476.8	2010-9-8		蒋建东，李卓荣，李艳萍，李玉环，彭宗根，郗兰虎，仲兆金

续　表

单位	授权及申请专利名称	类别	专利号	申请时间	授权时间	发明人
	一种核苷类抗病毒药物磷酸单酯化合物的制备方法	发明专利	201010294901.8	2010-9-28		李卓荣，刘宗英，易　红，李艳萍
	一组格尔德霉素衍生物及其制备方法	发明专利	美国专利申请号：12/812817	2010-7-14		李卓荣，彭宗根，李艳萍，朱建华，陶佩珍，樊　博，王宇萍，山广志，王淑琴，章　天，蒋建东
	一组格尔德霉素衍生物及其制备方法	发明专利	欧洲专利申请号：09703551.3	2010-7-16		李卓荣，彭宗根，李艳萍，朱建华，陶佩珍，樊　博，王宇萍，山广志，王淑琴，章　天，蒋建东
	抑制 Vpu 下调 BST2 的抗 HIV 药物筛选方法	发明专利	201010337667.7	2010-2-1		岑　山，张　全，等
	一种新型链霉菌分泌表达质粒及应用。	发明专利	201010196933.4	2010-6-10		洪　斌，朱元军，王丽非，杜　郁，余腾斐，王松梅
	盐酸博宁霉素固体制剂及其制备方法	发明专利	201010554318.6	2011-11-19		李桂玲，李　眉，陈汝贤，许鸿章
	一种生产半夏胚状体和组培苗的方法	发明专利	201010113222.6	2010-2-23		许鸿章，许鸿源，解云英，陈汝贤，梁琼月
	新颖的博安霉素组合物及其制备方法	发明专利	201010156908.3	2010-4-27		丁维明，李　眉，李桂玲，许鸿章，陈汝贤
	盐酸博宁霉素固体制剂及其制备方法	发明专利	201010554318.6	2010-11-19		李桂玲，李　眉，陈汝贤，许鸿章
	具有抗肿瘤作用的药物组合物及其应用	发明专利	201010133844.5	2010-3-26		刘秀均，甄永苏，郑艳波，李　毅
	双活性成分抗肿瘤药物及其应用	发明专利	201010133858.7	2010-3-26		刘秀均，甄永苏，郑艳波，李　毅

续表

单位	授权及申请专利名称	类别	专利号	申请时间	授权时间	发明人
	格尔德霉素生物合成类似物19S-甲基格尔德霉素和4,5-双氢-19S-甲基格尔德霉素及其制备方法。	发明专利	201010534056.7	2010-10		武临专，王以光，刘昕，李京艳，王红远，倪四阳，郝卫清，林灵
	一株异戊酰螺旋霉素高含量主组分基因工程菌	发明专利	201010237573.8	2010-7-28		王以光，姜洋，林灵，杨生武，郝玉有，戴剑滩，郝卫清，周红霞，倪四阳，武临专
	一株异戊酰螺旋霉素Ⅰ组分高含量、高产量基因工程菌	发明专利	201010237595.4	2010-7-28		王以光，武临专，姜洋，郝玉有，杨生武，林灵，周红霞，戴剑滩，郝卫清，马春燕
	4,5-双氢噻嗪酮格尔德霉素及其制备方法	发明专利	201010547766.3	2010-11-12		武临专，王以光，郝卫清，林灵，倪四阳，陶佩珍，王红远
药植所	一种治疗心脑血管疾病的药物组合物及其制备方法	发明专利	200611138 93.6	2006-10-20	2010-5-12	陈迪华，杜力军，斯建勇，常琪，游保成，马楠，路振敏，潘学清，杨林，孙保华
	一种植物源农用杀菌剂及其制备方法	发明专利	200510112691.5	2005-10-14	2010-1-6	高微微，樊瑛，刘海燕，何春年，陈士林
	白木香内生真菌产物螺光黑壳菌酮A的制备方法及应用	发明专利	200710097725.7	2007-4-29		郭顺星，陈晓梅，谭小明，施瑞渊，王春兰，孟志霞
	甲基丁香酚在植物病害防治上的应用	发明专利	200510112690.0	2005-10-14	2010-5-5	高微微，樊瑛，刘海燕，何春年，陈士林
	蛇葡萄性提取物、其制备方法及应用	发明专利	200710063000.6	2007-1-24	2010-2-3	刘新民，常琪，胡琴，唐劲天，王立为，彭博，胡博
	检测中药材中18种有机氯农药残留量的方法	发明专利	201010605983.3	2010-12-15		薛健，郝丽丽

续　表

单位	授权及申请专利名称	类别	专利号	申请时间	授权时间	发明人
	利用固化剂降低仿生胶表面粘度的方法	发明专利	201010564249.7	2010-11-29		陈君,徐常青,余柳英
	利用诱集植物和仿生胶防治植物病虫害的方法	发明专利	201010564239.3	2010-11-29		陈君,徐常青,余柳英
	利用脱叶剂和仿生胶防止植物病虫害的方法	发明专利	201010564258.6	2010-11-29		陈君,徐常青,余柳英
	一种仿生胶及其制备方法与应用	发明专利	PCT/CN2010/079249	2010-11-29		陈君,徐常青,余柳英
	槟榔有机复合专用肥	发明专利	201010205330.6	2010-6-7		卢丽兰,甘炳春,魏建和,何明军,杨新全,许明会,周亚奎,弓宝,李溶涛,朱平,赵祥升
	健儿糖浆的质量控制方法	发明专利	201010209202.9	2010-6-25		杨美华,王丽楠
	一种检测不同基质中两种A型单端孢霉烯族毒素的方法	发明专利	201010209201.4	2010-6-25		杨美华,张晓飞
	爵床药材的质量控制方法	发明专利	201010209188.2	2010-6-25		杨美华,王丽楠
	一步法构建阳离子化载体蛋白与玉米赤霉烯酮的偶联物	发明专利	201010209199.0	2010-6-25		齐云,杨美华,李晓红,李蒙,高源
	一种沉香复方精油	发明专利	201010176230.5	2010-5-17		弓宝,魏建和,冯锦东,卢丽兰
	肉豆蔻复方精油	发明专利	201010176227.3	2010-5-17		冯锦东,弓宝,魏建和,卢丽兰
	一种肉豆蔻果脯的制备方法	发明专利	201010176233.9	2010-5-17		冯锦东,弓宝,魏建和,黄立标,欧淑玲
	两株对石斛属植物软腐病有防治作用的内生真菌	发明专利	201010162283.1	2010-5-5		郭顺星,李向东,陈晓梅,王开

续 表

单位	授权及申请专利名称	类别	专利号	申请时间	授权时间	发明人
	一种具有温胃通络作用的植物精油	发明专利	201010152122.4	2010-4-21		张清华、周立东、魏建和、朱平、杨新全、何明军、南廷
	一种含有超临界萃取植物精油的药皂	发明专利	201010104893.6	2010-2-3		张清华、周立东、魏建和、朱平、杨新全、何明军、南廷
	用超（亚）临界二氧化碳萃取香油的新工艺	发明专利	201010104822.6	2010-2-3		张清华、周立东、魏建和、朱平、杨新全、何明军、南廷
	砂仁叶油的新萃取工艺	发明专利	201010104832.X	2010-2-3		张清华、周立东、魏建和、朱平、杨新全、何明军、南廷
	输液法在白木香树上生产沉香	发明专利	201010104119.5	2010-2-1		魏建和、杨云、张争、孟慧、冯锦东、甘炳春
	促进兰科石斛属植物种子萌发的两株真菌	发明专利	201010000812.8	2010-1-18		郭顺星、王丼、陈娟、陈晓梅、孟志霞
	红脉穗螟幼虫人工饲料	发明专利	201010005235.1	2010-1-12		甘炳春、周亚奎、杨新全、黄良明、陈旭玉、卢丽兰、何明军、林一鸣、刘丽凤
	玉郎伞总黄酮及其单体成分在制备抗肿瘤药物中的作用	发明专利	201010547238.8	2010-11-17		曹丽、斯建勇
	绵马贯众提取物及其制备方法与用途	发明专利	201010266530.2	2010-8-31		曹丽、斯建勇、潘瑞乐、刘钊
	黄绵马酸AB在制备抗肿瘤和抗病毒药物的用途	发明专利	201010266528.5	2010-8-31		曹丽、斯建勇、潘瑞乐
	一种具有抗菌、抗病毒的密花豆藤挥发油的制备方法及应用途	发明专利	201010519568.6	2010-10-26		斯建勇、刘艺、潘瑞乐、曹丽、贾晓光

续 表

单位	授权及申请专利名称	类别	专利号	申请时间	授权时间	发明人
	白鲜皮提取物抗动脉粥样硬化的新用途	发明专利	201010000145.3	2010-1-6		秦蒙，许杨
	一种具有抗肿瘤作用的黄三七总皂苷的提取方法及其组成	发明专利	201010120858.3	2010-3-11		许旭东，周亮，吴海峰，杨峻山，陈士林
	HPLC-DAD 同时测定正品大黄中13个化学成分含量的方法	发明专利	201010120856.4	2010-3-11		许旭东，陈士林，南海江，许娜
	一种检测不同基质中中药中玉米赤霉烯酮毒素的方法	发明专利	201010209197.1	2010-6-25		杨美华，张晓飞
	一种检测中药中雪腐镰刀菌烯醇和脱氧雪腐镰刀菌烯醇毒素的方法	发明专利	201010209190.X	2010-6-25		杨美华，岳延涛，张晓飞
	一步法构建阳离子化载体蛋白与玉米赤霉烯酮的偶联物	发明专利	PCT/CN2010/001332	2010-9-1		齐云，杨美华，李晓红，李蒙，高源
动物所	人肠道病毒71型的亚单位混合疫苗	发明专利	201010105060.1	2010-2-2		秦川，张连峰，刘江宁，王卫
	吴茱萸碱在制备治疗阿尔茨海默病的药物中的应用	发明专利	201010162103.X	2010-5-5		张连峰，秦川，袁树民，王书美
	人源细胞的人线粒体DNA特异片段扩增检测法	发明专利	201010191109.X	2010-6-1		张连峰，梁虹，陈炜，冯娟
	季节性流感病毒H1N1实时荧光定量PCR检测试剂盒	发明专利	201010278683.9	2010-9-13		许黎黎，鲍琳琳，秦川
病原所	RBD蛋白在制备SARS病人辅助诊断试剂中的应用	发明专利	201010226354.X	2010		何玉先，刘利锋，曹志亮
	抑制丙型肝炎病毒侵入人的多肽	发明专利	201010136368.2	2010		杨威
	GDF15蛋白的抗体新用途	发明专利	201010136378.6	2010		杨威，刘秀英，司有辉

单位	授权及申请专利名称	类别	专利号	申请时间	授权时间	发明人
血研所	白血病前药细胞膜蛋白及其作为耐药靶蛋白的用途	发明	201010144503.80	2010		杨纯正、熊冬生、任思楣、佘鸣、纪庆、王金宏、邵晓枫、杨铭、彭洪薇、李威、颜次慧
	二硫键稳定的抗 CD3-抗 CD19 微型双功能抗体及其制备方法	发明	201010173918.80	2010		杨纯正、熊冬生、任思楣、程昕、师锐赞、刘荣
	用于治疗白血病的由慢病毒载体介导的 HSP22 基因的方法及用途	发明	201010206879.70	2010		崔雪莹、马小彤
	用于治疗急性髓系白血病的 mda-7/IL-24 基因治疗的方法及用途	发明	201010507159.00	2010		杨英霞、段承娟、董成亚、张芳、马小彤
	一种转导 iASPPsv 癌基因在造血系统特异性高表达的小鼠模型及其制备方法和用途	发明	201010206932.30	2010		王建祥、彭磊文、王敏、饶青、刘家卓、邢海燕、田征
	转导全长型 iASPP-FL 癌基因在造血系统特异性高表达的小鼠模型及其制备方法和用途	发明	201010208149.00	2010		王建祥、彭磊文、王敏、饶青、刘家卓、邢海燕、田征
	用于检测活细胞内蛋白质稳定性及定位的双荧光报告载体及其用途	发明	201010522241.40	2010		王建祥、陈礼平、张建伟、许发美、王敏、饶青、邢海燕
	用于靶向结合淋巴细胞的工程抗体及其用途	发明	zl200410072713.5	2004	2010	王敏、王建祥、等
放射所	一种用于实验动物腹部局部照射的固定保护装置。	实用新型	ZL200920095914.5	2009-3-18	2010-5-12	刘强
	1、右旋蛋氨酸在制备防治辐射诱导骨髓抑制药物中的应用。	发明	ZL200810053465.8	2008-6-10	2010-8-25	孟爱民

续 表

单位	授权及申请专利名称	类别	专利号	申请时间	授权时间	发明人
	抗人心肌肌钙蛋白 I 特异性单克隆抗体及制备方法	发明		2010-7-23		王德芝
	白藜芦醇在制备防治辐射诱导色素脱失性皮肤病药物中的应用	发明		2010-10-21		吴红英
工程所	基于 FPGA 设计的快速自适应消噪模块	发明	ZL2006 1 0015693.7	2006-9-18	2010-11-3	胡 勇，沈冲飞
	具有肿瘤靶向作用的普鲁兰多糖载体材料	发明	200710057172.2	2007-4-20	2010-3-24	张其清，史艳萍，李学敏
	多深度层电阻抗断层成像系统	发明	200810052165.8	2008-1-25	2010-9-8	沙 洪，王 妍，韦 军，汪 磊，赵 舒，任超世
	氧基丙烯酸乙二醇酯在制备药物载体的应用	发明	ZL200810110434.1	2006-7-27	2010-2-3	杨 菁，宋存先，刘天军
	双功能聚合物纳米胶束及制备方法及在制备治疗血管再狭窄药物中的应用	发明	ZL200810052231.1	2008-1-31	2010-7-21	杨 菁，宋存先
	宫内药物缓释装置	实用新型	200920251929.6	2009-12-23	2010-11-3	孙洪范，张 超
	用于脑神经磁刺激应电场检测的头部仿真模型	发明	ZL 2009 1 0067933.1	2009-2-24	2010-8-18	刘志朋，殷 涛，张顺起，李 松，蒲莉娜
	可调节的干扰电及离子导入治疗仪	实用新型	ZL 2009 2 0095715.4	2009-3-2	2010-2-17	靳静娜，李 颖，张顺起，殷 涛，刘志朋
	人类组织因子突变基因 m2TFPI，包括该基因的重组载体及重组酵母菌	发明	200610015654.7	2006-9-14	2010-6-16	冷希岗，余 波，张海玲，刘兰霞，宋丽萍

续　表

单位	授权及申请专利名称	类别	专利号	申请时间	授权时间	发明人
	一种眼科环阵探头波束形成系统	实用新型	201020650554.3	2010-12-9		王立伟，王延群，王晓春，计建军，宋学东，李穗
	一种眼科环阵探头动态聚焦装置	实用新型	201020650553.9	2010-12-9		王立伟，王延群，周盛，杨军，段炳柱，李跃杰
	一种高频超声诊断设备中超声波发射系统的设计	发明	201010553065.0			王延群，王晓春，季建春，周盛，宋学东，杨军，李穗
	乳酸基聚合物非球形载药微粒与缓释制剂及其制备方法	发明	201010291154.2	2010-9-26		张其清，李瑞丰，周志敏，熊青青
	彩色超声多普勒血流速度估计反正切优化算法	发明专利	201010538896.0	2010-11-10		周盛，王晓春，王延群，王立伟，杨军，宋学东，李穗
	应用于全数字 B 型超声诊断仪中的动态滤波器	发明专利	201010538883.3	2010-11-10		王晓春，周盛，段炳柱，计建军，宋学东，王立伟
	一种用于电阻抗胃动力检测的信号模拟方法	发明专利	201010536987.0	2010-11-10		赵舒，沙洪，王妍，邓娟，王磊，任超世
	PCL-b-PEG-b-PCL 载疏水性药物聚合物囊泡及制备方法及用途	发明专利	201010298667.6	2010-9-30		张琳华，宋存先
	一种叶酸靶向载药物聚合物囊泡及制备方法及用途	发明专利	201010299199.4	2010-9-30		张琳华，宋存先
	一种药物缓慢控制释放体	实用新型	201020511786.0	2010-8-31		张超，孙洪范
	药物缓慢控制释放体及制备方法	发明专利	201010268235.0	2010-8-31		孙洪范，张超
	二乙撑三胺五乙酸或乙二胺四乙酸或胺三乙酸修饰壳聚糖及制备方法及用途	发明专利	201010184331.7	2010-5-27		刘天军，陈靖京，曹波，武莉

续表

单位	授权及申请专利名称	类别	专利号	申请时间	授权时间	发明人
	受体调节剂上调叶酸受体表达在增强肿瘤细胞对叶酸偶联物摄取中的应用	发明专利	201010178943.5	2010-5-21		张其清,张彤,陈汉,李学敏,刘玲蓉,盾红波,李磊,白永刚
	乙酰普鲁兰多糖叶酸偶联物的纯化及其纳米粒子的制备方法	发明专利	201010179030.5	2010-5-21		张其清,盾红波,李学敏,刘玲蓉,张彤,李磊,白永刚,周志敏
	一种两亲性嵌段聚合物胶束纳米载药系统及制备方法	发明专利	201010179014.6	2010-5-21		张其清,陈汉,张彤,李学敏
	负载生长因子的胶原基复合材料及其制造方法和应用	发明专利	201010179027.3	2010-5-21		张其清,王建华,李学敏,宿广昊,史佳巍
	胆甾化壳聚糖纳米载体及其载药纳米粒子和制造方法	发明专利	201010178962.8	2010-5-21		张其清,陈名懋,李学敏,刘玲蓉,杨文智,刘巍
	应用生物条码与基因芯片检测蛋白浓度的方法	发明专利	201010175088.2	2010-5-18		冷希岗,周波,宋丽萍,朱敦皖,吕丰,刘兰霞,董霞,张海玲
	量子点编码荧光免疫分析仪	发明专利	201010165974.7	2010-5-7		李迎新,杨大敏,常津
	含TFPI基因与GFP基因双顺反子的逆转录病毒真核表达载体及构建方法及应用	发明	201010159669.7	2010-4-29		冷希岗,王海燕,宋丽萍,朱敦皖,刘兰霞,董霞,张海玲
	二乙撑三胺五乙酸钆修饰的卟啉及制备方法及用途	发明专利	201010135433.X	2010-3-30		刘天军,王玉茂,武莉,吕丰
生物所	以纳米乳剂为佐剂的流感病毒疫苗及其制备方法	发明		2010-2-1		李映波,毕湖冰,陈芹芹
	轮状病毒P[2]G3株和P[8]G1株在KMB17上适应培养方法和免疫原性	发明		2010-5-21		孙茂盛,李鸿钧,易山,马应霞,张光明,吴晋元

续　表

单位	授权及申请专利名称	类别	专利号	申请时间	授权时间	发明人
	雪貂铜育笼	实用新型		2010-5-28		和占龙、沈继武、赵远、鲁帅尧、禹文海、王俊斌、陈丽雄
	独立换气树鼩专用隔离笼具	实用新型		2010-6-30		代解杰、冯建洪、孙晓梅、许长兴、匡德宣、罕园园、黄赛琼、陆彩霞、江勤芳
	一种锁阳免疫佐剂及含有该佐剂的流感疫苗	发明		2010-7-20		李映波、程承现、毕湖冰、吕菁、陈芹芹
	一种天冬免疫佐剂及含有该佐剂的流感疫苗	发明		2010-8-19		李映波、程承现、陈芹芹、吕菁、李慧
	一种鳖甲免疫佐剂及含有该佐剂的流感疫苗	发明		2010-8-19		李映波、程承现、陈芹芹、吕菁、李慧
	病毒解离剂及解裂病毒抗原抗体复合物并检测 HCV 抗原的方法	发明		2010-9-29		龙润乡、谢忠平、杨蓉、白惠珠、李华、董丽娟、蒋惢鞠、崔萍芳
	HCV 抗原检测板及用该方析检测 HCV 抗原的方法	发明		2010-9-29		谢忠平、李润涵、龙润乡、李华、杨蓉、白惠珠、蒋惢鞠、易红昆、董承红、崔萍方
	抗 HSV1 病毒感染的人源 HRRP 蛋白分子	发明		2010-10-20		李琦涵、吴练秋、刘龙丁、董承红、王丽春、王晶晶、赵红玲、纳锐雄、梁燕、张雪梅、张莹、廖芸
	磷酸锌疫苗佐剂	发明		2010-10-21		胡云章、胡凝珠、王海嵚
	一种 F 基因型腮腺炎减毒活疫苗及其制备方法和应用	发明		2010-11-16		李琦涵、梁燕、马绍辉、谢忠平、刘龙丁、崔平芳、王丽春、史长军、董承红

续 表

单位	授权及申请专利名称	类别	专利号	申请时间	授权时间	发明人
	一种 B 群脑膜炎球菌重组蛋白蛋白嵌合疫苗及其制备方法	发明		2010-12-29		李健峰，彭世泽，姚秋彦
	一种人用腮腺炎病毒组分疫苗及其制备方法和应用	发明	ZL200610010684.9	2006-2-14	2010-4-21	李琦涵，董承红，王丽春，刘龙丁，赵红玲，王晶晶，赵树栋
	重组噬菌体流感疫苗	发明	ZL200610048814.8	2006-11-14	2010-9-14	胡云章，胡凝珠，瞿 素
	一种 EV-71 病毒毒种、人用灭活疫苗及其制备方法	发明	XL200810233583.7	2008-11-17	2010-9-16	李琦涵，董承红，刘龙丁，谢忠平，王丽春，马绍辉，崔萍芳，梁 燕，刘云霞，唐松清
	甲型流感病毒 Vero 细胞适应株及其应用	发明	XL200910094223.8	2009-3-13	2010-11-3	廖国阳，范东瀛，孙明波，李卫东，周 健，张英伟，姜述德

2010 年度院校鉴定成果（含登记成果）题录

项目名称	第一完成单位	完成人	任务来源	组织鉴定（验收）单位	鉴定形式/时间
北京地区血友病综合诊治和管理协作体系的建立及相关应用研究	北京协和医院	赵永强，等	首都发展基金	医科院	函审/2009-2
99mTc-HYNIC-Tyr3-OCT 生长抑素受体显像在神经内分泌肿瘤诊断的临床应用研究	北京协和医院	李方，等	自选	医科院	函审/2009-2
女性盆底功能障碍性疾病的基础与临床研究	北京协和医院	郎景和，等	十一五国家科技支撑项目等	医科院	函审/2009-2
高血压脑中风新的遗传和环境危险因素研究及其防治策略	阜外医院	惠汝太，张伟丽，汪一波，樊晓寒，宋卫华，陈敬洲，孙凯，薛浩，白永怿	973	科技部	验收
我国心脏性猝死的流行病调查及综合防治研究	阜外医院	张澍，华伟，姚焰，陈柯萍，张林峰，浦介麟，王方正	十一五	卫生部	验收
骨髓干细胞向心肌细胞分化及优化移植治疗急性心梗的研究	阜外医院	杨跃进，钱海燕，窦克非，杨国胜	863	科技部	验收
SARS-CoV 感染引发急性呼吸窘迫综合征等疾病的致病机理和药理研究	北京协和医学院基础学院	蒋澄宇，李宝健，徐军，秦川，钟南山，刘德培，王仲，陈荣昌，陆阳，郑德先，刘彦信，程度，郭峰，高虹，魏强	国家科技计划（863计划）；国际合作	教育部	评审/2010-8-26
儿种常染色体显性遗传致病突变的研究	北京协和医学院基础学院	张学，何春涤，孙淼，赵秀丽，董武，肖伟，贺林，温雅然，刘阳，许艺明，华丙，赵蓬，马芬，杨柳，青，张天晓	国家科技计划（国家科技攻关计划）	教育部	评审/2010-8-26

续　表

项目名称	第一完成单位	完成人	任务来源	组织鉴定（验收）单位	鉴定形式/时间
行为学仪器研制和前沿神经药理学实验方法的建立及其应用、推广	中国医学科学院药物研究所	张均田等	国家计划	中国医学科学院	会议鉴定/2010-3
道地中药材及主要成分中的标准物质研制与分析方法方法研究及专家鉴定会	中国医学科学院药物研究所	吕扬，等	国家计划	中国医学科学院药物研究所	会议鉴定/2010-3
中国若干重要有毒药用植物活性成分研究	中国医学科学院药物研究所	庚石山，等	基础研究计划		
新型紫杉烷类逆转肿瘤多药耐药候选药物的发现及作用机制研究	中国医学科学院药物研究所	戴均贵，等	基础研究计划		
稀有天然药物生物合成及合成生物学研究	中国医学科学院药物研究所	程克棣，等	基础研究计划		
功能分子结构及药物复杂体系多组分的质谱分析新方法	中国医学科学院药物研究所	再帕尔，等	基础研究计划		
桔梗新品种"中梗白花1号"	中国医学科学院药用植物研究所	魏建和，褚庆龙，隋春，杨成民，朱平，金钺，陈宏降，于婧，赵禹凯，师凤华，赵祥升，杨海健，范圣此	十一五国家科技支撑项目	北京市种子管理站	会议鉴定
桔梗新品种"中梗粉花1号"	中国医学科学院药用植物研究所	魏建和，褚庆龙，隋春，杨成民，朱平，金钺，陈宏降，于婧，赵禹凯，师凤华，赵祥升，杨海健，范圣此	十一五国家科技支撑项目	北京市种子管理站	会议鉴定
传染病动物模型实验研究技术平台的建立	中国医学科学院医学实验动物研究所	秦川，魏强，高虹，朱华，蒋虹，丛喆，邓巍，鲍琳琳，黄澜，佟巍，卢耀增，吴小闲，徐艳峰，孔琪，马春梅	国家计划、部委计划	中国医学科学院	函审/2010-11

续　表

项目名称	第一完成单位	完成人	任务来源	组织鉴定（验收）单位	鉴定形式/时间
基因工程动物模型技术平台的建立	中国医学科学院医学实验动物研究所	张连峰，秦 川，李万波，杨志伟，吕 丹，刘江宁，鞠振宇，张晓娟，董 伟，全雄志，陈 炜	国家计划、部委计划、省市计划、国际合作	中国医学科学院医学实验动物研究所	会审/2010-9
基于应激反应基因建立辐射生物剂量快速估算方法及其应用	中国医学科学院放射医学研究所	樊飞跃	天津市基金、放射所发展基金	天津市科委、放射所	会审/2009-12
GPA基因分析作为环境诱变剂致癌危险预测指标的研究	中国医学科学院放射医学研究所	赵永成	天津市基金	卫生部	会审/2010.1
E838联合放化疗抗肿瘤作用的研究	中国医学科学院放射医学研究所	王月英	天津市基金	卫生部	会审/2010.1
核与放射突发事件医学救治研究及系列标准体系建立	中国医学科学院放射医学研究所	姜恩海	天津市基金	卫生部	会审/2010.1
医用高频超声谱成像系统关键技术的研究	中国医学科学院生物医学工程研究所	李跃杰	天津应用基础面上	天津市科委	2010-3-2
带有微孔结构的紫杉醇隐形纳米粒在肿瘤中应用	中国医学科学院生物医学工程研究所	张琳华	天津应用基础面上	天津市科委	2010-3-2
眼科高频超声波数字化成像技术的研究与开发	中国医学科学院生物医学工程研究所	王延群	天津市科技改攻计划	天津市科委	2010-8-19
基于磁声耦合效应的组织电特性功能成像	中国医学科学院生物医学工程研究所	殷 涛	天津应用基金重点	天津市科委	2010-11-8
rHuGM-IL-6融合蛋白基因的构建、表达、活性研究及应用	中国医学科学院医学生物学研究所	孙强明，徐维明，戴长柏，刘红岩，李尭助，丁云菲，李鸿钊	云南省自然科学基金项目	云南省科技厅基础处	会议/2010-5-18

2010 年度院校新成立的科研机构

关于设立中国医学科学院干细胞医学中心的通知

干细胞研究近年来连续取得了重大突破，是生物学领域发展最为迅猛的交叉学科之一，不仅为攻克人类面临的众多重大医学难题带来新的曙光，也为我国相关领域的研究赶超国际水平和发展高科技经济提供了新的机遇。

中国医学科学院是我国从事医学基础和临床研究的重要力量。目前，我院血液学研究所等二级所院已经在干细胞及相关领域开展了广泛的研究，并在国内外形成了一定的影响。为进一步深入开展该领域的科研和应用研究，紧跟国际干细胞研究的发展步伐，为整合相关二级所院优势，经研究设立中国医学科学院干细胞医学研究中心（以下简称"中心"）。

该"中心"为非法人单位，作为院校的内设机构按照《院校内设科研机构管理办法（试行）》管理运行，挂靠在中国医学科学院血液学研究所，不增加人员编制和经费。

经院校研究，程涛同志任中国医学科学院干细胞医学中心主任。

中国医学科学院
二〇一〇年一月二十日
文号：医科人发【2010】22 号

教　学　工　作

2010 年院校教学工作概况

2010 年是院校各项工作全面发展的一年，在各级领导的关怀和支持下，经过全校领导、教职员工的共同努力，我校在教育教学方面都取得了较大成绩。

一、稳定招生规模，提高招生质量

2010 年在稳定学校招生规模的基础上，在学校各级领导的重视下，学校各层次、各专业的招生工作已顺利结束，录取情况如下：

录取类型	录取人数	备　注
研究生（含硕、博）	1071	博士研究生 500 名，硕士研究生 571 名
全日制本、专科生	224	临床医学专业 84 名，护理学专业本专科 140 名
成人专升本	445	医学影像学 40 名，医学检验学 66 名，护理学 339 名

在全日制本、专科招生工作中，学校始终坚持以保证生源质量为中心，继续加大宣传力度，积极参加北京市举办的各类招生咨询会、网上招生咨询活动以及电视台、电台的招生咨询节目，向全国各地寄去北京协和医学院招生简章近千份，密切与地方招生办公室和学校的联系，使学校在 2010 年的招生工作中取得较好效果，各层次生源在同类学校仍居优势。

按照教育部、卫生部两部协议，2010 年我校八年制临床医学专业招生计划仍纳入清华大学总招生计划，由两校共同完成招生录取工作。今年临床医学专业计划高考录取新生 90 名，其中有 70 个名额是由高考招生录取（一招），分布于北京、上海、浙江、江苏等 16 个省市，其余 20 个名额在清华大学录取的理工科新生中，通过面试选拔录取（二招）。一招实际录取新生 71 名，二招实际录取新生 13 名，合计 84 名。

2010 年全日制护理学本、专科招生由我校负责，护理本科计划招生 60 名，在北京、天津、浙江、广东等 4 个省市招收，共录取学生 60 名；2010 年是我校护理专科在北京实行文理兼招的第八年，共招收了 80 名学生，其中理科生 60 名，文科生 20 名，全部计划顺利完成。

2010 年从原卫生部部分部属医学院校七年制临床医学专业优秀学生中选拔、招收 12 人进入我校临床医学专业 7 年级继续攻读博士学位（其中含 2 人攻读医学和理学双博士学位），有 5 名护理学专业专科生顺利转入本科学习。

借助院校在教学和科研上的整体优势，学校所属各所院继续为兄弟医院培养进修医师和技术人才，继续发挥我校作为高层次医学人才培养基地和国家级继续医学教育基地的作用。

二、整合教学资源，提升实验教学水平，培育优秀人才

2010 年基础学院共组织申报项目 118 项，中标 47 项，中标经费 6329 万元。该年所获国家自然科学基金资助创历史新高，共 31 项课题获得资助，中标率 43.5%，经费总额达 1831 万元；申报 973 计划和国家重大科学研究计划项目 5 项，3 个项目获得立项；申请课题 7 项，5 项课题获得资助。共发表研究论文 174 篇，其中 SCI 收录 90 篇。1 项科研成果获得高等学校科学研究优秀成果自然科学奖一等奖。

2010年临床学院获省部级科技奖6项。在国内核心期刊发表论文1556篇，SCI收录197篇。评审院内青年基金252项、青年医师科研成果14项。

2010年协和护理专业被批准为"国家级高等学校特色专业建设点"，并获得了教育部发放的项目资助经费，用于大力加强课程体系和教材建设、推进专业建设与人才培养等方面。教职员工申报了国家自然科学基金、国家社科基金、北京市自然科学基金、协和青年基金等各级各项科研课题。

三、教师队伍建设工作

组织增列院校第十八批博士生指导教师和硕士生指导教师资格的申报工作。经各所院分委会初审共申报博士生导师资格62人，学位办审核通过58人。经统计，现有在岗博士生指导教师398人，硕士生指导教师654人。

2010年度基础学院叶菜英教授获得2010年度北京协和医学院教学名师；廖苏苏、刘玉琴、薛雯、郑德先、刘燕老师获得2010年度北京协和医学院优秀教师；李若凡同志获得2010年度北京协和医学院优秀教育工作者。高友鹤教授当选为新世纪百千万国家级人选；彭小忠、黄粤、梅品超、佟伟民、罗云萍、王林6位教授被聘为协和学者特聘教授；余佳、高雪当选协和新星。

2010年度临床学院有在职博士生导师84人、硕士生导师200人。1人被评为全国卫生援藏工作先进个人，1人当选北京市第三届首都健康卫士，1人当选北京市教育工会先进工作者，1人被评为北京市优秀护士，1人被市卫生局授予首都学习之星。

2010年度护理学院博士研究生导师数2人，硕士研究生导师8人。担任中华护理学会副理事长1人，专业委员会主任委员、副主任委员4人；北京市护理学会理士1人，专业委员会主任委员3人；护理期刊主编1人，副主编、编委7人。参与国家级护理专业考试命题14人。

四、加强教育实体化建设，继续推进教育教学改革和课程、教材建设

根据教育部和北京市教委的部署，我校陆续开展了"质量工程"项目评审推荐工作。2010年获奖的校级质量工程项目有：

教改立项（十项）：组织学虚拟切片、标准化临床技能培训和考核体系建设、外科临床见习实习改革、基于虚拟病例软件（DxR系统）的PBL医学教育探索、神经科教学中推广多种教学模式培养临床思维能力的实践、加强实验教学，完善情景模拟教学在护理临床课程中分层次分阶段的应用、模拟家庭病房及标准化家庭在社区护理教学中的应用、职业素养教育对早期接触临床护生职业情感建立的影响、医学生早期接触临床、标准化病人的培训与应用

精品课程（三项）：人体寄生虫学、护理学基础、健康评估

优秀教学团队（两项）：妇产科教学团队、麻醉科教学团队

精品教材（四项）：胰腺病学、内分泌内科学、精神科护理学、社区护理学

五、学科建设

经国务院学位委员会审批我校新增口腔医学硕士、公共卫生硕士、护理硕士、药学硕士4个硕士专业学位授权点；经院校审查，我校学位评定委员会通过的博士一级学科授权点3个，分别是公共卫生与预防医学、中药学和中西医结合；硕士一级学科授权点5个，分别是公共卫生与预防医学、中药学、中西医结合、口腔医学、图书馆、情报与档案管理；组织开展我校"211工程"三期建设项目的中期检查工作、涉及医学生物学学科体系的建立、临床医学学科体系的建设与发展、重大疾病防治药物基础研究和重大疾病发生发展机制与防治策略的基础科学研究体系建设4个项目。

六、继续医学教育项目的申报和项目实施

2010 年度完成第一批申报项目 168 项，并进行了初步分析；国家级继续医学教育项目涉及基础形态、基础机能、临床内科学、临床外科学等共计 16 个学科。我院各系统获批全国继续医学教育基地项目为 132 项，占全国获批项目的 40.99%。

2010 年度完成住院医师理论培训暨人文医学培训和专业外语和专业技能审核；与中国红十字基金会合作举办了 3 期乡村医师培训班，每期培训 15 天，共培养乡村医师294 名；组织"医疗器械临床试验法规及应用技术培训班"；与北京协和医院临床药理中心合作完成"临床药理规范化培训班"；与北京协和医院医保办公室合作共同举办"医保政策培训班"；组织申报国家级继续医学教育项目 9 个，为 2011 年的继续教育培训工作打下了良好的基础。

七、学位、学历教育

我校在校研究生共 2969 人（其中博士1427 人，硕士 1542 人）。参加就业的研究生 907 人（含临床医学八年制 103 人），其中：博士毕业研究生 568 人，硕士毕业研究生 339 人；夏季毕业生 872 人（博士：553人，硕士：319 人），春季毕业生 35 人（博士：15 人，硕士 20 人）。

为提高博士生教育质量、鼓励创新、促进高层次创造性人才脱颖而出，组织开展了校优秀博士学位论文评选工作。经各所院推荐、专家评委会评选和公示，评选出校级优秀博士论文 10 篇。根据校优秀博士论文排名次序，推荐 6 篇参加北京市优秀博士论文评比，其中 1 篇论文获北京市优秀博士论文。推荐 8 篇论文参加全国优秀博士论文评选。为鼓励优秀，今年奖励优秀博士论文作者及导师经费 15 万元。

八、合作与交流

2010 年基础所共申请国际专利 5 项。获得美国国家专利授权 1 项，该项美国专利还同时进入欧洲、日本、澳大利亚国家阶段。2010 年护理学院获得外专局"引进外国文教专家"项目 3 项，经费总计 12 万元，申请的世界卫生组织合作中心获批，与美国 Dreyfus 健康基金会合作在护理 08 本学生中举办了第 33 期研讨班和第 28 期研讨班学员的汇报会。1 名教师应邀赴美参加美国护理科学院年会；3 名教师应邀赴日本参加"第二届中、日、韩国际护理学术会议"；4 名教师应邀参加香港大学护理学院举办的护理学术会议，16 名师生赴港澳交流。接待来自美国，澳大利亚，丹麦，英国，日本，韩国，中国香港、澳门、台湾等地护理专家来访共约 212 人次，港澳交流学生 24 人。通过接待来访，进一步加强了对外交流与合作。

（院校教务处　潘廷芳　编
管远志　审）

北京协和医学院学位授权学科专业目录

一、博士学位授权一级学科（5个）

0701	生物学	1001	基础医学	1007	药学
0831	生物医学工程	1002	临床医学		

二、博士学位授权学科、专业（52个）

071002	动物学		病）	100211	妇产科学
071003	生理学	100201	内科学（消化系病）	100212	眼科学
071007	遗传学			100213	耳鼻咽喉科学
071009	细胞生物学	100201	内科学（内分泌与代谢病）	100214	肿瘤学
071010	生物化学与分子生物学			100215	康复医学与理疗学
		100201	内科学（肾病）	100217	麻醉学
071011	生物物理学	100201	内科学（风湿病）	100218	急诊医学
083100	生物医学工程	100201	内科学（传染病）	100221	围术期医学#
100101	人体解剖与组织胚胎学	100202	儿科学	100222	变态反应学#
		100204	神经病学	100223	输血医学#
100102	免疫学	100206	皮肤病与性病学	100224	心理医学#
100103	病原生物学	100207	影像医学与核医学	100401	流行病与卫生统计学
100104	病理学与病理生理学	100208	临床检验诊断学		
		100209	护理学	100602	中西医结合临床
100106	放射医学	100210	外科学（普外）	100701	药物化学
100121	比较医学#	100210	外科学（骨外）	100702	药剂学
100201	内科学（心血管病）	100210	外科学（泌尿外）	100703	生药学
		100210	外科学（胸心外）	100704	药物分析学
100201	内科学（血液病）	100210	外科学（神外）	100705	微生物与生化药学
100201	内科学（呼吸系	100210	外科学（整形）	100706	药理学

#为自主设置学科、专业

三、硕士学位授权学科、专业（56个）

010108	科学技术哲学	100201	内科学（消化系病）	100214	肿瘤学
071002	动物学			100215	康复医学与理疗学
071003	生理学	100201	内科学（内分泌与代谢病）	100217	麻醉学
071007	遗传学			100218	急诊医学
071009	细胞生物学	100201	内科学（肾病）	100221	围术期医学#
071010	生物化学与分子生物学	100201	内科学（风湿病）	100222	变态反应学#
		100201	内科学（传染病）	100223	输血医学#
071011	生物物理学	100202	儿科学	100224	心理医学#
083100	生物医学工程	100204	神经病学	100302	口腔临床医学
100101	人体解剖与组织胚胎学	100206	皮肤病与性病学	100401	流行病与卫生统计学
		100207	影像医学与核医学		
100102	免疫学	100208	临床检验诊断学	100602	中西医结合临床
100103	病原生物学	100209	护理学	100701	药物化学
100104	病理学与病理生理学	100210	外科学（普外）	100702	药剂学
		100210	外科学（骨外）	100703	生药学
100106	放射医学	100210	外科学（泌尿外）	100704	药物分析学
100121	比较医学#	100210	外科学（胸心外）	100705	微生物与生化药学
100201	内科学（心血管病）	100210	外科学（神外）	100706	药理学
		100210	外科学（整形）	120402	社会医学与卫生事业管理
100201	内科学（血液病）	100211	妇产科学		
100201	内科学（呼吸系病）	100212	眼科学	120502	情报学
		100213	耳鼻咽喉科学		

#为自主设置学科、专业

2010 年院校第十八批博士生指导教师资格人员名单

协和医院	内科学（风湿病）	田新平（女）
	内科学（呼吸系病）	高金明
	内科学（内分泌与代谢病）	肖新华
	内科学（血液病）	周道斌
	内科学（心血管病）	张抒扬（女）
	皮肤病与性病学	刘跃华
	儿科学	宋红梅（女）
	急诊医学	郭树彬　于学忠
	临床检验诊断学	崔　巍（女）
	外科学（普外）	刘昌伟
	外科学（骨外）	仉建国
	外科学（泌尿外）	李宏军　石冰冰
	外科学（整形）	王晓军（女）
	妇产科学	田秦杰
	眼科学	陈有信　李　莹（女）
阜外医院	内科学（心血管病）	吴永健　杨艳敏（女）
	影像医学与核医学	吕秀章
	外科学（胸心外）	李守军　孙寒松
肿瘤医院	病理学与病理生理学	林冬梅（女）
	细胞生物学	冉宇靓　汪红英（女）
	流行病与卫生统计学	代　敏（女）
	肿瘤学	周志祥
整形医院	外科学（整形）	蒋海越
基础所	细胞生物学	赵春华
	流行病与卫生统计学	姜晶梅（女）
	免疫学	罗云萍（女）
	病原生物学	刘　力
	遗传学	黄　粤　翟晓梅（女）
	病理学与病理生理学	刘玉琴（女）
药物所	药理学	朱海波
药生所	微生物与生化药学	武临专
药植所	生药学	魏建和　廖永红（女）卢善发
血研所	内科学（血液病）	黄平平

工程所	生物医学工程	刘志鹏（女）
皮研所	皮肤病与性病学	苏晓红（女）
护理学	护理学	何　仲（女）刘华平（女）
病原所	微生物学	郭　斐　杨　威
北京医院	外科学（骨外）	薛庆云
中日医院	外科学（神外）	于炎冰
生命科学院	生物化学与分子生物学	何新建

2010 年院校第十八批硕士生指导教师资格人员名单

协和医院	内科学（肾病）	李雪梅（女）陶建瓴（女）
	内科学（风湿病）	冷晓梅（女）侯 勇
	内科学（内分泌与代谢病）	许岭瓴（女）聂 敏（女）李文慧（女）
	内科学（心血管病）	曾 勇
	内科学	方卫纲
	外科学（普外）	陈 革 刘 暴 戴梦华 桑新亭
	外科学（胸心外）	李单青
	外科学（骨外）	林 进 田 野 胡建华
	外科学（整形）	刘志飞
	麻醉学	于春华（女）
	口腔临床医学	万 阔 赵继志 张 韬
	耳鼻咽喉科学	吕 威 陈兴明
	影像医学与核医学	李明利
	中西医结合临床	包 飞（女）
	药剂学	叶 敏
阜外医院	内科学（心血管病）	唐熠达 牛国栋 滕思勇
	外科学（胸心外）	马维国
	麻醉学	晏馥霞 （女）刘晋萍（女）王古岩
	遗传学	张伟丽（女）
整形医院	外科学（整形）	潘 博 杨 斌
肿瘤医院	肿瘤学	高树庚 黄曼妮（女）梁 军（女）
	影像医学与核医学	黄 遥（女）王建卫 蒋力明 牛丽娟（女）
	细胞生物学	钱海利
基础所	生理学	高 雪（女）
	生物化学与分子生物学	龚燕华 张 勇（女）
	流行病与卫生统计学	王 丽（女）许 群（女）
药物所	药物化学	吉腾飞
	药理学	彭 英（女）
	生药学	邹建华 杨金玲（女）
药生所	微生物与生化药学	姜 威 张玉琴（女）李聪然（女）
药植所	生药学	陈晓梅（女）韩建萍（女）王晓英（女）
		谢 勇 刘志华
生物所	遗传学	俞建昆 杨昭庆
	病原生物学	杨净思

皮研所	皮肤病与性病学	林　彤（女）陈　敏（女）贾　虹（女）
输血所	病原生物学	李武平
血研所	内科学（血液病）	魏　辉
放射所	放射医学	刘　强
病原所	病原生物学	卫灿东　冷文川　彭俊平　郭　丽（女）
护理学院	护理学	李　杨（女）
信息所	情报学	任慧玲（女）代　涛
	社会医学与卫生事业管理	王　芳（女）

2010 年北京协和医学院授予
临床医学专业毕业生博士学位名单

陆轶凡	张焕晓	姚小英	朱园园	刘岩	陈迪	张镭
陈唯韫	张婷	张遥	顾琳	王为	张红	唐晓艳
徐嘉莹	张颖	徐蕙	刘子嘉	赵晶	马宁	何泳蓝
崔宁宜	张昀	俞雯清	何明月	东洁	漆雪	马丹旭
童璐莎	黄晓燕	金蕾	蔺晨	张雪芳	马华丽	刘莎
王炜	韩如冰	单昕吉	范聪	林东方	周洪玲	王雅雯
朱晨雨	管慧	王静怡	陈睿婷	居倩倩	王佳	程颐

（以上均为"女性"）

李炎	杨子平	李德岭	付东亮	王健仰	毛锦龙	李悦
张晟瑜	王亮	秦鼎新	洪韬	任渝棠	李源	曾自强
文平	钱浩	陈焕	周德	丁卢胤	王凯	祝喻甲
黄帅	邱佳冀	方方	杨寒	曹剑	付阳	骆毅
张宝忠	张广柱	刘枫	张寒飞	刘伯涛	孟繁鑫	赵喆
张路	李成龙	章杨	白熠洲	李沛	於四军	夏小雨
吴俊琦	徐震	曾旭				

（以上均为"男性"）

2010 年北京协和医学院授予 2010 届临床医学专业
（七转八）毕业生博士学位名单

| 杨薇 | 王琳 | 翁姗姗 | 周爽 | 陈思 |

（以上均为"女性"）

王子甲　　卓　奇　　王　昕

（以上均为"男性"）

2010 年北京协和医学院授予
临床医学专业毕业生硕士学位名单

陈　博（男）

2010 年北京协和医学院授予研究生博士学位名单

孙　悦	江　宏	王　悦	吕瑞娟	雷　晶	孙　婷	王　姝
靳　琼	韩　冰	王增艳	王普艳	孙莉萍	罗　芳	徐　菁
冉玉琴	卢献灵	孙冬玲	张　薇	马怡茗	宋欣欣	冯　林
李　敏	范红敏	王　燕	宋春娇	张　然	高　鑫	张　婷
朱鏐娈	冯海凉	吕建祎	徐海飞	刘　阳	吴红玉	邵　迪
李康华	翟　妞	杨　丹	周　虹	杨　卓	李红凌	王淳秀
郑　茹	彭园园	张　莉	张慧娜	宋　爽	巩　婷	金　金
李　宁	孙　岚	宫丽丽	李　越	李　恩	于红燕	强桂芬
刘含智	朱　蕾	杨世颖	吕丽娟	许艳妮	茹　琴	王　丽
王永红	史卫卫	柴　芸	韩菲菲	王川易	姚　霞	李　滢
高　婷	庞晓慧	孙丽华	胡　秦	王　琼	谷　雨	冯　薇
吕亚丽	董海玲	杨念婉	孙立红	李加美	贾春实	刘　鹏
赵海苹	陈　可	王　丁	谢　姜	王继英	支　蕾	种靖慧
任思楣	程　昕	刘　荣	李玥莹	梁　璐	唐红波	王海燕
贾立立	余　娴	揭　彬	林国南	李兰芳	冯　洁	刘虹麟
孟　双	张志平	姚　楠	李　丹	刘美玲	栾　云	蔡华聪
侯小萌	赵丽丹	王　岚	吴　欢	王晓芳	窦丽阳	杨　惊
楼海亚	彭娴婧	张　超	董　喆	韩肖燕	万桂莲	张　静
韩桂艳	梁　思	李　峰	钟　颖	宋　楠	陶　陶	丁　颖
罗恋梅	李　琳	张　潇	王韧琰	邹琦娟	张雅娟	吴　艳
禹纪红	路　军	李红霞	李　兰	刘　莉	李二妮	施　薇
吕　铮	姚舒洋	陈　莹	臧梦青	卢九星	房　林	胡蓉华
张　丽	周可树	隋　涛	李英梅	赵　馨	于　凡	李斯丹
蔡小矜	梁　晨	宋阿霞	张　彦	董恒玮	张晓利	王震英
张洁尘	王淼淼	薛燕宁	迟俊涛	彭文涛	苏杰英	王　慧
郝　敏	李艳红	王佳平	张　威	辛冰牧	袁　霞	闫慧敏

吴秀丽	安卓玲	于双妮	马怡晖	马琳琳	周金玲	张丽帆
茅群霞	刘丽	赵方辉	李丹	赵雪莲	李世蕊	李峥
赵慧	徐启华	韩聪	廉瑞青	温雅然	王瑞	韦薇
习杨	李莉	张洁旭	肖卫纯	王煜	廖巍	史丹
卢姗	李艺	黄馨	刘栩晗	杜利清	李建红	吴练秋
王蕾	任海燕	沈梅	庞婧	高丹	房青	张娜
周伟燕	万玉立	彭磊文	崔雪莹	杨宾霞	苏娜	孝梦甦
汤蕊	高永健	邵春丽	王剑辉	侯进琳	刘春	辛崇美

（以上均为"女性"）

肖军	徐浩翔	丁雪飞	郝东升	赵浩	赵英杰	沈鹏
田首元	吴焕文	李宗伟	魏华	李文龙	王韧	赵鑫
朱耀斌	李滨	姚允泰	于心亚	张洪亮	黄兴福	程敏
高培显	樊红光	陈国良	刘立伟	林德晨	潘健	谭晓刚
付玉龙	蔡毅然	彭敏	戴津波	陈斌	刘长征	武锋
李竹石	张扬	张鹏	邵金辉	鲁云彪	杜伯雨	梁伟
周久顺	孙冰	王铮	陈国强	胡建立	刘哲	郑伟
刘伟	曲久鑫	陈锋	伍晓盼	王涛	李振亚	李勇
张锋	徐更	吴浩	竺宁	杨亚军	倪刚	许蓬
方磊	王家明	张翼	刘治军	李刚	薛箭飞	刘小东
吕海宁	杨柈楠	袁辉	杨宁	樊博	朱小飞	钟根深
刘飞	张忠兵	郭强	毛根祥	汪燕翔	周应群	吴琼
苏志恒	冯旭	张福生	邹国安	向志光	张伟	孔琪
李巍	顾东生	李磊	周波	刘弘光	张永彪	李治国
席波	李国	班宗文	张立民	董德鑫	邢泽军	柳欣欣
杨盈赤	刘广峰	郭军	李全	宋杨	陈金波	李鹏
倪冷	薛翀	梁锦前	朱勇	陈刚	王乃国	刘伯南
方薛泉	高歌	胡强	雷迁	石佳	朱成刚	王靖
张芃	刘侃	安常明	刘杰	叶波	张磊	张慧明
王一澎	张建伟	张烨	汪华	辛敏强	张晋光	李建平
刘亮	赵海丰	冯雨苗	李光	贾愚	韩轶鹏	程劲松
胡景伟	刘丙立	赵凤朝	王玉璇	施超	吉海杰	张晓伟
岳正刚	王克	刘健	赵武干	彭翔	周俊雄	黄景彬
李建安	晏杰	刘宇	张春鹏	周立庆	查晓军	王健
常青	张岱	张新波	程谟斌	李玮琦	尤元刚	潘炜松
王海龙	王建炳	陈汶	杜志坚	王博	李祎亮	山广志
朱元军	黄晓斌	张梦龙	崔霁欣	张传领	钟辉	柳金顺
张宏民	马一平					

（以上均为"男性"）

2010 年北京协和医学院授予研究生硕士学位名单

李 珊	杨希林	杨 梅	侯文婧	刘振嘉	颜 毅娜	王海燕
赵彦萍	史俊艳	张 璐	魏晓丽	王春艳	李 娜	徐 虹
赵振燕	马薇薇	邹晓璇	潘晓静	张秀芳	王 慧	高 倩
陈崔敏	刘 冰	张 薇	赵 璇	李晓燕	解 芳	杨璟琳
毕培轩	张聪优	王存琳	冯佳园	马 娟	李 玲	刘晓琴
赵 悦	张 靖	刘 敬	张凤枝	王 云	武 岚	黄 硕
齐晓谨	曹灵芝	李彦玮	葛翠婷	崔 蕾	师文娟	陶晓明
陈 廓	刘 欢	康 垒	李 嫄	李 莉	李 薇	杨 燕
李杏翠	袁 怡	李长清	王亦琳	牛春燕	芦 娜	王 洁
孙婧慧	吕春婉	王 宇	韩宁宁	赵宏艳	邓丽娟	慕福芹
许秋霞	秦 蒙	符 颖	安琳娜	李晓红	王芳菲	邱文娜
王艳芳	刘东静	杨 帅	孙红梅	高冰冰	许 娜	郑亭亭
王庚南	易茜茜	陈慧敏	杨 蕾	张清华	张晓玲	叶俊晓
孙惠惠	董 娜	郝 翊	姚 超	王书美	朵建英	张 琨
庞慧敏	孙灵芝	刘晓婷	王 琴	刘淑艳	王 琳	部伟峰
胡林萍	阎 妍	黄 蕊	许琳琳	楼 莎	王晓玲	李仙琴
吴 右	石 慧	邓珊珊	李经宇	张 彤	高建芳	温 镭
武明芬	崔爽爽	高艳辉	禹 洁	徐 阳	王 蕾	周 可
孙振璐	王 欣	李海燕	陈 柳	戈小琴	庞媛玉	沈 娟
田石华	王白燕	陈 婕	张 艳	张红彩	孙胜男	刘 娜
刘 齐	陈亚丹	武燕燕	段颖杰	王 娟	孙 培	崔瑞芳
曾 洁	穆 苑	周思睿	宋培培	曹惠子	赵银珠	蔡文娟
赵永鲜	苏清香	刘 洋	冯 楠	王新娅	谢秋娟	闫丽萍
单 多	王 霞	李 楠	邵 瑜	范冀缓	李 雪	王焕春
赵艳芳	缪 宁	张 倩	史芸萍	张 昕	汪道文	刘潇潇
赵立希	宋 丽	张 坚	苏 丽	汪晓楠	冉 旭	靳晓娜
贺 丹	张聪聪	翁 凌	李 程	康晓迪	晏俊芳	王 晔
陆汉红	郝晓红	杨 帆	曹慧敏	杨志梅	王博雅	张 澜
常 敏	郑月涵	张 斓	邓晓倩	马 金	杨丽娟	黄 丽
马 慧	辛月阳	刘 洋	张 裴	赵瑞玉	季思伟	张羽钦
王 星	葛文颐	杨 莉	宋智慧	刘 婷	王丽洁	胡夏菊
陈芳芳	何慧婧	姜柯羽	常志任	王 怀	马文娟	孙李娜
樊盼英	刘诗瑶	王晓宁	杨雪盈	马 莉	石小倩	司 向

戴宝丽　　　刘琳琳

（以上均为"女性"）

姚义安	康军仁	何书励	刁呈明	陈宏斌	陶连元	房嘉宾
陈　旺	赵　磊	肖明虎	李浩杰	张永辉	陈雄彪	王　平
何　晨	刘　辰	李文斌	李　琳	陈侠斌	王　磊	焦　虎
顾云鹏	余诗灏	王　辉	沈　濂	徐　铖	徐东江	张续德
秦　亮	汤　龙	加福民	赵　青	王　超	包　磊	刘文超
刘　悦	刘军政	贺伊博	李　舟	陈　杰	郑旭东	刘　钊
牛世杰	王　伟	李开通	刘　浩	李　挺	谢　宇	刘　辉
林芸锋	李海存	马　可	王燕忠	吴　昊	刘　友	何绪军
王玉茂	王　剑	程春卯	许国辉	张莺耀	张宇奇	白永刚
叶因涛	孔令海	杨永华	马世堂	杨　磊	彭立新	黎家敏
周　健	毕湖冰	任万军	唐松青	魏海涛	曹　晔	郑纯兴
刘呈东	高　宇	王小强	舒如明	王　斌	郭天骅	葛　增
周振海	唐友池	满腾飞	刘亨辉	涂文军	裴锋博	韩精超
厉　胜	温　鑫	于大兴	邓国华	杨龙海	马　可	阎　涛
赵　欣	尹玉峰	李　磊	穆龙龙	周佳彦	杜亚豪	洪礼传
奚慎立	任来阳	刘　前	程海立	葛瀚麟	牛亚景	苏进进
李光伟	佟军威	杨　杰	柯金坤	宗　迪	李　宏	王宗奎
伏圣高	张　巍	高荣涛	高　杨	聂　武	张　昱	尚现文
耿　铖	徐　锋					

（以上均为"男性"）

2010 年北京协和医学院授予
以同等学力人员申请博士学位名单

苏金梅	徐瑞燚	华　潞	李　静	程娇影	姜展红	刘凤霞
张　敏	连小兰	贺　彦	蒋立新	吴　瑛	赵　丹	姜　波
张　静	吴文静					

（以上均为"女性"）

于　斌	赵海涛	吴文铭	张海涛	周健国	任　骅	黎　明
杨　振	何春年	黄　岩				

（以上均为"男性"）

2010 年北京协和医学院授予
以同等学力人员申请硕士学位名单

赖雅敏	李翠平	牛燕燕	徐海燕	张　雯	邢镨元	马霄虹
闫春伶	朱　鹃	汪　艺	张　茜	杨晓鸥	栾海霞	张蜀澜
包　飞	杨　丹	黄静涵	杨蓓蓓	张秀敏	周　怡	南　垚
金　钺	侯　婷	刘兰婷	路　璐	马　蕊	刘　庚	霍春颖
王丽娜	张　瑾	伏　瑾	侯冬青	叶　蕾	魏述宁	王玉霞
居　阳	于涴淳	李　茜	魏华莉	高亚玥	赵　莉	宋　莉
左　谦	贡金英					

（以上均为"女性"）

李　晔	张　超	甘　承	周　康	尹延珂	李　刚	车　昊
丁庆明	李江涛	夏良裕	胡朝军	杨启文	李建新	许明哲
徐方运	熊　英	黄厚锋	李　湛			

（以上均为"男性"）

2010 年北京协和医学院授予护理学院
护理专业本科毕业生学士学位名单

于小萌	徐　睿	张　娜	刘　熹	田春辉	王银宇	何小杰
张亚楠	李　蕊	肖莉莉	李晓珩	周　嬰	孙亚楠	宋新颖
尉春辉	赵　宏	张　艳	何　悦	张雪培	李　靓	张金芳
张　然	冷明月	刘　颖	李娅静	王　娟	崔　玮	吴广贤
律　颖	赵旭丹	闫　丽	王　华	张　莉	王　颖	陈　伟
于　洋	桂　毅	张东颖	吴丽嫒	顾淑婧	陈　诚	徐　璟
吴玉娟	韩赛丹	陈　燕	潘　婷	胡珍珍	蒋雅琴	王英杰
汪思思	杨　一	张素艳	李卓婷	郑琳琳	方天露	张小娟
裴　宇	杨　雪	杨　桢				

（以上均为"女性"）

赵　阳	刘中元	孙建华	曹润泽

（以上均为"男性"）

2010 年北京协和医学院授予继续教育学院
护理专业自考本科毕业生学士学位名单

李森林	董焕英	杨　帆	李　武	曹海茹	王　欢	张　雪
袁雅兰	赵　艳	刘酉华	张　杰	许媛媛	熊　莲	胡可纯
刘　娜	周染云	吴　丹	孙　静	徐漠研	孟　园	张　莲
刘　洁	韩　静	鲁亚茹	杨　颖			

（以上均为"女性"）

李尊柱（男）

2010 年北京协和医学院授予继续教育学院
专升本（医学检验、护理学）毕业生学士学位名单

罗丽丽	杨　琼	丁　彦	王玉梅	侯淑娟	孙　影	焦智玮
曹明娟	宋　萍	郭　琳	张琳彦	陈　静	孙　莎	张伟丽
张　璇	杨胜颖	甄亚静	李军梅	王海侠	赵晓芳	董学敏
杨翠兰	王艳波	赵艳艳	蔡　娜	乔建京	张　怡	李春艳
刘淑文	田小娟	魏青青	孔　玲	顾　冰	王晓娜	甘　露
单　立	王丽红	敖　芬	马晨芳	曹素萍	朱香环	陈　鸣
董文娟	刘瑞萍	齐如艳	段亮芳	赵志新	付荣荣	张　然
魏　东	王丽丽	梁　策	李　玲	王　晶	富媛悦	刘　嘉

（以上均为"女性"）

刘　伟　　安志远

（以上均为"男性"）

医疗卫生工作

2010 年院校医疗卫生工作概况

2010 年是国家"十一五"规划的收官之年。在卫生部和院校领导的正确指挥下，院校以深化医药卫生体制改革这项工作为目标，不断提高医疗质量、保障医疗安全，切实以病人为中心，改善患者就医体验，减轻患者负担，积极探索公立医院改革，推动医院管理创新，不断促进医院的内涵建设和健康发展。

一、2010 年院校所属医院的主要医疗指标持续增长，再创新高

全院校医务人员在院校领导的带领下，发扬努力拼搏，开拓进取，默默奉献的精神，按照 2010 年的工作计划圆满地完成了工作任务。2010 年院校六家医院综合门诊量达 4106992 人次，较 2009 年增长 9.19%；开放床位 5111 张，较 2009 年增长 4.39%；年出院病人 158311 人次，较 2009 年增长 10.72%；年手术量为 59208 人次，较 2009 年增长 4.75%。

二、贯彻落实医改各项工作，加强医疗质量、医疗安全控制，切实方便群众看病就医

2010 年院校各医院积极贯彻落实深化医药卫生体制改革的各项工作，以科学发展观为指导，以实际行动方便群众看病就医。加强机制、体制建设，加强医疗安全、医疗质量控制，优化诊疗流程，取得较好成绩。

（一）优化就诊流程，挖掘就医空间，增加辅助设备，方便患者就医

北京协和医院加强门诊服务，全面启用叫号系统，新增了导医岗位；对治疗室进行整体改造，安装抽血叫号系统、自动打印条码机和贴管机，使早高峰抽血拥堵状况大为改观；新装检验结果自助打印机 8 台，有效

缩短患者排队等候取结果时间；门诊窗口实行弹性工作制，延长有效服务时间，缓解早高峰的压力。加大绩效考核力度，将普通门诊量、医师出诊率（停诊率）、门诊投诉量纳入综合绩效考核，与上年相比，普通门诊量、医师出诊率逐步上升，绩效考核的激励作用充分显现。特需疑难病会诊中心挂牌运行；胰腺疾病、肺部疾病会诊中心运行顺畅，深受患者欢迎。开设了由麻醉科、心内科、呼吸内科等科室共同参与的术前会诊门诊，会诊科室每天下午确保至少一名主治医师出诊，并同时完成术前会诊工作。鼓励专科开设专病门诊，年内增开专病门诊 10 个。

西院区进一步增加医疗空间，优化功能布局。新增病案库 1 个；改造扩大门诊二层病人候诊区域，增加了等候座椅；将门诊检验与临床大检验合并后集中管理；将输血科由中楼迁到北楼，缩短了与手术室的距离，确保及时用血；在北楼西侧新建了手术病人家属等候区。外勤服务社会化管理，专业的外勤服务公司替代外勤队，扩大了服务半径，规范了服务流程，减轻了护士负担。

阜外医院通过挖掘空间，保持适度规模发展，进一步满足心血管病患者就医需求：成立医院北楼，设有心内科 19、22、23、25 病区及心内科重症监护室、心外科 26、27 病区及术后恢复室、特需门诊，有现代化手术室 3 间、导管室 3 间、包括综合导管室 1 间，配备放射科、超声科、检验科、功能检测中心等检查诊断科室，病床总数 258 张，可以开展各种心血管病外科手术和各种心血管病介入治疗，方便患者住院治疗的需求。

肿瘤医院优化就诊流程，方便患者就医。加强预约诊疗，与 114 电话台合作，全

部普通号和部分专家号均可电话预约；增加专家出诊，普通门诊、特需门诊专家共增加744人次，节假日门诊接诊1000余人次；9月1日，增设淋巴瘤普通门诊；10月20日，启用新放射治疗中心和旋转调强（VMAT）放疗系统；门诊设立了自助挂号机、化验单自助打印系统。

整形医院对门诊就诊流程进行了改革与创新。在接诊窗口增设了身份证读卡器；在收费窗口增设了电子滚动字幕；在候诊室增设自动叫号系统，同时全面实现了复诊患者的网上预约挂号服务。通过一系列举措，收到了良好的效果。

血液病医院开展临床检测新项目22项，开展新方法3项；参加了卫生部和天津市临检中心计划内的室间质评；重新规范和明确了各专业检验项目的实验流程、报告发出时间，并增设专人为门诊临检窗口繁忙时段发放检验报告。

皮肤病医院为控制开大处方、滥用贵重药等行为，积极制定政策，鼓励使用自制制剂，有效降低药占比，全年自制制剂使用较去年同期增长28.53%，药占比63%，下降约1个百分点。

（二）完善规范，提高医疗质量，保障患者安全

各医院通过修订、新制定各类规范、加强医疗质量控制、院内感染控制等手段保障患者安全。

北京协和医院制订了《关于实施医师定期考核工作制度》、《形（音）似药品管理规定》、《预防深静脉血栓和肺栓塞的暂行管理规定》、《新生儿转运交接流程规定》、《输血差错的防范措施》、《手术安全核对实施条例》、《西院区危重病人转运管理规定》等一系列规定，修订了《门诊工作制度》。同年，完成全院159种急诊手术情形的手术分级、2575个式式的手术分级，撰写了肺栓塞病人识别和预防的院内指南。

加强医疗运行监管。通过延长医师上机时间、增加周末上班人次和平日加班等缩短放射科、超声诊断科检查预约时间，将全院平均住院日由10.4天下降到10天。通过落实《医疗机构临床用血管理办法》和《临床输血技术规范》，引导医务人员合理用血。在出院人数、手术次数、门急诊总量上升的情况下，临床用血量不升反降。此外，医院还聘请老专家对病历内涵进行了质控。探索与隆福医院试行双向转诊新模式。强化手术核对管理，建立围手术期管理月报制度。

在医疗风险与病人安全管理方面，协和医院着眼系统查找医疗纠纷形成原因，建立医疗安全监督评价机制，组织医疗安全评价监督会议4次。构建院科两级病人安全管理体系，收集和处理不良事件与病人安全隐患。

医院对重点部位医院感染及耐药菌感染情况进行持续监测，及时干预。医院感染现患率横断面调查，达到了国家规定医院感染现患率≤10%的标准。强化抗菌药物使用管理，进行了合理使用抗菌药物的宣传。采取多种形式开展民院感防控知识培训。细化职业暴露防护管理。制订了《血源性职业暴露后处理流程》和《流感接触暴露后预防性用药流程》。

阜外医院将医疗服务监督与评价前移，加大源头质量的电子化监控：实施了内、外科术前重点项目核查和手术前红灯提示、危急值管理预警、填写麻醉知情同意书等制度；建立了手术室麻醉信息系统、检查申请单规范系统、外科手术术前评分系统；所有病房和科室上线了影像归档和通信（PACS）系统，实现了电子病历和影像浏览，有利于资料的分析与统计。这些有效保证了源头医疗质量与安全。

同时，医院加强住院流程管理与监控，注重环节质量：建立抗生素用药管理、三级药品开写权限电子管理系统，保障了病程中的用药安全；开发外周血管手术记录系统，以实现外周报告的电子化。成立院科二级医疗质量控制机构，形成了责任明确、分工合作、责权到人的医疗质量控制格局：重点对死亡、严重并发症病例督导检查，并对抗生素使用、院内感染控制等进行严格管理；采用病房医疗质量月报等形式，强化医疗质量控制工作；建立病房与各级医师技术档案，年终各病房评比硬指标；坚持处方点评制度和医疗核心制度督查。这进一步强化了医院终末质量监控与安全。

阜外医院还通过采取术前筛查"输血高危病人"提高血液保护措施等级、严格执行输血指征、预防应用药物减少失血、术中与术后控制性降压、血液回收机使用、及时诊断和治疗凝血异常等综合的血液保护措施，促进合理用血。在心外科手术量增加的前提下，医院红细胞用量、血浆用量均不同程度减少，心外科手术死亡率进一步降低，减少或杜绝不必要的输血。

肿瘤医院通过完善病案管理，建立纸质病案、电子影像病案相结合的全新病案供应模式的方案。以现有病案信息管理平台为基础，引入病案数字化拍照单机工作站系统。建立了快速查阅复印病案流程。在医院感染管理方面，对重点部门的环境进行动态和静态双重监测，监测29652人次，报告感染357例。无菌手术感染率监测5000余例。完善医疗器械不良反应监测体系，成立了医疗器械不良反应监测领导小组和专家库。

整形医院积极参加以病人为中心，以提高医疗质量为主题的"医院管理年"活动和"医疗质量万里行"及卫生部"大型医院巡查"活动，制定下发了《关于执行新的手术安全核查制度的通知》及《医师定期考核实施方案》等8项制度，及时叫停部分时机不当、准备不足或风险较大的择期手术。定期举行各专业委员会会议、处方点评和病案质量点评，对重大手术组织全院和院

际会诊，对病案、院感、床位使用率、床位周转率等重要医疗指标定期考核。规范手术项目管理，对634项手术项目进行价格调整并顺利完成新旧价格收费过渡的组织与实施，完成卫生部近600项整形手术名称的高值耗材名称的规范与细化工作。定期开展院内感染质量检查，医院感染率、无菌切口感染率等逐年下降。对病房、手术室进行无菌物品和环境微生物监测。举办院感与疾控培训，并组织考核，参加人数2629人次。

血液病医院继续强化、完善规章制度，落实院长质量查房、护理质量查房制度，加强对"三基三严"的培训和对抗生素合理使用的管理。严格执行三级查房制度，坚持强化首诊负责制、疑难病例、死亡病例讨论制、三查七对制度等医疗核心制度。为了规范中心医师的诊疗行为，制定了临床中心医师管理规定及医务人员考核方案。同时加强药品质量管理，加强输血质量管理，保障患者用药、用血安全。医院的特发性血小板减少性紫癜（ITP）诊断和治疗一直处于国内领先水平，制定并初步实施了出凝血疾病的诊疗常规，规范了出凝血疾病的诊治。

皮肤病医院全年组织"窗口科室服务态度"、"医德医风和职业道德建设"、"病人满意度调查"等综合检查44次，检查中发现的问题落实整改处理，在处科室主任例会通报处理结果。坚持每周开展疑难病例讨论和会诊，加强对研究生、进修医生的带教指导。全年安排专家到合作指导医院会诊58人次，院内会诊36次，会诊及示教病例110例。

（三）落实医改工作，开展临床路径试点及编写，开展"优质护理示范工程"试点

1. 积极组织编写临床路径规范，并主动承担国家任务，组织编写《临床路径释义》　临床路径的编写、试点及推广，是卫生部贯彻落实医改政策的一项重要工作。院

校在 2010 年组织院校临床和医疗管理专家共同承担了内分泌科 5 个病种、消化内科 9 个病种、心血管内科 9 个病种和心血管外科 11 个病种临床路径规范的编写工作，占到全国编写量的五分之一左右。同时，院校承担了卫生部《临床路径释义》的编写、出版工作。

在落实临床路径试点工作方面，北京协和医院完成 10 个专科 18 个病种的临床路径试点中期工作，阜外医院开展 9 种疾病的临床路径管理工作，纳入病例 8000 余例。

2. 开展"优质护理示范工程"试点工作，提高患者满意度　优质护理服务工作是公立医院改革的一项重点工作，同时，全力推进优质护理服务工作，是一把手工程。

协和医院稳步推进优质护理服务试点病房工作，先后 4 批共确定 52 个优质服务试点病房，占全院普通病房的 100%。全院增加 72 名护理员协助护士进行生活护理；提高试点病房护理人员的待遇；为各试点病房安装门禁，并配备了保安；设置配药送药岗位，安排 5 名护理人员对试点病房进行药品集中配送；简化护理记录书写，入院评估单和多个专科护理记录单设计为表格式。开展优质护理服务工作后，病人家属陪住率和自聘护工率均下降 50% 以上，试点病房病人满意度超过 98%，表扬信和锦旗同比增加 15%。

阜外医院以优质护理服务为契机，不断完善与持续改进临床护理质量管理，作为市级重点联系医院，先后建立三批试点病房，开展优质护理服务的病房 24 个，占 70.5%；实现新的护理管理模式（绩效）——半垂直管理模式和扁平管理模式；探讨心血管专业特色的护士责任包干制；完善健康教育流程，传递"星语心愿"卡。至年底，试点病房护理工作满意度 100%。

肿瘤医院是北京市的优质护理服务试点工作重点联系医院，内科 1 病房、妇科 3 病房、腹部外科 1 病房成为试点病房。市卫生局对试点病房进行了调查评价：护理服务满意度 99.3%，基础护理服务实施满意度 100%，25 项基础护理指标均合格。

整形医院护理部结合医院实际情况制定"优质护理服务示范工程"活动方案，确定活动主题为"夯实基础护理，提供满意服务"，通过病房试点并在全院范围内开展优质护理示范工程活动，安全护理合格率 99%。

三、承担责任，发挥优势，发扬传统，开展医疗援助

（一）坚持院校传统项目，继续做好卫生援藏工作

援藏工作是院校长期以来一直坚持的一项工作，自 1951 年以来，院校通过派出医疗队、举办讲座、接收进修生、专项资金支持等方式，已坚持援藏近 60 年。院校对口支援西藏自治区人民医院是从 1984 年开始，这项工作已成为院校长期以来坚持的政治任务，也是院校医疗工作中的常规活动之一。

1. 2010 年援藏工作情况　2010 年院校援藏医疗队由来自协和、阜外、肿瘤医院 10 名专家组成，既包括了从事临床医疗、护理的医护人员，也包括了从事医院感染控制、医务管理的管理人员。

医疗队在西藏的 3 个月时间里，开展了各类手术近 70 例，大小讲座 30 余次，全院大查房近 30 次，疑难病例会诊、全院多科会诊、高干保健会诊等 20 余次，门诊患者 90 余例。此外，还进行了 12 例穿刺活检，1 例溶栓治疗，1 例下腔静脉滤器置入治疗，多例病理科的特殊病例、疑难病例的阅片与标本处理，完成 1 篇科研论文。从事临床护理的队员还帮助自治区人民医院规范了 10 余项临床护理工作，参与护理管理并提出 6 项建议。医疗队员帮助自治区人民医院的院感办公室重新梳理必备的规章制度，协助调查了 485 例住院病例院内感染情况并进行分析，对自治区人民医院的感控管理和培训打下基础。同时，对医院的感控基础设施和医院环境的建设向自治区人民医院提出了相应的建议。在医务管理方面，医疗队员帮助人民医院从明确医务处的主管领导到医务处在医疗资源优化配置、医疗流程优化组合的作用，从医务处的人才梯队建设到人员管理能力培养方面向自治区人民医院提出了中肯的建议，同时在病历质量方面也提出了自己的看法。

除了派出医疗队，院校还接收了11名来自西藏自治区人民医院的进修生。在各医院进修任务重、进修生住宿困难的情况下，院校积极协调，解决了11名西藏进修生的进修安排及住宿问题。

2. 参加第五次全国卫生援藏工作座谈会情况　2010年9月，在拉萨召开了第五次全国卫生援藏工作座谈会。座谈会上，院校与西藏自治区人民医院签订了"十二五"对口援助协议书，新协议在"十一五"协议的基础上新增了成立中国医学科学院高原病医学研究中心（功能性）、设立高原医学硕士点、培养定向临床研究生、共同申请重大专项支持等项目，并且将每年支援西藏自治区人民医院的专项资金由80万元提高到120万元。同时，院校所属输血研究所与西藏自治区血液中心就共建"高原输血医学研究室"达成共识，并在会议上签署了意向协议。

（二）提高西部地区医疗技术水平，保障西部地区人民健康，院校继续做好支援西部地区农村卫生工作

院校领导一贯十分重视支援西部地区医疗队的工作，强调这项工作是党和政府为实现地区间协调发展而采取的重要举措，对提高西部地区人民健康水平具有重要意义。对于密切党中央与老少边穷地区人民的感情，密切北京与当地医务工作者的联系，具有深远影响，是构建和谐社会的具体体现。为

此，院校领导签发文件要求各医院认真完成好此项任务。

由院校所属北京协和医院、阜外心血管病医院、肿瘤医院、整形外科医院、血液病医院、皮肤病医院的八个不同专业的十位具有主任医师、副主任医师、高年主治医师资格的中青年医生组成的医疗队于2010年10月赴重庆市万州区三峡中心医院开展了为期一个月的对口医疗支援工作。医疗队在充分发挥各自及身后依托的医院专业优势的同时，紧密结合三峡中心医院医疗临床实际情况，在尊重院科室领导和当地实际条件的同时，坦诚而有针对性地交换意见，注意发现和解决实际问题，在传授最新专业进展的同时，更应重视诊疗基础的规范性的建立。在为期一月的工作中，早晨按时参加早交班工作，和当地医生一起查房，并积极参与术前及危重病人诊治的讨论，提出进一步的诊治计划。

医疗队在短短的一个月里，共出诊门诊数54次，接诊门诊病人共551人次，参与查房其中包括教学查房64次，同时还参与了相应科室的疑难病例讨论45例，在全院开展学术讲座10次；每周各科室至少进行教学讲课讲座1次，共约55次；烧伤、妇科、心内科、肝胆外科专家参与手术52台次；肝胆外科开展左半肝切除，血管瘤剥除，胆囊癌切除，胆总管探查，胆囊切除共5台手术；妇科开展剖宫产、阴式子宫切除、腹腔镜下卵管开窗及卵管切除、开腹及腹腔镜下肌瘤剔除、腹腔镜下囊肿剔除、开腹及腹腔镜下全子宫切除、宫颈癌根治术等15台手术，出专科门诊3次，共诊疗患者60余人次；整形外科开展各种手术32台，很多都填补了当地空白；心内科指导起搏器程控3次，疑难病会诊1次，出专科门诊3次，诊疗60余人次；心脏彩超的王剑鹏大夫是队里每天在医院"泡"得最长的一位，几乎每天都要结合实例在科内讲课；肿瘤科

全院会诊 1 次，疑难病会诊 1 次；肿瘤内科解决了胸水细胞学检测流程和 5-FU 持续泵入给药问题，出专科门诊 3 次，诊治近 20 人次；肿瘤放疗建立规范流程和当地高发肿瘤靶区勾画规范，制定计划 20 余例；内分泌科科内讲座最多；血液科疑难病例讨论 3 次，出专科门诊 3 次，每次 10 余人次；皮肤科出专科门诊 3 次，每次 10 余人次。其间还赴分水镇医院，奉节、巫山县医院，万州区第三和第四医院巡诊。

在派出医疗队的同时，院校还接收了 4 名西部地区的进修生，他们分别来自海南省第二人民医院、海南省琼海市人民医院、新疆医科大学第一附属医院以及新疆自治区人民医院。他们将分别在阜外心血管病医院、肿瘤医院和血液病医院进修 1 年。

2010 年是"十一五"的收官之年。一年以来，院校所属医院不断巩固改革与发展成果，坚持在前进中调整创新，促使经济效益、社会效益全面提升，呈现出一派积极向上、和谐发展的繁荣景象！在深化医药卫生体制改革的大背景下，院校将积极实现改革目标，更好地满足人民群众的医疗服务需求，挖掘医疗服务潜力，完善医疗服务措施，创新服务模式，使院校医疗工作再上新台阶。

2010 年院校医疗工作统计表

2010 年	门急诊量 （人次）	床位数	出院人数	手术人次	平均住院日 （天）	床位使用率 （%）	院内感染率 （%）	出入院诊断符合率 （%）	病房抢救成功率 （%）	住院患者死亡率 （%）
协和医院	2264733	1865	63177	27360	9.98	93.28	0.42	96.38	37.09	0.9
阜外医院	459664	950	33638	9384	9.00	100.10	0.90	99.90	97.80	0.4
肿瘤医院	538190	1331	39730	13062	11.29	94.68	0.01	99.95	22.86	0.7
整形医院	74677	328	9954	9113	9.25	85.04	0.21	100.00	/	0
血液病医院	108939	602	11081	70	19.70	92.80	/	92.79	53.91	0.5
皮肤病医院	660789	35	731	219	19.10	112.30	5.85	98.85	100.00	0
院校合计	4106992	5111	158311	59208						

产业开发工作

2010 年院校产业开发工作概况

一、院校企业概况

截至 2010 年 12 月，院校及所属各单位投资设立和参股的企业共有 85 户，涉及制药、医药贸易、图书音像、科技开发、后勤服务等众多经营领域。其中非公司制的全资企业 20 户，有限责任公司 48 户，股份有限公司 6 户，中外合资企业 8 户，中外合作企业 1 户，股份合作制企业 2 户。85 户企业中，纳入院校国有资产基础管理范围的企业共有 53 户，其中以北京协和医学院（原中国协和医科大学）作为实际出资人的企业共有 4 户。

二、院校企业资产与经营状况

根据 2010 年度企业财务会计决算和企业国有资产报表统计分析，纳入院校国有资产基础管理范围的国有全资、国有控股和国有出资比例在 10% 以上的国有参股企业共 53 家，其中全资和控股企业 44 家，参股企业 9 家。53 家企业的资产总额为 24 亿元，净资产总额为 14 亿元，其中归属院校股东方的所有者权益 8.4 亿元。总收入为 14 亿元，利润总额 3.4 亿元，净利润 2.8 亿元，其中归属院校股东方的净利润 1.6 亿元。国有资产的保值增值率达到 123.23%。

资产总额排名前 5 位的企业

单位：万元

排序	企业名称	所属所院名称	资产总额
1	协和干细胞基因工程有限公司	血液学研究所	61423
2	北京协和制药二厂	药物研究所	34130
3	北京联馨药业有限公司	药物研究所	23239
4	北京协和药厂	药物研究所	21095
5	四川新生命干细胞科技股份有限公司	输血研究所	12573

利润总额排名前 5 位的企业

单位：万元

排序	企业名称	所属所院名称	利润总额
1	北京协和制药二厂	药物研究所	10441
2	协和干细胞基因工程有限公司	血液学研究所	6683
3	北京联馨药业有限公司	药物研究所	5717
4	北京协和药厂	药物研究所	4600
5	北京协和医药科技开发总公司	院校直属机关	1800

三、校办企业资产及经营状况

由中国协和医科大学直接出资设立和参股的企业共有 4 户,其中,2 户国有全资企业为新闻出版、图书零售型企业即中国协和医科大学出版社及其读者服务部,2 户参股企业为研发中心企业,即苏州协和方舟研发中心和杭州之江生物医药研发中心。

截止 2010 年底,校办企业资产总计为 7331.8 万元,同比增长 6.54%;归属于学校方股东的所有者权益总计 3772.3 万元,同比增长 20.97%;利润总额 850.20 万元,同比增长 2.45%;上交税金总计 418.40 万元,同比增长 4.81%;资产保值增值率 118.49%,资产负债率 48.55%,净资产收益率 18%,主营业务利润率 40.77%。

年末职工总人数为 99 人,其中事业编制 11 人。接纳学生实习 15 人次,累计实习 2250 小时。

四、内设研发中心管理

目前,院校有 4 个内设研发中心,除杭州之江生物医药研发中心由院校与浙江赐富医药有限公司协议撤销外,其余苏州方舟生物医药研发中心、细胞工程研发中心和检验医学研发中心等 3 个研发中心运行良好,与院校在教学和科研等方面的合作日益紧密,并取得较好成绩。截至 2010 年底,3 个研发中心已累计获得国家科研项目经费资助 5000 多万元;入选中组部千人计划 2 人,全球 100 位首届华侨华人专业人士"杰出创业奖"1 人;院校外聘教授 9 人,研究生导师 6 人,其中博导 2 人,在培硕士生研究生 8 人,已毕业硕士生 4 人。2010 年,苏州方舟生物医药研发中心招收推荐免试直博生 4 人,这些学生在校学习的后 2 年在企业中培养,为产学研对接进行了有益探索。

五、积极稳妥推进院校所属全资企业改制

(一) 全院校企业改制概况

2010 年,院校积极稳妥推进全资企业改制工作。企业改制条件一旦成熟,院校即在政策及申报程序上给予支持和指导。截至 2010 年底,院校原 58 户全资企业中,已经完成注销的企业有 30 户,完成公司制改造企业 8 户,正在改制过程中的企业 10 户,尚未改制的企业 10 户。

(二) 院校机关直属企业改制工作

1. 学校出版社改制情况 根据新闻出版署和教育部的要求,中国协和医科大学出版社和北京协和音像电子出版社改制方案已获卫生部批准,清产核资立项也获财政部批准,现已完成企业改制清产核资工作并将结果上报卫生部和财政部。

2. 北京协和医学科学技术开发公司改制工作 北京协和医学科学技术开发公司为院校机关直属全资企业,根据院校长办公会对该企业进行有限责任公司改制的决定,2007 年北京协和医学科学技术开发公司的改制方案获得卫生部批复同意,资产评估结果也获卫生部核准备案。由于投资方的原因,改制工作未能如期完成。院校帮助该公司及时调整改制方案,积极寻找新的合作伙伴。目前,该公司正积极与北京协和药厂进行业务合作,力争尽快使该公司扭亏为盈,尽早达到启动改制所需的较好的资产和财务条件。

3. 继续推进院校机关直接出资企业股权划转工作 根据院校对北京协和医药科技开发总公司进行国有全资的一人有限责任公司改制的决定,改制后北京协和医药科技开发总公司将承担院校的资产管理公司职能。

为配合协和总公司的改制和职能落实,院校继续推进直属企业的股权划转到协和总公司的工作。截至 2010 年底,已经完成北京诺塞基因组研究中心有限公司、北京协和亚太保健俱乐部有限公司、神州细胞工程有限公司和上海鲲鹏投资发展有限公司的股权划转工作。

六、加强政策指导，严格程序管理

近年来，国家不断强化对外投资和企业国有资产的程序性管理，陆续发布了《事业单位国有资产管理办法》、《中央级事业单位国有资产管理办法》和《中央级事业单位国有资产处置管理办法》等一系列管理规定，其中特别强调对外投资和企业国有产权变动必须履行严格的审批程序。在产业管理中，院校严格规范各单位对外投资、国有股权转让、企业注销以及企业改制等相关审批和上报程序，要求各单位履行"三重一大"决策程序，对各单位产业工作及时给予政策指导，确保依法按程序办事。

七、产业常规管理

1. 完成上报审批事项 5 项，包括：

（1）批复血研所科技公司改制申请。

（2）批复血研所"天津市协和综合服务公司"改制申请。

（3）血研所转让所持"协和干细胞基因工程有限公司"部分股权，已上报卫生部和财政部。

（4）输血所"成都协和生物技术中心"改制重组的申请，已报卫生部审批。

（5）输血所参股企业"四川新生命干细胞科技股份有限公司"历史沿革有关国有股权变更事项予以确认的请示，已上报卫生部。

2. 完成资产评估备案审核上报项目 6 项，评估值达 1.09 亿元，其中 1 个项目已获批准，5 个项目正在审批中。包括：

（1）完成医学生物学研究所下属昆明上成生物技术有限公司用无形资产甲肝灭活疫苗生产技术和货币资金投资评估备案项目，评估值为 2950 万元。

（2）完成阜外心血管病医院全资企业北京卡普服务中心企业改制项目的评估结果评估备案项目，评估价值为：资产总额 844.60 万元，负债总额 21.09 万元，净资产 823.51 万元。

（3）完成输血研究所全资企业成都协和生物技术中心融资扩股企业改制项目的评估结备案项目，评估结果为资产总额 818.34 万元，负债总额 104.36 万元，净资产 713.98 万元。

（4）完成输血研究所四川新生命干细胞科技股份有限公司增资扩股项目的评估备案项目，评估结果为资产总额 8311.14 万元，负债总额为 2973.03 万元，净资产 5,338.11 万元。

（5）完成血研所全资企业血研所科技公司企业改制项目的评估备案项目，评估结果为：资产总额 759.49 万元，负债总额 550.85 万元，净资产 208.64 万元。

（6）完成血研所全资企业天津市协和综合服务公司企业改制项目的评估备案项目，评估结果为：资产总额 76.07 万元，负债总额 19.36 万元，净资产 56.71 万元。

3. 完成企业改制清产核资工作

（1）完成中国协和医科大学出版社和北京协和医学音像电子出版社企业改制进行清产核资立项审核上报工作。

（2）完成中国协和医科大学出版社及下属中国协和医科大学出版社读者服务部、北京普美德医学科技发展有限公司和北京协和医学音像电子出版社企业改制进行清产核资结果确认审核上报工作，即资产损失核销，其中按原制度清查出的资产净损失共 5 笔，金额 9,358,133.97 元，按《企业会计制度》预计的资产损失共计 0 元。

4. 根据北京市教委关于开展高校校办企业制度建设工作专项检查工作的部署，组织开展院校校办企业制度建设工作专项检查。组织所属校办企业认真开展制度建设自查工作，参加北京高校校办企业制度建设分组互查，并接受了市教委对我校的抽查。北京市教委领导对我院校的产业制度建设给予了高度评价。

5. 根据《2010 年卫生部机关及部属

（管）单位"小金库"专项治理工作方案》和《院校 2010 年"小金库"专项治理工作方案》，协助院校有关部门组织开展院校直属国有全资企业"小金库"专项检查，已完成企业对外投资情况、自查自纠检查结果上报和现场财务检查工作。

6．协助卫生部完成对部属（管）企业 2009 度财务决算和国有资产统计报表的审核上报工作，审核单位 180 多户企业，资产总额近 55 亿元。

7．完成向北京市校办产业管理中心定期报送我校校办产业信息工作。

8．深入京内外有关院所调研科技产业现状、存在的问题及产业发展规划，完成院校科技产业"十二五"规划（草稿）的起草工作。

9．完成院校 2010 年年鉴产业部分撰稿。

10．完成卫生部、教育部和北京市教委以及院校领导布置的其他工作。

（注：成都输血研究所和昆明医学生物学研究所目前仍按事业单位进行资产统计，故有关资产统计数据不包括在内。）

（洪　健　编　贾淑英　审）

人才建设与培养

中国医学科学院 北京协和医学院
及各所院党政领导干部名单

中国医学科学院 北京协和医学院

名誉院（校）长	吴阶平	教授
院（校）长	刘德培	研究员
常务副院（校）长	李立明（兼）	教授
副院（校）长	曹雪涛	教授
	曾益新	研究员
	徐德成	研究员
	詹启敏	教授
	赵玉沛（兼）	主任医师
党委书记	李立明	教授
党委副书记	林长胜	研究员
	李国勤	研究员
顾问	顾方舟	教授
	巴德年	教授

北京协和医院（临床学院、临床医学研究所）

名誉院（所）长	方圻	教授	
院（所）长	赵玉沛	主任医师	
副院（所）长	鲁重美（兼）	主任医师	（2010.07 免）
	于晓初	研究员	
	陈杰	主任医师	（2010.08 免）
	姜玉新	主任医师	
	王以朋	主任医师	
	柴建军	副研究员	
党委书记	鲁重美	主任医师	（2010.07 免）
	姜玉新	主任医师	
党委副书记	方文钧	讲师	（2010.07 免）

　　　　　　　　　　陈　杰　　　　　　　主任医师

阜外心血管病医院

院长	胡盛寿	主任医师
副院长	杨跃进	主任医师
	王希振	高级工程师
	李惠君	主任医师
	顾东风	研究员
党委书记	曲永忠	副研究员
党委副书记	丑承璋	政工师

肿瘤医院

院长	赵平	主任医师	
副院长	石远凯	主任医师	
	马玉林	研究员	（2010.12 免）
	赫捷	主任医师	
	王明荣	研究员	
党委书记	董碧莎	研究员	
党委副书记	付凤环	副研究员	

整形外科医院（整形外科研究所）

院（所）长	曹谊林	研究员
副院（所）长	赵振民	主任医师
	赵唯萍	副研究员
	吴念	主任医师
党委书记	王建国	副主任医师

基础医学研究所（基础学院）

名誉所（院）长	佘铭鹏	研究员
代理所长	王恒	研究员
院长	沈岩	研究员
副所（院）长	朱大海	教授

	李利民	教授
	刘　英	研究员
党委书记	王　恒	研究员
党委副书记	纪永平	护师

药物研究所

所长	王晓良	研究员	（2010.12 免）
	蒋建东	研究员	
副所长	杜冠华	研究员	
	吴　松	研究员	
党委书记	刘　煜	研究员	
党委副书记	崔晓莹	政工师	（2010.12 免）

医药生物技术研究所

所长	蒋建东	研究员	（2010.12 免）
副所长	赵立勋	研究员	
	邵荣光	研究员	
党委副书记	于　滨	研究员 *	

药用植物研究所

名誉所长	肖培根	研究员
所长	陈士林	研究员
副所长	孙晓波	研究员
	魏建和	研究员
党委书记	田　力	高级政工师 *
党委副书记	高海泉	研究员

（云南分所）

所长	李学兰	研究员 *
副所长	段立胜	副研究员 *
	里　二（兼）	副主任技师 *
	高微微	研究员

党委副书记	里　二	副主任技师 ＊

（海南分所）

所长	魏建和（兼）	研究员
常务副所长	冯锦东（兼）	副研究员
副所长	甘炳春	研究员 ＊
党委书记	冯锦东	副研究员

医学信息研究所（图书馆）

名誉所（馆）长	陆如山	研究员
所（馆）长	代　涛	研究员
副所（馆）长	池　慧	研究员
	朱金生	经济师
党委书记	赵　熙	讲师

医学实验动物研究所（实验动物学部）

所长（主任）	秦　川	研究员
副所长（副主任）	张连峰	副研究员
	刘云波	研究员
党委副书记	万泽军	政工师

微循环研究所

所长	修瑞娟	教授

护理学院

院长	刘华平	教授
副院长	陈京立（兼）	教授
	吴欣娟（兼）	主任护师
	李　峥	教授
党委书记	陈京立	教授

病原生物学研究所

所长	金　奇	研究员
副所长	王健伟	研究员
党委书记	张元禄	副研究员
党委副书记	刘海鹰	副研究员

血液病医院（血液学研究所）

常务副院（所）长	程　涛	教授
副院（所）长	常子奎（兼）	研究员
	王建祥	主任医师
党委书记	常子奎	研究员
党委副书记	赵津津	副研究员

放射医学研究所

名誉所长	王世真	教授	
所长	樊飞跃	研究员	
副所长	张剑虹	副研究员	
党委书记	张爱丽	研究员 *	（2010.11 免）

生物医学工程研究所

副所长	殷　涛	研究员	（2010.04 免）
	李迎新	教授	
	孔德领	教授	
	徐圣普	研究员	
党委书记	陈小凡	高级政工师	

皮肤病医院（皮肤病研究所）

院（所）长	王宝玺	主任医师	
副院（所）长	孙建方	研究员	
	张国成	主任医师	
	李惠然	副研究员	（2010.12 免）

	顾　恒	主任医师	
党委书记	张　烈	高级政工师	
党委副书记	李惠然（兼）	副研究员	（2010.12 免）

输血研究所

名誉所长	肖星甫	研究员
所长	郑忠伟	研究员 *
副所长	刘嘉馨	副研究员
党委书记	肖小璞	主任技师

医学生物学研究所

所长	李琦涵（兼）	研究员
副所长	孙茂盛	研究员
	杨净思	副主任技师
	董少忠	研究员
	谢忠平	主任技师
党委书记	李琦涵	研究员
党委副书记	游　丹	副研究员

神经外科研究所

所长	王忠诚	教授
副所长	吴中学	教授
	张亚卓	教授

北京天坛医院

名誉院长	王忠诚	教授
院长	王　晨	主任医师
副院长	王拥军	主任医师
	张力伟	主任医师
	周建新	主任医师
	肖淑萍	政工师
党委书记	宋茂民	主任医师

| 党委副书记 | 王　晨（兼） | 主任医师 |
| | 姚铁男 | 高级政工师 |

＊为任职资格

［院校人力资源处（组织部）　陈建辉　编　王晓芳　侯　健　审］

2010 年院校人才建设与培养工作概况

2010 年是人才工作年，中央人才工作协调小组印发了"关于认真学习贯彻落实全国人才工作会议精神和国家中长期人才发展规划纲要（2010～2020 年）的通知"，对学习贯彻全国人才工作会议精神和人才规划做出部署。要求把组织实施"国家中长期人才发展规划纲要（2010～2020 年）"作为当前和今后一个时期人才工作的中心任务，做到思想落实、任务落实、政策落实、项目落实、保障落实。要根据本单位实际，制定人才培养、引进、使用计划，使人才强国战略化为本单位的自觉行动，把人才工作提升到新水平。

院校站在国家医学科技发展的高度，树立大人才观，在新的起点上确定了目标定位：将医科院建设成为国家医学科学核心研究基地、具有自主知识产权的国家新药创制基地、国家级科教型医疗中心、国内一流、国际知名的研究型医学院校、国家重大疾病防治研究中心和国家转化医学中心。

加强院校高层次人才队伍建设，对于深入实施科教兴国和人才强国战略，提高我国自主创新能力，建设创新型国家具有重大而深远的战略意义。

一、国家人才基地与高层次人才队伍建设

院校作为国家人才基地，其人才战略目标是为建设创新型国家提供一流的创新人才，为医药卫生领域知识创新工程的顺利实施提供人才和智力保证。院校确立了人才优先、高端引领的发展战略；构建了定位明确、层次清晰、衔接紧密、促进优秀人才可持续发展的培养和支持体系。

2010 年院校投入了 1080 万元，聘任了 23 名协和学者特聘教授，11 位青年学者当选协和新星，院校还特别资助了京外 5 所院及云南分所、海南分所引进人才工作。

表 1　协和学者特聘教授人选一览表

序号	应聘单位	姓　名	聘任岗位名称
1	协和医院	李太生	感染内科学
2	协和医院	张　烜	风湿免疫学
3	协和医院	向　阳	妇产科学
4	阜外医院	何作祥	核医学
5	肿瘤医院	曲春枫	免疫学
6	整形医院	肖　苒	整形外科再生医学
7	基础所	彭小忠	生物化学与分子生物学
8	基础所	黄　粤	医学遗传学
9	基础所	罗云萍	肿瘤免疫学
10	基础所	佟伟民	实验病理学
11	基础所	梅品超	生物化学与分子生物学
12	基础所	王　林	生理与病理生理学
13	药生所	岑　山	微生物与生化药学
14	药植所	卢善发	中药资源学
15	药植所	刘　昶	生药学
16	病原所	何玉先	病原生物学
17	病原所	郭　斐	微生物学
18	病原所	陈启军	病原生物学
19	血研所	袁卫平	细胞生物学
20	血研所	胡　晓	生物化学与分子生物学
21	工程所	孔德领	医学生物工程
22	输血所	马　峰	造血干细胞研究
23	生物所	杨昭庆	遗传学

表2　协和新星一览表

序号	单位	姓名	从事专业
1	阜外医院	唐熠达	心血管内科学
2	肿瘤医院	汪红英	细胞生物学
3	基础所	余　佳	生物化学与分子生物学
4	基础所	高　雪	生理与病理生理学
5	药生所	李聪然	微生物与生化药学
6	药植所	刘志华	生物信息学
7	动研所	鞠振宇	细胞生物学
8	病原所	杨　威	病原生物学
9	病原所	崔　胜	结构生物学
10	病原所	高　磊	流行病学
11	放射所	王小春	放射医学

完成2010年度"千人计划"重点学科平台和溯及既往人选推荐工作，我院校肿瘤医院吴传跃教授当选"千人计划"人选。

二、专家管理工作

1. 完成了2009～2010年度卫生部有突出贡献中青年专家选拔推荐工作。我院校协和医院姜玉新和李太生、阜外医院杨跃进、肿瘤医院刘芝华、基础医学研究所朱大海、药用植物研究所陈士林、血液病医院程涛、医学生物学研究所李琦涵等8位同志荣获2009～2010年度"卫生部有突出贡献中青年专家"称号。

2. 完成2010年度中华预防医学会"公共卫生与预防医学发展贡献奖"候选人推荐工作。我院校协和医院王爱霞、阜外医院刘力生、基础医学研究所乌正赉和放射医学研究所王继先等4位同志荣获2010年度"公共卫生与预防医学发展贡献奖"。

3. 完成人社部高层次留学人才回国工作资助人选推荐工作。病原所崔胜当选。

4. 完成第六批北京市优秀青年知识分子候选人的推荐工作。基础医学研究所许琪

同志当选。

5. 完成中华医学会第24次全国会员代表大会代表、第24届理事候选人推荐工作。推荐了23位理事，40位大会代表，并完成理事和大会代表的参会工作。

三、博士后管理

博士后制度是促使人才脱颖而出、人尽其才、富有成效的制度，在高层次人才的使用和培养中具有独特的不可替代的作用。院校充分利用博士后这一发现人才、培养人才的成熟机制，创造条件，扩大博士后人员的招收，加大流动人员，减少固定人员，选择优秀博士后人员作为学术技术带头人的后备军，并与企业联合招收博士后研究人员。院校已有生物学、基础医学、临床医学、药学、生物医学工程、公共卫生与预防医学6个博士后动站。

1. 博士后人员进出站管理　积极宣传博士后政策，按照人事部《博士后研究人员管理工作暂行规定》，院校严格管理，审核中发现的问题及时给予所院指导。

2010年招收博士后27人（其中国家资助招收16人，自筹经费招收5人，与工作站联合招收6人），出站26人。

2. 博士后基金的申报　院校积极动员博士后踊跃申报博士后基金，分别组织博士后申请博士后第三批特别资助、第四十七和第四十八批博士后基金面上资助，院校有48人申报，12人获得博士后基金资助（1人获特别资助、1人获一等资助、10人获二等资助）实验动物研究所宋姗同志获得第三批特别资助，阜外心血管病医院王红同志获得第四十七批博士后一等资助金。基础医学研究所闫莉，药用植物研究所张岗、何柳，病原生物学研究所邹婷婷、王继等五位同志获得第四十七批博士后二等资助金。药用植物研究所路娟、赵丽芳，皮肤病研究所鲍炜，北京医院张航向，中日友好医院赵铁等5位同志获得第四十八批博士后二等资

助金。

3. 流动站的评估和调查工作　完成2010年度博士后临床医学、基础医学及药学3个流动站的评估和调查工作，评估结果均为合格。

四、师资队伍建设与教师评优

1. 为表彰具有较高的学术造诣，长期从事一线基础课教学工作，治学严谨，学风端正，在教学实践中不断更新教育思想和观念，锐意创新，注重教学改革与实践，教学方法先进，教学经验丰富，教学水平高，教学效果好，为学校的教育事业发展做出杰出贡献的著名教师，学校决定授予临床学院崔丽英和黄宇光、基础学院叶菜英和医药生物技术研究所蒋建东等4位教授"北京协和医学院教学名师"荣誉称号。

2. 为表彰我校优秀教师和优秀教育工作者在全面落实科学发展观、深化教育改革、推进素质教育、实施教育创新等方面做出的显著成绩和贡献，弘扬他们的高尚师德，进一步激发广大教师和教育工作者的积极性、创造性，努力开创学校教育工作的新局面，学校决定：授予教学成绩突出的于健春等31名同志"2010年度北京协和医学院优秀教师"称号；授予周欣等10名同志"2010年度北京协和医学院优秀教育工作者"称号。

北京协和医学院优秀教师名单（31人）

于健春　陈　杰　林　雪　杨剑秋
刘大为　陈晓巍　施举红　李　妍
何作祥　赵　平　周纯武　庄洪兴
刘元波　廖苏苏　刘玉琴　薛　雯
郑德先　刘　燕　陈若芸　陈汝贤
孙晓波　杨志伟　石萌萌　马伟光
赵振东　张凤奎　孟爱民　殷　涛
孙建方　陈静娴　陈元鼎

北京协和医学院优秀教育工作者名单（10人）

周　欣　闵寒毅　倪震勇　邱亭林
李若凡　邵荣光　胡滇平　高玲央
王晓芳　潘廷芳

五、专业技术资格评审及专业技术职务聘任

2010年院校继续做好专业技术职务聘任工作，实施"按需设岗、竞争上岗、岗位聘任、合同管理、以岗定薪、优劳优酬"的聘任制度，充分发挥现有专业技术人才的积极性和创造性。

1. 专业技术资格材料的审核上报　按照卫生部要求，为做好院校2010年度卫生部专业技术资格申报工作，严格按照文件要求，完成上报326份材料。经卫生部高级专业技术资格评审委员会评审，院校共有261名同志取得了所申报的专业技术资格。

2. 专业技术职务的聘任　2010年是评聘工作分开，实施聘任工作的第九年。在总结前几年工作的基础上，院校制定了2010年聘任工作的总体实施方案。对所院人才队伍情况进行了摸底调查，根据所院自然减员情况、通过专业技术资格评审情况及外语考试通过情况、援疆人员和支援西部边远地区的实际情况制定了院校聘任指标方案。

经所院和院校高级专业技术职务聘任委员会评审，院校专业技术职务聘任工作领导小组审核，共聘任79位同志高级正职专业技术职务、174位同志高级副职专业技术职务。

六、支援西部工作

1. 院校当选国家发展改革委会、人力资源社会保障部联合评选表彰的"西部大开发突出贡献集体"。

2. 根据卫生部人事司"卫生部人事司关于做好第六批援疆干部第二次轮换选派工作的通知"（卫人干便函【2010】77号）和中共中央组织部"关于做好第六批援疆干部选派工作有关问题的通知"（组通字[2008]24号）要求，为做好2010年度援

疆干部选派工作，院校按照文件中的人选条件及要求选派援疆干部。

协和医院、阜外医院、肿瘤医院和血液病医院等单位加强组织领导，深刻认识选派援疆干部的重要性，选派了7位优秀的专业技术人员赴新疆工作，援疆干部分别在乌鲁木齐、阿克苏、库尔勒和奎屯地区工作1年。

表3 中国医学科学院选派第六批援疆干部（2010年度）

选派单位	姓 名	专业技术职务	从事专业	派往单位
北京协和医院	钟 旭	副主任医师	呼吸科	新疆自治区人民医院
北京协和医院	张 羽	主治医师	妇产科	新疆自治区人民医院
北京协和医院	张锐强	副主任医师	泌尿外科	兵团农二师医院（库尔勒）
肿瘤医院	王子平	副主任医师	肿瘤内科	新疆自治区肿瘤医院
肿瘤医院	毕建军	副主任医师	泌尿外科	兵团农七师医院（奎屯市）
阜外医院	贾玉和	副主任医师	心血管内科	兵团农一师医院（阿克苏）
血液病医院	施 均	副主任医师	血液内科	新疆自治区中医医院

3. 根据中组部和卫生部关于做好"西部之光"人才培养工作的要求，该计划将实施8年，院校自2003年起每年接收一批来自新疆、西藏、内蒙古、青海、宁夏等地区专业技术人员到院校学习和工作。院校高度重视实施西部大开发为西部培养人才的工作，2010年院校共接受了22位访问学者，该项任务分别由协和医院、阜外医院、肿瘤医院、药物研究所、药用植物研究所等5家单位共同承担，各单位请院所长、科室主任等专家亲自担任指导教师。访问学者通过在院校一年的学习和工作，系统地掌握了相关专业的理论知识，并通过临床实践、参与科研工作，业务水平有了显著的提高，进一步了解了本学科的发展动态，访问学者回到原单位将充分发挥他们的骨干带头作用。院校在西部人才的培养上起到了表率作用，得到了中组部和卫生部的肯定。

4. 完成了中组部第十批"博士服务团"成员卢朝辉同志赴青海省人民医院挂职锻炼一年的任务。

（院校人力资源处 王晓芳 编
　　　　　　　　　　侯 健 审）

已故专家介绍

刘耕陶院士

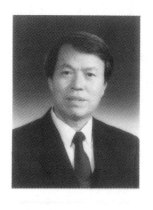

刘耕陶，男，1932 年 5 月出生，湖南双峰县人。中国共产党党员，中国医学科学院药物研究所药理学研究室研究员，博士生导师，中国工程院院士，享受国务院政府特殊津贴专家。

1956 年毕业于湖南湘雅医学院，同年分配至中国医学科学院药物研究所药理学研究室工作，历任研究实习员、助理研究员、副研究员、研究员，药理二室副主任、主任。20 世纪 80 年代至 90 年代期间先后赴法国、日本、美国等国家开展合作研究。1994 年当选为中国工程院首批院士。刘耕陶院士曾任卫生部药物咨询委员会委员，中国药理学会抗炎免疫专业委员会副主任，中国生物物理学会中国自由基生物学与医学专业委员会副主任、名誉主任，中国药理学会理事。先后兼任《Hepatitis Monthly》（伊朗）副主编、《药学学报》副主编、《中国药理与毒理学杂志》副主编及《中国生理科学进展》、《中药药理与临床》等杂志编委。

50 余年来，刘耕陶院士一直致力于生化药理和药物创新的研究，是我国从中药中寻找抗肝炎新药的开拓者。20 世纪 70 年代初开始，以肝脏药理学结合中医"扶正培本"理论作为研究方向，在我国开辟肝脏生化药理研究领域。

在对中药五味子的研究基础上，他与药化及药理专家合作，研究成功两种抗肝炎新药联苯双酯（DDB）和双环醇（商品名：百赛诺）。联苯双酯（DDB）被收载入中国药典；又经过 10 余年努力，主持研制成功我国第一个拥有自主知识产权的治疗肝炎新药双环醇，该药在 15 个国家及台湾地区获得专利保护。

刘耕陶院士先后获得第 35 届比利时布鲁塞尔世界发明博览会"尤里卡"金质奖、国家科技进步奖二等奖、国家发明奖三等奖等国家科技奖励 10 余项。1987 年获首都"五一"劳动奖章，1988 年获有突出贡献中青年专家称号，1996 年获北京市优秀教师称号，2007 年被授予中国药学天士力创新药物奖特别贡献奖，2009 年获中国药理学会颁发的中国药理学发展突出贡献奖。发表论文 200 余篇，培养 50 余名研究生，完成科研课题 30 余项，撰写和参编论著 21 部。

2010 年 2 月 27 日，刘耕陶院士因病医治无效，在北京协和医院逝世，享年 77 岁。

刘耕陶院士热爱社会主义祖国，热爱中国共产党，热爱为之奉献一生的药理学研究事业。他学风严谨、才智过人，以坚韧不拔的毅力在中药药理、肝脏生化药理、神经药理、分子药理以及抗炎免疫药理等多个领域做出了卓越的贡献。他淡泊名利、虚怀若谷的大家风范，给后来者树立了学习的榜样。他是享誉国内外药理学界知名专家，为药物所的事业发展、为我国医药事业的腾飞做出了杰出贡献。

于维汉院士

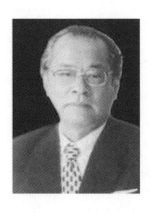

于维汉，男，生于 1922 年 1 月 28 日，辽宁省大连人。于维汉教授系中国工程院院士，哈尔滨医科大学名誉校长、中国共产党党员、中国民主同盟盟员。1938 年考取原满洲医科大学，1945 年参加革命工作，先后在大连医院、大连医学院任内科医师、病理教师；哈尔滨卫戍医院内科任主治医师；1949 年后先后任哈尔滨医科大学附属医院内科主任，副教授、教授；1964 年任哈尔滨医科大学克山病研究室主任；1978 年任哈尔滨医科大学克山病研究所所长；哈尔滨医科大学博士研究生导师；1978 年后先后担任哈尔滨医科大学副校长、校长、名誉校长。曾任中共中央北方地方病领导小组科学委员会主任委员、中国疾病预防控制中心地方病控制中心名誉主任、卫生部地方病专家咨询委员会主任委员、中华医学会地方病学分会主任委员、"中国地方病学杂志"主编、中国医学科学院学术委员会委员、黑龙江省科学技术协会副主席等学术职务。1994 年被授予哈尔滨医科大学十大科学家荣誉称号；1997 年被评为中国工程院院士；曾任日本医科大学、日本久留米大学等 4 所大学的客座教授。于维汉院士曾先后被评为第十一届中国共产党全国代表大会代表、第四届和第八届全国人民代表大会代表。于维汉院士技艺精湛，学识渊博，开拓创新，取得了丰硕的科研成果，多次获得国家科研奖励。由于工作突出，于维汉院士 1956 年被授予全国劳动模范；1962 年至 1966 年多次被授予黑龙江省、哈尔滨市劳动模范和标兵称号；1978 被黑龙江省科学大会授予"科学标兵"；同年在全国科学大会上获特殊贡献奖；1979 年至 1981 年连续被评为黑龙江省劳动模范；1973～1994 年多次被评为全国地方病防治先进工作者；于维汉院士的先进事迹曾多次被《人民日报》《光明日报》《健康报》《中国建设》《人民中国》、中央广播电台分别以中文、部分以英、日文报道。2010 年 11 月 17 日，于维汉院士因病医治无效在哈医大附属二院逝世，享年 88 岁。

于维汉院士为我国著名的地方病学专家。在近半个世纪的科研工作中，于维汉院士为克山病的预防与治疗工作做出了杰出的贡献，他在克山病病因、发病机理研究上取得重大突破，从细胞分子水平进一步揭示克山病发生发展规律，提出了克山病的营养性生物地球化学病因学说，被国内外科学界广泛接受，并以此学说开展克山病的防治，使全国克山病病情得到了控制。为此，于维汉院士获得多项国家科技奖励。于维汉院士从事教学、医疗、科研工作近 40 年，熟知国内外医学教育和医学研究进展。他把自己的科学研究方法和国际先进教学经验运用到学校管理之中，他提出教学要上去，科研必须先上去；既要抓教师队伍建设，还要抓科研队伍建设。他推进建立克山病研究室、研究所，选派老中青骨干教师出国研修。他亲自培养了大批博士、硕士研究生，大部分已成为国内外知名学者。他推动了我校与日本多所大学建立了校际友好关系，提升了学校师资水平和研究水平。

于维汉院士全心全意为病人服务，用爱心和智慧拯救了无数生命，解除了千万患者的病痛。为了克山病病区人民的健康，于维汉院士有二十多个春节都是在那里度过，病区百姓称他是"我们的教授"。他的道德情操和人格风范影响了地方病防治战线几代人。

郑永芳研究员

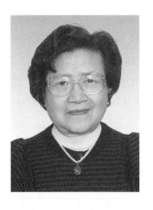

郑永芳研究员，女，汉族，广东东莞人。1934年2月14日出生，1950年10月至1955年7月在广东中山医学院五年制医学本科毕业；1955年9月参加革命工作，在中国医学科学院基础医学研究所（原中央卫生研究院实验医学所）生理学系任实习研究员、助理研究员、副研究员、研究员、博士生导师；1992年当选享受国务院特殊津贴专家；1999年4月退休。2010年6月25日因病逝世，享年76岁。

郑永芳研究员大学毕业后主要从事生理学科学研究与教育工作，几十年如一日，勤勤恳恳，任劳任怨。她的研究领域主要在神经系统和心血管系统方面。在高血压调节及高血压发病机制的研究中，她率先在国内建立了研究细胞膜离子通道的膜片箝实验室以及测定单细胞胞内钙浓度瞬时变化的方法和实验室，在国内生理界颇具影响。

同时，郑永芳研究员作为博士生导师培养了多名研究生，并于1989年获得院校"优秀教师、优秀教育工作者"荣誉称号，1992年获得院校"教书育人、服务育人"先进个人荣誉称号。

王克勤研究员

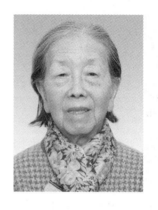

王克勤研究员，女，汉族，湖南邵阳人，1918年1月出生。王克勤教授1936年10月赴美深造，1937年9月就读于加州多米利肯大学，次年转入加利福尼亚大学读书，于1942年获学士学位；1942年9月赴密西根大学研究院就读，于1944年7月毕业取得硕士学位；1944～1945年在密西根大学公共卫生学院工作任助理研究员；1945～1947年在麻省理工学院生化营养研究所任助理研究员；1947年回国后，曾在前国防医学院卫生实验院血库任副研究员后在无锡江南大学兼任教授；1951～1955年在中国人民解放军医学科学院任副研究员；1955～1957年在北京中国协和医学院生物化学系任副教授；1957年后至退休一直在中国医学科学院基础医学研究所生物化学系任副研究员、研究员、教授、博士生导师；1989年6月退休。2010年9月8日因病逝世，享年92岁。

王克勤教授回国后，为我国研制出人干血浆，打破了资本主义国家对我国的封锁，并建立制造干血浆必需的仪器，设备和鉴定方法等，为抗美援朝做出突出贡献。她自参加革命工作以来，几十年如一日，勤勤恳恳，任劳任怨，20世纪50～90年代末一直从事脂蛋白的结构、功能、代谢及其与动脉粥样硬化发病机理的研究。王克勤教授从事教学和科研工作近50年，1964～1982年任北京市生理科学会理事；1981～1986年任全国老年医学会理事；1984年获中华人民共和国卫生部科技甲级奖；1985 年获中华人民共和国国家科技技术进步二等奖；1993 年享受国务院政府特殊津贴。

宋振玉教授

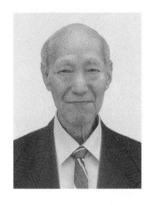

宋振玉，男，1915 年 5 月出生，河北省安国县人。中国共产党党员，中国医学科学院药物研究所药理学研究室研究员、博士生导师，享受国务院政府特殊津贴专家。

1941 年毕业于燕京大学化学系，后留校任助教，后在北京大学医学院药学系任讲师。1948 年赴美国乔治华盛顿大学医学院学习，后转加州大学旧金山分校深造，1952 年获博士学位，任美国波士顿塔夫次大学医学院药理学副教授。1954 年 10 月，冲破美国政府对中国留学生回国的种种阻挠，义无反顾地回到祖国，被派往在中央卫生研究院药物系（后为药物所）药理学研究室工作。历任副研究员、研究员，曾任室主任。曾兼任国家科委发明评选委员会审查委员、世界卫生组织药物发展专家咨询委员会委员、国际药理联合会（IUPHAR）药物代谢专业执委会委员、中国药理学会药物代谢和临床药理两个专业委员会委员、《药学学报》主编、《中国药理学报》、《国外医学药学分册》编委、《Drug Metabolism Reviews》及《J Biomedical and Environmental Sciences》编委。

宋振玉教授是我国第一个全面系统地进行药物在体内过程研究的药物代谢专家，率先建立了药物代谢研究组，开创了我国药物代谢研究事业。参加了"1956～1967 年科学技术发展远景规划纲要"的编制工作。

1957 年发表的论文《三价葡萄糖酸锑铵和酒石酸锑钾的毒性及注射后锑的吸收、分布和排泄》，是我国药物代谢研究领域的第一篇论文。其后又在我国最早将放射性同位素标记化合物应用于药物代谢研究。

20 世纪 80 年代，他亲自指导科研人员成功建立了抗疟药青蒿素及其活性衍生物青蒿琥酯和蒿甲醚的放射免疫分析法，解决了药代动力学研究的关键环节，为日后青蒿素类药物打进国际市场起了积极作用。1989 年"抗疟新药—青蒿琥酯"获国家技术发明三等奖。

宋振玉教授从事过大量中药及合成药的研究。先后开展了治疗血吸虫病药、口服利尿药、抗肿瘤药和抗肝炎药等药物代谢研究，并为抗炎药物和抗放射药物的研究打下基础。对中药人参、灵芝、冬虫夏草、五味子等的扶正固本作用及机制进行了系统研究。取得了多项国家级及部级成果。在对五味子研究中，发现并研发了联苯双酯，现已广泛用于慢性迁延性肝炎的治疗，该药获得第 35 届比利时布鲁塞尔世界发明博览会"尤里卡"金质奖等奖项。

1979 年《药学学报》复刊，宋振玉教授担任主编，使"学报"成为国际上有重要影响的权威刊物，先后获得"国家期刊奖"、"中国优秀期刊奖"、被评为"中国期刊方阵"双高期刊，授予"百种中国杰出学术期刊"证书等荣誉。

宋振玉教授教书育人、诲人不倦，十分注重培养科研人员的工作方法和科研能力。多年来为国家培养的几代科研人员，已成为不同时期的药理学学术带头人和骨干，遍布海内外。他淡泊名利，从不计较个人得失，当年几位院士正式推荐他作为候选人并寄来表格时，他既未填写也未声张。他潜心科研、精益求精，主编《药物代谢研究—意义、方法、应用》、《当代药理学》、《中草药现代研究》等，参编《中国医学百科全书》等著作。发表研究论文百余篇。1983年获全国卫生系统先进工作者称号。他的名字已载入《中国名人词典》。

2010 年 12 月 8 日，宋振玉教授因病医治无效，在北京友谊医院逝世，享年 95 岁。

宋振玉教授热爱祖国，热爱中国共产党，热爱为之奉献一生的科学事业。他学风严谨、为人正直、淡泊名利的高尚情操为后来者树立了榜样。他是我国著名的药理学家，是我国药物代谢研究事业的开拓者，为药物所的事业发展、为我国医药事业的腾飞做出了杰出贡献。

国际交流与合作

2010 年院校国际交流与合作工作概况

一、基本工作数据

接待国（境）外来访 30 批 112 人次。

派出：短期出国（境）190 人次，长期出国 11 人次。

邀请 280 名外宾到下属所院访问。

接待哈佛等学校交换学生 13 人，派出交换学生 13 人，交换教师 2 人。

项目：CMB 批准项目 2 项，待批 3 项；外国专家局项目 35 项；111 引智基地 1 项，共计 369 万元。

组织国际知名专家学术报告会 4 次。

授予名誉教授 5 人，客座教授 1 人。

二、重大来访和会议

（一）荷兰伊拉斯姆斯大学代表团来访

根据院校与该校达成的协议，双方于 9 月 27 日在康源瑞庭酒店共同举办了中荷公卫论坛，就公共卫生、卫生公平性、传染病防控等问题与院校和 CDC、北医的专家广泛交换了意见，取得了良好的效果。大大推进了双方的了解和合作水平。

（二）牛津医学院副院长 Rodney Philips 来访

应医科院邀请，牛津医学院副院长 Rodney Philips 教授于 9 月 9 日来访，并且在三条礼堂就牛津的医学教育做了精彩的讲座，并且与医大和研究生院的师生进行了座谈。

（三）6 月，组织医科院与 NIH 及 GlobalMD 合办"中美转化医学论坛"。

（四）6 月，承办全球慢病联盟北京高血压论坛和董事会。

三、出访与参会

（一）3 月，院校代表团赴美参加美国国际科技数据委员会（CODATA）举办的第四届"国际科技数据合作中美圆桌会议"。

（二）4 月，院校代表团前往澳大利亚参加了亚太区国际教育协会大会

（三）10 月，院校代表团前往德国柏林，参加 M8 联盟举办的"世界卫生峰会"。

四、外国文教专家聘请工作

2010 年度我校获外专局资助 369 万元，执行聘请外国文教专家项目共计 35 项，111 引智基地 1 项。2010 年度，我校各下属院所分别开展的聘请外国专家项目执行均取得了显著的成绩。据不完全统计，截止到 2010 年度 11 月份，约有 40 余人次的外国专家、学者来我院校进行专业学术交流。

五、主要合作伙伴关系

（一）CMB 合作

杰出教授 2009 年度申请的批准 2 位——顾东风、程涛；

2010 年度组织杰出教授推荐 3 位；

2010 年新星学者项目推荐 3 人；

2010 年师资培训计划推荐 3 人；

2010 年获得 CMB 资助的项目共 4 项得到资助、当年得到资助款 140 万美元；

2010 年组织申报 CMB 公共卫生教育项目报 2 个，护理项目 1 个；

获得美国 United Board 基金资助 52980 美元。

（二）NIH 合作

2010 年 10 月 14 日，陈竺部长在卫生部接见了 NIH 院长 Francis Collins 一行。双方就中美耐多药结核病防治项目等合作交换了意见。陈部长强调了医科院在国际卫生合作中的作用，希望医科院提升其科学水平和国家代表性，成为真正的与 NIH 对等的科研

机构。他希望医科院与 NIH 建立全面的战略合作伙伴关系。对此 Collins 表示赞同。

根据接见时的安排，NIH 的陈茉莉、陈义等三人专程来访，就 NIH 与医科院建立全面合作关系进行了初次会谈。双方同意首先探讨在医科院建立遴选委员会，协助初期评审申请赴ＮＨ的博士后留学生申请资料以及建立中国 NIH 校友会等领域开展合作。国合处与 NIH 的官方沟通渠道初步建立，双方将通过起草和签订合作备忘录，加强联系和合作。

2010 年 10 月 13 日，继 2009 年双方合办的癌症合作论坛之后，医科院、国家心血管病中心与 NIH 心肺血液研究所举办了 200 多名中外代表参加的中美高血压论坛。论坛不仅探讨了高血压病的学术研究进展而且就高血压病防控策略交换了意见，取得了丰硕的成果。

（三）亚联董工作（United Board）

2010 年第三季度，通过主动与亚联董联系，澄清了亚联董资助款项各栏目资金的用途和资助对象等问题。签署了与亚联董的协议，将资金按照规定用途分配给生化系等有关部门。

六、学生交换工作

协助我校 5 名八年制交换生 2011 年赴香港中文大学医学院学习。办理我校 5 名八年制学生申请 2010 年度吴阶平基金会基金事宜，并与香港中文大学联系落实 2011 年度交换学生事宜，赴港交换时间定为 2011 年 1 月。2010 年 1 月，协助香港大学医学院在院校举办"郑裕彤奖学金面试"会，从来自全国各地的候选人中筛选出多名郑裕彤奖学金获得者。

（乔　楠　编　孙集宽　审）

学 术 交 流

第四届中国国际分子影像学高峰论坛暨《分子影像学》第二版定稿会

主办单位：人民卫生出版社、哈尔滨医科大学

承办单位：哈医大四院

时　　间：2010 年 3 月 27 日

地　　点：哈尔滨

参加人员：人民卫生出版社副社长杜贤、哈尔滨医科大学副校长曹德品教授、人卫社教材办主任杨晋、中华放射学杂志编辑部副主任任晓黎等亲自参加了会议，包括美国国立卫生研究院国家生物医学和生物工程研究所分子成像和纳米医学实验室主任 Shawn Chen 博士、美国华盛顿大学医学院心血管部医学与生物工程学中心主任 Gregory M. Lanza 教授、美国贝勒医学院放射科 Francely 分子成像中心主任 Ke Shi 博士、四川大学华西医学院郤发宝教授、湘雅医学院附属第三医院王维教授、哈医大生物信息科学与技术学院院长李予霞教授、哈医大生物化学与分子生物学教研室主任高旭教授在内的国内外 50 余位从事分子影像学及相关学科的专家及学者出席了本次论坛。

纪　　要：会议围绕国际分子影像学最新研究进展、发展趋势和前景展开了学术讲座。美国国立卫生研究院（NIH）Shawn Chen 博士发表了题为《肿瘤分子探针合成技术》的专题讲座，就肿瘤代谢、乏氧、增殖、细胞凋亡、血管生成、受体和报告基因靶向性的探针合成技术进行了详细的阐述。美国华盛顿大学 Gregory Lanza 教授做了题为"磁共振分子成像在肿瘤和心血管疾病诊断治疗中的应用"的报告，阐述了基于纳米技术设计合成兼顾诊断和治疗的磁共振分子成像探针，并对该探针在肿瘤和心血管系统疾病中的应用进行了总结。美国贝勒医学院 Ke Shi 教授就光学/核医学双模式分子成像的新进展进行了汇报，阐述了如何通过光学或核医学设备与 CT 成像数据进行融合，来提高空间分辨率，解决空间定位问题，为临床前研究提供更为完整连续、活体、动态的疾病信息。

2010 年国际腹部创伤暨第十届全国脾脏外科学术研讨会

主办单位：中华医学会外科学分会脾功能与脾外科学组、《中华创伤杂志》编辑部、《肝胆外科杂志》编辑部

承办单位：哈尔滨医科大学附属第一医院、安徽医科大学附属第一医院

时　　间：2010 年 6 月 4 ~ 7 日

地　　点：合肥

参加人员：南京军区总医院黎介寿院士，中国医学科学院、中国协和医科大学巴德年院士，安徽医科大学党委书记李俊教授，安徽医科大学附属第一医院院长朱启星教授，中华医学会外科学分会副主任委员刘永锋教授，华中科技大学器官移植研究所夏穗生教授，人民卫生出版社医药教育出版中心杨晋主任以及来自中国、美国、日本、韩国、俄罗斯、新西兰的 40 余名外科学的知名专家。

纪　　要：大会执行主席我校党委书记、哈医大一院消化病医院院长姜洪池教授组织会议，作了题为"微创观念指导下的精准肝脾切除术"的精彩演讲。全国各地 300 余位代表听取了报告，大会交流论文 100 余篇。大会为更多的外科同道们，尤其是基层专业人员提供了更加广阔的交流平台，促进了外科的技术进步和学科发展，大会在浓厚的学术氛围中圆满结束。

全国胸部肿瘤微创手术研讨会

主办单位：中华医学会

承办单位：哈医大附属三院

时　　间：2010 年 6 月 12 日

地　　点：哈尔滨

参加人员：四川大学华西医院胸外科主任刘伦旭教授、复旦大学上海中山医院胸外科主任谭黎杰教授等多位国内著名胸外科专家出席了会议。

纪　　要：13 日上午，附属肿瘤医院胸外科主任徐世东教授和其他两位专家在该院进行了胸腔镜肺叶切除和胸腔镜食管癌根治术的现场手术演示，与会人员通过投影观看了精彩流畅的手术操作，无不为专家们高超的技术所叹服。

本次会议执行主席、哈医大附属肿瘤医院胸外科主任徐世东教授介绍，胸腔镜是胸部微创外科的代表性手术，具有创伤小、痛苦轻、疗效好、恢复快、切口符合美容要求等优点。普通开胸手术切口非常长，胸廓损伤严重，甚至要撑断肋骨，或者电锯劈开胸骨；完全胸腔镜手术仅在胸壁上开 1～3 个小孔，不必撑开肋间。普通开胸手术的巨大创伤严重削弱了肌体免疫力，而肌体的免疫力对于患者、特别是癌症患者的恢复至关重要；完全胸腔镜手术创伤小，对肌体的影响小，术后当天患者即可下床活动。

整个会议为期 2 天，与会者纷纷表示，本次会议为众多同行构建了一个一流的学习交流平台，让大家能够共同切磋技艺，提高技术水平，促进我国微创胸外科事业的进一步发展。

中美肿瘤基础与临床 研究学术研讨会

主办单位：哈尔滨医科大学附属三院

时　　间：2010 年 6 月 24 日

地　　点：哈医大附属三院

参加人员：200 余名国内外及省内肿瘤专业专家出席

纪　　要：此次会议就肿瘤的基础和临床研究、规范化、个体化等综合治疗方面的新进展、新成果开展了交流研讨。会议内容主要包括"解读胰腺癌进展的分子基础"、"胃癌的分子病理"、"肺癌及食管癌放疗的进展"、"原发脑瘤以及脑转移瘤干细胞研究"、"规范胃癌根治术，合理诊疗模式之探索"及"进展期胃癌个体化药物治疗"等方面的系列讲座和开放式研讨。会议的召开为国内外学者们搭建了一个很好的交流平台，不仅仅加强了在肿瘤研究相关领域的学术交流与合作，促进了黑龙江省乃至国内在肿瘤基础和临床研究，规范化及个体化综合诊疗等方面的进步与提升，更重要的是吸取了先进的医疗理念。

据哈医大附属肿瘤医院内八科主任张艳桥教授介绍，美国近年癌症死亡率加速下降的重要原因是预防工作得力，将癌症控制在一、二级预防水平。合理的预防措施、积极的早期筛查和完善的监测系统及患病后不断改进的治疗方法，共同促进了癌症预防和控制工作，使得各大癌症的死亡率、发病率和治愈率都得到了良好的控制。而中国人口老龄化，吸烟等不良嗜好，生活方式、饮食结构以及生存环境的改变导致癌症发病上升。因过多资源用于中晚期患者治疗而忽视了预防也是癌症高发的因素。

第八届中日国际病毒学研讨会

主办单位：中国病毒学会、中国微生物学会和日本病毒学会

承办单位：哈尔滨医科大学

时　　间：2010 年 7 月 4～7 日

地　　点：哈尔滨

参加人员：来自日本、美国、俄罗斯和中国等国家的百余名病毒学专家参加会议。

纪　　要：在学术研讨中，来自日本感染症研究所、日本东北大学、日本大阪大学、美国 UCSD 医学院、俄罗斯哈巴洛夫斯克边疆健康部、北京大学、复旦大学、武汉大学、中国军事医学科学院、首都儿科研究所、中国农业科学院哈尔滨兽医研究所和上海兽医研究所等科研院所的国内外知名专家学者在大会上作学术报告，与会者就相关领域研究进行了深入探讨与交流。

近年来，中日病毒学家在包括流感、禽流感、手足口病、肝炎以及艾滋病等新现病毒和再现病毒感染性疾病方面经历了严峻的考验。本次大会为中日病毒学家探讨病毒学、病毒免疫学及公共卫生学等相关领域的研究进展和共同关注的问题，提供了一个良好的沟通平台，有效地推动了中外病毒学专家的交流与合作。

鉴于中国微生物学会的早期发起人伍连德博士与我校的渊源，中国国际病毒学术会议的日方组织者加藤四郎教授等学者与我校的长期交往的基础，以及我国该领域的专家、院士对我校相关学科的长期指导与支持，在哈尔滨医科大学承办第八届中日国际病毒学学术会议，不仅有助于宣传和扩大我校的在国内、国外的影响，而且有助于促进我校相关学科的发展与建设。

第一届中国心血管病循证指南与规范路径研讨会

主办单位：中华医学会心血管病分会、中华心血管病杂志编委会、哈医大二院

时　　间：2010 年 9 月 2～4 日

地　　点：哈尔滨华旗饭店

参加人员：中华医学会心血管病学分会主任委员、候补主任委员、常委、来自德国、俄罗斯、日本、中国台湾等国际著名学者及各相关领域一千多位权威专家。

纪　　要：来自国内外顶尖心血管疾病专家一千多人探讨了心血管疾病循证证据、贯彻治疗指南，规范临床路径，以及心血管疾病治疗领域前沿课题。针对广大医生感兴趣的热点专题，如冠心病、高血压、心力衰竭、心律失常、结构性心脏病治疗及心血管药物使用等，同领域国内外著名学者进行专题讲座，与其他会议讲座专题要求"深度"与"权威"不同，此次会议要求讲座专家要将"高、精、尖"与"普及、规范、简洁"相结合，达到将学术研究与临床路径相结合的目的，为推广临床路径做了深入系统的探索。

开幕式上，俄罗斯亚历克斯教授与哈医大二院心血管病医院院长于波教授签订协议并授牌，标志着俄罗斯巴克列夫心脏病研究院远东地区的心血管病专科研究院与哈医大二院强强联手，共同组建先天性心脏病交流培训中心，未来，哈医大二院心血管病医院每年将培训 10 名以上俄罗斯先心病介入治疗医生，为心血管疾病治疗搭建了切实的国际交流平台。

亚历山大·奥斯夫教授是俄罗斯最著名的结构心脏病介入专家，在他看来，心脏病是俄罗斯人的头号杀手，占俄罗斯病人死亡率的 60%，俄罗斯医学界一直都在寻求心脏病治疗的国际合作平台，选择哈医大二院作为合作伙伴，一方面由于两地常年的邦交往来频繁，另一方面，哈医大二院在心脏病介入治疗方面具有国际领先的地位，其 OCT 技术更拥有国际最大的样本中心，足以承担教学工作。共同成立中俄培训中心，更利于两国医疗技术的取长补短，实现共赢。

第五届全国心血管外科微创技术应用及进展研讨会

主办单位：中国医师协会心血管外科医

师分会

承办单位：黑龙江省医师协会心血管外科医师分会、哈尔滨医科大学附属第一医院

时　　间：2010 年 9 月 24～26 日

地　　点：哈医大一院学术报告厅

参加人员：黑龙江省卫生厅厅长赵忠厚、中国医师协会心血管外科医师分会副会长罗毅、哈医大一院院长周晋、党委书记赵世光、副院长王永晨、刘宏宇等 600 余人。

纪　　要：会议分六个专题涵盖了冠心病、心脏瓣膜病、先心病、大血管疾病、心律失常等疾病的手术，以及腔镜下手术、杂交手术、小切口手术、心脏不停跳手术及微创体外循环等新技术，使大家耳目一新。形式上采用了专题演讲、专题讨论及手术演示等多种方式，更有利于参会者学习交流，为大家创造了一个近距离接触心外科专家，直接与专家对话交流的机会，营造了非常良好的学术氛围。

据了解，随着心血管外科技术的日益成熟，微创技术近 10 年来已成为心脏外科发展最迅速的一项技术。非体外循环下冠脉旁路移植术、小切口心脏手术、机器人心脏手术、全胸腔镜下心脏手术、心脏杂交手术、微创房颤射频消融、大血管疾病手术及微创体外循环技术等相继在临床上开展，尤其是近几年由我国率先开展的先心病微创封堵术，取得了可喜的效果，在国际上产生了一定的影响。黑龙江省在先心病外科微创手术治疗，非体外循环心脏不停跳冠脉搭桥术、小切口心脏手术、心脏瓣膜和大血管疾病及心房颤动微创手术上，已走在国内的先进行列。会议期间，刘宏宇教授为国内心血管外科同行手术演示了先心病室间隔缺损及房间隔缺损外科微创封堵手术，该手术切口仅 2～3 个厘米，无需体外循环、无需输血、手术 30 分钟内完成，损伤小、疗效好。该项技术在国内领先，并主编制作卫生部医学视听教材"先天性心脏病房间隔缺损、室间隔缺损外科微创封堵术"，2009 年完成该项手术例数和疗效居国内首位。

在 9 月 26 日，世界第十个心脏日这天，参会的专家们还利用微创的手术方法成功为 6 名患者进行了治疗。此次会议的举办不仅达到医生之间进行学术交流和技术推广的目的，同时还让更多的心脏病患者享受到了高质量的医疗服务，为世界心脏日献上一份厚礼。

中美肿瘤分子病理诊断与个体化治疗研讨会

主办单位：哈尔滨医科大学附属第三医院

时　　间：2010 年 10 月 30 日

地　　点：哈尔滨医科大学附属第三医院

参加人员：美国 M．D Anderson 肿瘤中心消化病理部谈东风教授和来自美国罗切斯特大学的唐平教授、美国克里夫兰临床中心的杨斌教授、中国台湾卫生研究院的黄秀芬教授等国际知名专家，以及北京、上海、广东的多位国内肿瘤分子病理诊断与个体化治疗方面的专家出席了会议。

纪　　要：诸位专家将就肿瘤分子病理诊断及其对肿瘤个体化治疗的指导意义、及肿瘤个体化治疗的最新理念等内容进行了专题演讲。三院副院长、乳腺外科主任庞达教授就乳腺癌的靶向药物治疗与参加会议的代表进行了研讨与分享。

据三院病理科主任、中国抗癌协会病理专业委员会委员耿敬姝教授介绍，肿瘤病理诊断是肿瘤患者进行诊治的重要依据，它决定着患者下一步的治疗、预后等。随着遗传学、分子生物学在疾病研究中的深入和快速发展，分子病理学在肿瘤研究领域的重要作用日益突出和彰显。分子病理诊断突破了单纯的诊断范畴，担负起为临床个体化治疗提

供信息和证据的责任。三院病理科经过近30年的发展、建设，已经成为省内肿瘤病理诊断的中心。近年来开展乳腺癌的 HER-2 基因的扩增检测，肺癌、结直肠癌 EGFP 和 K-RAS 基因突变检测，以及腹腔内胃肠道间质瘤 C-kit 基因检测等国际前沿诊断技术，成功指导临床个体化治疗，为癌症患者的科学治疗起到了极为重要的作用。

2010 年普通外科
手术高峰论坛

举办单位：中华医学会外科学分会主办，中华医学外科学分会手术学学组承办，哈尔滨医科大学附属第一临床医院、中国实用外科杂志及强生（上海）医疗器械有限公司协办

时　　间：2010 年 11 月 13 日

地　　点：哈尔滨医科大学附属第一临床医院学术报告厅

参加人员：中华医学会外科学分会手术学组副组长全志伟教授，浙江大学邵逸夫医院副院长蔡秀军教授，天津市肿瘤医院副院长李强教授，北京大学北大人民医院栗光明教授，上海交通大学附属新华医院汤朝晖教授等，总参会人员达 200 余人。

纪　　要：本次论坛秉承"砺术仁心，典驭非凡"的宗旨，邀请全国各地的普外科专家进行专题演讲、手术演示及专家答疑，并与该领域在黑龙江当地的学科带头人和中青年医生一起探讨与交流，激发学术智慧，迸发思维火花，传承并创新手术技法。论坛分两个议程，上午采用专题演讲与互动交流的形式，分别由四位与会专家做了精彩的学术报告，报告的内容大到外科发展与创新的探讨，小至手术过程中的每一个细节都有所涉及，让每位与会者得以一睹当前我国普外科最前沿的发展。

据论坛报告，肝癌是我国恶性肿瘤死亡率前三位的肿瘤之一，而我国的恶性肿瘤的五年存活率仅 40%~50%，比发达国家少 10~15 个百分点，带着这些发人深思的问题，围绕肝癌的外科治疗、肝门部胆管癌治疗、现代影像学技术下的精准肝切除术等普外当前最前沿的话题，讨论甚至涉及手术中的某个操作步骤，诸如肝癌诊断、是否选择外科治疗、选择什么样的术式、手术怎样完成等，专家们敞开心扉的交流。精彩的讲解、触目惊心的图片、详实的统计资料让会场不时爆发出热烈的掌声。

精彩的专题报告之后，浙江大学邵逸夫医院副院长蔡秀军教授为与会的普外界同行演示了一例肝切除手术，该手术演示更是博得了在场专家们一致的肯定与赞扬；哈医大一院姜洪池教授和刘连新教授共同演示了一例脾部分切除手术，手术解剖清楚、层次清晰、操作利落，可谓是外科手术的经典"教材"。此次 2010 年普外科高峰论坛的举办不仅达到医生之间进行学术交流和技术推广的目的，同时还让更多的患者享受到了高质量的医疗服务，是我校乃至黑龙江省普外科发展中浓墨重彩的一笔。

各所、院工作概况

北京协和医院
（临床医学研究所、临床学院）

（北京市东城区王府井帅府园1号，100730）

一、基本情况

职工4030人，其中专业技术人员3619人，包括卫生类专业技术人员3397人、非卫生类专业技术人员222人，有正高级职称220人、副高级职称338人、中级职称1164人、初级职称1897人。有院士4人、卫生部有突出贡献专家17人（其中在职11人）、享受政府特殊津贴专家150人（其中在职28人）、"百千万人才"国家级人选5人。

二、获奖情况

医院被评为全国卫生援藏工作先进集体、新中国60年企业精神60佳和2010改革创新医院。1人被评为全国卫生援藏工作先进个人，1人当选北京市第三届首都健康卫士，1人当选北京市教育工会先进工作者，1人被评为北京市优秀护士，1人被市卫生局授予首都学习之星，3人分别获得2009年度北京市卫生科普文章二等奖、2009年度北京市卫生好新闻一等奖、三等奖。在北京卫生系统医院营养治疗技能大赛中，营养科获得个人单项冠军和团体季军。

三、机构设置

将27个党政职能处室优化重组为18个。

四、改革与管理

开展"整顿医疗秩序，维护患者利益"专项行动，取消纸质预约条，推行诊间电子预约，做好疏导解释，共同打击号贩子。深入开展"节能减排"教育实践宣传年活动，以"绿色协和，低碳医院；资源有限，节约无限"为主题，形成了"从小事做起、自觉节约"的良好氛围。深入开展创先争优活动，评选出群众心目中的好党员51人。

坚持院务公开。院长信箱、书记信箱运行良好，成为职工与院领导直接沟通的新渠道，全年收到职工来信150封。全年督办院长办公会、院行政办公会决议181项。坚持科主任管理例会制度，形成"民主管理、专家治院"的良好机制，全年召开主题例会8次。

8月中旬至11月初，完成总护士长、护士长、职能部门和科主任的换届。修订了《绩效考核办法》，实行成本核算及专项费用测算。利用医院外网开辟"人才招聘"专栏，向社会广募人才。继续推行管理实习生招用、实习、考核、遴选、录用制度。

完成预算执行任务，预算执行进度95%以上，受到卫生部表扬。健全相关内控制度。组织新会计制度模拟测试，做好全院物价管理工作。继续做好保健基地、北区工程、学术报告厅、院内修缮等工程的全过程跟踪审计及医疗设备购置审计监督工作。

加强院区综合治理，提供有效服务和安全保障。构建安全网络，细化管控范围，加大宣传力度，普及防火知识。邀请北京市火灾防治中心主任郑智斌教官作了主题为《关爱生命，共享平安》的防火安全培训，全院职工及外包单位负责人参加了培训。

全方位做好"帅府壹号"试运行前的各项准备工作，解决了大量流程、环节难题，梳理、确定了临床需求，完成人员招聘、培训、政审、调配、定岗定编和建章立制等工作，做好门诊、住院收费和结算人员的培训和储备，完成 HIS 系统的开发及功能测试，引入专业后勤保障团队。

通过了 ISO9001 质量管理系统认证。

五、医疗工作

门诊 2119800 人次，急诊 144933 人次，急诊危重症抢救 3846 人次，抢救成功率 91.7%。开放床位 1865 张，住院 63253 人次，出院 63177 人次，床位使用率 93.3%，平均住院日 10 天，七日确诊率 100%，出入院诊断符合率 99.9%，治愈好转率 89.3%，死亡率 1.1%。住院手术 31872 例。外宾就诊 74740 人次。甲级病案率 97.67%。药品收入占业务收入 41.05%。

加强门诊服务，全面启用叫号系统，新增了导医岗位；对治疗室进行整体改造，早高峰抽血拥堵状况大为改观；安装了抽血叫号系统、自动打印条码机和贴管机，基本实现坐等抽血；新装检验结果自助打印机 8 台，有效缩短患者排队等候取结果时间；门诊窗口实行弹性工作制，延长了有效服务时间，缓解了早高峰的压力。加大绩效考核力度，将普通门诊量、医师出诊率（停诊率）、门诊投诉量纳入综合绩效考核，与上年相比，普通门诊量、医师出诊率逐步上升，绩效考核的激励作用充分显现。5 月 11 日，北京协和医院特需疑难病会诊中心挂牌运行；胰腺疾病、肺部疾病会诊中心运行顺畅，深受患者欢迎。开设了由麻醉科、心内科、呼吸内科等科室共同参与的术前会诊门诊，会诊科室每天下午确保至少一名主治医师出诊，并同时完成术前会诊工作。鼓励专科开设专病门诊，年内增开专病门诊 10 个。

西院区进一步增加医疗空间，优化功能布局。新增病案库 1 个；改造扩大门诊二层病人候诊区域，增加了等候座椅；将门诊检验与临床大检验合并后集中管理；将输血科由中楼迁到北楼，缩短了与手术室的距离，确保及时用血；在北楼西侧新建了手术病人

家属等候区。外勤服务社会化管理，专业的外勤服务公司替代外勤队，扩大了服务半径，规范了服务流程，减轻了护士负担。

年内，制订了《关于实施医师定期考核工作制度》和《关于实施医师定期考核工作细则》、《形（音）似药品管理规定》、《预防深静脉血栓和肺栓塞的暂行管理规定》、《新生儿转运交接流程规定》、《输血差错的防范措施》、《手术预约和安排规定》、《手术安全核对实施条例》、《西院区危重病人转运管理规定》、《西院区夜间加班手术管理暂行规定》，修订了《门诊工作制度》。

完成全院 159 种急诊手术情形的手术分级、2575 个术式的手术分级，撰写了肺栓塞病人识别和预防的院内指南。完成 10 个专科 18 个病种的临床路径试点中期工作，参与了中国医学科学院组织的 112 个临床路径释义的编写。

医疗运行监管。通过延长医师上机时间、增加周末上班人次和平日加班等缩短放射科、超声诊断科检查预约时间，将全院平均住院日由 10.4 天下降到 10 天。通过落实《医疗机构临床用血管理办法》和《临床输血技术规范》，实施自体血回输考评制度和超计划用血病例讨论制度，建立临床用血监督机制，加强科室合理用血绩效考核，杜绝"人情血"、"安慰血"和"营养血"，纠正输血或输浆可以促进伤口愈合的错误观念，在出院人数较上年上升 7.92%、手术次数上升 6%、门急诊总量上升 8.3% 的情况下，临床用血量不升反降，其中红细胞下降 0.95%、血小板下降 3.98%。继续开展"关爱生命，合理用血"宣传周活动。7 月，聘请老专家对病历内涵进行了质控。探索解决急诊病人的"出口"问题，与隆福医院试行双向转诊新模式。强化手术核对管理，建立围手术期管理月报制度，每日检查第一台手术医师上台时间及手术核对表的填写，

每月统计手术出勤率、核对率，每季将手术核对纳入科室绩效考核。全年未发生孕产妇死亡病例。完成重点科室急救设备的配置。严格执行放射装置的环评与年检，组织了放射工作人员体检。

医疗风险与病人安全管理。着眼系统查找医疗纠纷形成原因，建立医疗安全监督评价机制，组织医疗安全评价监督会议4次。构建院科两级病人安全管理体系，收集和处理不良事件与病人安全隐患。

医院感染管理。对重点部位医院感染及耐药菌感染情况进行持续监测，及时干预。继续对NICU院感情况进行全面监测。按要求对神经外科、基本外科、心外科、肝外科4个病区的手术部位感染进行持续监测。参照国际监测项目，开展了导管相关性血流感染监测（CRBSI）。5月26日，在全院进行了医院感染现患率横断面调查，达到了国家规定医院感染现患率≤10%的标准。强化抗菌药物使用管理，进行了合理使用抗菌药物的宣传，分季度对特殊抗菌药物使用申请单填报率进行统计，并将结果纳入绩效考核。全年收集并完成网络直报传染病，对HIV、梅毒、淋病、克雅氏病进行了重点监控。采取多种形式开展民院感防控知识培训。细化职业暴露防护管理。制订了《血源性职业暴露后处理流程》和《流感接触暴露后预防性用药流程》，并落实到位。

医保工作。稳步推进社保卡结算工作。建立门诊医保费用拒付告知机制，将拒付情况按月反馈科室和人力资源处。加强自费比例、次均费用、单病种超支等重点数据的监测，并向北京市医保中心谏言献策。制订了医保年度奖励方案，在全院首次进行了医保工作优秀奖的评选。举办了第三届全国医疗保险政策研讨班。

医疗支援。继续支援平谷区医院，共派出各级医师23人。在我院的指导下，平谷区医院眼科开展了眼底视网膜裂孔激光治疗新技术。完成5个社区医疗人员的派遣，全年派出87名主治医师及以上人员到社区开展医疗工作。支援木樨地社区卫生工作受到了卫生部、北京市领导的表扬。5名医护人员赴西藏自治区人民医院开展了为期3个月的医疗工作，3名医师赴重庆万州三峡中心医院开展为期1个月的医疗工作。组建援蒙医疗队，目标是3年内促进托克托、和林2家二乙县医院达到二甲水平，首批派遣8名专家开展为期5个月的医疗工作。由本院医护人员组成的第三列健康快车，在河南三门峡、焦作和广西柳州开展了为期一年的复明工作，完成白内障复明手术3000余例，2名手术医师在11月2日用9个小时成功实施了81例白内障手术，刷新了健康快车运行13年来单日手术量的最高纪录。受卫生部指派，派遣16名医护专家参加了抗旱、矿难、地震等多项救治工作。

国际医疗部作为医院的综合医疗平台，根据各专科特点探索适宜的专科管理模式。修订完善了《国际医疗部门诊管理办法（试行）》、《商业医疗保险工作程序及注意事项》、《国际医疗部门诊预约挂号流程》、《主诊专科负责制实施流程》等一系列制度和流程，积极推进市场开发和客户服务，实现了社会效益和经济效益的双增。

健康医学部建立高危登记及追踪制度，满足多元化、多层次医疗服务需求，普通体检和VIP体检收入显著增加；利用体检淡季，完成2000余名本院职工的健康体检。

六、护理工作

稳步推进优质护理服务试点病房工作，先后4批共确定52个优质服务试点病房，占全院普通病房的100%。全院增加72名护理员协助护士进行生活护理；提高试点病房护理人员的待遇；为各试点病房安装门禁，并配备了保安；设置配药送药岗位，安排5名护理人员对试点病房进行药品集中配送；简化护理记录书写，入院评估单和多个专科护理记录单设计为表格式。开展优质护理服务工作后，病人家属陪住率和自聘护工率均下降50%以上，试点病房病人满意度超过98%，表扬信和锦旗同比增加15%。

编制了《护理部工作手册》，修订了《护理工作手册》、临床体温监测记录表、毒麻药登记表、护理不良事件上报表格、《微波炉使用规定》。更新抢救车，并对抢救车物品摆放进行了统一规范。细化标本运送与管理流程，规范标本转运容器，制订标本丢失应急预案，建立标本追溯机制，将标本送检责任落实到人。设计了各种管路识别标签，在临床试用效果良好。制订并落实了住院患者佩戴腕带工作制度及流程，确保病人身份核对安全。实施了手术患者护理交接制度。年底，成立全院伤口及皮肤护理小组，初步建立起皮肤护理管理体系，制订了详细的培训计划。规范全院物品清洁、消毒及灭菌工作流程。

全年组织护理大查房3次、新护士培训22次、全院护士业务季度考试4次。申报中华护理学会血液净化专科护士资格认证临床教学基地并通过了认证。成功申报国家级和市级继续医学教育项目2项、7项。举办国家级、市级继续教育项目4项，全院护士继续教育讲座39次。举办了第二届临床护理教学授课大赛。强化护理队伍急救技能（CPR）培训及考核。接收护理实习生1532人次、进修护士及专科培训学员602人，接待国内其他医院护理同行1153人来院参观。选派50名护理骨干赴国内外进行学术交流。

全年发表文章322篇，其中核心期刊占99%。召开护理科研开题报告会，申报课题61项，通过初筛34项。编写了《争创"优质护理服务示范医院"临床护理辅导手册》和《争创优质护理服务示范医院简报》。申报国家临床重点专科——专科护理专业项目，在护理专业组评审中获得总成绩第一名。设计启用了护理电子排班系统。与协和护理学院举办了国际护理学术大会。

七、科研工作

有中华医学会各专业现任正副主任委员/名誉主委31人、各专业核心期刊现任正副主编（总编）80余人。

获省部级科技奖6项。在国内核心期刊发表论文1556篇，SCI收录197篇。评审院内青年基金252项、青年医师科研成果14项。

加强科研诚信建设和管理，统一科研记录本，规范科研记录并组织了自查和抽查。探索科研绩效考核方案。

创建协和转化医学中心，协办中美临床与转化医学国际高层论坛，举办协和转化医学国际论坛圆桌会议，探索转化医学新模式。

Ⅰ期研究室的生物样品分析实验室通过了中国国家认证认可监督委员会（CMA）和中国合格评定国家认可委员会（CNAS）的二合一复审评。

八、医学教育

有在职博士生导师84人、硕士生导师200人，博士点14个、硕士点21个。有6个国家级继续医学教育基地、14个二级学科住院医师培养基地、14个三级学科专科医师培养基地。在院学习八年制医学生332人（共5个年级，含"七转八"学生），研究生416人。继续强化研究生培养过程管理，注重临床能力考核，实行中期考核分流。严格学位授予管理工作，实现审批流程电子化。组织研究生毕业论文答辩145人次。

本科生教育。协和医学院临床实习生和见习生入科前教育常态化、规范化。配合诊断学教学和考试，做好标准化病人的管理及培训。组织专家教授参加了首届全国医学生临床技能比赛的裁判和督导工作。成立了本科教学督导组。

住院医师教育。建立了住院医师电子档

案。组织 196 名本院住院医师参加北京市 3 次阶段考核，平均通过率 97.4%。完成医院新招住院医师 63 人的培训。招收市卫生局派遣基地住院医师 40 人。作为考点承担了急诊科专业 56 人、内科专业 24 人的北京市一阶段临床技能考核和整形外科专业 4 人的北京市二阶段临床技能考核。

申报、备案国家级继续医学教育项目 90 项，其中继续医学教育新项目 29 项、备案项目 28 项，基地备案项目 33 项。举办国家级继续教育项目 70 项，其中普通国家级继续教育项目 46 项、基地备案项目 24 项。举办院级继续教育讲座 98 次、科室继续医学教育活动 1113 项。医技人员学分达标考核 1978 人，达标率 100%。完成继续医学教育管理系统软硬件的升级改造。尝试午餐会和网上视频等继续教育项目的授课新形式。招收进修医师 749 人，进修医师结业 682 人，接收包括澳门镜湖医院及各受援医院的特培生 42 人。创建了临床模拟中心。

九、信息化建设

制订了《信息管理处职责范围》和《信息管理办法》，人员重新整合，完成职能的平稳转换。更新医院官方网站，完成手机替代 BP 机的改造项目，完成自动化办公系统的技术交流和招投标工作，启动北区 HIS 的选型工作，进一步加强信息系统灾备建设，梳理了现有基础设施及应用系统存在的安全隐患，制订了机房空调清洗和巡视制度，完成东西两院区的机房及网络更新改造工程。承担了保健基地信息系统的建设。继续推进与微软公司合作项目——医疗数据集成与应用整合平台（UIS）信息系统的建设，病房已取消检验项目的手工开单，全部实现电子化，试点病房医生工作站可浏览患者 CT、MRI 影像等影像资料。

十、基本建设

10 月 28 日，"帅府壹号"工程通过了由建设方、设计方、监理方和施工总包方四方联合参加的竣工验收，北京市建设工程质量监督总站全程监督；12 月 27 日，"帅府壹号"试运行。4 月，门急诊及手术科室楼工程（北区工程）一期结构封顶；8 月，二期结构封顶。

（常青编 马进审）

联系电话：（010）65296114
E-mail：chiefma@sina.com

阜外心血管病医院
（心血管病研究所）

（北京市西城区北礼士路 167 号，100037）

2010 年，在卫生部、中国医学科学院的正确领导下，阜外心血管病医院深入贯彻落实科学发展观，围绕"建设国家心血管病中心，创建人民满意的科研型医院"发展主题，狠抓内涵建设，创新体制机制，不断完善"双轨制"和"综合绩效考核体系"，医疗技术指标全面刷新，科研型医院的建设框架日趋清晰，院所规模、经济效益实现了增长，疾病防治、医院管理和文化建设等工作上了新的台阶，为群众提供了安全、有效、方便和廉价的医疗卫生服务。

一、以"高起点、谋大局、想战略"的长远眼光，做好宏观发展规划

1. 建设国家心血管病中心的根本性问题取得新进展　一是整体发展规划得到上级认可。卫生部党组书记张茅同志莅临院所调研指导工作，肯定了国家心血管病中心未来发展规划方案；陈竺部长在"中国心脏大会暨北京国际心血管病论坛 2010"开幕式上向全国宣布国家心血管病中心正式成立。二是规划项目工程资金得到财政支持，分步实施进展顺利。国务院主要领导对落实项目资金进行专门批示，为项目顺利实施提供了坚实的财政支持；"临床医学部"和"预防研究部"正式破土动工。

2. 改革传统的心血管病专科诊治模式，对学科进行战略性规划与部署，全面建设"大专科、小综合"新诊疗体系　成立内分泌与心血管病诊治中心和血脂异常与心血管病诊治中心，形成了心血管病内科、外科、影像与心血管病相关疾病诊治与预防齐头并

进的局面，实现了全方位诊治和预防心血管疾病、提高综合防治水平的目标。

二、创新机制体制，确保医疗"规模与质量"双生长

1. 挖掘空间，保持适度规模发展，进一步满足心血管病患者就医需求　成立医院北楼，设有心内科 19、22、23、25 病区及心内科重症监护室、心外科 26、27 病区及术后恢复室、特需门诊，有 3 间现代化手术室、3 间导管室、1 间综合导管室，配备放射科、超声科、检验科、功能检测中心等检查诊断科室，病床总数 258 张，可以开展各种心血管病外科手术和各种心血管病介入治疗，缓解本部住院压力。

2. 医疗新技术取得重大突破　院所成功实施国内首两例经导管主动脉瓣植入术；心脏移植数量创历史记录，一年心脏移植为 60 例，三年术后生存率 90% 以上，成为全国单中心心脏移植量最大、安全最好的国家级心脏移植中心。

3. 医疗服务监督与评价前移，加大源头质量的电子化监控　实施了内、外科术前重点项目核查和手术前红灯提示、危急值管理预警、填写麻醉知情同意书等制度；建立了手术室麻醉信息系统、检查申请单规范系统、外科手术术前评分系统；所有病房和科室上线了 PACS 系统，实现了电子病历和影像浏览，有利于资料的分析与统计。这有效保证了源头医疗质量与安全。

4. 加强住院流程管理与监控，注重环节质量　完成 33 个卫生部临床路径编写任

务，开展 9 种疾病的临床路径管理工作，纳入病例 8000 余例；建立抗生素用药管理、三级药品开写权限电子管理系统，保障了病程中的用药安全；开发外周血管手术记录系统，实现外周报告的电子化。

5. 成立院科二级医疗质量控制机构，形成了责任明确、分工合作、责权到人的医疗质量控制格局　重点对死亡、严重并发症病例督导检查，并对抗生素使用、院内感染控制等进行严格管理；采用病房医疗质量月报等形式，强化医疗质量控制；建立病房与各级医师技术档案，年终评比各病房硬指标；坚持处方点评制度和医疗核心制度督查。上述措施进一步强化了医院终末质量监控与安全。

6. 开展"优质护理服务示范工程"，完善与持续改进临床护理质量管理　作为市级重点联系医院，先后建立三批试点病房，开展优质护理服务的病房 24 个，占 70.5%；实现新的护理管理模式（绩效）——半垂直管理模式和扁平管理模式；探讨心血管专业特色的护士责任包干制；完善健康教育流程，传递"星语·心愿"卡。目前试点病房护理工作满意度 100%。

7. 提高医疗质量，促进合理用血　全年红细胞用量 2.3 万单位，其中 Rh 阴性血液 203 单位，血浆 2.4 万袋，血小板 1 802 治疗量，全力保障了临床医疗用血。院所还通过采取术前筛查"输血高危病人"提高血液保护措施等级、严格执行输血指征、预防应用药物减少失血、术中与术后控制性降压、血液回收机使用、及时诊断和治疗凝血异常等综合的血液保护措施，并定期公布各病房输血量和输血率、定期检查和评估血液保护措施执行情况，使得在心外科手术量增加 6.6% 的前提下，院所红细胞用量实际减少 12.4%（平均减少 17.7%），血浆用量实际减少 13.4%（平均减少 18.9%），心外科手术死亡率进一步降低（0.6%），努力推动科学、合理用血，减少或杜绝不必要的输血。

通过机制体制创新，医院医疗工作取得"规模与质量"双生长。整体工作效率呈现良好态势，出院患者平均住院日 9.0 天，同比降低 5.26%，在以疑难危重病人为主的心血管专科医院中难能可贵；实际病床使用率 100.1%，平均病床周转次数达到 40.4 次，也呈现增长趋势。医疗数量指标呈递增趋势，2010 年，门急诊服务 45.97 万人次，出院 3.4 万人次，分别增长 10.3% 和 13.2%；心脏介入总计 24029 例，增长 15.2%；外科手术 9384 例，增长 6.6%。医疗质量主要指标继续保持高水平，死亡率为 0.4%，同比下降 20%；治愈好转率为 99.0%，同比增长 0.3%。医院进一步提高了医疗质量水平，确保了心血管病患者的医疗安全。

三、加大"环境和措施"力度，为科研型医院注入内涵与活力

1. 带领全院职工，通过开展"科研管理工作重心前移，提前进行课题申请政策解读、标书预审以及科研成果申报工作"、"举办 12 项科研专利产品推介会，创建科研成果由实验室向市场专利产品转化的长效机制"、"推倒'阜外'院墙，打造全国心血管病科研学术平台"、"巩固学术地位，扩大学术影响力"等措施，院所科研创新氛围浓厚，科研创新工作有了质的飞跃。

（1）科研型医院的理念更加深入人心中标项目及中标率大幅上升，国家自然科学基金 25 项，中标率 31.25%；首都医学发展基金 11 项，中标率 84.62%；科研到位经费达到 10809 万元，突破亿元大关；SCI 论文 115 篇，保持持续增长，其中影响因子 10 以上的有 5 篇，在"2009 年国际论文被引用篇数"、"表现不俗的论文前 20 位医疗机构"等论文质量指标中分别排名第 5 和第 2；科研成果奖 8 项，其中国家科技进步奖 2

项，中华医学科技二等奖 4 项，教育部科技进步奖一等奖和二等奖各 1 项；获专利 3 项。医院科研实现了数量和质量上比翼双飞的良好局面。

（2）举办国际知名学术会议 先后成功举办了"中国心脏大会暨北京国际心血管病论坛 2010"、"第 20 届亚洲胸心血管外科年会"等会议，院所国际学术影响力得到进一步提升。

2. 防治工作继续保持心血管疾病防治国家队的地位和影响 发挥"国家队"作用，立足社区，开展全国高血压社区规范化管理，与 22 省 37 家单位签署协议，协议预计管理人数 50 万；打造心血管疾病咨询平台，探索社区防治转诊模式；加强国家心血管病防治和研究平台建设，主导了国家"十二五"心血管病防治研究项目，并且国家心血管重点实验室申请取得进展。

四、进一步完善现代化管理建设，为院所可持续发展奠定坚实的基础

1. 做好成本核算工作，完善综合绩效考核体系，调动职工积极性。医院创建基层运营管理员机制，出台了《运营管理工作暂行规定》，定期在运营管理专栏公布信息，促进了学习交流和监督评价工作；制定涵盖医教研管的综合绩效考核方案，分月度、半年度两个不同的考核体系对医疗、科研和职能部门进行考核评估，体现了先进的 KPI 目标管理思想和 360 度全方位考核理念。

2. 依靠体制和机制创新，不断加强医疗器械采购和管理工作。肺栓塞不伴重要合并症和伴随病、冠脉搭桥、心脏瓣膜手术等病种的药品耗材费用均比北京市平均水平低，到达了"得惠于民"的目标，得到卫生部、院校、卫生局、药监局等上级部门多次肯定和表扬。

3. 预算管理机制步入规范运行的先进行列，在财政专员办、卫生部、医科院等多部门专项考核检查活动中对预算管理和内控

制度考核管理给予了高度评价。

4. 坚持"大人才观"理念，通过建立心血管技术协作网络以及开展对口支援等方式，通过传、帮、带为当地培养众多优秀的心血管专业人才。7 月 28 日《人民日报》头版和 7 月 30 日 CCTV 新闻联播分别报道了我院援疆事迹。

医院通过在内涵建设上下工夫，切实改善了医院管理。固定资产和事业积累增值，2010 年，固定资产总值比去年增长 9.0% 达到 9.57 亿元，事业基金和修购基金达到 4.15 亿元，为扩增院所规模、壮大经济做出了实实在在的贡献；经济可持续性发展势头良好，总收入 19.09 亿元，人均创收 71.2 万元，实现了院所的快速发展。

五、加强党风廉政和政风行风建设，塑造"阜外"文化品牌，建设和谐医院

加强党风廉政和政风行风建设。构建了反腐倡廉制度体系和党风廉政责任监督保证体系，引入廉政风险防范管理方法，调整和确定部分职能部门廉政风险等级，制定了整改措施、完善和修订各项规章制度，加强风险的管理和控制。

大力开展医院文化活动，"阜外"传统精神激励着"阜外人"奋力拼搏。开展纪念吴英恺教授诞辰 100 周年学习座谈会、系列拓展教育等活动，将阜外文化融入每个职工心中，促进和谐发展；关心职工身心健康，坚持开展防癌普查、健康休养和健康知识讲座，坚持全年慰问病困职工，向职工发放生日礼物和年节慰问品；组织第 5 届职工趣味运动会、举办首届"心语杯"职工歌曲大赛、第二届"健康杯"羽毛球赛、乒乓球赛、院所女教授开展社会实践活动等丰富多彩的文体活动，凝聚了"阜外"人心，营造了积极健康、团结向上的院所氛围。

2011 年，是"十二五"开局之年，是院所改革与发展非常关键的一年。建设好国家心血管病中心是未来工作的重中之重。医

院面临着前所未有的机遇与挑战。在新的一年里，院所将在卫生部、中国医学科学院的领导下，深入贯彻落实科学发展观，不断增强使命感与责任感，团结全院职工，坚定信心，攻坚克难，开拓进取，打造心血管病医学技术知识生产、传播、转化与应用的综合型国家级中心，实现院所又好又快发展。

（万　雷　胡　洋　编　胡盛寿　审）

联系电话：（010）88398866

E-mail：fuwai611@126.com

肿 瘤 医 院
（肿瘤研究所）

（北京市朝阳区潘家园南里 17 号，100021）

2010 年，中国医学科学院肿瘤医院肿瘤研究所以国庆 61 周年为起点，以国家癌症中心的建立为新契机，继续深入落实科学发展观，在不断推进医药卫生体制改革以及公立医院改革的背景下，把"创建人民满意医院"作为工作目标，踏实进取，用于创新，经过全体职工的不懈努力，医疗、科研、教学、管理工作均呈现出良好发展态势，为院所事业的进一步发展，奠定了坚实的基础。

一、基本情况

职工 1797 人（含合同制），其中卫生技术人员 1246 人，包括正高级职称 100 人、副高级职称 112 人、中级职称 407 人、初级职称 627 人。

医疗设备总价值 50693.7 万元。本年度购置医疗设备总值 7635 万元，其中 10 万元以上设备 95 台，价值 2819 万元；100 万元以上设备 12 台，价值 2852 万元。

获奖情况。年内，医院荣获院校精神文明建设先进单位、北京市社会保障卡工程建设医院信息系统对接成果奖。林东昕荣获"全国优秀科技工作者"、"北京市先进工作者"称号；李晔雄获得 2010 年北京市师德先进个人；高勇荣获"全国卫生援藏工作先进个人"称号；孙燕荣获"首都健康卫士"称号。

二、改革与管理

优化就诊流程，方便患者就医。加强预约诊疗，与 114 电话台合作，全部普通号和部分专家号均可电话预约；增加专家出诊，普通门诊、特需门诊专家共增加 744 人次，节假日门诊接诊 1000 余人次；9 月 1 日，增设淋巴瘤普通门诊；10 月 20 日，启用新放射治疗中心和旋转调强（VMAT）放疗系统；门诊设立了自助挂号机、化验单自助打印系统。

6 月 29 日，卫生部党组书记张茅视察指导工作，提出 4 点希望：一是继续坚持以患者为中心，为患者提供优质的医疗服务，进一步缓解看病难、看病贵的问题；二是发挥优势，进一步服务好基层；三是不断探索和研究癌症的早期发现和诊疗方法；四是不断加强医院管理，实行激励机制，调动医务人员的积极性，强化总会计师制度等。

承担公立医院改革重点任务。担任临床路径全国肿瘤组组长单位，参与制订卫生部医政司首批常见肿瘤临床路径；担任地市级医院肿瘤规范化诊治指南专家委员会主任委员兼秘书长，承担卫生部医管司全国市、县级医院常见 8 种肿瘤规范化诊治指南的制订；参与制订卫生部医政司肺癌诊断标准，承担制订卫生部政法司肿瘤外科手术分级标准；担任肿瘤专科医院等级评审组组长单位，完成三级肿瘤医院评审标准的制订，进入试评及调研阶段；担任淮河流域肝癌、胃癌、食管癌早诊早治领导组组长单位。

完善人才战略计划。本年度招聘正式职工 43 人、合同制职工 53 人，其中引进归国留学人员 6 人。1 人获得协和特聘教授称号，1 人获得协和新星称号。加强干部管理，所有中层干部和新任干部均进行满意度测评；公开选拔放射治疗科、中华肿瘤编辑部副主任；严格按照相关政策贯彻执行津贴福利待遇管理、社保管理和考勤管理等，确保职工基本利益。

加强民主管理。召开行政事务管理委员会会议4次、轮值主席会议1次，审议议题54项，其中申报类21项、通报类30项、评议类3项，4人担任轮值主席；重新修订《行政事务管理委员会工作条例》，建立委员轮换制度，完成第二届委员的轮换工作。

加强医德医风建设。年内，召开党风廉政建设暨纠风工作会议；开展副高以上和各级干部拉网式廉政谈话活动；全体在职职工填写《岗位廉政风险表》；接受卫生部、医科院对小金库专项治理和财务的重点检查；推进廉政文化教育，设计《廉政文化宣传教育调查问卷》。坚持党风廉政建设及纠风专项治理考核制度，满意度调查4087人，整体满意度96.35%，临床工作满意度99.17%；收到表扬信、锦旗以及退款950件，共表扬2413人次，其中293人次退款，包括人民币592700元、美元500元等。

三、医疗工作

门诊531958人次，急诊6232人次，急诊危重症抢救110人次，抢救成功率80%。入院39725人次（含合作医院），出院39730人次，病床周转29.85次，病床使用率94.68%，平均住院日11.29天。出入院诊断符合率99.95%，临床与病理诊断符合率99.4%，手术前后诊断符合率99.93%，治愈率61.28%，好转率29.83%，死亡率1.39%。住院手术13062例。

完善病案管理。召开门诊病案管理工作协调会，通过了建立纸质病案、电子影像病案相结合的全新病案供应模式的方案。以现有病案信息管理平台为基础，引入病案数字化拍照单机工作站系统。建立了快速查阅复印病案流程。全年共有质控病案35685份，甲级病案34794份，甲级病案率97.5%。

医院感染管理。年初，开始对重点部门的环境进行动态和静态双重监测，监测29652人次，报告感染357例。无菌手术感染率监测5000余例。完善医疗器械不良反应监测体系，成立了医疗器械不良反应监测领导小组和专家库。医院感染率1.06%。

医保工作。全年医保出院8222人次，比上年增长19.2%；住院总费用16456万元，次均费用20014.7元。召开医疗保险管理委员会会议2次，实现北京医保患者门诊特殊病和普通门诊的全门诊划卡实时结算，通过了市医保中心的医保联审互查，举办了医保知识及政策的培训。

医疗支援。共派出专业组7个、医生18人，支援青海第五人民医院、西藏自治区人民医院等7家医院，接受了卫生部医管司帮扶徐州肿瘤医院、青海肿瘤医院达到三级肿瘤医院的任务；接收西部之光访问学者4名，为访问学者开办了管理课程培训；宣立学、高树庚支援新疆医疗工作，受到当地的表扬和嘉奖。

四、护理工作

护理文件书写合格率99.3%，基础护理合格率97.5%，特级、一级护理合格率99.8%，技术操作合格率97.7%，急救物品完好率99.8%，护士行为合格率99.4%，药物管理合格率98.7%，重症护理合格率99.8%，消毒隔离合格率98.3%。

年内，开展创建优质护理服务示范工程，成为本市重点联系医院，内科1病房、妇科3病房、腹部外科1病房成为试点病房。市卫生局对试点病房进行了调查评价：护理服务满意度99.3%，基础护理服务实施满意度100%，25项基础护理指标均合格。

继续教育学分合格率99.26%。举办了全国肿瘤内科大会首届护理专家研讨会、首届乳腺肿瘤专业护理培训班等全国性活动。护理在研课题10项，其中新立项4项。在护理杂志刊登论文 10 篇，全国护理学术大会交流 4 篇，获朝阳医学会第九届护理学术年会论文三等奖 1 篇。

五、科研工作

申报重大科学研究计划、"973" 课题、国家自然科学基金、北京市自然科学基金等项目 170 项，中标 60 项；在研课题 132 项。到位经费 9383.26 万元，其中外拨经费 2950.94 万元；基本科研业务费共获资助 165 万元，全部用于预探索课题；院内临床研究课题资助经费 179.5 万元。签订科技开发协议 10 项，合同金额 211.8 万元，开发收入 301.36 万元。

年底，召开第一届国家癌症中心学术年会，来自 10 个单位的 300 名专家学者出席。共征集 2010 年发表的论文 83 篇，评选出特等奖 1 篇、一等奖 7 篇、二等奖 12 篇、三等奖 16 篇。全年发表论文 423 篇，其中 SCI 论文 61 篇，总影响因子 235.845。著作 9 部，其中主编 6 部、合著 3 部。

放射治疗科谷铣之教授获北京医学会医学成就奖。内科主治医师马飞的论文《EGFR 酪氨酸激酶抑制剂治疗非小细胞肺癌的药物遗传学研究》和内科研究员韩晓红的论文《应用 FISH 和 IHC 技术检测中国乳腺癌患者 HER-2 基因状态及蛋白表达的前瞻性多中心研究》分别获卫生部第十届医药卫生青年科技论坛临床领域二等奖和三等奖，分子肿瘤学国家重点实验室副研究员宋咏梅的论文《Migfilin 介导 cyclin B1 促进食管癌侵袭转移中 EMT 的作用机制研究》获基础领域三等奖。

六、医学教育

申报国家级继续医学教育项目 21 项，完成 19 项，25600 人次参加；院级继续教育讲座 34 场，授课 108 学时，听课 2870 人次。完成肿瘤学 "211 工程" 三期重点学科建设项目申报书。

招收研究生 102 人；毕业 53 人，均获得学位；在校生 225 人；毕业班发表第一作者论著 73 篇，SCI 文章 22 篇；获北京市优秀博士学位论文奖 1 篇、北京协和医学院优秀博士学位论文 2 篇、《北京地区高等学校毕业生支援西部地区荣誉证书》1 人。接收进修生 246 人，224 人结业；外派医师进修 6 人，短期学习 89 人次。

七、国际交流与合作

全年接待美国、加拿大、德国等 16 批外宾来访，包括美国卫生部副部长、加拿大国际高级医疗服务机构专家、美国 JCI 医院管理体系认证国际联合会委员、格鲁吉亚、亚美尼亚等东欧国家癌症中心代表团、IAEA 总干事等；办理出国手续 205 人次。

年内，举办了中德医院管理高峰论坛，与韩国 NCC 签署了合作协议，邀请日本国家癌症专家参加了学术会议。承担亚洲癌症中心联盟（ANCCA）总部的秘书处工作，编写并出版了第三届亚洲癌症中心联盟会议的宣传册。

八、信息化建设

完成整体住院信息系统、病理科信息系统、核医学信息系统、办公自动化系统、系统集成等软件的建设与上线；完成电子病历系统、手术麻醉系统、合理用药系统、科研教育系统应用软件的调研；医院网站增加了控烟、伦理委员会、淋巴瘤诊疗中心、卫生信息公开栏目，以及预约挂号、在线调查功能等。

九、后勤与基建

完成放射治疗 I 期改造工程并交付使用，II 期开工建设；完成临床实验中心改造工程主要施工内容；完成综合楼施工的 90%；完成 2 间手术室改造并交付使用；完成回旋加速器机房建设工程；完成连接廊工程规划要点审批，并将其可行性研究报告上报卫生部；完成内科、放射治疗科综合病房楼工程的环境评估，进入规划要点审批程序；完成旧病房楼、科研楼集中空调、消防改造工程外线施工及旧病房楼Ⅰ段集中空调消防改造施工等。

高度重视安全生产。共承接处理保修10778件，巡检、维保8835次，后勤服务满意度90%以上。以"消防四个能力建设"为主线，开展了安全教育和培训工作。配合北京市公安局顺利完成打击"号贩子、医托"为主要对象的"晨锋行动"。

十、医院文化及精神文明建设

创建无烟医院。制订了《建筑内严禁吸烟条例》，通过张贴控烟海报和禁烟标志、签名仪式和调查问卷、设立控烟监督员等多种形式进行创建无烟医院的宣传和教育。每月进行控烟效果监测，研究控烟相关问题。年底，通过了北京市无烟医疗卫生机构的初步评估。

4月17日，举办"科学防治癌症，引领健康生活"——2010年肿瘤防治宣传周暨无烟医院启动仪式。组织了百名专家义诊、防癌健康体检、健康大讲堂、专家访谈、抗癌明星经验交流等互动活动，1500余人现场咨询，防癌健康查体223人，340余人参加2场健康科普讲座，150余人进行了肿瘤高危人群高危因素的登记和咨询。

9月18日，举办"希望征程，与爱同行"第十二届北京希望马拉松——为癌症防治研究募捐义跑活动。多位体育健儿及演艺嘉宾及6000名社会各界爱心人士参与其中。本届活动募捐善款200余万元，首次设立了癌症早诊早治患者扶助专项基金，用于扶助癌症筛查发现的早期癌症的贫困患者。

年内，4名专家参加中央电视台经济频道科普节目、12名专家参加北京人民广播电台《爱家广播》科普讲座节目；与搜狐健康、39健康网开展了专家访谈、在线答疑等，接待媒体来访20余次；报纸、杂志报道91篇、电视台节目报道21期、广播节目报道19期、网络报道29次（原创），出版《院所报》12期、《纪检之窗》4期。

开展志愿服务在医院活动。举办了送温暖送知识进病房大型公益活动、子宫颈癌和乳腺癌筛查等大型公益活动，召开了志愿者工作2周年总结会，北京抗癌乐园癌症康复者为就诊患者和家属提供了康复交流和心理咨询服务。截至年底，有782人报名志愿者，277人经培训合格后上岗，志愿服务满意度100%。

（高　菲　编　付凤环　审）

联系电话：（010）67781331
E-mail：yuanban303@126.com

整形外科医院
（整形外科研究所）

（北京市石景山区八大处路 33 号，100144）

2010 年，我院所以党的十七大精神为指针，坚持邓小平理论和"三个代表"重要思想，深入学习实践科学发展观，坚持以人为本，深化医疗卫生改革，积极推进医疗卫生科技与管理创新，努力提升医疗服务质量，全方面取得了可喜的工作业绩。

2010 年度获得奖励情况："医科院 2007～2008 年精神文明先进单位"；"石景山区 2009 年纳税百强单位"；刘元波、庄洪兴教授被北京协和医学院评为优秀教师。

2010 年，院所财务总收入 25189 万元，比 2009 年同期增长 32%，其中医疗收入 16024 万元，比 2009 年同期增长 29%；总资产比 2009 年同期增长 13%。

一、以病人为中心，注重提高医疗质量

2010 年医疗指标与 2009 年同比情况：门、急诊 74677 人次，增长 15.19%；住院 9969 人次，增长 12.16%；床位使用率 85.04%，平均住院日 9.52 天；门诊手术 19428 例，增长 23.68%；住院手术 9512 人次，增长 10.42%。

1. 医疗工作　积极参加以病人为中心，以提高医疗质量为主题的"医院管理年"活动和"医疗质量万里行"及卫生部"大型医院巡查"活动，制定下发了《关于执行新的手术安全核查制度的通知》及《医师定期考核实施方案》等 8 项制度，及时叫停部分时机不当、准备不足或风险较大的择期手术，组织院内危重、疑难等病历讨论 23 人次，专业委员会会议及各类培训 14 次，科主任专题讨论会 3 次、医师定期考核

专家小组工作会 2 次。定期举行各专业委员会会议、处方点评和病案质量点评，对重大手术组织全院和院际会诊，对病案、院感、床位使用率、床位周转率等重要医疗指标定期考核。对门诊就诊流程进行了改革与创新。在接诊窗口增设了身份证读卡器；在收费窗口增设了电子滚动字幕；在候诊室增设自动叫号系统，同时全面实现了复诊患者的网上预约挂号服务。通过一系列举措，收到了良好的效果。

规范手术项目管理，对 634 项手术项目进行价格调整并顺利完成新旧价格收费过渡的组织与实施，完成卫生部近 600 项整形手术名称的高值耗材名称的规范与细化工作。定期开展院内感染质量检查，医院感染率、无菌切口感染率等逐年下降。对病房、手术室进行无菌物品和环境微生物监测，合格率 100%。院感与疾控培训考核参加人数 2629 人次，合格率 100%。

全年接到投诉 58 例，与 2009 年持平。其中直接化解矛盾 39 例、协议解决 10 例、法院解决 3 例，赔偿金额 13.12 万元。

2. 护理工作　根据全国护理工作会议精神，护理部结合我院所实际情况制定"优质护理服务示范工程"活动方案，确定活动主题为"夯实基础护理，提供满意服务"，通过病房试点并在全院范围内开展优质护理示范工程活动，安全护理合格率 99%。每月召开护理学习讨论会及护理质量检查，加强了护理缺陷管理制度，改进不适宜的运行机制与工作流程，为临床开展的新技术、护

理要点等在院所内建立了业务交流的平台。开展各种形式的操作培训与考试。护理部教学委员会主持监考操作 1000 余人次，理论卷笔试 420 余人，理论考核合格率 90%，技术操作合格率达到 100%。

二、从基础抓起，全面提升科研能力

2010 年获得科研基金资助批准的项目在质量方面取得了重大进展，中标国家自然基金项目课题 5 项，总计 147 万元；北京市科委重大项目基金 1 项，总计 358.9 万元；北京市科委首都特色基金 3 项，总计 73.5 万元；首发基金 7 项，总计 44 万元；高校博士点基金 2 项，总计 9.6 万元；教育部留学回国人员科研启动基金 1 项，总计 3 万；人事部"留学人员科技活动项目择优资助经费" 1 项，总计 4 万元；北京协和青年基金 2 项，总计 17 万元。申报国家科技体制改革经费和公益科研业务专项经费，共得到 112 万元经费拨款。在核心期刊发表论文 118 篇，发表 SCI 论文 77 篇。获得石景山区科技进步二等奖 1 项。年内申请 31 项国家级继续医学教育项目、12 项石景山区继续教育项目，并完成了 2011 年国家级继续教育项目的申报工作。在研究生教育方面，我院所是唯一要求临床型博士研究生必须发表 1 篇 SCI 研究论文才能申请学位的医院，且博士论文全部实行双盲评阅。申请学位率达 100%。今年招收硕士 28 人，博士 10 人；毕业答辩 12 人。

研究中心规划和完善各项规章制度 22 项、操作流程 7 项。在基础设施建设方面：新进设备 5 种 38 件；动物室在动物饲养区增加了通风设备和隔音门，新增动物洗澡设施以及手术显微镜、鼠实验用超净工作台等；解剖室购置标本展示柜 12 个。采购试剂耗材 140 批次。细胞生物学实验室指导 29 名研究生和本院人员进行相关实验，培养各类细胞近百例；分子生物学实验室协助研究生开展课题 10 余项；组织和免疫化学实验室协助 27 名研究生进行实验标本的取材、石蜡包埋、切片、常规及特殊染色、免疫学染色等操作。动物实验室扩建之后，大动物饲养量是以前的 3 倍，并增加 IVC 饲养系统，全年共完成动物课题 28 个，动物实验 600 余次，完成对进修医生的显微外科手术培训 58 人次，290 余台次。解剖室整理标本 250 件，协助指导临床医生、研究生实验 13 人次，制作大体标本 8 例、灌注标本 16 例、铸型标本 9 例。针对 43 名科研型研究生的管理和培训，研究中心组织课题报告会 25 次，110 学时；读书报告会 28 次，42 学时。10 余人次参加学术研讨会和培训会。聘请国外和外援专家在中心举办学术讲座 3 次。

三、落实科学发展观，创新管理机制

1. 加强党风廉政建设，自觉接受群众监督。按照卫生部和医科院的部署，成立创先争优领导小组，制订了具体活动实施方案。在 OA 上设立创先争优专栏，出简报 7 期，并将全体党员的承诺书公布在 OA 上接受职工的监督。采用多种形式组织召开理论中心组学习和支部书记会议 15 次，观看《党课 1 小时》、《郑筱萸受贿渎职案》和《上海部分医院受贿案警示录》光盘，开展向吴大观等先进人物学习活动，评选出我院所 10 名"群众心目中的好党员"，并推荐其中 2 名同志获得院校"群众心目中的好党员"称号。研究生团支部在中国医学科学院北京协和医学院"两红两优"活动中被授予 2008～2009 年度的"红旗团支部"称号。为进一步加强党员、干部党性修养和作风培养，提高廉洁自律和自觉接受监督的意识，党委分别召开了支部书记、工会分会主席、临床医技科主任中心主任、护士长对院领导班子的征求意见会，发放"满意度调查表" 60 张。领导班子按照要求召开了民主生活会。坚持了三重一大制度和班子成员参加所在党支部活动制度。参加并协助了卫生部开展创先争优活动。

2．加强对院所职工的廉洁自律的监督工作。纪委对170名住院病人进行了问卷调查：没有收受"红包"现象。综合满意度为95％；其中对医生技术水平平均满意度100％；对护士技术水平平均满意度99.3％；对医生服务态度平均满意度99.3％；对医护人员术前沟通情况满意度92.3％；对医技科室工作平均满意度99％；对院所卫生环境满意度87.6％；对食堂平均满意度87.6％。

3．宣传医院医疗特色，全面提升品牌形象。对重要新闻事件，如"爱耳义动"、"赴韩国整形"、"超女"王贝之死等，主动与新闻媒体沟通，制作访谈和配合新闻采访，争夺行业话语权。在电视、广播、网络制作节目34期，在23期各类报刊上刊载文章。出版《整形外科医院院所报》3期，制作展板33块；登载博客20篇。为院所职工制作胸卡、完善院内外标识的设计，制作各种标牌100余块，上报政务信息及宣传类材料20余份。完成医科院、市卫生局及区卫生局年鉴的撰写工作，为区志卫生篇的编写收集资料百余份。

4．着眼医院未来发展，加大人才培养力度。启动并实施了"整形外科医院（所）优秀青年医师人才培养计划"，配套出台了《整形外科医院（所）关于"优秀青年人才培养"计划专项资金管理办法》，医院每人资助10万元，为期一年，目前已有7人出国。年内干部任免13人，引进1名学科带头人。通过网络招聘人才，涉及12个岗位。组织公开竞聘面试会22次，现26人已上岗。合同制人员继续实行"人才派遣"，今年新派遣62名，续签21人。接收三生11人。职称评审33人。起草并上报了"十二五"人力资源发展规划。

5．进一步加强学科建设，增设特色科室，成立"体表肿瘤治疗中心"与"注射美容中心"，临床特色中心由21个上升到23个，对科室人员梯队培养有明确要求。鼓励临床科室开展项目创新及申报卫生部临床学科重点项目，有2项课题中标2010～2012年度卫生部临床学科重点项目，获得经费380万元。

6．搭建学术交流平台，提升国际竞争力。院所举办了第二届北京国际整形美容外科学术研讨会，有来自中国、美国的近300位医师参加，12位专家应邀发表专题演讲。派出33人代表团队参加在台湾林口长庚医院举行的第二届全球华裔整形外科医师大会。举办第一届"亚太地区乳房美容整形外科技术培训班"，来自韩国、新加坡等亚太地区的7位整形外科医生接受了培训并进行了手术观摩。接待参观来院所访问外宾13批34人次，办理出国参加学术会议和进修56人次，获得2010年外国文教专家项目5项，49万元，达历史最高。申报2011年度外国文教专家材料6份。

7．推进民主监督管理，发挥桥梁纽带作用。年内组织职代会和工代会，收集提案，培训职工代表。依法发展工会会员，收缴会费100％，同时严把工会财务关，在工会财务账目检查中获院校财务工作二等奖。关心职工身心健康，组织全院在职职工、离退休职工的体检和疗养。开展丰富多彩的职工文化活动，参加《2010年院校职工歌手大赛》及《卫生部第六届运动会》，均取得优异成绩。在青海玉树地震、甘肃舟曲泥石流、党员募捐、"善行天下温暖儿童"公益活动中，组织职工捐款159388元，在北京出现用血紧张的情况下，33名职工参加了献血，受到区卫生局的好评。

8．强化财务基础工作，积极推进预算管理。财务处修订费用审批、固定资产管理制度，制定了基建、物资的结算办法及科研报销流程，完善各项岗位职责和病人欠费管理制度，加强内控制度的执行检查，不定期对门诊、住院、挂号等窗口进行现金盘点，确保资金安全。认真落实卫生部"小金库"专项治理的自查自纠工作。全成本核算信息系统运行，单病种成本核算信息系统启动。

9. 建立健全审计制度，认真履行审计职责。修改完善审计制度2项；审签各项经济合同86项，提出审计意见或建议61条；完成工程项目结算审计业务24项，节约资金55万元、财务及"小金库"专项检查4项；完成设备采购及耗材采购审计业务82项，节约资金204万元。参加招投标及监理会266次，参加价格谈判及考察231次。

10. 帝思科商贸公司改制后，制定并实行部门目标责任管理、人事合同管理、经济合同管理、绩效考核、财务系列管理、定期工作汇报制度和重大事项汇报制度。工作业绩较未改制前提高61%。

四、提高服务意识，改善医疗环境

为落实医院总体发展规划，基建处编制了医院《改扩建工程交通评估报告》、《改扩建项目环境影响报告书》及《改扩建工程可行性研究报告（代项目建议书）》，并分别通过相关部门的审批；申报《2011年医院消防设施更新改造项目》修缮项目，争取到1200万元的财政支持；年内在用电高峰到来前完成了配电室增容改造工程，确保了医教研的正常运行；雨污水管线及污水处理系统更新改造工程的招投标等工作，其中变配电（1、2期）改造工程的增加项目已完成形象进度的80%，预计到年底全部执行完毕并进入工程结算设计阶段，污水管线到目前为止已铺设1300m，污水处理站基础工程已完工。对部分病区、供应室、照相室及招待所的房屋进行了维修和改造。

保卫处以医院工作为中心，为院所提供安全和环境卫生保障。为700余名员工进行消防安全"四个能力"的培训工作，组织开展消防安全大检查5次，发放整改通知书18份。院所保安队每月组织一次消防演练，制作了医院"病房夜间突发火灾事件处置流程图"和安全手册，维修灭火器600余具、烟感探头800多个，及时处置居民区火情2起，均未造成火灾事故。配合相关工作部门及时处置较大医患纠纷3起，一般纠纷10余起。医院安全工作得到北京市卫生局、院校检查组的表扬。

一年来，我院所始终坚持"以病人为中心"的服务宗旨，努力建立有目标、有责任、有激励、有约束、有竞争、有活力的内部运营机制，为把整形外科医院尽快建设成为国家一流的整形外科人才培养基地、科研基地、疑难杂症治疗基地而不懈努力！

（郝亚利　编　王建国　审）

联系电话：（010）88772218
E-mail:hyl9871@sohu.com

基础医学研究所
（基础学院）

（北京市东单三条 5 号，100005）

一、科研、科技开发和合作交流工作

（一）项目管理

2010 年度共组织申报项目 118 项，中标 47 项，中标经费 6329 万元。2010 年我所获国家自然科学基金资助创历史新高，共 31 项课题获得资助，中标率 43.5%，经费总额达 1831 万元；在创新研究群体项目实施 6 年的考核评估中，刘德培院士牵头的创新研究群体项目顺利通过考评，获得第 3 次延续资助。

2010 年申报 973 计划和国家重大科学研究计划项目 5 项，3 个项目获得立项；申请课题 7 项，5 项课题获得资助。刘德培院士任首席科学家的"动脉粥样硬化发病机制及其诊治与干预的基础研究"获 2770 万元项目经费资助；赵春华教授任首席科学家的"干细胞分化表观遗传学调控及其治疗糖尿病应用基础研究"获资助 2100 万元；朱大海教授任首席科学家的"非编码 RNA 在干细胞命运调控中的功能及分子机制"项目获"重大科学问题导向项目"立项，获 9200 万元项目经费资助。刘德培、赵春华、许海燕、黄粤、朱大海 5 位教授负责的研究课题分别获得资助，并有 2 项参与课题，以上课题 5 年期资助经费总额达 4462 万元。

此外，在 2010 年的申报项目中，张学教授组织申报的教育部"长江学者和创新团队发展计划创新团队"项目通过答辩；黄粤研究员申报的教育部"新世纪优秀人才支持计划"项目通过评审；余佳副研究员申报的北京市"科技新星计划"项目获得资助。

（二）经费管理

2010 年基本账户到位纵向科研经费 8020 万元。签订科研合同 106 个，合同金额 4458 万元；签订科技开发合同 103 个，合同金额 886 万元。科研协作转入经费 280 万元，科技开发到款总额 306 万元。综合纵向科研经费、科研协作转入经费和科技开发到款，全年基本账户共到位经费 8606 万元。2010 年零余额账户到位经费 2528 万元。

（三）科研论文、成果和专利

2010 年全所共发表研究论文 174 篇，其中 SCI 收录 90 篇，IF ≥ 10 的 1 篇，10 > IF ≥ 5 的 16 篇，5 > IF ≥ 3 的 32 篇，IF < 3 的 41 篇。1 项科研成果获得高等学校科学研究优秀成果自然科学奖一等奖。

全年组织申请专利 28 项，其中国际申请 5 项。新获得专利授权 12 项，其中获得美国国家专利授权 1 项，该项美国专利还同时进入欧洲、日本、澳大利亚国家阶段。目前，全所有效专利共计 40 项。2010 年获得国家知识产权局国外专利资助经费 16 万元，对研究成果产业化前期的国际专利保护提供了有力的支持。

（四）科技支撑平台管理

完善制度，规范管理，认真梳理各中心管理规定，制定所（院）科技支撑收费暂行管理办法。

实验动物中心完成了改扩建工程，一次性通过北京市实验动物管理办公室的验收，获得新的实验动物使用许可证，目前中心总面积由 600 m^2 扩大到近 1400 m^2，新增加屏障环境（SPF 级）500 m^2。细胞中心作为国家实验细胞资源共享平台的依托单位，迎接2010年财政部、科技部联合进行的现场调研，平台进入稳定运转试点。仪器中心继续加强人才队伍建设和仪器开放使用探索，为所内外提供优质服务。

（五）学术交流与合作

全年组织多种类型的学术活动40多次，包括生物医学前沿讲坛10次，内外宾学术讲座16次，所内学术报告10次，月末科学沙龙5次。继续尝试组织"生命科学最新文献简述"编写，定期上网，并根据科研人员建议，对科研工作内容和布局进行网页改版，便于大家查询浏览，得到科研人员广泛好评。

（六）加强合作，优势互补，共建联合实验室

1. 我所与输血研究所共建生物医药研究联合实验室，充分发挥我所的研究力量，利用输血研究所转化方面的优势，在疾病的基础和应用研究；药物的药效学、药物安全性评价、分析检测技术、临床治疗的安全性评价等方面开展合作。

2. 与国家海洋局极地办公室共建极地医学联合实验室，积极围绕国家需求开展相关研究，通过开展前沿科学研究和加强国际合作与交流，为我国极地考察队员的生理和心理健康提供医学保障。

3. 与赛默飞世尔科技（中国）有限公司共建临床蛋白质组学联合实验室。

二、教学、学科建设和学生管理工作

（一）完成教学计划

2009～2010学年完成医大八年制、研究生、护理本专科和继教本专科四个门类131门课程的教学任务，共计12035学时。32人次接受学生对09～10学年第一学期理论课、实验课的教学质量评价，评价结果显示理论和实验课的教学成绩均有提高，90分以上的教师数量同比上学年同一学期有较大幅度增长，说明教师的教学水平在逐步提高。

（二）学科建设

组织申报北京市与中央高校共建项目——转化医学交叉学科，并顺利通过答辩，成功申报成为交叉学科北京市重点学科，获得两年资金资助，并顺利通过中期检查答辩。

撰写人体解剖–组织胚胎学系及解剖实验室建设规划，面向海内外公开招聘学系主任和学科带头人。加强学系年轻教师队伍建设，提升学科科研和教学水平、启动解剖实验室和遗体接受站改造工程。

全面梳理基础学院教学中面临的紧迫问题，组织撰写基础学院2010年教学建设项目，获得院校人才引进和学科建设经费支持。组织撰写北京市与中央高校共建项目——基础医学重点学科中期检查报告，顺利通过中期检查答辩。

（三）教学质量工程建设

为了进一步提高教学质量，鼓励教学研究，我院积极申报各项教学质量工程项目。自2004年至今，申报并获得学校批准的"质量工程"立项项目19个，获得资助资金37.5万元。2010年我院《药理学》成为国家级双语教学示范课程。

为规范研究生课程的教学管理，保证教学质量，本着公开、公平、公正的原则，组织第二阶段公开评聘研究生生物与医学课程负责人工作。17名教师通过答辩获得了课程负责人资格，基础学院研究生生物与医学课程负责人评聘工作圆满结束。

继续采取积极措施，督促青年教师不断提高教学水平。教学督导组专家和中青年教师参与了多门课程的教学公开课观摩活动。授课老师既有北京市级、校级教学名师和教学基本功比赛的优秀选手，也有普通年轻教师，这项活动对教与学起到很好的促进作用。

（四）教育教学改革研究与探讨

以医大八年制《人体解剖学》为试点，组织解剖学课外讨论课，学生尝试担当学生"助教"，进行基础医学阶段结合临床 PBL 式教学实践，将基础与临床相结合，提高学生的学习兴趣和主动学习能力，初步建立了具有协和特色的学生"助教"制度。这种"学生主讲、情境模拟、互动问答"的讨论课已延伸至《神经解剖学》、《生理学》的教学中，成为课堂教学的有益补充，也为八年制课程改革、基础课程与临床课程的整合提供了有益的参考。

（五）研究生招生、培养和毕业派遣工作

基础学院根据研究生院的指导意见，进一步加强复试工作力度，按二级学科成立复试小组，严格复试程序、公开录取标准。所院制订了研究生招生复试录取工作方案，设立了所院研究生招生工作领导小组和各招生专业复试工作小组，完善了研究生招生工作机构和纪检监督机制，规范了复试工作流程，建立了规范的招生工作秩序，提高了录取工作的透明度，维护了研究生招生工作的良好声誉。2010 年 11 个专业共录取统招硕士生 31 人，推免直博生 40 人，8 个专业共招收博士 40 人，目前在所研究生 417 名。

刘德培教授指导陈厚早博士、何维教授指导孔燕博士和沈岩教授指导的王彦博士完成的论文，分别获得 2010 年北京协和医学院优秀博士学位论文，并被推荐参加北京地区全国优秀博士学位论文初选。

2010 年共毕业研究生 129 名，其中博士生 81 名，硕士生 42 名，研究生就业率达到 96%，比去年提高了 6%。

（六）优秀教师和教育工作者获得表彰

叶菜英教授获得 2010 年度北京协和医学院教学名师；廖苏苏、刘玉琴、薛雯、郑德先、刘燕老师获得 2010 年度北京协和医学院优秀教师；李若凡同志获得 2010 年度北京协和医学院优秀教育工作者。

三、行政后勤工作

（一）继续加强人才队伍建设

高友鹤教授当选为新世纪百千万国家级人选；彭小忠、黄粤、梅品超、佟伟民、罗云萍、王林 6 位教授被聘为协和学者特聘教授；余佳、高雪当选协和新星。

（二）严格管理程序，完成仪器设备采购、基建修缮工作

2010 年完成所（院）科研教学设备购置 864 台套，采购金额 4195 万元。不断完善设备招标采购工作，全年共完成财政批复经费购置设备公开招标 3 次，招标金额达到 1900 万元。根据国家建筑领域的法律、法规及所（院）规章制度，严格基本建设管理程序，依法、依规办事，对于建设工程项目公开发布招标信息，公开招标、投标，公平、公正评标、定标。2010 年共签订 28 项工程合同，金额 480 万元，完成工程项目金额 998 万元。

（三）完成所（院）固定资产核查和清理工作

从 2010 年 4 月份开始，经过半年的艰苦工作，对所（院）固定资产进行了核查和清理，包括 7188 件仪器设备，金额 1.8 亿元，10189 件家具，金额 710 万元。通过资产清查理清了所（院）现有资产的存量情况，做到账物相符。同时不断完善资产配置、使用、处置等多个环节的管理工作，为有效管理国有资产，维护国有资产安全，建立完整的监管制度打下基础。

（马　成　编）

联系电话：（010）65256546
E-mail：mawei@ ibms. pumc. edu. cn

药物研究所

（北京市西城区先农坛街 1 号，100050）

2010 年是实施"十一五"规划的最后一年，在邓小平理论和"三个代表"重要思想的指导下，药物所全面落实科学发展观，认真贯彻十七届四中、五中全会精神，在全所上下的共同努力下，各项工作进展顺利。

一、2010 年院校布置重点工作的落实及药物所全面党政管理工作

（一）全面落实实施"十一五"新药创制重大专项工作

药物所全面启动了"重大新药创制"科技重大专项综合性新药开发技术大平台中 14 个平台的研究工作，明确了负责人，分级把关，合理分配使用经费，各项目抓紧执行，以迎接国家的验收。

（二）强化财务预决算管理，认真做好修购基金、基本科研业务费等经费的申报、执行工作

全所统筹安排，做好了 2011 年修购项目的申报工作；同时积极落实 2010 年修购项目的执行（100% 执行完毕）；其他基本科研业务费、科技体制改革经费、公益性行业经费也按要求全部执行完毕。

（三）认真落实中央重大专项治理工作部署

根据中央精神和院校 2010 年党风廉政建设工作会议对加强中央重大决策部署执行情况的监督检查工作部署，我所对以下四项重点工作进行了监督检查：中央级科学事业单位修缮购置专项资金管理使用；中央级公益性科研院所基本科研业务费专项资金管理使用；工程建设领域突出问题专项治理工作；"小金库"专项治理和财务大检查工作。通过自查、边查边改、接受上级检查的过程，我们对有关问题落实责任部门，强化源头治理，建立健全管理的长效机制，进一步完善廉政风险防范管理工作。使工作责任目标更加明确，规章制度及工作程序更趋于规范。

（四）深入开展创先争优活动，进一步巩固和发展学习实践科学发展观活动成果

在党的基层组织和党员中深入开展创建先进基层党组织、争当优秀共产党员活动，是巩固和拓展全党深入学习实践科学发展观活动成果的重要举措。为确保创先争优活动健康有序开展，取得实际成效，我所紧密围绕中心，统筹兼顾，党团共创，在全所营造了学习先进、争当先进的良好氛围。2010 年开展了"群众心目中的好党员"推荐评选表彰活动、"立足岗位，创先争优"主题活动、"创先争优，从我做起"主题实践活动等。

二、科研相关工作

（一）科研进展

药物所"教育部中草药物质基础与资源利用重点实验室"通过了教育部组织的专家验收，被评为优秀，受到好评，并具备申报国家重点实验室的资格。以药物研究所教育部重点实验室、卫生部重点实验室以及药学学科为基础，2010 年组织申报了"天然药物活性物质与功能"国家重点实验室，并通过实验室初评，进入复评。

（二）科研基金项目管理

2010 年度全所共递交申请书 157 份，主要包括："十二五"重大专项申请 13 项、2011 年度国家自然基金 87 项、2011 年度北京市自然基金 41 项、北京市科委项目（北京市重点实验室申请）4 项、教育部项目 8 项等。本年度批准课题 41 项，其中本所主持项目批准经费为 2317 万元。

2010 年承担院校以上科研项目 175 项，主要包括：科技重大专项 29 项、科技部项目 14 项、863 计划项目 5 项、973 项目子课题 4 项、国家自然基金项目 52 项、教育部项目 12 项、国家食品药品监督管理局及药典委员会等其他部委 5 项、卫生部公益性行业科研专项 3 项、北京市自然基金项目 19 项、市科委项目 5 项等。

2010 年到款科研经费约 1.99 亿元，其中重大新药创制科技重大专项 1.7 亿元、卫生部公益性行业科研专项 827 万元、国家自然科学基金 374 万元、科技部基础性专项 146 万元、科技部支撑计划子课题 102 万元、国家药典委员会专项 70 万元等。

在基本科研业务费专项管理方面，根据药物所基本科研业务费项目实施细则（试行）和药物研究所的学科发展方向以及经费数量的情况，修订并颁布了 2011 年度申请指南，组织立项评审 48 项，批准资助创新人才培养专项 1 项、科研重点与团队建设专项 6 项、创新药物发现与新技术专项 18 项。同时完成了 2009 年度立项项目的中期进度检查并下拨 2009 年度项目第二年度经费；完成了 2008 年度项目的结题考核验收。

（三）科研成果情况

2010 年药物所共发表论文 250 篇，其中 SCI 123 篇；共出版著作 3 本，其中合著 2 本，专著 1 本。

2010 年药物所获教育部高等学校科学研究优秀成果奖科学技术进步一等奖 1 项（中国若干重要有毒药用植物活性成分研究——庾石山、陈晓光、再帕尔·阿不力孜等）；获中华医学奖二等奖 1 项（行为学仪器研制和前沿性神经药理学实验方法的建立及其应用、推广——张均田等）；再帕尔·阿不力孜教授获 2010 年药明康德生命化学研究奖；孔建强获中国药学会－赛诺菲安万特青年生物药物奖。

2010 年药物所新申请的专利共有 96 项（包括中国新申请 50 项，PCT 新申请 5 项，PCT 申请进入国家 41 个）；获得授权的专利项目共 12 项（国内、外专利各 6 项）；有效维持的授权专利共 67 项。

（四）国际合作与交流工作

2010 年在国际上主要是与日本大正公司以及美国结核病药物研发联盟的合作。与大正合作完成了年度送大正样品的工作，召开了双方第 43 次定期工作会议。与全球结核病药物研发联盟的合作工作双方均感到满意。2010 年到款国际合作经费共约 88 万美元。此外，2010 年还接待了其他国家和地区的 40 余人次的外宾来访，进行学术交流及探讨合作等。

三、新药技术成果转化工作

2010 年药物所共签订技术转让、技术开发、技术服务合同 103 项（含 1 项科研开发合同），签订合同总额超过 1 亿元。其中一类新药盐酸氯苯哌酮及片剂转让合同 3800 万元，中药五类新药桑枝总生物碱及咀嚼片转让合同 2800 万元。2010 年开发到款 3000 多万元。

2010 年我所的新药注册工作主要为创新药的临床研究和药品注册现场核查工作，有 17 个新药在不同的申报阶段中，其中 9 个新药正在进行临床研究、2 个待批生产、3 个在申报临床过程中、1 个为 2010 年新申报项目。

四、产业及所属企业状况

北京协和药厂、北京协和制药二厂 2010 年两厂共计完成销售额 3 亿多元，较 2009 年增长 23%；销售回款也达 3 亿多元，增长 22%；为国家上缴各项税款 7900 万元；

两厂总资产首次突破 5 亿元。

北京联馨药业有限公司 2010 全年生产人工麝香 9000 千克，销售人工麝香 7440 千克，实现销售收入 2.89 亿元。2010 年公司还获得北京市高新技术成果转化财政补贴资金 406.58 万元。

北京科莱博医药开发有限责任公司（国家新药开发工程技术研究中心）2010 年的经营方针是：加大自主开发项目的研发力度，同时大胆尝试新的运营模式，使公司研发项目的布局朝着长期、中期、短期项目均有合理分布，具备长远发展能力。2010 年公司共签订技术合同额 1000 多万元；申请国家"十二五"重大专项中标 1 项，获得 300 万元国家经费支持。

2010 年北京协和建昊医药技术开发有限责任公司亦庄总部建设项目竣工，建成 3600 平方米的动物实验中心，新增实验室、办公场所面积 1000 多平方米。乔迁新址成为公司发展史上的里程碑。2010 年公司（中心）通过了 GLP 再认证，具备满足一类新药注册要求的全部安全性评价试验资质；还通过了 ISO9001-2008、NQA 再认证和国家计量认证再认证，能力范围均有所增加。2010 年公司进一步强化市场意识，积极拓展市场，签订合同金额 1700 多万元，资产总额达 2000 多万元，均为公司历史最好水平。

五、人力资源工作及研究生培养工作

2010 年接收入所工作的"三生"19 人，其中博士 15 人、硕士 4 人。目前在站管理的博士后 7 人。我所积极吸引创新型科研骨干为所服务，加强科研队伍的梯队建设，2010 年为刘耕陶院士课题组引进一名年轻骨干（张丹），积极为其落实相关政策。

在研究生培养方面，2009 年实际在岗的研究生导师共 60 人，其中博士生导师 28 人，硕士生导师 32 人。2010 年上半年在所研究生 332 人，毕业 84 人，新入所研究生 97 人，下半年在所研究生 344 人。2010 年我所还接收实习生、进修生 36 人。

六、所领导换届工作

药物所所领导换届工作经历了比较长的时间。2010 年 12 月 14 日，院校李立明书记等领导在药物所宣布了药物所党政一把手换届的决定：王晓良同志任期届满，免去药物所所长职务；任命蒋建东同志为药物所所长、刘煜同志为药物所党委书记。

（李冬梅　编　蒋建东　审）

联系电话：（010）63036794

E-mail：lidm@imm.ac.cn

医药生物技术研究所

（北京市崇文区天坛西里1号，100050）

2010年是国家"十一五"计划的收官之年，我所对承担的国家重大科技专项项目（包括综合大平台、单元平台、关键技术和品种）全面进行了中期考核，并参加了院校组织的考核报告会议，各科研项目进展顺利，为实施"十二五"计划工作打下了良好的基础。

研究所全年到位研发（科研、开发、对外服务）经费突破1.2亿元，创造了研究所科研经费历史新高。我们还完成2011年财政部修缮购置专项资金申请、评审工作，获得修购购置项目经费1890万元，专项实施后将极大改善我所的科研工作环境和条件。

全年共发表论文107篇，其中SCI论文66篇（最高影响因子11.3，第一作者、责任作者平均影响因子3.4）。申请专利18项，获得授权8项，并获得北京市专利局"专利试点单位"称号。

一、科研项目申请和中标

申请国家自然科学基金41项，中标13项；教育部博士点基金3项，中标2项；2010年国际科技合作计划1项，中标1项；科技支撑计划1项，获得滚动支持；申报协和青年科研基金3项，获得资助2项。

二、科研项目结题验收

分别按要求完成了国家社会公益研究专项项目（课题负责人蒋建东、司书毅）："重大传染性疾病防治药物"、科技部国际合作项目（课题负责人岑山、蒋建东）、和教育部"长江学者和创新团队发展计划"项目（课题负责人蒋建东）的结题验收；按计划完成了2010年结题的国家自然科学基金项目结题验收。

三、到位科研经费

全年到位国拨科研经费9170万多元（不包括拨付外单位的经费），主要为国家重大科技专项经费7902万元，还包括：国家自然科学基金、国家科技支撑计划、国家863、科技部国际合作计划项目和国际合作项目外方提供的经费。

四、研究生教育

蒋建东研究员获得北京协和医学院"教学名师"称号，陈汝贤被研究员被评为协和医学院优秀教师、邵荣光被评为优秀教育工作者；岑山研究员当选"协和学者"特聘教授、李聪然博士获得"协和新星"称号。

完成了硕士研究生、博士研究生导师资格评审工作，新增硕导1名、博导1名。

目前在读研究生138名。其中2010年招收博士研究生17名，硕士研究生23名。2010年毕业博士生23名，硕士生12名，毕业生全部落实出国或就业岗位。

主办了第25届"五四青年论文报告会"，彭宗根获得"大村智科技奖"，王丽、汪燕翔获"甄永苏奖"。

五、国际交流与合作

蒋建东所长带队参加了盖茨基金会在美国召开的第6届年会，在会上报告了项目进展，并以Poster形式展示了具体研究成果，并到UCLA的Cedars Sinai Medical Center，与他们就科研合作和人才培养签订了合作协议。

研究所还与国外的大学、研究机构和企业开展了广泛的科研合作与新药研发：与美国 Vertex 制药公司抗 TB、抗 HCV 药物研究，与路易斯安拉大学糖尿病研究所合作研究降血脂、降血糖药物，从耶鲁大学引进改建 ASBT 模型的进行引进改建与活性物质研究，与 Florida State University 合作以酵母为模式生物进行新药筛选模型研究，与 Toledo University 合作开展膜转运蛋白作为信号转导分子和新药靶标研究，与澳大利亚 Agenix Limited 公司合作开发抗病毒药物 ODE-TFV。

六、获奖

邵荣光荣获"全国优秀科技工作者"称号。

在天津召开的"中国药学大会暨第十届中国药师周大会"上，李聪然博士获得赛诺菲－安万特青年生物药物奖，郭慧芳博士获得施维雅青年药物化学奖，高丽梅、汪燕翔、杜郁 3 人分别获得优秀论文二等奖。

七、科技开发工作

今年签订的交易额千万以上的技术合同 3 个：抗肿瘤药 IMB-105（IG-105）原料及其制剂的合作开发、抗骨质疏松创新药物的联合研究开发和抗病毒药物 ODE－TFV 的开发。

全所共有执行合同 124 项，其中 2010 年签约合同 56 项，包括技术服务 51 项，技术开发 4 项，专利转让 1 项，小额技术服务合同 14 项。2010 年共到位经费 1831 万元，其中技术转让 540 万元，技术开发 935 万元，技术服务到位 356 万元。

主办了面向企业的"2010 年科研成果交流会"，有 50 多家企业派员参加，促进了科研人员和企业的相互沟通，有多个项目已有转让意向。

抗感染一类新药必特霉素完成了新药证书的申报工作；抗肿瘤一类新药力达霉素项目顺利进入ⅡB 临床试验的预试验并继续进行样品积累工作；一类新药昌欣沙星获得Ⅰ期临床批件；抗类风湿性关节炎一类新药依博素因申报标准有变动，继续准备复核所需的各项资料和积累样品。

八、其他

研究所与中国医药生物技术协会签订合作协议，组建《中国医药生物技术》杂志编辑部，我所学科建设又增加了新的内容。

研究所根据科研发展的需要，利用修购专项经费购置的仪器设备，组建了分析测试中心，以满足研究所重要研究方向和任务的需求，现已正式开始为所内外提供检测服务。

研究所为德高望重的陈鸿珊教授举行了 90 华诞庆祝活动，同时主办了"抗病毒药物发展"学术研讨会。

抗生素专业委员会召开工作会议，10 多位委员就细菌耐药问题及其对策和当前政府、公众和媒体都很关注的超级耐药细菌问题，提出了自己的意见和建议。

（盛丰年　编　蒋建东　审）

联系电话：（010）63165290
E-mail：shengfn@ sohu. com

药用植物研究所

(北京市海淀区马连洼北路 151 号，100193)

2010 年在医科院领导的关怀和指导下，认真学习、贯彻党的"十七"届五中全会和中纪委五次会议精神，坚持"求真务实、科学发展"的所训精神，加强科研学风建设和"药植文化"建设，形成积极向上的科研、文化氛围和团结协作、奋斗拼搏的工作精神，推进药植所和谐发展。

一、科研工作

1. 2010 年共组织申报纵向科研课题 129 项，其中 68 项得到资助；到位科研经费超过 1 亿元；其中国家自然科学基金面上项目中标 18 项。均为历史最高。

2. 国家级研究平台和基地建设取得新进展

（1）"中药资源可持续利用"国家中医药管理局重点研究室年度检查结果为"优秀"。

（2）"天然药物、健康产品的研究与开发实验室"中关村开放实验室，获得经费资助。

（3）获《中国药典》优秀起草单位奖。

3. 2010 年共发表科研论文 326 篇，其中 SCI 收录论文 101 篇；主编专著 4 部，参加编著 3 部；与天津药物研究院联合主办的中国中药专业首份英文期刊《ChineseHerbalMedicines》被《中国核心期刊（遴选）数据》收录，进入了美国《乌利希期刊指南》检索系统。

4. 获得省部级科技成果奖 4 项；鉴定中药新品种 2 个；申请发明专利 24 项，授权发明专利 3 项。

5. 组织学术交流和各类讲座 32 次，聘请客座教授 2 名（分别来自香港、台湾）。

6. 2010 年新签订横向合同 56 项，合同总金额 1493 万元。

7. 购置科研设备 66 台件；大型仪器设备的平均使用率达 90% 以上，中小型仪器设备平均使用率达 80% 以上。2010 年修缮购置项目的仪器设备，获批 53 台（件）合计资金 2250 万元，中标率 90%，创历史最高。

二、经济基础建设

1. 严格执行国家各项财经法规及所内的规章制度，采取各种形式大力宣传贯彻落实国家的部门预算、政府采购、国库支付等制度。

2. 2010 年经费收入总额 30,936 万元，财政拨款 6,277 万元，合作收入 191 万元，其他收入 356 万元。科研经费到位 11,267 万元。其中纵向经费 10,262 万元；横向经费 540 万元；教育及其他经费 465 万元。

3. 通过财政部修缮购置专项获得科研楼修缮改造经费 800 万元；通过部门预算获得云南分所民族药种质资源库建设经费 268 万元；总所种质库运行经费 120 万元。

4. 积极采取措施，加快项目执行进度。完成了 2010 年项目预算资金 11,998.53 万元；完成了 2010 年财政部修缮购置项目设备购置 2,155 万元。

三、人才战略建设

1. 2010 年新进专业技术人员 17 人，全部有博士学位，其中海外归国人员 4 人。

2. 2010 年共争取人才经费 150 万元，

其中院校协和学者及协和新星人才经费支持70万元；首次获得到院校对云南、海南分所引进人才的特别资助经费80万元。

3. 2010年获卫生部突出贡献中青年专家1人；获协和特聘教授2人，获协和新星1人。

4. 促进人才国际化进程，积极争取国内外进修指标。推荐2人申请国家公派出国留学项目，其中有1人获留学基金全额资助。

5. 2010年新进站博士后6人，出站博士后12人，优秀的博士后出站留所3人；获国家博士后基金资助4人。

四、国际交流与教学工作

2010年国际交流与合作仍保持活跃态势，全年接待外宾来访近30批，90余人次；与此同时，派员出国交流访问或参加有关国际学术会议13人次。当年执行延续合作项目9项，新承担或签订合作项目3项，尤其是与欧盟的合作取得新进展。

2010年在读研究生151人，其中博士59人，硕士92人；导师65人，其中博导15人、硕导46人。获得教育部一级学科中药学硕士点。"药用植物学"获国家中医药管理局中医药重点学科。评出10名TOP优秀研究生，评选出6篇SCI收录的优秀论文。获得协和研究生创新基金1项。

五、基本建设改造工作

2010年中试车间西楼基本完成；栽培地和荫棚改造工程，已完成工程量的40%；收回因瑞草药厂长期闲置的900平方米口服液车间，将进一步缓解科研用房紧张问题。

协助国管局清退小组完成10家协作单位的清退工作，拆除违章建筑43300平方米；协同国管局完成药植所土地证、新建住宅土地证、国管局调配土地证的测绘、报批工作。

植物园改革迈出关键的第一步，恢复植物园科研建制，完成了植物园改造扩建的规划和设计工作，正式启动南园改造、北园新建整体规划建设。

完成职工住宅建设竣工验收、旧房回购公证、交付使用及入住手续工作，至12月底已办理了283户入住手续；完成第七次住房补贴测算工作，预计补贴金额80万元。

完成后勤服务从公司向中心平稳改革，强化保障功能，百草园物业管理市场化。全年后勤经营突破500万元。

五、分所建设

（一）云南分所

2010年共申报课题24项，其中国家级课题10项。重点培养学科带头人和科研管理人才，聘任年富力强，业务素质强的中青年科技人员到关键岗位上。加强交流合作，积极与总所及各相关单位合作，承担"药用植物样品采集"、"重楼水肥及营养需求和种子繁育研究"、"铁皮石斛质量检测"和"鼓槌石斛药用植物资源调查"等项目，科研实力逐年增强。

（二）海南分所

2010年牵头获得的科技部"十二五"科技支撑项目；全年共计新增课题24项。发表论文刊登36篇。获275万元中央级科学事业单位修缮专项资金，中央级科学事业单位修缮购置专项资金项目157.5万元。药植所海口南药研发中心的建设工作已正式启动。热带药用植物园成为国家3A级景区。

（贺秀霞　编　陈士林　审）

联系电话：（010）57833028
E-mail：xxhe@implad.ac.cn

医学信息研究所/图书馆

（信息所：北京市朝阳区雅宝路 3 号，100020）
（图书馆：北京市东单北大街 69 号，100005）

2010 年是医学信息研究所/图书馆（简称"所馆"）完成"十一五"发展规划的最后一年。所馆抢抓新机遇，迎接新挑战，求真务实，开拓进取，扎实工作，"十一五"发展规划全面完成，各项事业跨上新台阶。

一、卫生部陈竺部长视察所馆工作，对所馆发展提出要求和希望

2010 年 9 月 30 日，卫生部陈竺部长到信息所视察指导工作，对过去几年所馆的快速发展给予充分肯定，并对进一步加强医学信息研究、卫生政策研究提出希望和要求。陈竺部长指出，信息所坚持正确的办所方向，按照卫生部和医科院对所馆的定位，加强基础条件和队伍建设，进展喜人。硬件有很大改善，但更在研究成果、队伍结构优化、争取资源，特别是成果产出方面印象深刻，值得高度肯定。陈部长对所馆发展提出要求和希望：第一，希望信息所围绕医改大局，服务卫生中心工作，在国家卫生信息化建设中发挥更加重要的作用。积极参与国家"十二五"卫生信息化发展规划的研究制定，在建设国家、省和地市三级和加强公共卫生、医疗服务、新农合医疗保障、基本药物制度和综合管理等卫生信息化体系中充分发挥作用。第二，进一步加强医学信息研究，服务医学科技创新和卫生政策制定；建设好国家医学图书信息中心，通过信息化手段整合集成卫生政策信息资源、搭建卫生政策研究互动平台，成为卫生政策信息发布的重要平台；把政策研究和信息服务两手结合在一起，将促进软科学研究能力的提高，发挥重要支撑作用。

二、完成新一轮科技体制改革，组织结构和学科体系显著优化

根据科技体制改革的总体安排、所馆发展目标的需要和近年事业发展的实际，顺利完成新一轮科技体制改革工作，全员聘任上岗。通过改革，学科布局与机构设置进一步优化，进一步健全和完善了医药科技战略、信息分析与情报方法、重大疾病防治信息、数字资源研究与发展、信息系统与网络技术等研究室；整合期刊与图书文献资源建设、文献服务与参考咨询等业务，组建资源建设部和信息服务部；创建卫生信息管理研究室等。岗位任职条件和职责更加清晰，一批学历较高、基础较好、创新意识强的骨干团队正在形成，为所馆"十二五"的发展奠定了良好的组织体系和人才基础。

三、医学信息研究、卫生政策研究与决策咨询工作成绩显著

（一）科研经费再创新高，科研能力显著提升

2010 年所馆获得各级各类科研课题 55 项、科研经费 1392.7 万元，是 2006 年"十一五"开局之年的 8.6 倍；2009 年度所馆基本科研业务费 37 项课题结题，2010 年度立题 15 项；研究队伍快速成长，科研能力稳步提升，科研产出日益增多，学术影响不断扩大，2010 年以第一作者发表论文 102 篇，主持或参与编写学术专著 9 部，形成咨询或研究报告 57 份，均创历史新高。

（二）研发多个信息知识服务平台，医

学信息研究工作显著加强

以信息系统平台研发为突破口，加强医学知识组织体系研究，构建和完善面向不同需求的多个信息服务平台。历时两年多研发的卫生政策研究知识服务平台正式开通，获得用户认可；积极组织实施公众健康知识服务平台、国家艾滋病和病毒性肝炎等重大传染病信息知识服务平台建设，为公众和科技人员提供新型知识服务；承担国家级新型农村合作医疗信息平台建设方案的研究工作，为正式启动平台建设奠定基础；一站式医学信息服务平台的功能进一步完善，完成移动身份认证系统开发及相关硬件驱动程序定制升级；世界卫生组织西太区医学索引（WPRIM）平台进行了多个国家的数据采集、数据清洗及导入工作，来自 WHO 总部和西太平洋地区 7 国家共 60 余人参加了平台开通仪式，扩大了国际影响。积极参与国家科技支撑计划"面向外文科技文献信息的知识组织体系建设与示范应用"项目的申报工作，为深入开展知识组织研究奠定基础。

（三）围绕医改大局和卫生中心工作深入研究，卫生政策研究与情报调研再创佳绩

坚持以国家需求为导向，紧密围绕医药卫生体制改革，政策研究中心扎实开展卫生政策研究和咨询，服务决策。2010 年中心向外申请并获批准课题 35 项，到账经费 884.8 万元；承担所馆基本科研业务费课题 40 项；以第一作者发表论文 59 篇，主持或参与编写学术专著 8 部，形成咨询或研究报告 49 份。

围绕医改重点领域，开展卫生部委托的《深化医药卫生体制改革监测与评价研究》、《提高农村儿童重大疾病保障水平试点工作进展及效果跟踪评价研究》、《公立医院改革与管理国际经验研究》及《国内外医院评价模式及指标体系研究》等专题研究。围绕卫生部中心工作，参加国家基本公共卫生服务均等化督导、全国社区卫生服务体系建设重点联系城市以及农村基本医疗卫生综合评估等活动，发挥专业咨询作用。利用情报调研优势，积极参与卫生部、科技部等行业领域的"十二五"规划、国家科技支撑计划、重大科技专项和医药卫生人才发展规划等的研究制定；首次组织编写出版《中国医学科技发展报告 2010》，参与《医药卫生人才发展战略研究》和《中国卫生人才发展研究》等工作；主要参与完成的工程院"我国重大传染病预防与控制战略研究"项目研究报告获得温家宝总理、李克强副总理、刘延东国务委员等国家领导人的批示。编写《深化医药卫生体制改革舆情简报》及相关信息专报，参与卫生部组织的中央政治局学习材料、重要理论文章的研究和撰写等。

四、信息资源保障与服务工作得到进一步强化

（一）整合期刊和图书文献资源建设，资源建设与保障能力得到提升

通过将原有的期刊资源部和图书资源部整合为资源建设部，加强资源建设的人才队伍，优化资源建设的流程与组织管理，资源建设与保障能力得到提升。2010 年订购外刊总量 3532 种（新增 130 种）、中文期刊 1434 种（新增 25 种），中西文图书 1937 种，完成所馆"十一五"规划中确定的 3500 种外文期刊的订购目标，全部涵盖医药卫生领域国内出版的重要期刊。遴选并续订 39 个专业数据库，完成《2010 年度所馆电子资源评估报告》。编辑出版《国外医学新书评价》10 期。采集中西文图书编目 2276 种/2280 册，验收中西文图书 2193 种/2340 册，典藏新书 2327 册，完成各类装订 11892 册次。

（二）重组文献服务和参考咨询，面向国家科技重大专项开展专业化信息服务

将原来的文献服务部门和参考咨询部门进行整合，队伍优势得以发挥，业务工作明显加强，为提供个性化、专业化的医学信息与知识服务提供了良好的组织保障。跟踪科研项目最新发展动态信息，积极拓展研究型信息服务实践，开展面向"重大新药创制"和"艾滋病和病毒性肝炎等重大传染病防治"科技重大专项的专业化信息服务。2010年完成科技查新咨询服务500项、论文收录与引用分析165项，共接待到馆读者3.1万人次，提供全文服务32.8万篇，委托检索253题。

（三）数据加工和数据库建设持续发展

实施联合联机编目系统、联合数据加工系统，提高信息揭示规范性和全面性，提高数据加工的时效和质量，全年完成文摘数据加工41.5万余条。调整优化加工流程和数据处理软件，全面优化提升中国生物医学文献服务系统（SinoMed），完成中心版的升级工作，结合用户需求开展形式多样的宣传培训和服务推介活动。完成医科院院士基本信息的搜集、整理工作。共计为 MEDLINE 数据库标引文献12366篇，比2009年同期增长2000余篇。

五、人才队伍建设、教育培训、国际合作、编辑出版工作做出新成绩

（一）人才队伍建设不断加强

2010年所馆继续将引进学科带头人和中青年骨干力量作为重点，全年调入和接收毕业生21人，其中博士后3人、博士4人、硕士10人，人才队伍结构得到进一步优化。

（二）教育培训与学术交流工作取得新进展

2010年硕士研究生毕业7名，录取13名，在读研究生38名。加强教学研究与创新，开发所馆特色课程体系，医学信息分析与评价、医学情报学已正式开课。完成医大《医学文献检索利用》、《社会医学》和公卫学院《管理学原理》、《卫生管理学》等课程的教学工作。全年组织各种学术活动、座谈会、课题评审达26次，参加1300余人次。

（三）国际合作继续推进

成功举办世界卫生组织西太平洋地区医学索引（WPRIM）平台开通仪式及国际研讨会。组织召开第四次中国生物医学期刊入选世界卫生组织西太区医学索引评审会议。完成 WHO 在华合作中心网站的改版工作。首次获得澳大利亚发展署的支持，开展中澳项目卫生信息利用与决策支持研究，开辟卫生信息化研究新领域。2010年全年共办理各类出国（境）任务19人次，参与接待国（境）外来访32人次。

（四）编辑出版刊物学术质量不断提高，业内影响不断扩大

《医学信息学杂志》、《医学研究杂志》、《中国卫生政策研究》、《中国医药导报》和《中国现代医生》等刊物全年共出版108期，约5358万字，发行约22万册。《中国医药导报》收录为"中国科技论文统计源期刊，中国科技核心期刊"；《中国卫生政策研究》紧密结合医改热点组织高水平研究成果介绍，多篇文章被《卫生部卫生信息专报》采用，在业界取得良好影响。

（邱五七　编　代　涛　审）

联系电话：（010）52328888

E-mail：qiu. wuqi@ imicams. ac. cn

医学实验动物研究所
（实验动物学部）

（北京市朝阳区潘家园南里5号，100021）

2010年是医学实验动物研究所成立30周年，全体科研人员和师生度过了一个喜庆热烈而不奢华的隆重庆典。我们总结了过去30年的发展道路，为过往成就和前辈的辛劳而骄傲，并坚定了继往开来的决心和勇气。一年来，动研所全体职工和教师兢兢业业，辛勤耕耘，努力工作，取得了优异的成绩。作为医科院乃至全生物医学研究的支撑性单位，研究所继续开展平台建设工作，建立了传染病技术平台和基因工程动物技术平台；研究所的科研业务水平和科研基础条件得到了明显提高和改善。在科研、教学以及动物资源开发等方面既有特色又具备了全面发展的基础。

一、科研工作

在研科研经费稳定增加。2010年动研所共申报科研项目62项，中标23项，科研项目到位经费5666万元。在研国家重大专项课题14项，其中牵头主持承担4项："实验动物技术平台"项目、"药物评价动物模型研究与制备关键技术"项目、"新型艾滋病动物模型研究"项目、"实验室生物安全保障技术平台的建立"项目；同时与多个国家和地区的生物医药机构达成了合作协议与合作意向。

各位专家学者的精诚合作、合力攻关，保证了各项目研究进展顺利，"传染病动物模型技术平台技术的建立"于11月顺利通过成果鉴定。

科研基础条件有较大改善。2010年共获得中央级公益性科研院所修缮购置专项项目3项，共获得资助经费2345万元。研究所实验动物资源北方中心建成并投入使用实验用雪貂繁育车间、实验用土拨鼠繁育车间、清洁级实验兔繁育车间、猕猴实验室、绿猴、绒猴繁育间，增加和改造实验室和动物房面积超过2000平方米，新增先进仪器设备168台（套）。

论文质量进一步提高。2010年研究所共发表论文101篇，同比增长32.89%；获得中国实验动物学会科学技术奖一等奖1项，二等奖1项。年度申请专利共计4项。

二、国际交流

2010年度，邀请国内外专家学者来研究所作学术报告、技术交流和培训，主要交流涉及包括糖尿病、传染性疾病艾滋病模型研究、流感模型研究等的基础研究及药物研究等多个领域；组织相关人员参加日本、美国、中国台湾实验动物科学会议；这些学术活动活跃了学术氛围，开阔了科研人员的研究思路和视野，同时也促进了教学工作和学科建设的进步。

三、教学工作

2010年共招收培养研究生15名，其中硕士生10名，博士生5名，在学研究生达到50人（其中博士17人，硕士33人）。本年度毕业生18人，其中9名博士、9名硕士，就业率达95%。

主编了卫生部规划的人民卫生出版社统编八年制系列教材《实验动物学》。出版了《小鼠基因工程与医学应用》、《比较行为学基础》、《小鼠资源和比较医学信息》等专著、参编《Molecular Mechanisms of Adult Stem Cell Aging》等，不仅推进了我国实验动物学和比较医学的发展，也向新的研究水平和知名度进一步提高。

四、资源建设和产业发展

2010 年，研究所在资源多样化建设上迈出了可喜的一步。大小鼠资源拥有量达到 500 个品系，同时已拥有繁殖雪貂、土拨鼠、猕猴、实验兔等繁殖群，在实验动物物种资源方面，保持国内领先水平。

产业发展势头良好。研究所全资公司康蓝生物技术公司通过资源整合，加强科研技术服务，加强对外合作和内部管理，2010年创收 614 万元。合资公司北京华阜康生物科技股份有限公司 2010 年实现总收入 2000万元。同时，还获得北京市中小企业技术创新基金，为快速发展奠定了基础。

五、制度建设和团队建设

坚持每两周一次的办公会制度，重大问题集体讨论决定，秉承公开、公正、公平的原则，坚持所务公开原则。根据研究所实际制定了科研人员奖励政策、信息保密规定、合同管理办法等一系列新的规章制度，促进了研究所制度建设。

通过公开招聘和评审，聘任了所办、党群办公室、人事处、科技处、财务处、GLP中心等中层管理骨干；坚持"以会代训"制度，年轻干部通过列席所办公会，学习管理的方法和管理经验，参与重要问题的讨论，促进年轻干部成长，形成了年轻中层干部队伍，储备了持续发展管理人才队伍。新引进了研究人员，进一步扩大了研究人员队伍。

六、学会和学报工作

研究所是中国实验动物学会的挂靠单位。2010 年 9 月召开了第九届中国实验动物科学年会，承办了第十一次中国科协论坛——新发再发传染病与实验动物模型，举办了第八届中国北方实验动物科技年会等 4 个区域研讨会，促进了实验动物科技队伍的壮大和学术交流。同时分别于 1 月、5 月、8月、12 月举办了实验动物常见疾病的诊断及处置办法培训班、感染性疾病动物模型与标准化应用培训班、实验动物福利与动物实验替代培训班和实验动物生物安全培训班共计 4 期培训活动，240 余人参加。同时组织 4 个代表团，分别参加日本、芬兰、美国和中国台北实验动物学术年会，促进资源共享，推动相关学科的交叉和融合，促进创新性研究的开展。

《中国实验动物学报》和《中国比较医学杂志》是我所和学会主办的两份学术期刊。"学报"和"杂志"增加了专家论坛等新栏目，学报影响因子 0.631；杂志影响因子 0.616。此外杂志还为全军医学实验动物管理委员会第十一届年会和中国工程院工程科技论坛第 104 场论坛出版 3 期专辑，业内影响力有较大提高。

（高　炜　编　秦　川　审）

联系电话：（010）67770683
E-mail：gw1963293@163.com

微循环研究所

（北京市东城区东单北大街 69 号，100005）

2010 年是微循环研究所坚持走向世界的战略、积极推进国际科研合作取得丰硕成果的一年。在"十一五"的收官之年，全所职工在所领导班子的带领下，在科学发展观的指导下，全面落实院校和研究所"十一五"发展规划和工作部署，齐心协力，改革创新，在实验室建设，科研合作和对外交流等方面取得了一定实效，为我所的发展和规划新的五年计划奠定了坚实的基础。

一、研究所工作

（一）完善学科理论创建、推进中心建设

进一步完善以微循环研究所为依托在医科院建立以微血管功能为靶点的"微血管医学"学科体系的理论创建，推动"国际微血管医学研究中心"工作内容的实体化。自 1999 年第三届中国微循环学术大会（南京）上，修瑞娟教授的大会主旨报告"同心同德建立我国的微血管医学"是首次在世界范围内提出"微血管医学"，这一概念非常敏锐的提出"以微血管功能为研究靶点，以微血管医学为学科领域，将基础微循环研究与临床微循环实践紧密结合，将是推动医学发展的新趋势"。近十多年来，微血管医学正在成为联系基础研究和临床应用的桥梁和纽带，成为人们以微血管功能为靶点认识微循环功能障碍的窗口和揭示重大疾病发病机理和诊治途径的突破口。

目前微血管医学学科理论创建逐步完善，对于"国际微血管医学研究中心"

成立的必要性和可行性进行了充分论证。创建"国际微血管医学研究中心"的组织筹备工作稳步推进，包括中心的结构组成、目标定位、实施方案和发展规划均已明确，条件基本成熟。中心成立时间定在 2011 年。

（二）微循环功能研究平台建设日臻完善

研究所申报的"重大疾病微循环功能障碍研究平台"修缮项目（460 万）在 2009 年底获得财政部中央级科学事业单位修缮购置专项资金资助，同时获得美国加州大学圣迭戈分校生物医学工程系无偿捐赠的德国产蔡司活体动物显微镜一套。

平台建设经过一年的设备安装、配置、整合和调试，设备运行稳定，基本具备了进行重大疾病微循环功能评价研究的能力。该平台目前已经开展了一项部级横向合作项目和三项院级科研基金项目，可以更好地从器官、组织、细胞和分子生物学等水平进行微循环功能评价，使微循环研究成为连接基础和临床研究的桥梁，在世界转化医学受到重视的今天具有重要的意义。

以重大疾病微循环功能调控研究创新技术为平台，以心脑血管疾病、糖尿病及肿瘤等严重影响社会民生的健康问题疾病的发病机制为研究方向，以多器官微血管功能为靶点，探索有效的防控策略，提供有力的理论依据，重点和优势突出，提升核心竞争力，加速建成国内、外领先、特色鲜明、有竞技威力的微循环研究基地。

（三）科研项目进展

本年度，本所在研科研项目共 10 项，其中基础研究项目 8 项，应用性研究项目 2 项。

1. "自发性高血压大鼠主动脉内皮细胞炎性标记物"，该项目是修瑞娟教授与美国加州大学（圣迭戈）生物医学工程系 Geert Schmid-Schonbein 教授于数年前正式签订双方合作协议，并在 NIH（NIH HL-10081）和 CAMS（China No. KJCX1-SW-07）立项的研究课题，主要发现自发性高血压大鼠主动脉内皮细胞（包括腹主动脉、胸主动脉及主动脉弓）在离体条件下，氧化酶 XO、NAD-PH，基质金属蛋白 MMP，凋亡蛋白 Bax 的表达增加，Bcl-2 蛋白表达降低。该研究在这一领域首次报道了离体培养的主动脉内皮细胞来源的炎症因子参与了 SHR 的微血管损伤。

2. 褪黑素抑制金属蛋白酶对脐静脉内皮细胞通透性的影响。发现褪黑素可以抑制 IL-1β 诱导的脐静脉内皮细胞分泌的金属蛋白酶活性，通过抑制金属蛋白酶-9（MMP-9）mRNA 表达和蛋白活性，同时上调金属蛋白酶组织抑制剂-1（TIMP-1）mRNA 的和蛋白的表达，并且能够抑制 MMP-9 对内皮细胞 VE-cadherin 的破坏，从而保护了内皮屏障功能。为阐明褪黑素对细胞屏障功能的保护作用提供理论依据。

3. 金属蛋白酶组织抑制剂-1 对血脑屏障功能调控的初步研究。研究发现，沉默脑周细胞 TIMP-1 基因后血脑屏障模型的通透性有显著增加，表明脑周细胞来源的 TIMP-1 对于血脑屏障通透性及其功能的维持有重要作用。这些研究结果丰富了对脑周细胞在血脑屏障功能维持中所发挥作用的理解，并对未来开发针对脑周细胞的药物治疗脑类疾病奠定了基础（2010 年院级研究生创新基金项目）。

4. 吸烟对人体微血管结构的损伤及其机制研究。实验观察了吸烟和被动吸烟者体内循环内皮细胞（CECs）的变化，考察炎症在微血管损伤中的作用；在体外采用香烟提取物（CSE）干预内皮细胞，研究香烟烟雾损伤人微血管的分子机制。结果表明主动和被动吸烟与 CECs 升高及炎症诱导内皮损伤的标志物水平上调有关；15d-PGJ2 通过 NF-κB 信号转导通路发挥其抗炎效应而减弱 CSE 介导的内皮损伤与功能障碍。

5. 低氧微环境对肺癌细胞（A549）DLL4 表达的影响及其内皮迁移效应。研究发现化学模拟低氧物氯化钴可以上调 DLL4 的表达，并与低氧诱导因子 1 呈正相关，培养上清可以促进脐静脉内皮细胞的迁移。为下一步的靶向 DLL4 进行抗肿瘤血管新生研究提供有力的依据（院级协和青年基金项目）。

6. 脂肪来源的间充质干细胞体外定向诱导分化血管内皮细胞的研究。经定向诱导的细胞能够在体外 Matrigel 培养中有效形成血管管型；该细胞还能够在聚 ε 己内酯和聚乙二醇－聚乳酸共聚物材料上有效增殖和定向分化为内皮细胞。

7. 探讨基质金属蛋白酶在大鼠脑缺血再灌注损伤及修复中的作用研究。采用大鼠四血管结扎全脑缺血再灌注（I/R）模型，在脑缺血再灌注的第 1～14 天取脑组织及血清标本，研究发现：在脑缺血再灌注后，海马神经元于再灌注第 3 天出现损伤，到第 14 天基本修复；血清 MMP-9 水平持续增高（院级协和青年基金项目）。

8. 褪黑素对人脐静脉内皮细胞通透性的影响及其机制研究。应用 Transwell 系统，探讨了褪黑素对 IL-1β 诱导的人单层内皮细胞通透性的影响，表明褪黑素的内皮屏障保护作用；又从细胞间连接和细胞骨架的角度探讨了褪黑素的内皮保护机制。并且从分子生物学角度探讨了褪黑素发挥相关作用的受体途径和信号通路。了解这些机制对今后最佳靶点的选择，对内皮通透性相关疾病的防治，具有重要意义。

9. 大鼠脑微血管周细胞和内皮细胞的分离和鉴定，通过两步酶消化以及 Percoll 连续密度离心方法成功分离出微血管片段，通过不同的处理方法，分离获得脑微血管周细胞和内皮细胞，并通过其分子表面标志物进行细胞免疫荧光染色，从而成功鉴定出这两种细胞，为下一步构建血脑屏障模型以及研究血脑屏障功能提供有力支持。

10. 大鼠急性脊髓损伤后微循环功能障碍研究课题通过立项，前期预实验已经完成（财政部专项课题）。

本年度共计发表论文 11 篇，其中 2 篇为 SCI 收录科研论文，9 篇为中文核心期刊上发表。

二、研究生培养

2010 年 2 名硕士生，皆以优秀成绩通过论文答辩。

本年度有在读博士生 6 名，在读硕士生 1 名。新招收博士生 1 名。

三、国际学术交流与合作

2010 年度研究所修瑞娟教授带领科研骨干和研究生共 10 人参加法国巴黎举行的第九届世界微循环大会，共发表论文文摘 9 篇，其中 1 篇为专题报告，8 篇为展板形式交流。在这一重要国际学术讲坛上展现了中国医学科学院，中国协和医科大学一支具有国际水平的科研梯队的实力和风格。

研究所兼职教授 Frank DeLano（中美合作美方成员）参加了 2010 年 4 月于美国举行的 FASEB 大会，提交论文文摘一篇，进行展板交流。

本年度继续与美国加州大学（UCSD）生物医学工程系开展合作研究，派出本所博士后 1 名，硕士 1 名，参与干细胞、血脑屏障和人工胰腺的双边合作研究。

四、获奖情况

世界微循环研究领域最高奖，"B. W. Zweifach"（兹维法赫）奖，经过国际学者们激烈的竞争于 2010 年 7 月底揭晓。由美国、德国、加拿大、瑞典、澳大利亚、泰国、日本、菲律宾、中国等二十多位专家书面郑重提名及支持，我院微循环研究所所长修瑞娟教授获此殊荣。在 2010 年巴黎举办的第九届世界微循环大会上美国微循环联盟主席 David Zawieja 博士向修瑞娟教授颁发了金质奖章和证书，以奖励修教授在建立和发展国际微血管医学所做出的重大的临床和实验研究的先驱性成绩和贡献，该奖是美国微循环学会的最高奖项，也是世界医学领域的一项重要大奖，这是三十多年来第一次由中国人获得该奖项。

由修瑞娟教授为第一作者的一篇题为"自发性高血压大鼠主动脉内皮细胞炎性标记物"的论文摘要，在 2010 年 4 月于美国举行的 FASEB 大会的 EB（Experimental Biology）Meeting 上获得 Carl J. Wiggers 奖。在 1000 多个参选者中，共有 6 位获奖。

五、党支部工作

党支部始终将学习作为新形势下加强基层党组织建设一项重要任务。组织党员认真学习 2010 年全国两会精神、党的十七大的精神和《新党章》。认真贯彻党委"深入开展争先创优"活动的精神，4 月 14 日，青海省玉树县发生了 7.1 级强烈地震。地震给灾区造成了巨大的人员伤亡和经济财产损失。面对突如其来的灾难，全体师生心系灾区人民安危，开展向玉树地震灾区捐款献爱心活动，活动现场就收到爱心捐款 6000 元，同时修瑞娟教授从她的修氏科研基金中捐款 30000 元，共捐款 36000 元整。在"七一"党日到来之际，微循环所党支部组织党员开展重温入党誓词党日活动。为弘扬团结互助精神和扶贫济困的中华民族传统美德，党支部在全体党员中开展了"庆'七一'共产党员献爱心"捐款活动。

按照党委要求积极开展"创先争优 从我做起"主题实践活动，建立了"党员承诺专栏"。

（韩建群　编　修瑞娟　审）

联系电话：（010）65123243

E-mail：hjq72023@163.com

血液病医院
（血液学研究所）

（天津市和平区南京路 288 号，300020）

以邓小平理论和"三个代表"重要思想为指导，继续深入开展学习实践科学发展观活动。按照卫生部对公立医院的管理和要求，加强医院内涵建设，对医疗安全和医疗质量进行了系统、全面的规范和管理，医疗指标和医疗收入有较大增长，诊疗水平和服务质量得到明显的提升。在全体干部职工的共同努力下，今年所院取得了较好的经济效益和社会效益，医疗、科研、教学、产业得到了快速的发展。

一、医疗工作

继续强化完善规章制度，落实院长质量查房、护理质量查房制度，加强对"三基三严"的培训和对抗生素合理使用的管理。

严格执行三级查房制度，坚持强化首诊负责制、疑难病例、死亡病例讨论制、三查七对制度等医疗核心制度。

为了规范中心医师的诊疗行为，制定了临床中心医师管理规定及医务人员考核方案。

加强药品质量管理，保障患者用药安全。继续开展血药浓度监测工作及临床药学服务，指导临床合理用药。

加强输血质量管理，新增献血员血型复检项目，已检测出一例献血员血型定型错误（AB 型误定为 B 型），为临床输血提供了安全保障。

国家科技支撑课题——"成人急性淋巴细胞白血病"顺利实施，已完成入组病例 50 余例；该病种病例的信息化管理已开始建立、实施、完善，修改了主要白血病类型的系列诊断流程、治疗方案。

ITP 的诊断和治疗一直处于国内领先水平，制定并初步实施了出凝血疾病的诊疗常规，规范了出凝血疾病的诊治；作为出凝血疾病的专科，在国内首先开展的小剂量美罗华治疗 ITP 的临床研究，目前已经在全国得到广泛应用。

收治 MDS 患者 863 例次，好转率 73%，处于国内领先。

收治移植患者 1260 例次，同比增加 36%，其中：干细胞移植患者 100 例；初治急性白血病完全缓解率达 90%，难治性白血病缓解率近 50%；移植后患者 3 年总生存率已达到 70% 以上。

淋巴瘤患者造血干细胞移植 41 例，全部移植成功，无晚期移植相关死亡。

儿童血液病入院患者比去年同期增加 12.94%；抗人胸腺细胞球蛋白（ATG）治疗儿童重型再生障碍性贫血，近期疗效达 75% 以上，与国际上文献报道疗效相同；标危患者 5 年无事件生存率达 80% 以上；开展中剂量 AraC 强化治疗中、高危组急性淋巴细胞白血病，使该组患者五年总生存率达 71.4% 以上，其中中危患者 3 年无事件生存率达 90.3%。

收治系统性红斑狼疮有效率达 90% 以上，显效率 70% 以上；系统性硬皮病有效率 95% 以上，显效率 60% 以上；动脉硬化性闭塞症（DVT）再通率 40% 左右，有效率 95% 以上。

开展临床检测新项目 22 项，开展新方

法 3 项；参加了卫生部和天津市临检中心计划内的室间质评；重新规范和明确了各专业检验项目的实验流程、报告发出时间，并增设专人为门诊临检窗口繁忙时段发放检验报告。

二、科研工作

1. 科研项目　承担课题 75 项，纵向 71 项，横向 4 项。纵向课题包括国家级课题 31 项，省部级重点课题 11 项，省部级一般课题 33 项。申请到科研课题 27 项：其中 973 重大研究计划 1 项，国家自然科学基金 7 项，天津市科技计划项目 7 项，卫生部行业专项 1 项，教育部博士点基金 3 项，协和基金 4 项，外国文教专家项目 3 项，国家科技支撑重大专项（合作）1 项。

在课题申请方面取得突破：

首次以第一承担单位承担 973 项目，即《造血干细胞维持、衰老与再生的调控机制研究》项目，该项目是国家重点基础研究发展计划（973 计划）项目，总经费 2260 万元。

首次作为牵头单位承担卫生行业科研专项项目，即《重大血液病诊断规范化和治疗策略优化的研究》项目，项目总经费约 3000 万元。

2. 获奖情况　《儿童急性髓系白血病临床特征及分层治疗研究》获得天津市科技进步三等奖，该成果已在全国多家医院血液科及小儿血液科进行推广应用，取得了良好的社会效益和经济效益。

3. 论文论著　发表国内外论文 120 多篇，其中 SCI 收录论文 38 篇。影响因子高于 5 的有 5 篇。

4. 专利　获得发明专利 1 项，申请发明专利 7 项。

三、教育工作

设有 6 个硕士点，4 个博士点。目前有硕士生导师 20 人，博士生导师 15 人。

毕业研究生 48 人，其中博士 35 人，硕士 13 人。招收研究生 42 人，其中博士 9 人，硕士 33 人。目前在读统招生 159 人，其中博士 73 人，硕士 86 人。

作为国家级继续医学教育基地，年度内主办继续教育学习班 6 次，参会学员 800 余人。

接收进修生 112 人，轮转医师 43 人。

四、国内外交流与合作

1. 国内交流

（1）继续组织医疗团队到全国巡讲。党政领导带队，组织专家先后到广州、兰州等医院开展广泛的学术交流。

（2）5 月举办"第二届血液高峰论坛（骨髓衰竭性疾病）暨全国继续教育学习班"。本次论坛旨在为与会者提供一个了解基础与临床相结合的国际前沿动态，搭建规范治疗标准、解决具体工作困惑的学术性交流平台。来自美国、日本、德国以及我国的 20 余名血液学界知名专家、院士与 200 余名全国各地的血液学领域工作者进行了交流。

（3）11 月 12～14 日承办了"国家自然科学基金委员会第 52 期双清论坛"。以"干细胞与疾病"为主题进行了交流与探讨。同济大学裴钢院士担任本次论坛主席，中国医学科学院血液病医院（血液学研究所）程涛教授担任论坛副主席。来自国内、外干细胞领域的 80 多位专家学者出席会议。

（4）举办学术活动 12 次，邀请到 10 余位国内外知名专家进行学术交流。

2. 国际交流

（1）承办了由中国医学科学院、天津市科学技术委员会，国家自然科学基金委医学部共同主办的"2010 天津干细胞论坛"。中国医学科学院血液病医院（血液学研究所）程涛教授、日本庆应义塾大学 Toshio Suda 教授和加拿大多伦多大学 Armand Keating 教授共同担任大会主席。50 多名国内外著名干细胞研究专家，包括斯坦福大学 Irving Weissman 教授出席并针对各自研究领域的成果同 500 余名与会代表和科研院所学生进行了口头或海报学术交流与研讨。

（2）11 月 19 日，举办中瑞合作项目《新型高分辨率多色荧光原位杂交技术在肿瘤研究和诊断中的应用》进展交流会。瑞典卡罗林斯卡医学院资深的终身教授 Anders Zetterberg 教授做了题为"新型高分辨多色荧光原位杂交技术在恶性肿瘤诊断和预后判断中的应用"的学术演讲。目前合作项目进展顺利，已派 3 名工作人员在瑞典斯德哥尔摩的卡罗林斯卡大学参加 M-FISH 技术的专业培训，专门为该课题购置了全世界最先进的仪器设备，临床已开展多发性骨髓瘤等疾病的多色 FISH 检测。

（3）聘任斯坦福大学 Irving Weissman 教授、加拿大多伦多大学 Armand Keating 教授、瑞典卡罗林斯卡医学院 Anders Zeterberg 教授等 13 位著名科学家为重点实验室客座教授。

（三）加强国内外合作，突显学术地位

参与制定了《常见血液病诊断治疗规范》的白血病部分内容；难治性 AML 已完成 MAC 方案疗效的总结。参与修订了我国 2010 年 ITP 诊治的专家共识；编写并出版《儿童血液病护理知识问答》一部；完成《血液科医师效率手册》的再版工作；参编《血液病细胞病理诊断图谱》一部。

作为全国血友病协作组的组长单位，与协作组成员一起和世界血友病联盟合作，于今年 10 月 29～30 日在济南举办了 2010 年度世界血友病联盟讲习班，被世界血友病联盟授予"中国血友病培训中心"；作为国家血友病信息管理中心，具体负责全国血友病的登记注册工作。

建立淋巴肿瘤中心的网站：http://www. cnlyphoma. org 和 http://tjlb. haodf. com，搭建了医患互动和患者随诊平台。

五、引进人才与培养

制定和实施了《所院人才引进制度》和《骨干培养制度》，骨干派出培养规模和投入超过往年，在人才引进和学术交流方面更加规范化和制度化。获得协和学者特聘教授 2 人，获得突贡专家 1 人。前来参访和交流的留学人员明显增多，层次明显提高，引进高层次留学人员 2 人。

六、产业工作

1.《中华血液学杂志》全年 12 期全部按期出版，无延期现象，共刊出重点号 5 期。

据中国科学技术信息研究所 2009 年度中国科技期刊引证报告（核心版）显示，本刊总被引频次为 1481，在内科学类期刊中排名第 15 位；影响因子为 0.356；被《CA》、《Medline》等国内外重要检索系统及数据库收录，被评为中国自然科学类核心期刊；获中华医学会第二十四届代表大会优秀期刊奖。

2."协和综合服务公司"完成由集体企业到 1 人有限责任公司的改制工作。

3. 加强对控股公司"协和干细胞基因工程有限公司"监管。

4."科技公司"销售收入与上年同比增长 13％。正在积极筹备改制相关事宜。

七、医德医风工作

严格落实领导干部谈话、述职述廉、收入申报、礼品登记、重大事项报告等规定。对接受社会捐赠资助的情况进行审批登记并检查入账。医护人员拒收、退还患者"红包"金额达 10.2 万元，银行卡 9 张；收到锦旗 21 面，表扬信 13 封。对患者满意度调查问卷的内容进行了修改，发放住院患者问卷 406 份，满意度达 97.81％；出院患者问卷 314 份，满意度达 97.13％。

八、基本建设工作

1. 科研楼改造装修工程按计划竣工，装修风格与内部设置达国际先进实验室水平。

2. 完成了在职职工全部住房货币补贴的发放工作。

3. 启动动力站房改造工程项目，落实改造资金810万元。

4. 安装纯净水灌装生产线，已为职工提供纯净水9千余桶。

九、"小金库"专项治理工作

对全资企业是否存在"小金库"进行了检查，同时对企业的财务制度的执行、企业的管理情况也进行了检查，并提出了整改建议。

十、管理工作

1. 通过了卫生部"大型医院巡查"和"公立医院改革重点"等多项检查。

2. 按照天津市委、天津市委教育工委的部署与要求在全体党员中开展"创先争优活动"，并建立长效机制。

3. 按照天津市委、市卫生局的部署在全体职工中开展"岗位比武、技术练兵"活动，并参加了市里的比武比赛，取得了较好的成绩。

4. 遴选优秀医生、护士参加"人民满意的'好医生、好护士、好医院'活动"，杨仁池主任被评为"人民满意的好医生"。

5. 基本完成年初制定"八项工程-30件实事"计划，取得了良好的效果。医院总收入同比去年增加12.04%。

6. 制定《对所院职工实施基本医疗补助管理的暂行办法》，对职工施行了二次医疗报销。

7. 为在职职工提供"午餐补助"。

8. 加大宣传力度，在《今晚报》，《天津日报》，《城市快报》，《渤海早报》，《北方网》，《今晚经济周刊》，《医药科技周刊》等媒体刊发宣传报道的稿件。在《中国医院院长》杂志"与院长同行"栏目刊登专题报道："副所院王建祥人物专访"；"学科精英"栏目刊登张凤奎、肖志坚、竺晓凡、李尚珠人物专访，"第二届血液肿瘤高峰论坛系列报道"；在《健康报》"实验室传真"专栏，介绍实验血液学国家重点实验室新成果。

9. 加强干部培训，提升干部综合素质。先后邀请北京大学教授、同济医院管理研究所所长作"医疗法律实务"和"学习做一个智慧型科室团队领导"专题讲座。通过召开"中期工作会"会议传达了领导的思路与要求，了解了各部门工作进展，交流了存在的矛盾和问题，征求了各部门的意见和建议。组织中层以上干部到上海华山医院、瑞金医院参观、考察先进的诊疗环境，学习先进的管理经验和管理手段。

10. 随着科研竞争力的加大和国际合作与交流的日益增多，加大了基础平台建设的改革力度，不仅给予硬件支持和保障，还积极创造条件引进科技人才。

十一、2010年荣誉称号

1. 血液病医院获得天津市"示范工程"活动优质服务示范医院称号。

2. 白血病诊疗中心2病区获得天津市"示范工程"活动优秀服务示范病房称号。

3. 血研所农工党支部获天津市先进党支部称号。

4. 血研所九三学社负责人薛艳萍被评为九三学社和平区委积极参政议政社员。

5. 工会调研课题《加强医院文化建设调研报告》获三等奖。

6. 《实行预算管理，转变医院发展方式》合理化建议获天津市教育系统"金点子"奖。

7. 国家重点实验室获市级工人先锋号。

8. 造血干细胞移植中心荣获天津市五一劳动奖章先进集体。

9. 《走政务公开之路，促事业发展之途》获天津市教育工会工作第二届十大创新成果奖。

10. 赵纯同志荣获天津市"第二次R&D资源清查工作市级先进个人"称号。

11. 李新颜、徐丽获得天津市"示范工程"活动优质服务先进个人称号。

12. 冯四洲天津市五一劳动奖章。

13. 杨仁池荣获天津市卫生行业"十佳医生"。

14. 袁卫平、胡晓获得协和学者特聘教授。

15. 韩明哲被评为突出贡献专家。

16. 王叶青荣获"中国期刊青年编辑骏马奖"。

17. 程涛获2009～2010年度"卫生部有突出贡献中青年专家"称号。

（赵　纯　编　常子奎　审）

联系电话：（022）23909047
E-mail：zhaochun68@126.com.cn

专 家 介 绍

杨仁池教授

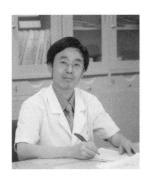

杨仁池教授，中国医学科学院血液病医院（血液学研究所）血栓与止血诊疗中心主任，主任医师，博士研究生导师。1988 年毕业于同济医科大学并获得医学学士学位。1995 年 7 月毕业于中国协和医科大学并获得医学博士学位。1997 年 8 月～10 月在英国谢菲尔德皇家 Hallamshire 医院分子遗传研究室进修，2000 年 10 月至 2001 年 10 月在法国巴黎血液与血管研究所进修。现为国家血友病病例信息管理中心负责人，世界血友病联盟国家成员组织（中国）负责人、中华医学会血液学分会第八届委员会青年委员会副主任委员、中华医学会血液学分会止血与血栓学组副组长、中华医学会天津分会内科学会委员、Haemophila 杂志编委、中华血液学杂志编委、临床血液学杂志编委、临床内科杂志编委、罕少疾病杂志编委、国际输血及血液学杂志编委。

血友病是一种遗传性出血性疾病，患者常常从小就经受病痛的折磨，生理、心理、经济上都难以承受。杨仁池教授一直在探索如何结合我国的国情，让患者能够在现有条件下得到最为合适的治疗，减少因病致残的发生率。他领导科室其他同道翻译了多本血友病宣教手册并免费发放给血友病患者和家属。作为全国血友病协作组组长，他和国内兄弟单位的同道通力合作，从 2000 年至今在国内主要城市开展了各种形式的血友病的科普宣传和讲习班，为提高医务人员和社会大众对于血友病的认识做出了积极贡献。经过包括杨仁池教授在内的医护工作者多年坚持不懈的努力，血友病的防治取得了较大的进展，相关工作也得到了卫生部的认可。在此基础上，卫生部启动了血友病疾病管理系统，并指定中国医学科学院血液病医院为国家血友病病例信息管理中心，具体负责组织实施全国血友病的登记注册工作。这是目前我国第一个单病种的国家信息管理中心。杨仁池主任所领导的血友病中心也被世界血友病联盟指定为中国的血友病培训中心。

此外，杨仁池教授带领课题组成员结合临床实际工作积极开展科研，在国际上首先发现了慢性 ITP 患者血清瘦素水平明显高于正常人；慢性 ITP 患者的细胞毒 T 细胞呈 I 类极化模式，其原因可能与 T 细胞转录调控因子 GATA-3 的 mRNA 表达下调有关；ITP 患者存在表观遗传学异常，与正常对照相比，ITP 患者 DNA 甲基转移酶 3A 和 3B 的 mRNA 表达水平明显降低，甲基化产物 S-腺苷同型半胱氨酸血浆水平明显增高。作为课题负责人先后承担了国家自然科学基金、公益性卫生行业科研专项、天津市基础研究重点项目、人事部留学回国人员科技活动择优资助项目（优秀类）、卫生部科学研究基金和教育部博士点基金项目等多项课题。发表学术论文或综述 200 余篇，其中 70 余篇在 SCI 收录杂志上发表，主编或参与 19 部血液学或内科学专著的编写。先后获得国家科学技术进步奖二等奖、教育部科学技术进步奖二等奖、天津市自然科学奖二等奖、天津市科学技术进步奖二等奖、中华医学科技奖三等奖。

杨仁池教授工作成绩显著，被授予"2010年度天津市劳动模范"称号，当年被评选为"天津市卫生行业第七届"十佳"医务工作者"，并获得天津市五一劳动奖章以及北京协和医学院优秀教师等荣誉称号。

放射医学研究所

（天津市南开区白堤路 238 号，300192）

2010 年是我所全面总结"十一五"成果，制定"十二五"计划的关键一年，我所利用创先争优活动的契机，紧紧围绕研究所的科研创新宗旨与跨越发展方针工作，认真完成上级的各项工作部署，统一思想、凝聚力量、振奋精神，保证科研事业和科研管理顺利进行，全面完成了 2009 年我所制定的各项工作目标计划。

一、科研、开发工作

本年度共有在研项目 47 项。其中国家自然基金 9 项，博士点基金 6 项，天津市自然基金 9 项，天津市重点项目 5 项，国家标准 8 项，人事部回国人员启动基金 1 项，引智项目 1 项，国家公安部 1 项，军队专项 1 项，院校项目 6 项。总金额 775.5 万元。今年到位经费：291.8 万元。管理所基金项目 60 项，其中重点及人才项目 29 项，探索项目 31 项，截止到 2010 年所基金立项总金额为 907 万元。

2010 年共获得批准项目 15 项，经费共计：815 万元。其中：卫生部卫生行业重大专项 1 项；973 子课题 1 项；教育部博士点基金 1 项；天津市重点实验室平台建设项目 1 项；天津市千人计划项目 1 项；天津市科技发展与支撑计划项目 1 项；国家自然基金青年 1 项，面上 1 项；天津市自然基金面上 1 项，重点 1 项；天津市引智项目 1 项；国家标准 2 项；协和青年科研基金 4 项。

科技成果登记 17 项，获天津科技进步二等奖 1 项。申请专利 2 项，其中，发明专利 1 项，实用新型 1 项。授权 2 项。正式发表论文 63 篇，其中 SCI17 篇。

成立科技开发办公室，加强开展放射工作人员健康监护查体工作和放射性健康评价、计量认证、职业监护项目工作。

获得 2010 年度天津市科技成果管理优秀集体奖和优秀个人奖。

二、研究生管理工作

顺利完成 2010 年硕士研究生招生工作，共招收 16 人，其中药物化学专业 4 人，放射医学专业 9 人，流行病与统计学专业 1 人，生物医学工程专业 2 人；6 月 2007 级研究生 18 人顺利毕业，院校级优秀研究生党员 1 人。完成 2008 级研究生中期考核。完成研究生学位论文答辩，共 18 人。完成研究生就业指导工作，共 18 人，就业率 100%。制定 2010 年研究生招生目录。组织研究生导师申报工作，博士生导师 1 人，硕士生导师 1 人，1 名硕导通过审核。组织协和医大课程的课程安排、命题闭卷、结课考试 1。组织协和优秀教师申报，1 名导师获得殊荣。组织回所研究生新职工入所教育及实验室安全及实验技能培训。组织研究生社会实践活动，30 多人参加。组织研究生召开迎新联欢晚会，和研究生进行谈心 30 余次。

三、外事与国际交流

2010 年 5 月 27 日，我所客座教授加拿大西安大略大学刘家慧教授来我所核医学室进行参观交流，并做了"基因治疗 Metachromaticleukodystrophy（MLD）疾病的体内外研究"的报告，同时，实验核医学室各位老师也介绍了自己目前的课题研究内容，进行了深入的交流和探讨。此次交流为今后进行国际合作课题的申请打下了很好的基础。

2010 年 6 月 7 日，美国阿肯色医科大学药学院教授，放射卫生研究室副主任，洛克菲勒肿瘤研究所白血病研究项目特聘教授；中国医学科学院，北京协和医学院名誉教授周道洪教授应邀来到放射医学研究所。放射所所长樊飞跃，动物所鞠博士，血研所袁教授以及放射所科研人员三十余人参与了交流会，周道洪教授给大家做了题为 Activation of hematopoietic stem cells attenuates radiation-induced genetic instability by stimulating the repair of DNA double-strand breaks 的报告。

2010 年 12 月 9 日，ENTRIX 公司学术带头人，加拿大萨省大学和美国密歇根州立大学带薪兼职教授 Markus Hecker 博士来我所进行学术交流，并做了 "ORIGIN OF HYDROXYLATED BROMI-NATED DIPHEN-YL ETHERS：NATURAL COMPOUNDS OR MAN-MADE FLAME RETARDANTS" 的报告，会上樊飞跃所长为 Markus Hecker 博士颁发了中国医学科学院放射医学研究所客座教授聘书。

2010 年 12 月 13 日，南加州大学凯克医学院放射系，南加州大学分子影像中心助理教授李子博博士来我所进行学术交流，并做了 "The development of novel radiochemistry and targeted radiopharmaceuticals" 的报告。

本年度共有 14 人次参加国际学术会议。

四、组织会议

按照《卫生部监督局关于下发 < 2010 年全国放射卫生教育培训计划 > 的通知》安排，受卫生部监督局委托，中国医学科学院放射医学研究所于 2010 年 4 月在海南省三亚市召开全国放射性疾病诊断工作会议暨放射性疾病诊断标准培训会议。全国各职业性放射性疾病诊断及体检机构负责同志和从事放射病诊断工作人员近百人参加了会议。会议贯彻了《职业病防治法》，加强我国职业性放射性疾病诊断鉴定工作。

2010 年 6 月、10 月分别在四川雅安、广西百色组织召开《中华医学百科全书》放射卫生分卷第二次会暨中华预防医学会放射卫生专业委员会第三届委员会第六次常委扩大会会议、三次编委会议。专家常委、编委共 40 人次参加会议。

五、核应急工作

2010 年 5 月 9 日在天津蓟县组织举办了卫生部核事故医学应急中心第一临床部核和辐射突发事件应急演习及培训会，共 30 余人参加了培训。

2010 年 9 月 28 日由卫生部核事故医学应急中心主办，中国医学科学院放射医学研究所承办，在天津市宝坻召开了卫生部核事故医学应急中心国家核和辐射应急医学救援队伍培训会，卫生部核事故医学应急中心第一临床部、第二临床部、监测评价部有关人员共 61 余人参加了培训

为卫生部核事故医学应急中心提供洗消药箱 100 箱。

六、制定"十二五"科技发展规划

为制定出我所"十二五"科技发展规划总战略目标，落实科技兴国战略指导思想。2010 年 1 月全面启动"十二五"发展规划编制工作；成立我所"十二五"发展规划编制工作领导小组和工作小组；落实我所在学科研究方向、实验室质量管理、辐射监测、科技教育、党政人才、团委、财务、科研保障、科研服务内容的编制任务；并召开了"十二五"发展规划编制工作动员暨座谈会。经过多次调研、召开不同层面的征求意见会议，为制定出我所"十二五"科技发展规划，打下了坚实的基础。

七、制度建设

健全完善各项制度，形成用制度从政，按制度办事，靠制度管人的长效机制。全年制定、修订了相关制度和管理规定共 32 个。

八、科研支撑工作

根据财政部要求上报 2011 年修缮购置

项目，经过卫生部、财政部及中介机构评审于 11 月份批复 2011 年项目经费 2270 万元。

九、获奖情况

2010 年获天津市先进党组织 1 个、天津市优秀共产党员 1 人、天津市先进党务工作者 1 人、医科院先进党组织 1 个、医科院优秀共产党员 3 人、医科院先进党务工作者 1 人、医科院优秀教师 1 人、协和新星 1 人、医科院优秀教师 1 人。

（佘　义　编　樊飞跃　审）

联系电话：（022）85683034

E-mail：yi_ she2005@ yahoo. com. cn

生物医学工程研究所

（天津市南开区白堤路 236 号，300192）

2010 年度研究所领导班子进行了调整，3 位新任副所长在书记的领导下，认真组织调研，组织全所科研骨干、中层干部结合十一五规划总结和十二五规划的制定，共同探讨了研究所未来的发展方向。明确研究所今后将以生物医学材料、医用电子技术和激光医学为主要方向，坚持应用基础研究，注重产、学、研相结合，面向应用，开展先进诊断与治疗方法及关键技术的应用基础研究和仪器设备研发，为国家解决"降低医疗成本和医疗费用"、解决我国医疗市场"洋设备占主导"问题做出贡献。

为了圆满完成"十一五"期间的各项工作，为下一年度"十二五"工作的展开打下坚实的基础，2010 年度全所科研、行政管理部门，在新领导班子的带领下，认真贯彻院校各部门的部署，努力完成本年度的工作计划，较好地完成了本年度的工作。

一、科研与教学

本年度我所共发表期刊论文 38 篇，其中 SCI 收录论文 19 篇。申请专利 25 项，其中发明专利 21 项；获得专利授权 9 项，其中发明专利授权 7 项。

2010 年组织申报国家 973 项目、国家科技支撑计划项目、国家自然基金项目和天津市研究项目等共计 50 项，已获得 14 项。2010 年度在研纵向科研课题共计 32 项。

2010 年度招收生物医学工程专业博士生 6 名、硕士生 12 名。截止 2010 年底，研究所共有在读研究生 64 人。

生物医学工程博士后流动站目前有 5 名博士后在站开展研究工作。

二、对外学术交流

2010 年度共接待美国、新加坡来访学者 10 人次。我所科研人员 2 人次分别赴美国、芬兰参加国际会议。

研究所设立了国际合作培育项目，2010 年开始执行，并资助 1 人赴美国加州大学进修。

三、科研基础设施建设

顺利完成了 2010 年度中央级科学事业单位修缮购置项目的设备购置工作，其中药物载体材料研究平台购置设备项目 8 台套，疾病早期诊断技术仪器研究平台购置设备 12 台套，设备总值 1200 万元。我所的科研设备条件得到大幅度提升。

充分利用中央级科学事业单位修缮购置项目等资金，完成了食堂维修改造工程、小二楼维修改造工程、综合楼维修改造工程，完成了篮球场健身区修建工程、研究生公寓及浴室的维修改造工程。上述基础设施改造工程的完成，大大改善了职工和研究生的工作、学习、生活环境。

四、制度建设

根据上级管理部门要求，所内成立了预算管理委员会，制定了《医科院工程所预算管理工作实施意见》和《医科院工程所部门预算执行管理办法》；修订了规范财务管理的若干制度，包括：《医科院工程所经济合同管理办法（试行）》、《医科院工程所职工福利费的使用规定》、《工程所财务处内部工作条例》。

（孙洪范　编　陈小凡　审）

联系电话：（022）87890153
E-mail：bme2000@126.com

皮肤病研究所
（皮肤病医院）

（江苏省南京市蒋王庙街 12 号　210042）

工作概况

一、医疗工作

1. 医疗概况　门诊总人数 2010 年 660789 人次，增长 5.36%；业务总收入 12723.3 万元，较 2009 年增长 10.25%，其中医疗收入 3928.1 万元，增长 15.78%；药品收入 7982.64 万元，增长 7.41%；其他收入 812.56 万元，增长 13.59%。自制制剂收入 2557 万元，增长 20.61%。

2. 医疗管理　全年组织"窗口科室服务态度"、"医德医风和职业道德建设"、"病人满意度调查"等综合检查 44 次，检查中发现的问题落实整改处理，在处科室主任例会通报处理结果。坚持每周开展疑难病例讨论和会诊，加强对研究生、进修医生的带教指导。全年安排专家到合作指导医院会诊 58 人次，院内会诊 36 次，会诊及示教病例 110 例。为控制开大处方、滥用贵重药等行为，积极制定政策，鼓励使用自制制剂，有效降低药占比，全年自制制剂使用较去年同期增长 28.53%，药占比 63%，下降约 1 个百分点。开展临床研究项目 6 项，皮肤科、皮肤外科、真菌科、中西医结合科等科室开展新技术、新方法 7 项，形成新的经济增长点，更好地为广大人民群众服务。

3. 医德医风建设　一站式服务中心推出多项便民服务举措。一、二病区再获江苏省"青年文明号"。门诊值班主任、警民办公室、门诊部、医务处等部门形成处理医疗纠纷绿色通道，详细记录值班日志和投诉登记单，及时化解医患矛盾。倡导廉洁行医新风，收到上缴红包共计 2000 元；拾金不昧上缴钱款 10 人次 1000 余元。

4. 临床药理基地　药物临床试验机构顺利通过国家局复核认定和化妆品行政许可检验机构资格核查。签订药物临床试验合同 38 份。

二、科教工作

1. 科研项目　2010 年组织申报项目 60 余项，纵向课题中标 9 项，其中国家自然科学基金 3 项，教育部博士点新教师基金 1 项，省自然科学基金 3 项，协和青年基金 2 项。卫生部行业科技专项批准 1 项。组织了 3 项在研国家自然科学基金、3 项省自然科学基金中期执行情况报告、3 项省自然科学基金的结题验收。邀请国内外知名专家进行学术报告、学术讲座 5 次，举办院内学术活动 13 次。推荐担任各级各类专业委员会委员 17 名。有近 50 位专家在国家及省级以上专业委员会任职。组织推荐申报江苏省科技进步奖 1 项；全年共发表论文 199 篇；SCI 收录院所署名科技论文 17 篇，最高影响因子 8.266，累计 IF25.924，出版专著 6 部。接待美国国立卫生研究院、约翰霍普金斯大学、北卡大学等代表团及专家来所访问讲学。院所到美国、欧洲、日本、等国参加国际会议、考察学习约 10 批 20 人次。

2. 教育工作　2010 年招收研究生 16 名，其中博士生 5 名，硕士生 11 名；毕业研究生 13 名，其中博士 11 名，硕士 2 名。举办国家继续医学教育项目 5 项 57 期，培训各级专业技术人员 460 人次，申报 2011 年国家继续医学教育项目 3 项，全年共接收培训各地进修人员 136 余人次。

三、性病麻风病控制工作

1. 性病控制工作　以梅毒控制为切入点，围绕性病监测、实验室检测、临床规范化服务 3 条工作主线，逐步完善全国性病预防与控制网络平台和管理机制。全年开展 2 项国家重大科技专项项目；参与组织制定《医疗机构性病规范化医疗服务指导意见》、《中国预防与控制梅毒规划（2010～2020 年）》及实施方案。

2. 麻风病控制工作　以《全国麻风病防治规划》为主线，全面推进麻风病防治工作。建立健全全国麻风病防治信息系统，巩固和提升国家层面的中心地位。完成了流行病监测、督导、培训、宣教等常规工作。

四、管理工作

1. 制定院所"十二五"发展规划纲要　加快发展"大专科，小综合"建设模式，加强科技创新，产出高水平成果，培养一流人才，控制性病麻风病蔓延，促进管理机制创新，凝炼讲正气、讲奉献、促和谐的文化理念。

2. 坚持人才强所战略目标，加快体制机制建设　充分发挥人才评价委员会的职能，坚持人才考核评价制度，全年招聘进编博士生 5 人，招聘编制外专业技术人员 7 人，其中硕士 3 人，本科 3 人，大专 1 人。聘任高级专业技术人员 8 名，中级专业技术人员 6 名，初级专业技术人员 4 名。

对行政机关机构设置、岗位职数重新定位，院所内公开竞聘中层领导干部，制定《编制外合同制专业技术人员待遇的暂行规定》。

3. 强化管理，加速经济发展　全面推行预算制度，增加收入，控制支出，确保职工收入稳步增长，加大对医疗和实验室设备投入，积极争取卫生部专项基金和建设资金。不断完善经费支出、国有资产管理流程，确保院所资金安全。规范医院的各种收费行为，加强科室成本核算，防止多收费、漏收费现象发生。

4. 加强平安医院建设　应对突发事件，积极开展"四无一创"和"创无案件单位"的活动，坚持贯彻落实消防法和综合治安内保条例，落实安全工作院科两级责任制，做到党政齐抓共管，安全人人有责。加强重点、易发案部位的监控保卫工作，积极应对突发事件，维持正常的医疗秩序。

5. 积极创新，改进后勤管理工作　进一步加大后勤社会化改革力度，变被动为主动，形成良好的后勤服务体系。坚持公平、公开的原则，严把程序关，圆满完成全年设备采购任务。

6. 基建工作　完成的工作有：①医技楼负一层防辐射工程；②科研楼顶防水工程；③研究生宿舍楼装修改造工程；④组织完成了《所院总体发展建设规划》的编制任务。卫生部正式批复（卫规财函［2010］340 号）总体规划主要内容：规划床位 480 张，教学规模 100 人/年，规划建筑总面积 85576 平方米，规划新建 66087 平方米，其中新建门急诊综合楼 22087 平方米，病房楼 44000 平方米。全年签订合同协议 22 项。

7. 团结奋进，促进院所文化建设　以贯彻落实科学发展观为主线，举办各种形式职工喜闻乐见的活动，弘扬讲正气、讲奉献、促和谐的院所文化。组织制定道德考评实施方案，不断推进廉政文化建设。继续加强工会和职代会工作，加强离退休工作，关心职工生活，不断提高职工收入和福利待遇，维护职工权益，努力解决职工关心的热点、难点和利益问题，共同构建和谐医院。

（高保平　编　张　烈　审）

输血研究所

（四川省成都市东三环路二段华彩路 26 号，610052）

2010 年是输血研究所 53 年建所历史上不平凡和充满希望的一年。在这一年里，全所干部职工在所领导班子的带领下，明确目标，夯实基础，顺利实现新所搬迁，成功举办"中国输血协会第五届输血大会暨 2010 中国输血医学高层论坛"和"新所落成暨建所 53 周年庆典"，圆满完成了今年及"十一五"规划的各项目标任务，研究部署了"十二五"发展规划，保持全所事业发展回升向好的势头。

一、基础条件平台建设取得突破性成绩

异地迁建工作是输血所 2006 年定下的一号工程，输血所努力做好工程安全质量和进度的管理、协调工作。2010 年 6 月，一期工程中的培训中心与科研行政大楼全面竣工，园区建设基本完成；7 月，平稳、高效清退 400 多家原址租用商户，启动有秩序地整体搬迁工作；9 月，全部完成搬迁并恢复了正常工作秩序。

不断加强科技基础条件平台建设，建立开放、高效的科技资源共享体系。截至 2010 年，输血所共提出设备购置和设备升级改造项目 12 项，资金共计 5388.6 万元，经中介审核并由财政部批复实施项目 10 项，购置科研设备 235 台件，资金共计 5040 万元。为了促进修购项目的实施，输血所成立了分析检测中心，建立了面向全所公共实验高效、开放的共享平台和面向社会的科技公共服务平台。

二、人才队伍建设不断加强

依托学科前沿领域研究项目，引进学科带头人 3 名。从全国十多所高校的 300 多名应聘者中招聘毕业生 23 名，其中博士毕业生 4 人，硕士毕业生 15 人，其他工勤人员 4 人。组织院士讲座、成长感悟、礼仪、部门内训等多种类型培训项目，营造了输血所特色的人才引进、培养和凝聚的良好环境。

三、行政管理体系建设稳步发展；"进步、快乐"的输血所文化深入人心

深入开展"完善制度、优化流程、强化执行"专项活动，开展评比、表彰活动，树立先进典型，增强机关服务意识、大局意识、责任意识、廉政意识。做好职工福利保障工作，搬迁新所后，给每位职工订制了所服，增加交通补助，提供免费早、中餐，组织全所 130 多名职工出省旅游。强化资金管理，建立科学合理的科研项目财务审核制度，清理"小金库"，基建、"863"项目、修购项目进行专项检查，加大各项费用控制力度。组织丰富多彩的离退休人员文娱活动，征订老年杂志和报刊，通过季度座谈会、生日会等各种活动通报工作情况，做好离退休人员工作。

11 月 4 日，输血研究所在新所址举行了新所落成暨建所 53 周年庆典，同期拍摄了纪念专题宣传片《血脉相连铸新篇》，回顾总结建所的发展历程和经验。全所广大职工无不为 53 年的辉煌成就而自豪，全社会也加深了对输血所战略定位和创新贡献的认同。打造科研精神，建设学习型组织，通过宣传栏、所刊、培训课，学习沟通能力、执行能力和工作技能。开展"关

注艾滋孤儿，十年资助之旅"活动，增强职工的社会责任感。

四、科研、教育、信息服务及科技成果转化工作取得新进展

2010年，输血所对外申报科研项目33项，获得立项批准13项，获批科研经费254万元。全所在研项目（含所级）30项，所外科研经费到账938万元。所内配置所级课题经费88万元，加大对基础性、公益性和战略性研究的培育。发表科研论文18篇，其中SCI收录1篇，核心期刊论著14篇。成功申报1项自然科学基金项目，填补了输血所近年来在自然科学基金项目和基础研究项目上的空白。获批承建国家核酸检测参比实验室，参与卫生部全国血浆蛋白制品生产、采供血机构规划设置等多方面的具体工作，参加卫生部医疗质量万里行血站督导检查活动，完成全国各地甲流抗体阳性血浆采集信息统计汇总和上报工作，完成对四川省浆站的技术审查工作。与西藏血液中心签订合作协议，开展高原输血医学的研究。9月，成立输血医学信息中心，加强战略信息研究，促进输血医学信息研究和信息化建设。《中国输血杂志》继续抓好杂志的编辑出版质量，杂志"总被引频次"和"影响因子"不断上升，汇编出版的《中国输血杂志系列丛书》在业界引起强烈反响。成功举办"中国输血协会第五届输血大会暨2010中国输血医学高层论坛"，邀请了24位国内外输血医学领域知名专家、学者作学术报告，收到近250家单位论文摘要投稿855篇，国内外1200余人参加会议，邀请嘉宾、投稿单位（机构）及会议论文投稿的数量均创下历届会议最好水平。

2010年，与泸州医学院名义联合招收专科、专升本学生411名，取得成人教育的历史性突破。开展继续教育项目3个，培训学员215名。招收博士研究生1人，硕士研究生6人，有6名硕士研究生顺利毕业，组织了研究生课程班的16名学员的学习。

建设科技成果转化基地，技术创新动力和活力不断增强。完善了《科技成果转化实施细则》、《横向课题管理办法》等制度，促进科技成果转化。"863"项目——口腔黏膜渗出液人类免疫缺陷病毒（1/2）抗体检测试剂盒（胶体金法）已研究成功结题并通过产品型式检验，注册申请已通过专家的技术审评；所属项目——血小板去白细胞滤器研究，临床实验已完成；与多家公司企业合作，在凝血检测试剂、诊断试剂、疫苗、干细胞、输血材料等方面开展横向课题研究和技术开发；与武汉人福医药集团股份有限公司、四川善诺生物技术有限公司签订成都协和生物技术中心资产重组意向协议书，推进公司改制，增强企业创新能力。配合参股公司四川新生命干细胞科技股份有限公司完成国有股股权确认。

五、制订输血研究所"十二五"发展规划

成立"十二五"规划编制工作领导小组，印发规划编制工作方案，按照"坚持以科学发展观为统领、坚持以国家重大战略需求、行业发展趋势和输血所职责定位为导向、坚持协调一致和切合实际、坚持科学民主和方法创新"的"四个坚持"的原则编制规划。目前，基本完成了"输血研究所事业发展第十二个五年规划（2011~2015）"总体思路与框架。规划的确定对于巩固和扩大"十一五"发展成果，促进各项事业长期平稳较快发展，全面提升输血所在国家卫生科技中的战略地位，具有十分重大的意义。

2011年是"十二五"时期开局之年，新所的迁建也标志着输血所站在了新的历史起点上。在这一伟大历史进程中，输血所将认真学习，深入思考，解放思想、勇于实践，抓住机遇，科学发展，保持发展的良好势头，打造科研、教育和信息三根支柱，建设科技成果转化基地和行业标准研究与推广基地，为承担与履行时代与国家赋予的光荣使命和责任做出新的更大贡献！

（曾　洁　编　刘嘉馨　审）

联系电话：（028）68169103

E-mail：sxs268@126.com

医学生物学研究所

(云南省昆明市茭菱路 379 号,650118)

2010 年,全所职工在所领导班子的带领下,坚决贯彻执行"院校十一五发展规划"中的指导思想,坚持以邓小平理论和"三个代表"重要思想为指导,认真贯彻落实科学发展观和党的十七届五中全会精神,深入开展创先争优及创建学习型组织活动,进一步推动各项改革工作的发展。全所上下团结协作,努力工作,使我所的生产、销售、科研、产品开发、对外投资及各项改革等工作有了一定进步,取得明显成效,为我所全面、协调、可持续发展发挥了积极作用。

一、科研及产品开发工作

(一)科研工作

2010 年度共组织或协助申报各类科技计划或科研基金项目/课题 74 项次,截止 12 月 31 日确定中标的项目/课题 17 项,共获科研经费资助约 1600 万元,实际到位的科研经费为 3700 余万元。在通过鉴定的科技成果中,2 项科技成果获云南省科技进步三等奖。2010 年共发表论文 86 篇,其中 SCI 收录论文 14 篇,EI 收录论文 2 篇。申请国家科技专利 12 项,获得国家发明专利 4 项。共设立科研课题 78 项,包括国家自然科学基金项目、国家"973"计划项目、国家"863"科技计划项目、国家科技重大专项项目及国际合作计划等。依托我所组建的"云南省重大传染病疫苗研发重点实验室",按期完成建设任务,试运行情况良好,顺利通过专家验收,并被云南省科技厅批准为"云南省重点实验室"。

(二)产品开发工作

完成了 SabinIPV Ⅱ 期临床试验工作及 Ⅲ 期临床试验申请;完成"肠道病毒 71 型灭活疫苗(人二倍体细胞)"的新药注册及临床申报工作,于年底获得临床批件;完成"冻干甲型肝炎减毒活疫苗和甲型肝炎灭活疫苗的细胞培养载体(细胞工厂)"变更注册补充申请;"乙型脑炎纯化灭活疫苗"获得临床试验批件,正在筹备进行临床试验研究;正在进行"腮腺炎减毒活疫苗(人二倍体细胞)"及"流感病毒裂解疫苗"临床申报注册材料的补充工作。另外,冻干甲型肝炎减毒活疫苗/甲型肝炎灭活疫苗 Ⅳ 期临床试验研究和"HCV 病毒抗原检测诊断试剂"临床试验正在进行中。

"脊髓灰质炎减毒活疫苗糖丸(二倍体细胞)"Ⅲ 期临床试验和"口服脊髓灰质炎减毒活疫苗(二倍体细胞液体剂型)"Ⅰ 期临床试验方案已确定,目前正在进行伦理审核,将分别于 2011 年 1 月和 2 月启动临床试验。配合国家 CDC 免疫规划中心及广西 CDC,进行 EV71 灭活疫苗临床试验前手足口病流行病学调查工作,并已商定了该疫苗 Ⅰ 期临床研究方案。

以 Sabin 株脊灰灭活疫苗、轮状病毒灭活疫苗等新产品开发项目为载体,大力推进与 WHO、美国疾病预防控制中心等的国际合作与交流,不断提高我所的研发实力。

鉴于我所在"十一五"期间执行国家科技计划表现情况良好,即在加强自主创新能力建设、遵守科研制度道德规范、建立优良科研诚信理念、组织科技项目建议申报、促进重点研发项目实施、提高知识产权保护意识、加快科技成果转化步伐等方面做得较好，已列为科技部"十一五"国家科技计划执行优秀团队奖候选单位。

二、生产管理、质量管理、产品销售

（一）生产管理工作

全力推行计划生产及各项计划的管理，确定以销定产的战略方针，制定科学合理的生产计划，顺利完成 2010 年生产任务：冻干甲肝减毒活疫苗生产病毒收获液 9 批（144357.2ml）、半成品 57 批（3170400ml）、成品 74 批（入库 6712418 人份）；甲型肝炎灭活疫苗生产病毒收获液 3 批（69000ml）、半成品 28 批（2633850ml）、成品 16 批（入库 1712890 瓶）；脊髓灰质炎减毒活疫苗糖丸生产 19 批（5270.53 万人份）、口服脊髓灰质炎减毒活疫苗（液体剂型）生产 7 批（1746.94 万人份）。

（二）质量管理工作

2010 年的工作重点为全面推行 GMP 管理及完善我所质量管理体系文件，认真履行质量管理、质量检验、质量分析、质量反馈等工作职责。

以国家食品药品监督管理局颁布的《药品生产质量管理规范》（2010 年版）与《中华人民共和国药典》2010 年版为指导原则，完善我所的生产及质量管理体系，并以此为契机，通过巡检、自检与培训等形式，建立我所生产及检定制度化流程管理模式，不断完善我所整个药品生产质量管理体系。

在我所新版文件体系下，不断修订我所的验证方案及设备档案，完善验证工作，按照年度验证计划开展具体设备设施验证工作。按照新标准对我所生产的主要制品进行生产工艺验证及质量回顾性验证，保证现行生产工艺满足新标准的要求。

完成对我所各制品、各类原辅料、药品包装材料的检验及验证相关项目的检测；对洁净厂房、原辅料、中间产品及成品进行质量控制；对全所水系统、空气净化系统、灭菌系统、分装系统、生产工艺验证等工作中相关指标进行检测；完成参考品及标准品的建立工作；进行 EV71 灭活疫苗成品、IPV Ⅲ 期临床试验样品、二倍体 OPV 糖丸、液体临床样品及乙脑灭活疫苗补充材料等相关检定工作。

（三）产品销售工作

2010 年我所共参加投标 60 次，包括冻甲（一类、二类）、灭甲（一类、二类）和脊灰疫苗，共编制投标书约 300 份；冻甲中标量为 688.0745 万人份（含 2011 年招标量），灭甲中标量为 5.27 万人份，脊灰糖丸中标量为 7129.562 万人份，液体中标量为 1774.24 万人份。

在专业期刊上对我所简况及产品进行平面媒体宣传；完成宣传资料和促销礼品的设计及制作；在昆明医学院公共卫生学院设立"医学生物"奖学金，并签订相关人才培养方案。国际贸易稳步拓展，正在进行韩国灭甲半成品出口项目、脊灰糖丸出口泰国及中美洲项目、甲型肝炎灭活疫苗出口斯里兰卡项目，还与印度 G. C. Chemie Pharmie 公司、西班牙埃斯特维公司等进行初步洽谈和探讨。

三、P3P4 项目工作和对外投资工作

国家昆明高等级生物安全灵长类动物实验中心（P3P4）项目工作进展顺利，项目主体土建工程完成，目前正在进行室内外装修、机电安装和室外环境工程。工程质量符合要求，严格执行审计监督制度，认真执行项目预算，合理完成项目投资，项目南区累计完成预算资金 11159.08 万元，累计完成南区资金计划的 70.87%。

由我所对外投资组建的昆明盛飞生物医药技术有限公司的工程建设工作稳步推进。工程于 2010 年 1 月 15 日动工新建，按新版 GMP 征求意见稿进行工艺平面图的二次设计和施工图审查，目前完成围墙、

各个建筑单体的基础建设，完成大型设备的招标采购工作。同时，完善并推进公司行政、人事、薪酬制度建设；开展专利转移以及专利质押、土地质押、公司商标注册等知识产权管理方面工作；围绕公司财务收支、工程建设资金支付、资金筹集等工作开展内部审计。

四、财务、审计工作

认真贯彻执行国家财经法规制度，严格执行我所财经制度，按"科学、严格、规范、透明、效益"的原则，加强财务管理，优化资源配置，提高资金使用效益。严格控制成本费用，完善全面预算管理方案，及时报送统计报表，确保报表数据准确、真实地反映了我所的财经状况。聘请会计师事务所对年度会计报表进行审计，确保账务处理符合国家相关法规，收入、支出确认的合理性，保证会计报表客观公允的反应我所的财务状况和经营成果。及时按照税务部门要求上缴税收，2010 年纳税 3300 多万元。严格按照内审计划开展审计工作，重点审查合同谈判、签订及履行是否符合国家相关法律法规，审查工程进度款的支付是否符合实际进度，协助做好项目实施过程中的现场签证和索赔审核管理工作，全方位地保证国家资金的安全。完成我所 2010 年科研修购经费 2400 多万元的招标采购、合同谈判、合同签订工作中的审计任务。完成"小金库"专项治理的自查自纠，以及上级主管部门对"小金库"专项治理检查工作。

五、人才队伍建设工作

加强人才队伍建设。1 名同志获 2009～2010 年度卫生部有突出贡献中青年专家称号；2 名同志参加 2010 年云南省有突出贡献中青年专家及云南省特殊津贴专家评选，均获通过；2 名从国外引进博士参加院校协和学者"特聘教授"与"协和新星"评选，其中 1 人当选协和学者"特聘教授"。全年共派出中层管理人员和技术骨干 6 名出国参加国际会议、3 名科技人员出国进行短期访问进修。重视职工培训工作，鼓励职工参加在职教育，提升素质；加大人才引进力度，实施人才强所战略，本年度引进 2 名学科带头人。

六、研究生教育工作

研究生教育管理工作，积极推行研究生培养机制实施方案（试行）并进行相应的制度建设，重新构建研究生奖助体系。加强研究生就业指导工作，使就业率达 100%。加强与昆明医学院、云南大学、昆明理工大学等地方院校横向协作，实现高校与科研院所资源共享，共同为国家培养高层次人才。

研究生培养总体情况：在校研究生共 102 名，其中北京协和医学院硕士生 64 名，博士生 25 名；昆明医学院硕士生 13 名。今年共培养毕业研究生 23 名，其中北京协和医学院毕业博士生 4 名、硕士生 19 名；昆明医学院毕业硕士生 3 名。

七、以党的建设和文化建设推动中心工作

坚持"三重一大"必须经集体讨论决定的制度，坚持中心组学习、所长办公会制度，讨论研究所重大问题和重要事项。推进所务、党务公开，2010 年党委书记、所长李琦涵同志被评为云南省厂务公开先进个人。加强党员领导干部廉政教育，所党委与所有中层干部进行廉政谈话，处以上干部签订公开承诺书。促进干部廉洁自律。

高度重视，精心组织，深入开展创先争优活动，领导干部率先承诺，带领全所人员真抓实干、拿出成果，创先争优活动取得实效。

大力推进精神文明建设，积极组织爱心捐助活动，如云南抗旱救灾爱心捐助活动中，246 名党员积极带头捐献 148309 元，以单位名义捐款 10000 元，所工会捐献 6000 元工会经费，全所职工总计捐款 195386.6

元、捐水 36 件。积极开展"我们的节日"主题实践活动，展现全所职工团结友善、相互关爱精神，以此增强凝聚力。随着精神文明建设的不断发展，到 2010 年我所已连续十七年保持昆明市级文明单位光荣称号，我所生物制品二室继续保持云南省"青年文明号"和"工人先锋号"称号。

（仲志磊 编 游 丹 审）

联系电话：(0871) 8335135

E-mail：204@ imbcams. com. cn

病原生物学研究所

（北京市东城区东单三条 9 号，100730）

2010 年，是病原所建设事业快速发展的一年。一年来，在院校领导的关怀指导下，在院校各职能部门的大力支持下，我所本着"总体布局、保障重点、各有侧重"的原则，紧紧围绕院校中心工作和我所发展总体思路，不断加强人才及干部队伍建设，在科研及应急支撑、技术平台与学科建设、新址建设与实验空间租赁、安全及规范化管理、对外合作交流等方面都取得了较好成绩，为我所的进一步发展奠定了坚实基础。

一、坚持科技兴所，科研工作稳步推进

2010 年我所按照"科学研究方向要和国家需求相结合，以解决重大科学问题为重点"原则，稳步推进科研工作。在 2009 年"艾滋病和病毒性肝炎等重大传染病防治"科技重大专项（以下简称传染病专项）申报获得成功的基础上，2010 年我所进一步拓宽项目申报渠道，积极申报各类国家级及国际合作科研项目。

2010 我所组织申报并获批项目共 8 项，获批项目经费共 3217 万元。其中，我所金奇研究员作为项目首席科学家申报的"重要病原体变异规律与致病机制研究"项目（项目编号：2011CB504900）获得科技部国家重点基础研究发展计划（即 973 计划）立项批准。此次是金奇研究员连续第三次作为首席科学家承担国家"973 计划"项目。我所作为主要子课题责任单位还承担了传染病专项传染病专项"十二五"第一批启动的定向委托"重大传染病应急处置检测技术平台"和"人手足口病临床特征和诊治策略方法的研究"项目。此外，我所继续保持国际合作的良好势头，分别与加拿大、美国国立卫生研究院（NIH）等续签了合作协议。这些项目的申报成功，进一步增强了我所在国家传染病研究领域中的地位，扩大了我所在该领域的影响力。

我所通过加强督察和管理切实保障了我所承担的科研项目得以顺利实施并取得良好进展。2010 年 11 月，金奇研究员作为首席科学家领衔承担的"十一五"973 项目"人类重要病原体致病机制研究"顺利结题并通过科技部项目验收。2010 年 4 月和 10 月，卫生部传染病专项传染病专项管理办公室分别组织专家督导组对我所承担的"结核病诊断分子标识研究"、"结核病免疫保护机制研究"、"创新性艾滋病黏膜疫苗的研究"和"传染病网络监测平台"项目进行了督导检查，专家组对于我所在重大专项项目研究过程中取得的研究进展给予高度认可，并对近年来我所在传染病监测和新发突发传染病应急监测等科技支撑中发挥的骨干作用给予了高度评价。

尽管我所刚建所 4 年多，新引进的学术带头人仍处于"建摊"和积累阶段，我所的科技成果稳步提升。2010 年我所科研人员在 SCI 收录杂志上以第一单位发表文章 19 篇，影响因子计 61 分，申请了国家发明专利 7 项。

二、建立联动机制，完成应急支撑任务

（一）完善应急预案，建立应急支撑联动机制

为进一步加强我所在传染病突发公共卫生事件应急科技支撑的能力，提升我所应急科技支撑和保障队伍的工作水平，确保我所在应急科技支撑工作中能过得硬，打得赢，2010年围绕我所发展目标和国家需求，重点引进了和应急科技支撑工作相关的流行病学、细菌学、虫媒病毒学、抗体组学和生物信息学专业人才以完善我所的学科布局，同时在继2009年完成结构生物学平台构建后，全力进行抗体组学技术体系的建设。另外，我所进一步细化了应急科技支撑的预案和流程，加强了应急物资的信息化管理和应急科技支撑的人才培养，进一步明确了各行政处室和相关业务人员的岗位职责，设立了领导指挥，专家指导，分工协作，物资供应和后勤保障等系统化和多样化联动机制，以确保能够圆满完成上级赋予的应急科技支撑任务。

（二）发挥骨干作用，完成应急科技支撑任务

2010年通过进一步建立和完善基因组学、蛋白质组学、生物信息学、形态学、免疫组学、细胞生物学、RNA组学、结构生物学、生物安全和应急检测等十大技术平台，我所承担国家应急科技支撑任务的能力不断增强。2010年根据卫生部的部署和有关要求，我所承担了广西手足口病疫情相关样本的平行应急检测任务，此次检测我所不仅排查肠道病毒71型和科萨奇A16，而且还对其他可引起手足口病的多种肠道病毒进行了检测。此外，按照卫生部要求承担了国内第一例NDM-1超级耐药菌的平行检测任务。迅速及时地为上级提供了准确度高、有实用价值的检测信息。充分发挥了我所在国家应急防控科技支撑工作中的一线骨干作用，再次体现了我所的综合检测能力和科技支撑水平。

三、结合未来需求，依据规划全局部署

按照上级领导的指示，结合未来的需求，为发挥国家级科研院所的主力军作用，我所在以下几个方面着手进行了前瞻性布局：

（一）人才队伍建设

按照"围绕规划，稳步推进；科管并重，才智双引；引培结合，形成层次；优化结构，培育团队"的原则以及根据学科发展和应急支撑的需求，2010年我所进一步加强了人才队伍建设，重点在细菌学、HCV、虫媒病毒、生物信息学和抗体组学等学科领域加强了人才引进，从英国牛津大学引进从事流感病毒研究的科技骨干，带动我所相关领域研究的起步。同时通过政策倾斜支持等措施加大了以博士后为重点的后备人才培养力度，使在站博士后人员增加到十人以上。

（二）技术体系建设

按照"升级、完善、配套、成体系"的策略和"有特色、成一流"的目标，继续通过国家修缮购置项目，在过去几年相继建立和完善了基因组学、蛋白质组学、生物信息学、形态学、免疫组学、细胞生物学、RNA组学、结构生物学、应急检测等技术平台的基础上，2010年我所又重点构建了抗体组学和结构生物学平台并进一步完善了专业管理、集中管理和委托管理三种仪器设备管理模式，同时引进了专业的大型仪器设备管理人员，不仅使我所具备了独立开展结构生物学研究的能力，而且在国内率先开展抗体组学研究，并取得阶段性研究成果。上述技术体系的建立提升了我所的科技创新能力，为引领学科发展以及为应急科技支撑提供了可靠支撑。

（三）拓展国内合作

根据我所"七个五"的合作思路，结合国家传染病预防控制工作的重大需求以及我所中长期发展规划，2010年我所继续在"开辟渠道、构建平台、促进合作、营造环境"等方面下工夫，积极拓展和深化我所与国内相关单位的联系与合作。2010年10月，由金奇所长带队，我所部分研究单元负责人及各研究平台责任专家等一行17人应邀赴深圳市传染病院和深圳市 CDC 进行了学术交流、研讨和访问，为进一步深化我所与上述两个单位的合作以及进一步拓宽合作领域奠定了基础。

（四）完善学科建设

学科建设一直是我所建所以来发展和科研工作的重点。继前期已初步形成包括病毒学、细菌学、真菌学、寄生虫学以及免疫学形态学等传统学科在内的学科群的基础上，2010 年我所通过引进人才和技术体系建设启动计算生物学等前沿学科建设，同时针对国内研究和疾病防控需求，重点开展了媒介与虫媒病毒的新研究领域，使我所的学科布局能够适应国际传染病研究的发展趋势和国家需求。

（五）拓展空间建设

为适应我所的快速发展，更好完成国家赋予我们的各项任务，在国家财政部、卫生部和院校等上级部门的大力支持下，我所经过慎重选择和评估，在亦庄软件园研究基地新租用了 1000 余平方米的独立建筑并进行了装修，不仅为今后引进人才提供了空间，而且初步解决了研究单元与管理单元分离的问题。另外，在国家发改委等上级部门的大力支持下，我所的新所址建设顺利通过立项，获得 4 万余平米的立项批复。目前，我所正在全力推进新所址建设的环评和概念设计工作，为下一阶段要进行的可研报告作充分的准备。

四、增强安全意识，加强生物安全管理

自建所以来，我所高度重视实验室生物安全工作，视实验室生物安全为我所生命线，始终把切实抓好实验室生物安全管理作为工作重点。2010 年，我所在前期工作基础上，重点抓监督检查及整改验收等生物安全日常管理，全年共下发 18 份整改通知，强化了实验室生物安全检查整改力度。进一步强化了生物安全委员会的责任和职能，扩大了委员所属学科范围。进一步加强了我所

菌毒种管理的信息化建设。进一步细化完善了实验室意外事故的应对和处理程序，加强了实验室意外事故报告程序培训，完善了实验记录、过程文件等相关材料编号归档等措施。

五、积极探索尝试，创新院所运行机制

（一）机制创新，建立同工同酬的分配体系

实施全所员工同等岗位同等待遇是所里以人为本，保持研究所和谐稳定发展的重要举措。经过几年的探索，所里基本上建立了聘用研究、技术人员同工同酬的分配制度。为进一步完善我所管理系列外聘人员工资分配体系，建立合理、稳定的聘用人员分配机制，体现按岗取酬、按业绩取酬，充分调动管理系列外聘人员的工作积极性，在认真听取各行政部门外聘职工意见的基础上，积极推进管理系列外聘人员分配体系改革，出台了《管理系列聘用人员岗位津贴暂行规定》，对外聘人员岗位聘任、岗位津贴和月绩效工资的标准及发放办法等进行了明确规定，建立起我所聘用人员收入分配分别与聘用岗位、工作业绩、工作资历和服务年限挂钩的收入分配体系，体现了我所管理系列外聘职工与在编职工收入"同工同酬、按岗分配、按业绩分配、能上能下，定期调整"的原则，为管理系列外聘人员的发展提供了重要的激励机制。

（二）待遇浮动，探索能上能下的分配机制

为将我所的整体效益目标，各项管理目标全方位与职工收入分配直接挂钩，我所积极探索实施工资待遇浮动机制。根据我所承担重大专项课题情况、所里财政收入情况，对职工重大专项津贴、在编人员岗位津贴、聘用人员岗位津贴、聘用人员月绩效工资等，每季度实施调整，实现了职工待遇"能上能下、定期调整"激励机制，调动了广大职工的工作积极性，促进了全所职工积极发

挥主人翁精神。此外，我所围绕在编职工岗位津贴浮动、聘用司机公里补贴标准浮动等制度进行了积极探索，努力建立起全方位灵活浮动的收入分配机制。

六、体制机制探索，发挥职代会的作用

职代会是我所管理体制的重要组成部分，实际工作中做到了职代会"把好三关"，一是在重大决策前，发动职工献计献策，把好集思广益关；二是在重大决策出台时，组织职工认真讨论，把好民主审议关；三是在重大决策出台后，依靠职工认真实施，把好跟踪监督关。为进一步深入推进研究所民主政治建设，避免出现行政对职代会的干预，我所对职代会主席团进行了调整改选，所领导班子成员不担任主席团成员，成员由我所研究系列、技术系列、管理系列、临聘系列职工代表组成，充分发挥主席团行使参与研究所民主管理、民主监督的职责。这不仅增强了所里各个系列代表人员的主人翁责任感，而且进一步促进了所务公开、透明的氛围。

七、注重文化建设，形成发展推进动力

目前我所在制度文化、物质文化，特别是人才建设、条件建设等方面已经具有较好基础，经过近5年的积累发展，全所人员充分发挥主人翁精神，形成合力，"和谐、民主、团结、向上"的文化逐步成为推动研究所进一步发展的动力。

总之，病原所的事业前途光明，使命神圣，责任重大。我们将按照院校领导"求真务实，开拓新思路，不断增强自身竞争力，以便更好地完成国家赋予的任务"的要求，围绕着院校"做大做强医科院、做精做实医科院"的战略目标，发扬"敢打硬仗"的拼搏精神，努力做好病原所建设发展各项工作，为我国传染病防控事业做出我们应有的贡献。

（宋一平　编　金　奇　审）

联系电话：（010）67837130

护理学院

(北京石景山区八大处路33号，100144)

一、学院重要活动记事

（一）深入开展争先创优活动，加强党建工作

1. 党员基本情况　护理学院现有教职工和学生559人，递交入党申请书312人。现共有5个党支部，党员79人（离退休支部13名党员），其中，教职工党员15名，占全体教职工的31%。

2. 加强领导班子思想建设，重视政治理论学习　护理学院党委始终把领导班子思想政治建设放在首位，严格执行每个月的院长办公会制度，学习各项文件精神，增强用科学理论指导实践的能力，确立正确的教育思想和发展理念，以理论学习促进教育工作，以工作实绩检验理论学习成效。

3. 加强思想建设，努力提高党员和入党积极分子的政治理论水平　结合时事、协和历史的特征，不断创新党课教育活动的形式，增强党课教育活动内容，突出政治性、针对性和时代性，让大家从内心里感受党的伟大，进一步激发学生对共产主义事业的参与热情。

4. 做好组织发展工作，加强干部队伍和人才队伍建设　党委严格按照各支部制订的党员发展计划，做到"成熟一个发展一个"。2010年护理学院共发展党员25名，预备党员转正15名。期间，中青年骨干教师、学科带头人和高级知识分子中的党员发展工作进一步加强。

5. 加强党员管理，召开群众心目中好党员宣讲会　学院党委以开展"群众心目中好党员"的活动为契机，深入挖掘学生身边的优秀典型，立标杆，树典范，通过引导、示范和激励作用，使普通党员在学习中有所收获，以提升基层党组织的战斗力和整体形象。

6. 坚持教师指导学生参与的原则，办好反映学院党建的特色刊物　由护理学院党委指导、本科生党支部主办的刊物《党在我心中》，已创办3年，多次进行了刊物内容的板块创新。其中有学生们参加活动后的思想与感悟，有在生活中的体验和品味，有情感的共鸣和交流，也有对优秀党员先进事迹的崇敬和学习，让大家知道"镰刀"和"斧头"就在身边。

（二）以纪念协和护理教育九十周年为契机，展开传统文化的研究和教育

2010年协和护理教育迎来了90周年华诞，为了回顾总结90年来协和护理教育的历程及教育教学特有的风格与特点，在继承过去光荣传统的基础上，深入探讨"协和护理教育承担的历史责任"，进一步提升和完善协和护理教育，谱写协和护理教育新的篇章，为我国护理事业的发展做出更大的贡献。

1. 编辑九十周年纪念画册、邮册、光盘，形成传统文化教育的生动教材　在院校主管领导的指导下，护理学院按照《协和护理教育九十周年活动设计方案》逐步落实。先后采访了老一辈协和护理专业毕业生，录制了《协和护理教育九十年》光盘，编辑了《北京协和医学院护理教育九十周年纪念画册》、《纪念邮册》等传承协和传统文化教育的生动教材。

2. 组织学习护理老前辈事迹，提高教师的工作热情和责任感　学院组织教师开展了深入学习聂毓禅、王琇瑛、林菊英、林雨、陈淑坚、吕式瑗等护理老前辈活动，教师们踊跃表示要立足于自己的本职岗位，踏踏实实、扎实工作，不断进取、精益求精，高标准、严要求，求真务实、教书育人，在自己平凡的工作岗位上做出不平凡的成绩。

3. 举办"九十周年活动策划大赛"，增强学生的主人翁精神　四月，由护理学院党委策划和筹办、本科生党支部承办了"协和护理教育创办90周年主题庆祝活动策划大赛"，学生们参与其中深刻地理解了协和的悠久历史，感受了协和文化的博大精深，理解了协和精神潜移默化的影响和无可替代的意义，把协和的优良传统和精神传给了每一位协和人。

4. 隆重召开庆典大会，弘扬协和护理教育精神　八月，学院成功与北京协和医院共同主办了为期4天的"协和护理教育九十周年庆典暨中国北京2010年国际护理学术大会"，以"合作、创新、和谐、发展"为主题，以"总结过去、把握现在、开创未来"为主线，在纪念协和护理教育九十周年的同时，与来自世界各国、各地的护理同行分享多元文化社会环境下护理理念和临床实践经验，提升护理学术水平。

（三）深化护理专业教育改革，全面提高教育教学质量

1. 学科建设　经过近三年的建设，护理学院在学术队伍建设、科学研究、人才培养建设、条件平台建设以及学术交流等方面均取得较大的进步，形成了护理管理、护理教育、临床护理、社区护理等较为稳定的研究方向，科研项目申报也有所突破，研究生招生和培养制度在不断完善和成熟，培养质量有所提高；实验室建设、图书馆藏等条件设施有很大改善，学术交流活动丰富有序。由于在重点学科上所作的突出工作，在北京市重点学科中期考核评审中取得了优秀的成绩。

2. 实践科学发展观，完善本专科人才培养模式　按照学院提出的本专科人才培养模式的思路，召开了多次人才培养模式研讨会，进行了"专科生培养模式的研讨"、"本专科基础医学课程研讨"、"教学方法改革研讨"等，主要研究解决好培养什么人、如何培养的问题，以实现学院又快又好发展的重大战略问题。

3. 适应护理专业教学改革需要，建立教材新体系　被国家新闻出版总署评为《"十二五"期间国家重点图书出版规划》项目的教材编写过程中，学院始终坚持"整体性、综合性、科学性、实用性、先进性"的原则。目前《精神科护理学》、《社区护理学》已经出版并作为在校生的使用教材，《基础护理学》、《内外科护理学》、《健康评估》正在送审过程中，其余教材正在紧张的撰写过程中。

4. 坚持培养与引进相结合，提高教师的整体素质　通过选送教师进修、开展公开交流课活动、开展外出调研活动等拓宽多种渠道，在优化教师的知识结构、加强青年教师培养、加强教师科研能力培养、完善继续教育制度、加强社会服务功能，提高协和影响力方面做出了努力和成绩。目前，教师中担任博士研究生导师数量达到2名，硕士研究生导师数量达8人。担任中华护理学会副理事长1人，专业委员会主任委员、副主任委员4人；北京市护理学会理士1人，专业委员会主任委员3人；护理期刊主编1人，副主编、编委7人。参与国家级护理专业考试命题14人。

5. 加强临床教学基地建设，提高临床实践教学质量　通过建立临床——学校的教学联系会议制度、临床带教教师评优制度，以及举办临床带教老师培训班等活动，进一步加强了临床带教教师的优化建设。

6. 优质教学资源建设, 促进教学质量

教技中心全体教师更新服务观念、提高服务质量, 加强学院网站建设工作和网络多媒体硬件的维护与开放, 加强实验室和图书馆管理。

(四) 本年度申报的质量工程建设项目

为进一步提高我院的教育教学质量, 落实教育部质量工程的指示精神, 我院积极参加了质量工程建设项目的申报工作。

1. 国家级质量工程建设项目 协和护理专业在 2010 年被批准为 "国家级高等学校特色专业建设点", 并获得了教育部发放的项目资助经费, 用于大力加强课程体系和教材建设、改革人才培养方案、强化实践教学、加强教师队伍建设、紧密结合国家经济社会发展需要推进专业建设与人才培养等方面。申报了 30 万元国家级优秀教学团队建设。

2. 北京市质量工程建设项目 《社区护理实习基地》申报了 "北京市高等校市级校外人才培养基地" 建设项目, 进一步完善基地与学院共同承担培养社区护理人才的教育模式, 依托高校的教学和科研优势, 推动社区护理工作、教育教学及临床研究工作的开展, 共同为发展我国社区护理事业做好基础和科学研究工作。

3. 校级质量工程建设项目 精品课程和精品教材建设是学院教学工作的基本建设和系统工程, 《护理学基础》、《健康评估双语教学》二门课程获得了 "10 年度校级精品课程"。《精神科护理学》、《社区护理学》两本教材获得了 "10 年度校级精品教材"。

二、常规教学工作

1. 基本情况 截止 2010 年 12 月, 我院在岗专职教师 27 名。不同学历层次的在校学生 505 名, 其中本科生 232 名, 专科生 238 名, 研究生 27 名, 博士生 8 名。

2. 本、专科教学工作 2010 年度护理学院共完成本专科 10 个班级、101 门课次:

4492 学时 (本院 2771 + 外请 1721) 理论授课、964 学时实验课、1548 学时临床实践。本科生 62 人、专科生 78 人参加全国护士执业考试, 通过率达到了 100%。

3. 研究生教学工作

(1) 落实培养机制改革 为建立研究生培养质量的长效保障机制, 培养高素质的创新型人才, 按照大学的要求, 我院于 2010 年开展研究生培养机制改革工作。在完善研究生奖助体系的同时, 加强了对研究生的日常管理, 对他们参与学院的助教、助管、助研工作进行了比较详细的规定。同时, 按照研究生院对培养机制改革的执行, 参加了大学 2010 年的研究生创新研究基金的评选, 并获得了资助。年底, 我院申报了教育部 2010 ~ 2015 年研究生交流平台项目, 包括全国研究生暑期学校和全国博士研究生论坛, 以期达到在执行项目中提高自身研究生培养水平和巩固领先地位的双赢。

(2) 专业学位授权点申报成功 今年, 我院成功获批了护理学专业学位授权点, 自 2011 年开始, 将招收专业学位的护理学硕士研究生。推免录用的学生中有 2 人为专业学位。

(3) 专业学位培养方案的制定和研讨 为了保证专业学位研究生的培养质量, 我院召集了护理学科的研究生导师, 在参照研究生院的相关文件的基础上, 初步形成了护理学专业学位研究生培养方案和专业实践细则, 后期将进一步征求各临床医院护理部主任及相关带教老师的意见和建议, 力争尽量的完善和实用。

(4) 主办国家级继续教育项目全国护理学研究生教育研讨会 来自全国 20 多所院校共 60 余位代表参加。研讨会重点探讨了当前形式下, 护理学研究生教育面临的新问题和挑战, 会议邀请了国内外十多位护理学专家、护理学研究生导师等做主题演讲, 同时还采取了专题讨论的方式, 共商护理学研究生教育发展大计。

与美国联合培养护理学博士研究生项目总结会圆满召开，项目负责人及博士生导师参加了会议，并就护理学博士研究生的培养进行了经验交流，为今后我院单独培养博士研究生提供了非常好的经验总结。

4. 继续教育　我院在完成全日制学生教学工作的同时，还完成了医大成人教育学院专科《内科护理学》、《外科护理学》等9门课程450学时（上学期330学时、下学期120学时的理论教学）和本科《护理科研》、《护理管理》、《社区护理》和《精神科护理》等14门课程780课时（上学期420学时、下学期360学时的理论教学）的课堂教学。参加并完成了北京市自学考试《外科护理学》、《妇产科护理学》、《儿科护理学》和《基础护理学》等命题工作；组织专业教师42名分别完成了《妇产科护理学》、《儿科护理学》、《急救护理学》和《康复护理学》等11门课程的1005份试卷阅卷工作；部分教师还参加了专科学生毕业临床实习的答疑、查体及临床考核工作，共计328人次，开题及论文指导25人次，并完成了自考生大量咨询工作。学院培训中心继续发挥协和护理教育的优势和特色，本年度共举办15期培训班，受益者达到了800多人，培训内容涉及护理教育、护理科研、护理管理等方面，大大提高了协和在全国的影响力和辐射作用。

三、学生工作

1. 学生职业素养培育工作　学生职业素养教育是学生工作的重点工作，针对不同年级的学生特点开展活动，使学生能有自己成长的目标。同时，还组织开展了5·4青年节的志愿者表彰、5·12护士节的职业技能比赛、优秀班集体的评比、学生优秀奖学金的评比表彰、学生中秋联欢会、12·9"慎"演讲比赛、学生元旦联欢会、健美操比赛、跳绳比赛、宿舍PK大赛、学生瑜伽

培训等活动。通过志愿者的工作培养了学生们的社会责任感，对专业更加了解。一年中他们的足迹遍布了朝阳门医院的二病区、星星雨孤独症儿童中心、肿瘤医院，并参加肿瘤医院组织的希望马拉松会务志愿者工作，到清华大学、中国矿业大学、北京信息科技大学普及急救知识和操作，还坚守在献血车上做志愿者。

2. 辅导员队伍建设　根据北京市教委及医大学工部关于加强辅导员工作的意见，结合护理学院的实际情况，对辅导员的工作进行了个别指导，特别是对新上任的辅导员依据具体问题具体指导，定期招开辅导员的工作会，及时总结辅导员的工作，并对学院重点工作的配合提出具体要求，推动辅导员工作养成良好习惯和督促工作落到实处。

3. 整顿学风校风　结合学院整体工作部署，多次与教学办及相关部门沟通，在学生遵纪方面提出加强管理的意见。坚持每周观察学生动态和课堂情况，做到有问题及时处理问题并反馈给辅导员；强化主题宣传教育活动，请校友进入校园进行职业认同的讲座、对不同年级进行了职业素质、职业生涯规划及职业指导的讲座，从学生行为规范、学生就业等方向进行宣传引导。

4. 助困工作的开展　一年来，严格按照国家有关政策，如期做好了国家助学贷款工作、国家奖助学金的发放工作，为11名新生办理了贷款协议签订工作，新生的覆盖面7.97%；共发放国家级奖助学金273000元，有71名学生得到了奖励或资助（国家级奖学金6人，励志奖学金15人，助学金50人）；发放困难补助34400元，共有86名学生获得了补助，覆盖面18.30%；发放国家级困难补助225800元，有139名学生获得该项的奖励补助，覆盖面29.57%。还为4名学生争取到了校外友好人士的资助，一名学生获得北京红十字的困难资助。

5. 学生的评优工作　本年度进行了各

项奖学金和优秀班集体的评比工作。获得校级奖学金学生总计 116 人次，奖励覆盖面 35.15%，获得校级和院级的奖励总计 130 人次，奖励覆盖面 39.4%（参加此次评比学生共计 330 人）。国家级奖学金 6 人，国家励志奖学金 15 人，两项奖学金共发放奖金 123000 元；菽蘋奖学金 5 名，发放金额 10000 元；协和之友 4 名。

6. 毕业生就业工作　06 本科及 07 专科，共有 140 名学生参加就业（推荐了 6 名本科生免试就读研究生，其中 5 名落实了接收院校：4 名被本校录取，1 名被中南大学录取）。就业率达到了 100%，就业的供需比 1 : 5。

四、科学研究工作

1. 组织科研课题申报　2010 年我院的科研管理工作进一步规范，组织教职员工申报了国家自然科学基金、国家社科基金、北京市自然科学基金、协和青年基金等各级各项科研课题。

表 1　护理学院科研项目情况

	项目名称	项目级别	项目负责人	备　注
1	护理专业毕业考试与护士执业考试接轨的可行性研究	校级	邓寒羽	2008 年校级教改立项项目
2	实验教学在临床护理学氧合课程中的应用	校级	梁　涛	2008 年校级教改立项项目
3	加强实验教学，完善情景模拟教学在护理临床课程中分层次分阶段的应用	校级	郭爱敏	2010 年校级教改立项项目
4	模拟家庭病房及标准化家庭在社区护理教学中的应用	校级	赵　红	2010 年校级教改立项项目
5	职业素养教育对早期接触临床护生职业情感建立的影响	校级	张　欣	2010 年校级教改立项项目
6	基于聚类分析的慢性心衰患者自我管理项目实证研究	校级	康晓凤	2009 年协和青年科研基金
7	糖尿病专科护理模式对社区 2 型糖尿病患者生活质量的影响	校级	李　菁	2010 年协和青年科研基金
8	认知行为治疗对北京市新型毒品成瘾者应对毒品技能等的影响	校级	邹海欧	2010 年研究生创新研究基金

2. 护理学院科研管理　2010 年度护理学院院级科研项目共批准 12 项。目前，院级科研各项目开展顺利，根据实际情况，初步定每两年评审一次，并于中期进行汇报。

五、对外交流与合作

1. 执行项目方面

（1）CMB 项目　由美国中华医学基金会资助的"北京协和医学院护理博士培养项目"于 2004 年启动，3 批联合培养的博士生共 16 人已全部毕业，后续项目培养的第 4 批博士生 4 人，目前正在学习中。此项目在中国的开展，为我国培养了高素质护理人才，也为我国护理学博士教育的发展做出了贡献。今年新申报的"护理师资发展"获批 501,905 美元。三年将为我院培养博士生师资 4 名，为 CMB 中国护理协作网学校师资进行科研能力的提高培训和经费支持。

（2）"引进外国文教专家"项目　2010

年护理学院获得外专局"引进外国文教专家"项目 3 项，经费总计 12 万元，分别是：Global MD-NIH"循证护理实践"培训项目、高级护理实践的发展和临床专科护士的培养策略项目、护理质量评价指标的研制与应用项目。参加学员是来自京内各教学医院的临床护理教师及管理者和学院的护理专业教师、部分本科生及研究生，共约 180 人次。推动了学院与多个国家护理专家，在护理临床和教育等多领域的合作，开拓了我院教师积极探索与教育、教学、科研密切相关的新思路和新方法，对提高临床实习基地护士的业务水平起到了积极的推动作用。

（3）世界卫生组织项目　今年我院申请的世界卫生组织合作中心获批。说明我院近年来的工作成果和正在进行的工作情况，其科学与技术标准已达到国家和国际标准，也表示我院在我国卫生、科技及教育结构中所处的地位，以及我院同有关国家政府之间的关系，特别是对国家卫生规划所作的贡献与它从政府那里获得的支持得到了认可。合作中心的主要功能包括标准化工作、信息的收集与传播服务、研究、培训工作和协调工作。

（4）"解决问题、促进健康研讨会"项目　今年美国 Dreyfus 健康基金会与我院合作在学院 08 本学生中举办了第 33 期研讨班和第 28 期研讨班学员的汇报会。通过此项目在京内、京外和澳门地区的开展，为临床护士、患者、患者家属、社区护士、居民解决许多实际问题，不但提高了护士、教师、学生解决实际问题的能力，取得良好的效果，同时也扩大了学院在国内护理界的影响。

（5）国际护士会培训项目　受中华护理学会委托，9 月承办了国际护士会的"结核病与耐多药结核病预防、护理和控制师资培训班"项目，学员来自河南、陕西、山西、天津、河北、山东、上海、青海、广西、甘肃、江西、云南、湖南、四川、广东、重庆、宁夏、海南、附件、安徽、浙江、黑龙江、吉林、辽宁共 28 人。

2. 对外交流　2010 年，1 名教师应邀赴美参加美国护理科学院年会；3 名教师应邀赴日本参加"第二届中、日、韩国际护理学术会议"；4 名教师应邀参加香港大学护理学院举办的护理学术会议，16 名师生赴港澳交流。

3. 来访　2010 年，接待来自美国，澳大利亚，丹麦，英国，日本，韩国，中国香港、澳门、台湾等地护理专家来访共约 212 人次，国内、境内来访 70 人次，港澳交流学生 24 人。通过接待来访，进一步加强了对外交流与合作，拓宽了学院与国（境）内、外专家和机构的合作领域，通过交流互访，对协和护理教育的历史、发展与未来等方面，进行了深入的研讨，开拓了思路，开阔了视野，加深了了解，增进了友谊，增强了信心，为将来进一步探讨合作的可能性奠定了基础。

（赵　雁编　刘　辉审）

联系电话：（010）88771013
E-mail：zypumc@ sohu. com

研　究　生　院

（北京东单三条 9 号，100730）

2010 年是研究生院在院校机关职能调整后管理机构基本健全、研究生教育培养体系比较完整的条件下开展工作的第一年，研究生院在院校党委和行政的正确领导下，在相关部门和单位的积极支持和配合下，坚持"稳定规模、改革机制、提高质量、强化管理"的工作原则，继续深入推进研究生教育工作。

一、研究生培养机制改革启动实施，平稳推进

为建立研究生培养质量的长效保障机制，培养高素质的创新性人才，根据《教育部办公厅关于进一步做好研究生培养机制改革试点工作的通知》（教研厅〔2009〕1 号）精神，在院校领导的指导和各所院的支持配合下，研究生院在广泛征求意见的基础上，起草并正式印发了《北京协和医学院研究生培养机制改革实施方案（试行）》。从 2010 年起，启动实施研究生培养机制改革工作。该项工作目前正平稳推进，并取得了积极成效。

（一）实施研究生培养创新计划

1. 设立创新研究基金　为鼓励博士生从事原创性学术、医疗及技术研究，今年设立研究生创新研究基金。经各所院推荐，研究生教育委员会评审，共评出研究生创新研究基金项目 44 项，资助额达 88 万元。这些项目的实施将进一步调动广大博士生开展创新性研究的积极性，为以后从事科研工作打下良好的基础。

2. 设立优秀博士学位论文奖励基金　为提高博士生教育质量、鼓励创新、促进高层次创造性人才脱颖而出，组织开展了校优秀

博士学位论文评选工作。经各所院推荐、专家评委会评选和公示，评选出校级优秀博士论文 10 篇。根据校优秀博士论文排名次序，推荐 6 篇参加北京市优秀博士论文评比，其中 1 篇论文获北京市优秀博士论文。推荐 8 篇论文参加全国优秀博士论文评选。为鼓励优秀，今年奖励优秀博士论文作者及导师经费 15 万元。

（二）推进研究生课程建设

1. 设立"协和讲堂"，开展人文社会科学讲座　为拓宽研究生视野，提高其人文素养，自 9 月份新学年开始，按照研究生教学计划，每周聘请 1 名知名专家学者开展人文社会科学讲座。讲座内容丰富多彩，生动活泼，专家学者与研究生深入交流互动，深受广大研究生好评。"协和讲堂"的影响日益扩大，在逐步成为我校的品牌人文社会科学课程。

2. 重新规划研究生课程体系　组织修订了研究生课程教学大纲。召开研究生教育委员会，审核通过研究生新开课程 7 门。设立研究生新开课程基金，支持组织编写研究生教材。

（三）完善研究生奖助体系

自 2010 年起，设立优秀奖学金、岗位助学金（包括助研津贴、助教津贴、助管津贴和助医津贴）和基本助学金，逐步完善研究生奖助体系。目前基本助学金标准为：博士研究生不低于 1000 元/月，硕士研究生不低于 800 元/月。博士研究生基本助学金标准自 2009 年 9 月 1 日起执行，硕士研究生基本助学金标准自 2010 年 5 月 1 日起执行。基本助

学金制度的建立，大大提高了研究生基本生活保障水平，有效改善了研究生待遇。同时，通过岗位助学金方式鼓励研究生积极参与助管、助医、助教、助研等工作，并获取合理报酬。优秀奖学金制度的设立，更有效激励研究生勤于钻研，勇于创新。截至目前，优秀奖学金评选工作接近尾声，近30%的研究生将获得不同级别奖励。2010年总奖助额达400万元。

二、研究制定研究生教育"十二五"发展规划

按照年度工作计划，组织研究生院各部门认真调研，在总结"十一五"期间研究生教育工作的基础上，初步提出了"十二五"期间研究生教育的指导思想、基本思路、总体目标和主要举措。

三、扎实工作，研究生教育持续发展

（一）招生工作

1．2010年招生工作特点

（1）积极探索综合评价、择优录取的招生办法，克服以分数为唯一录取标准的片面性，建立以分数为主的综合评价办法，促进了我校研究生教育的发展，促进了教育思想和教育观念的进一步转变，也促进了教育教学内容和方法等多方面的改革。

（2）稳定招生规模，保证研究生教育质量的持续健康发展。坚持以科学发展观统领全局，切实把握好研究生教育的发展节奏。根据院校的具体情况，"十一五"期间稳定研究生招生规模，在导师中形成良性竞争的局面，切实提高导师为国家培养高级专门人才的责任感。

（3）突出结构调整，适应社会需求。生物学、基础医学、临床医学、药学、公共管理等，这些学科都属于国家经济建设和社会发展迫切需要的学科专业，对这些学科的计划安排和录取人数均排在前列。同时，学校也注重弱势学科和传统学科人才的培养，特别是新兴学科、生物医学工程学科的计划安排也在逐步扩大。

（4）招生改革平稳进行，改革成效逐步显现。在深入调查研究的基础上，经过反复论证，提出了"十一五"研招改革的基本思想，在考试内容、考试科目、复试手段、录取监控等方面着力深化改革，录取质量逐年提高。在命题上，注重考查学生的基本素质和能力，并且本着稳中求进、稳中求改、稳中求新的原则，加强了对学生实践能力和创新技能的考查。五年来的努力，使改革的成绩得到了社会的认同，录取考生的素质得到了广泛的提高，心理健康、知识面广、全面发展的学生容易得高分，体现了对研究性学习的导向，从而使全面发展的学生能够胜出。

（5）强化科学技术的广泛应用：①自主建设《北京协和医学院研招网》独立宣传页面，建立静态和动态两种信息宣传渠道，总访问量已突破10万；②自主设计开发《研究生招生管理信息系统（含招生处专用、所院专用两部分）》，提高招生队伍的信息处理能力；③引入条码扫描技术，使考务工作的体力工作上升为技术工作。

（6）严肃招生纪律。加强领导，加强招考人员的队伍建设，建立起更加严密的招考制度，行之有效地杜绝招生考试工作中的各种腐败行为，使教育的公正性、公平性得到充分的体现。

（7）依法治招，把招生管理工作推上新台阶。严格按照《高等教育法》和《教育法》确定的基本原则制定出合理的规章制度，做到依法行政、依法治招。招生工作是保障公民接受高等教育权利的实现，招生考试制度是国家教育考试制度中最主要的种类，因此，我们需要站在新的高度，重新审视过去的招生管理方法需要改进的地方，从而使招生考试工作进一步实现依法管理。采取一系列措施，切实保护高分生权益，确保"公平、公正、公开"贯穿于招生工作的始终。进一步加大招生工作透明度，使"协和"成为全

体考生、乃至全社会最信任的高校。

2. 2010 年硕士生招生工作总结

（1）报名工作

2010 年我校全国招收攻读硕士学位研究生统一入学考试报名及现场确认工作于 2009 年 11 月中旬全部结束。实际报名 1812，增幅 3%。

在全国报考我校的考生中，外埠考生占 88%。报考人数超过 200 人的外埠省份为：北京、山东、河北，与报考北京市所有招生单位硕士研究生的外埠省份排名一致。

从考生报考志愿分布看，报考人数逾百人的所院排名为协和医院、基础所、阜外医院、肿瘤医院、药物所、护理学院。

从考生报考志愿看，报考 6 个医院占全部报名考生的 50%，报考其他研究所的考生占 50%；报考京内所院的考生占 89%，报考京外所院的考生占 11%。

从考生来源看，应届本科毕业生占 61%，非应届人员报名考生占 39%。

从考试方式看，参加全国统考、推免的占全部报名人数的 99%，参加单独考试的占 1%。

从考生的学历看，有本科学历的占考生报名总数的 99.4%，以同等学力报考的考生占 0.6%。

在全部考生中，中共党员占 31%，共青团员占 60%。

从考生的自然情况看，在报名的全部考生中，男生占报名人数的 40%，年龄在 25 岁及以下的占 71%。

报考专业分布排名为：生物化学与分子生物学、内科学、外科学、护理学、肿瘤学、药物化学、流行病与卫生统计学、影像医学与核医学、社会医学与卫生事业管理。

硕士生网上报名工作进行顺利。现场确认期间，研招办积极协调相关部门，精心布置现场，合理安排流程，确认现场秩序井然，受到广大考生的好评。

（2）入学考试

2010 年全国硕士研究生入学统一考试在 2010 年 1 月 9、10 日举行。我校北京地区考场设在教学科研楼，北京地区考生人数为 386 人，增幅为 10%。共设 10 个考场（其中一个为备用考场），30 名考场工作人员：含主考、副主考、主监考、监考、场外工作人员、保安等。监考人员涉及院校机关研究生院、党政办公室、纪检监察室、保卫处、人事（组织）处、医务室、教务处、学工部、科研处、统战部、信息中心等。

我校在考前准备和考试组织过程中，严格执行教育部等七部局《关于全面加强教育考试环境综合整治工作的通知》（教学〔2004〕15 号）、教育部等四部局《国家教育考试考务安全保密工作规定》（教考试〔2004〕2 号）等文件规定，从加强党风政纪、精神文明建设和社会诚信的高度，切实提高对加强考试安全保密和考风考纪工作重要性和紧迫性的认识。同时，对涉考工作人员进行安全保密教育和政策、业务、纪律等岗前培训，逐级落实岗位责任制。

2010 年硕士生入学考试期间，我校使用北京市教育考试院提供的身份证鉴别仪对考生身份证进行检查，着力杜绝考生替考等扰乱正常考试秩序的行为；采用科技手段对隐形耳机作弊进行监控；对重复报名考生进行重点检查。

根据教育部要求，甲型 H1N1 流感防控形势仍十分严峻，为了保护广大考生和工作人员的身体健康，确保考试工作顺利进行。研招办与医务室、保卫处高度重视并密切协作，落实每科考试每个考生的体温检测工作，并安排好备用考场，切实做好考试期间甲型 H1N1 流感防控工作。

按照教育部和北京市教育考试院规定，为加强对硕士生入学考试工作的领导，本校考点在李立明书记（兼研究生院院长）领导下进行，考点领导及下设各小组负责人如下：

主考：李立明

副主考：卢 菁

纪检及安全督导组：罗明普 王 安

考试办公室：王 晶 刘欣红

医疗保障组：张淑芳 徐 路

各考场均设考场负责人（主监考）一名，考点工作人员均选聘政治思想好、作风正派、工作负责、纪律性强、身体健康、当年无亲属参加考试的人员担任，并在考前全部签订《监考人员安全保密责任书》。考试期间，领导小组巡视考试情况，以便及时解决偶发事项。如万一发生试题失密或其他重大事故，应立即查明情况，追究原因，并及时上报教育部、北京市教育考试院。研究生入学考试为国家级考试，试卷为绝密级。北京市教育考试院将会同北京市纪检监察部门加大考试期间的巡查力度，防范和制止"考场腐败"案件和各种形式的舞弊事件的发生，并规定监考人员不得违反考场纪律和徇私舞弊，违反者将由教育行政部门或所在单位给予处分，情节严重构成犯罪的要依法追究刑事责任。因此，各部门务必提高重视，一丝不苟按程序办事，全心全意为考生服务，坚决杜绝监考人员违纪情况发生。

考试工作全程顺利。

（3）评卷工作

2010年我校全国硕士研究生入学统一考试评卷工作于1月31日全部结束。

在今年的评卷工作中，各所院共选派了50余名教师和25名工作人员参与评卷和相关的保障工作，今年硕士试卷评阅数量约1100份。评卷前，评卷人员和管理人员均需签订《保密责任书》，研招办做好评卷前的培训工作和评卷期间的管理工作，切实保证评卷质量和评卷安全。在各方的积极配合下，评卷工作进展顺利。

（4）录取工作

2010年院校硕士生录取工作于6月上旬结束。院校共招收硕士生570名，其中专业学位硕士生114名。

按录取新生的考试方式统计，从应届本科毕业生中接收推荐免试入学的人数占总招生人数的比例为30%，高于全国水平和北京市水平（全国的接收推荐免试比例为15%，省市排名第一为北京，为23%），我校的推免比例位居全国784所研究生招生单位的第八名，具体排名为：

名次	招生单位名称
1	北京大学
2	清华大学
3	中国科学院
4	中国人民大学
5	北京师范大学
6	复旦大学
7	浙江大学
8	北京协和医学院
……	……

注：全国研究生招生单位共784所

录取全国统考生占69%，录取单独考试生占1%。

按新生来源统计，来自全国"211"大学的学生占54%，其中来自全国综合大学的学生占40%，来自全国医药院校的学生占36%。

按新生的录取类别统计，录取非定向生占93.8%，定向生占1%，自筹经费生占5.2%。

此外，在今年录取的新生中，党、团员占录取总数的98.0%，男生占34%，25岁以下的占93%。

按照教育部要求，为了进一步规范硕士生招生管理工作，研招办对全校硕士生招生工作进行了专项检查，重点检查各所院录取政策执行情况，在院校的录取检查中，全校录取政策执行情况良好。

3. 2010年博士研究生招生工作总结

（1）报名情况

2010年招收攻读博士学位研究生统一入学考试报名工作于2009年10月底全部结束。实际报名1957，增幅9%。

在全国报考我校的考生中，外埠考生占86%，报考人数排名为：北京、山东、辽宁、河北，与报考北京市所有招生单位博士研究生的外埠省份排名一致。

从考生报考志愿分布看，报考人数逾百人的所院排名为协和医院、阜外医院、肿瘤医院、药物所、基础所。

从考生报考志愿看，报考6个医院占全部报名考生的70%；报考其他研究所的考生占40%；报考京内所院的考生占94.1%，报考京外所院的考生占5.9%。

从考生来源看，应届硕士毕业生占50%，非应届人员占49.5%，本校优秀住院医师0.5%。

从考生的学历看，有硕士学位的占99.5%，以同等学力报考的考生占0.5%。

在全部考生中，中共党员、共青团员占72%。

从考生的自然情况看，男生占报名人数的52%。

报考专业分布排名为：内科学、外科学、肿瘤学、妇产科学、生物化学与分子生物学、药理学、微生物与生化药学、生药学。

（2）入学考试

2010年全国博士研究生入学统一考试在2010年3月13、14日举行。考生人数为1957人，增幅为10%。我校考场分四个考区，共43个考场，具体设置如下：

第一考区　　教学科研楼考区——15个考场——835名考生

第二考区　　基础所老楼考区——6个考场——306名考生

第三考区　　协和医院考区　——7个考场——264名考生

第四考区　　护理学院考区　——15个考场——552名考生

设120名考场工作人员：含主考、副主考、巡视人员、主监考、监考、场外工作人员、保安等。考场工作人员涉及院校机关、协和医院、整形医院、基础所、护理学院等。

按照教育部和卫生部规定，为加强对博士生入学考试工作的领导，本校考点在李立明书记（兼研究生院院长）领导下进行，考点领导及各工作小组负责人如下：

主考：李立明

副主考：卢　菁　刘华平　倪　超

考试工作组：刘欣红　王　晶　索　晴

　　　　　　纪富存　尹嘉男　李玉玲

　　　　　　徐　路　周　欣　关卫红

纪检督导组：罗明普　朱　斌　张　元

保卫督导组：王　安　杨　坚

医疗保障组：张淑芳　李　涛

各考场均设考场负责人（主监考）一名，考点工作人员均选聘政治思想好、作风正派、工作负责、纪律性强、身体健康、当年无亲属参加考试的人员担任。考试工作全程顺利。

（3）评卷工作

2010年博士研究生入学统一考试评卷工作于3月底全部结束。

在今年的评卷工作中，各所院共组织了126名教师和30余名工作人员参与评卷和相关的保障工作，今年博士试卷评阅数量约3350份。评卷前，评卷人员和管理人员均需签订《保密责任书》，研招办组织做好评卷前的培训工作和评卷期间的管理工作，切实保证评卷质量和评卷安全。

（4）录取工作

2010年院校共招收博士生500名，其中专业学位89名。

按新生来源统计，来自全国"211"大学的占62%，其中来自全国综合大学的占

20%，来自全国医药院校的占70%。

按新生的录取类别统计，录取非定向生占92%，定向生占7%，委托自筹经费生占1%。

此外，在今年录取的新生中，党、团员占录取总数的87%，男生占45%。

为继续加强招收攻读博士学位研究生工作的规范化管理，确保各项政策规定落到实处，研招办继续对全校博士生招生工作进行了检查，全校博士招生工作执行政策情况良好。

（二）培养工作

1. 学位课程管理

（1）确定了2010级研究生选课表，安排2009级第二学期40门课程和2010级第一学期49门学位课程。

（2）组织2009级和2010级学生的选课，共完成2009级5015人次和2010级6661人次的选课、调课和成绩、经费管理。

（3）通过网络完成研究生选课、成绩管理等工作。

（4）进一步规范了研究生课程考试试卷的管理。

（5）为二年级、三年级打印成绩单5000余份。

（6）完成86门研究生课程的教学进度安排及经费拨款。

（7）协助完成研究生课程考试考卷的印制。

2. 考核与培养

（1）组织2008级科研型研究生中期考核。应参加中期考核的硕士生385人，实际考核380人；应参加考核直博生87人，实际考核87人；应参加考核博士生223人，实际考核221人。有159名硕士生和直博生经考核后转入博士阶段学习。

（2）完成2008级临床型研究生阶段考核工作。组织编写临床能力考核大纲。统一组织聘请104名专家对全院校2008级临床研究

生及拟于2010年申请学位的在职申请学位人员（220位临床研究生参加考核）进行了临床思维考核。临床技能考核分SP病人考核及床边考核两部分，在协和医院完成。共有162位研究生参加SP病人考核，24名研究生床边问诊及查体考核。组织186位非手术科室临床考生参加电脑多站考核。

（3）办理研究生提前、延期毕业、出国学习及转导师等培养管理各类批文130余份。

（4）根据教育部和国家留学基金管理委员会2010年国家建设高水平大学公派研究生项目选派工作会议的精神，通过清华大学建设高水平大学项目选派我校7位研究生与国外相关院校联合培养博士生，6名硕士应届毕业生直接攻读博士学位。

（5）推荐我校9位博士生到中德科学基金研究交流中心参加"优秀博士生出席德国诺贝尔奖获得者大会"候选，2人获得面试资格。

3. 同等学力申请学位工作　组织同等学力申请博士人员及我校2008级硕士拟转博生共274人参加卫生部外语考试，组织同等学力申请硕士学位人员共229人参加全国外语考试、综合水平考试。组织同等学力申请学位人员的报名和选课。共有76人申请硕士学位、31人申请博士学位。

4. 其他　成功举办研究生"甲流防控"暑期学校。

（三）学位与学科建设工作

1. 学位管理及相关工作

（1）圆满完成院校学位评定委员会的常规管理工作　组织召开第九届院校学位评定委员会第1~4次会议。审查通过并授予研究生博士学位553人，以同等学力申请博士学位34人，医本科生（8年制）博士学位102人；审查通过并授予研究生硕士学位406人，以同等学力申请硕士学位90人，医本科生（8年制）硕士学位1人；审查通过并授予医本科生（8年制）学士学位1人，护理专业

本科学士学位 63 人，专升本科学士学位 58 人，高等教育自考本科学士学位 27 人。

组织院校学位授予专利审查委员会第二届第 2～3 次会议。共审查博士研究生申请专利 55 人，硕士研究生申请专利 16 人其中 4 人未通过专利审查，其余 67 人全部通过专利审查。

（2）顺利完成研究生答辩和学位授予工作的过程管理工作　①为了把好授予学位质量关，认真审核博士研究生申请答辩材料。检查申请答辩时间、内容、论文与规定是否相符，合格后交研究生院院长审批。做到层层把关，严格管理。全面检查核实毕业研究生技术档案。自入学登记、中期考核、毕业论文等逐一检查，送交院校档案室存档。保证毕业研究生全部个人技术档案完整、系统、规范化。2010 年整理授予学位研究生个人技术档案 959 案卷。研究生论文分送院校图书馆、北京图书馆、国家信息中心。打印、颁发中英文学位证书 2372 本；②参加国家教委学位授予信息年报工作培训，更新学位授予信息年报系统，并对所院工作人员进行培训，及时准确地将我校授予学位信息报送北京市教委学位中心；③根据院校领导指示，提出了我校《申请学位研究生发表论文的有关规定》的修订方案。

（3）国家研究生教育指导委员会委员推荐工作

根据中华人民共和国国务院学位委员会关于推荐全国有关专业学位研究生教育指导委员会委员人员的通知精神，我校推荐药学、护理学 2 位专家为全国有关专业学位研究生教育指导委员会委员人选；根据国务院学位办关于进行全国医学专业学位教育指导委员会换届工作的通知精神，我校推荐了 1 名全国医学（临床医学）专业学位教育指导委员会人选。

2．导师队伍建设

（1）组织增列院校第十八批博士生指导教师和硕士生指导教师资格的申报工作。经各所院分委会初审共申报博士生导师资格 62 人，学位办审核通过 58 人。院校聘请由 52 名院校内、外专家共同组成的学科评议组对其进行答辩评议，并经院校学位评定委员会审查批准，51 人获得院校第十八批博士生指导教师资格。经各所院学位评定分委会讨论，上报院校学位办，申报第十八批硕士生指导教师资格共 78 人。经学位办审核，77 人上报院校学位评定委员会审批，并获得院校第十八批硕士生指导教师资格。

（2）根据进一步加强对研究生导师管理的有关规定，院校以《北京协和医学院博士生指导教师条件》为复审标准，对 2006 年、2002 年批准的博士生指导教师及 2009 年复审未通过的博士生指导教师资格进行复审。本年度应复审 2006 年第 14 批博士生指导教师资格 38 人，其中有 2 人未参加复审，1 人分委会未通过，复审 35 人；2002 年第 10 批博士生指导教师资格 52 人，其中 7 人不再参加招生，复审 45 人；复审 1998 年批准导师 1 人；2008 年复审不合格后第三次复审 1 人。本年度实际复审博士生指导教师资格 82 人。复审结果：82 人合格。另 1 人未参加第三次复审，停止招收博士生，不再参加复审。

（3）根据《北京市学位委员会办公室转发国务院学位委员会关于对在学位授予工作中加强学术道德和学术规范建设工作进行检查的通知》精神，联系我校实际情况，写出自检自查报告，上报北京市教委。同时我校组织各所院导师及学生认真学习文件，制定规章制度，加强学术道德及学术规范建设，保证学位授予质量，自觉维护我国学位授予的严肃性和权威性。

（4）通过各所院教育处、人事处反馈意见，将我校退休、调动、变更等导师情况进行了统计和整理，现有在岗博士生指导教师 409 人，硕士生指导教师 675 人。

（5）协助学位与研究生教育评估所、各

兄弟院校做好优秀博士论文、重点学科点、博士生导师的评估和遴选工作。

3. 学科建设工作

（1）根据国务院学位委员会开展新增硕士专业学位授权点审核工作的布置，在学校和研究生院领导的直接协调和指导下，完成院校一批有条件的学科申报硕士专业学位授权点的审查和推荐工作。经国务院学位委员会审批我校新增口腔医学硕士、公共卫生硕士、护理硕士、药学硕士4个硕士专业学位授权点。

（2）根据国务院学位委员会委托部分学位授予单位自行审核博士学位授权一级学科点和硕士学位授权一级学科点的工作安排。经院校审查，我校学位评定委员会通过的博士一级学科授权点三个，分别是公共卫生与预防医学、中药学和中西医结合；硕士一级学科授权点五个，分别是公共卫生与预防医学、中药学、中西医结合、口腔医学、图书馆、情报与档案管理。以上学科点均已报国务院学位委员会，审批工作还在进行中。

（3）组织开展我校"211工程"三期建设项目的中期检查工作、涉及医学生物学学科体系的建立、临床医学学科体系的建设与发展、重大疾病防治药物基础研究和重大疾病发生发展机制与防治策略的基础科学研究体系建设四个项目。目前项目投入已入的建设经费686万元，这些项目经费用于教学、实验室条件的改善和其他建设用途。

（4）组织开展北京重点学科申报和中期检查工作。根据校领导的指示，精心组织神经病学二级学科和转化医学交叉学科申报，都获通过。年底我校参加中期检查的北京市重点学科中一级学科1个，交叉学科1个，二级学科4个。其中护理学评估结果为优秀，其他学科评估结果为合格。北京市对建设优秀的学科将追加一定的建设经费。

（5）组织我校2010年新批的北京市优秀博士学位论文指导教师专项资助项目的启动工作。

（6）与校财务处协调，完成"211工程"三期项目（医学生物学学科体系的建立）、北京市与中央在京高校共建项目、全国优秀博士生学位论文专项资金资助项目等经费的划拨。

（7）根据校领导的指示安排，与培养处共同完成2010年"生命科学和医学创新平台"985项目申报书和预算书的编制工作，报给清华大学。

（8）完成全国优秀博士生学位论文专项资金资助项目2010年度报告、结题报告的验收工作。

（9）启动学位与学科建设办公室新网站的建设工作，进行了学位与学科建设办公室权力明细表、权力运行流程图的制定和绘制工作。

（四）研究生日常管理工作

1. 研究生学籍和学历管理　运行教育部、北京市普通高等教育研究生学籍学历管理工作平台，完成了我校2010届研究生、2010级新生及2010学年在校生的电子注册工作。

（1）我校2010届毕业研究生800人的学历证书电子注册（春季35人，博士15人，硕士20人；夏季765人，博士445人，硕士319人），按时报送北京市教委学生处备案审核通过。

（2）完成毕业证书800份打印、发放工作。

（3）完成2010级研究生入学注册，共1053人，其中博士生488人、硕士生561人。

（4）组织完成2011届预计毕业研究生（850人左右）的电子图像采集工作。

（5）根据我校研究生学籍管理和违纪处理实施细则，办理因各种原因的休学、退学及研究生违纪处理的审核批复公文。截止到12月上旬，本年度办理研究生退学8人、休学10人、转学1人。

2. 研究生教育管理规章制度修订与完善

系统梳理近年来研究生教育管理规章制度，根据当前研究生学籍管理工作的需要，修订并印发了《北京协和医学院研究生学籍管理规定（试行）》。为规范和加强对研究生计划生育管理工作，与院校医务室沟通协调，对现行的学生计划生育管理办法进行了完善，建立了研究生婚育状况登记制度，明确了在校研究生申请生育手续和办理流程。同时，为更好地开展研究生计划生育管理工作，配合医务室对各培养单位的管理老师进行了培训，从而从根本上理顺了院校对研究生计划生育的管理工作。同时，对现有相关规章制度进行了汇编，为每位在校生和管理老师提供了《研究生手册》，做到信息公开，管理有据。

3. 研究生教育统计

（1）按时完成我校《2010/2011 学年初高等教育基层统计报表》中研究生教育部分的统计工作，并做到统计数据准确无误。本学年初我校在校研究生共 2969 人（其中博士 1427 人，硕士 1542 人）。

（2）按时向院校机关相关部门提供在校研究生统计数据，配合做好研究生教育经费下拨等工作，提供必要和有效的信息服务。

4. 京外研究生管理　承担了京外 117 名研究生的日常管理工作，协助安排住宿，办理就餐卡、交通卡，开展新生入学教育。组建班委会，不定期召开班委会，传达和布置相关工作。组织京外研究生参加学校运动会，布置新年联欢活动，丰富学生课余文化生活。设置助管岗位，为京外研究生提供锻炼和增加收入的机会。

5. 其他　为在校生开具相关证明（477份），协助所院为 2010 级新生办理就餐卡（561 张）、公交优惠卡（1000 余张）、发放购火车票优惠卡（828 张）等。

（五）研究生思想政治工作

1. 京外研究生党支部工作　在机关党委和学生党总支的领导下，京外研究生党支部各项组织工作有序开展：完成 8 名预备党员按期转正工作；完成"群众心中好党员"推荐评选工作；定期组织全体党员、入党积极分子参加党课学习及教育活动等。

2. 研究生会指导与管理　指导第 25 届研究生会成立，并协调、组织研究生会开展了研究生辩论赛、学长火炬活动，配合团委开展一二九学生合唱比赛等，参与协调各所院建立和健全研究生分会，加强学校与所院两组研究生会的联系。组织研究生会参与主持"协和讲堂"，为研究生会成员提供锻炼机会。

积极争取资源，与中国移动北京分公司合作，赞助开展校园歌手风采大赛，得到学生们热烈响应，活跃了校园文化生活；与北京移动协调在校园开展 WLAN，为师生提供方便信息服务。目前正在协商与北京移动签署框架合作协议，从而长期稳定地为我校学生提供资助和服务。

3. 研究生辅导员队伍建设　在校党委的领导及学生处的支持下，开展了研究生辅导员培训，重新聘任研究生辅导员，进一步加强了辅导员队伍建设。目前各所院研究生辅导员达 34 人。组织迎接北京市对辅导员工作的检查。组织开展了研究生辅导员经验交流会，并在初步考核的基础上对研究生辅导员发放 2009 年度岗位津贴。

配合学生处，组织了院校第五届大学生思想政治工作研讨会，并对研究生辅导员队伍建设现状发展方向进行了分析，明确了今后的努力方向。

（六）就业指导工作

1. 毕业生就业基本情况

（1）毕业生规模　2010 年我校参加就业的研究生 907 人（含临床医学八年制 103人），其中：博士毕业研究生 568 人，硕士毕业研究生 339 人；夏季毕业生 872 人（博士：553 人，硕士：319 人），春季毕业生 35 人

（博士：15 人，硕士：20 人）。

（2）就业情况 截止 12 月 15 日统计，研究生已落实就业 870 人，其中签协议 724 人，按劳动合同派遣 25 人，灵活就业 27 人，科研项目助理（校级）1 人，考研及博士后 50 人，出国留学 44 人。目前研究生就业率 96.13%，有就业意向率 0.88%。

2010 年我校赴西部省市就业的毕业研究生 40 人；应聘士官 17 人；到基层社区工作 3 人；参加重大科研项目助理 1 人。

2．主要经验做法

（1）院校领导重视，工作时间前移 针对去年就业形势，学校更加重视学生就业工作。学校主要领导召开办公会议，听取就业工作汇报，及时部署今年就业工作。院校主管领导亲自抓，多次召集就业指导中心、学生处、研究生院研究和布置今年就业工作，并就就业困难学生就业工作进行及时督导。在学校年初的就业工作会上，学校领导召集各所院主管领导和部门，在总结分析上年学校就业工作的基础上，对就业存在问题的单位提出要求，明确责任，并对今年就业工作做出具体部署和要求。年初，学校制定了今年就业工作的指导意见，研究生院又制定了《研究生就业有关规定和要求》，印发给各培养单位。通过学校领导协调和部门努力，将解决难点问题的工作时间前移，出现明显效果。今年我校所属各单位的毕业生招聘工作明显提前，有力地促进了就业工作进度。

（2）加强学生管理部门队伍建设，健全就业工作保障机制 通过学校机关部门职能调整，研究生院成立了综合办公室，专门负责研究生日常管理和就业工作。通过与学校就业指导中心的密切协调与配合，在学校原有的就业工作两级管理的平台基础上，进一步扩大和加强了研究生就业指导。通过研究生院内部以及与二级所院间的协调，提高了工作效率，管理工作更加扎实有效。此外，积极与学校人事部门、培养部门协商毕业生到企业实习、科研项目助理落实等工作。

同时，结合北京市加强学生辅导员队伍建设的要求，我校进一步加强了所院研究生辅导员队伍的建设，建立了考核与激励机制，使主管研究生就业的老师能够将日常思想政治工作与学生职业发展规划、就业活动有效结合开展，内容丰富，效果良好。例：整形外科医院、药植所、药物所等联系用人单位，组织见面会和开展就业指导工作。此外，研究生院还注重发挥研究生会作用和优势，积极组织开展形式多样的校园就业指导活动。

（3）开展多种形式的就业指导和职业发展教育活动 研究生院先后到协和医院、天津三所和输血所，面向毕业生讲解就业政策及规定，将政策和规定传达到毕业生中。引导毕业生积极、理性面对就业形势，正确对待就业过程中的相关问题，辩证处理好个人求职中的专业与职业、地域与机会、事业与待遇、理想与现实之间的关系。

1）研会就业指导座谈会议。邀请在医药和行业工作的协和毕业生，（牛奕和在默克公司肿瘤业务部工作的任耘 2006 级基础所硕士毕业生，现在宝洁公司研发部工作，）请他们介绍自己的工作经历及当年求职应聘经验包括如何选择合适的公司/职位，工作心得；如何调整就业心态；如何进行职业生涯规划，如何在优秀的医药公司获得理想的职位，怎样提高自身素质等问题对即将毕业的同学们有很大的可借鉴性，对面临毕业的协和研究生大有启示。帮助他们开拓就业思路，合理规划职业生涯，使他们找到适合发展的理想工作岗位。

2）组织研究生职业发展主题讲座——医学院学生的世界 500 强之路。结合研究生的专业特点，征得同学们的期望与需求，组织研究生职业发展主题讲座内容是：如何科学规划好自己的职业生涯；如何获得 500 强企业工作机会的全真模拟面试指导活动，锻炼增强同学们的就业竞争能力。请来了鸿仁学堂高级职业顾问针对毕业生的能力素质培养与500强企业的用人标准进行了深入浅出的讲授，让同学们在轻松愉悦的气氛中有所收获。

研究生院与学校就业指导中心一道，积极与用人单位联系，组织校园招聘会、宣讲会。通过学校就业信息网站累计发布有效用人单位信息270余条，组织2010届毕业研究生校园招聘会四场，与会单位20余家，800多名协和学生参加，共收到简历约520份，面试人数约180人。这些都有力地搭建了学校与用人单位的桥梁，为我校毕业生联系用人单位、走向社会起到积极有效的作用。

（4）对重点困难家庭的学生落实就业，学校采取重点关注，积极推荐，导师帮助，适当补贴的做法　学校今年实施研究生培养机制改革，较大幅度提高了在读期间研究生奖助学金，在一定程度上缓解了家庭经济困难学生的生活压力。年初，研究生院通过调查了解到有37名毕业生存在不同情况的就业困难，研究生院综合办到所院与困难同学座谈，详细了解他们的具体情况，根据同学们的具体问题提出指导意见。同时积极动员所院就业主管老师和研究生导师，帮助学生拓宽就业渠道。

（5）地震灾区生源毕业生就业情况及所做工作　针对今年玉树地震，研究生院通过学籍库第一时间查找青海籍研究生名单5名，通过各所院教育部门调查了解这些学生的家庭和生活情况。经查，这些同学家均在西宁，家庭受地震影响很小，但学生们直接感受到了来自学校的关心和温暖。

（6）加强工作分析与调查研究　结合市教委毕业生就业进展的统计工作，我校及时分析、研究找出存在的重点难点问题，例如：年初开始对本校毕业生就业进展月报调研，制定《2010年毕业研究生就业进展情况表》和《困难学生台账》，对各专业毕业生在求职与毕业过程中遇到的实际困难、存在的具体问题进行全面系统的梳理，详细了解、掌握他们的就业现状，主管部门领导到基层培养单位与就业困难毕业生座谈，现场指导解答他们的就业问题。

（7）完善就业信息平台的建设，加强就业信息服务　改进与完善我校毕业生就业信息服务，对2010届、2011届毕业生增加并建立了手机信息平台发布就业信息服务的功能，及时将就业信息有针对性地传达到每个学生和管理老师以提高就业指导和工作效率。配合我校学生管理信息系统建设，将就业工作管理过程进行分类整理纳入计算机管理。改进毕业生就业推荐手续，为方便学生求职应聘实现推荐表提前集中盖章。

3. 就业中存在主要问题的解决　针对今年我校毕业但尚未取得学位的研究生就业落户问题，经多方面了解情况后，向院校领导请示，并分别向卫生部、教育部专门报告，请求协调解决方案。同时，将院校学位评定委员会提前至12月份召开。在院校领导的亲自关注和指导下，初步研究出应急解决方案，从而为毕业研究生留京落户解决了实际问题。

（胡志民　汇编　牛学胜　审）

联系电话：（010）65105820
E-mail：niuxuesheng@yzjg.pumc.edu.cn

继续教育处（学院）

（北京市东单三条9号，100730）

一、学院基本建设

1. 于2010年度完善了继续教育处（学院）的岗位设置与岗位职责的制定，并按照新的岗位设置完成了岗位聘任。为保证工作顺利进行，进一步加强学院内部文化建设，增强凝聚力和沟通能力。

2. 探讨并实施了与中国人民解放军总医院合作进行护理专业专升本学生的培养计划，并对教学工作的顺利进行与有关单位和部门进行了多次协商，使得教学工作得以顺利开展。

3. 配合有关部门完成了继续教育处（学院）职能的整理和规范，并完成了招生、学籍管理和继续教育项目管理流程的建立，为预防办学过程中腐败问题的发生建立了制度保证。

4. 参与了学校对继续教育处（学院）成人学历教育教学管理和继续教育项目管理的网络建设。

二、学历教育

1. 2010年我校成人高等教育招生录取工作通过调整规模，适度发展，根据社会需求和学校的发展，我们本着加强办学质量和提高办学层次的原则，停止了成人高等教育专科层次的招生，全部招收专升本层次的考生。并尝试对优势专业和特色专业实行合作办学，共同培养的办学方式。今年继续教育学院和解放军总医院护理中心首次合作，招收专升本护理学专业考生。

本年度共招生445人，均为专升本层次，其中医学影像学40名、医学检验学66名、护理学339名。详见表1：

表1　成人高等医学教育本科招生录取情况

专业	计划（人）	录取（人）	完成计划	控制分数线
护理学	360	339	94.2%	219
医学检验	70	66	94.3%	219
医学影像	70	40	57.1%	219
总计	500	445	89%	

2. 顺利完成教学计划，共完成两个层次（专科、专升本）三个专业（护理、医学影像、医学检验）11个教学班，110门课程的教学安排、教学组织、考试考核、学籍管理、学生管理等各项工作，并组织934人次参加学位英语考试。

3. 组织安排三个专业两个层次共计456名学生的毕业实习计划与考核。

4. 2010年共有365人（专升本142人，专科223人）顺利毕业，其中58人获得学士学位。

5. 完成自学考试本、专科毕业学生的毕业生资格和学位授予资格的审核。

成人本科、专科分专业学生数见表2。

三、继续教育

（一）国家级继续医学教育管理

1. 2009年各院所申报并获批准国家级继续教育项目263项，完成236项，参加培训35670人次。

2. 完成 2010 年度第一批申报项目 168 项，并进行了初步分析；国家级继续医学教育项目涉及基础形态、基础机能、临床内科学、临床外科学等共计 16 个学科。北京协和医学院作为我国唯一的国家级医学科学学术中心和综合性医学科学研究机构，其附属临床医院学科齐全、技术力量雄厚、特色专科突出，以多学科综合优势享誉海内外，因此，在以上 16 个学科中皆有国家级继续医学教育项目覆盖。详见表 3。

表 2 成人本科、专科分专业学生数

专业名称	专业代码	年制	毕业生数	授予学位数	招生数	在校学生数	预计毕业生数
总计	001		365	58	445	1483	455
其中：女	002		337	56	426	1362	378
专科起点本科	353	3	223	58	445	1072	304
其中：女	351		205	56	364	984	237
医学技术类	3531003000	3	62	16	66	206	62
医学影像学	3531003030	3			40	102	
护理学	3531007010	3	161	42	339	764	242
专科	360	4	142		411	151	
其中：女	361		132		378	141	
医学影像学	3621003030	4	19		75	34	
护理学	3621007010	4	123		336	117	

表 3 北京协和医学院获批的国家级 I 类继续医学教育项目学科分布情况

	全国获批数	我院获批数
基础形态	109	3
基础机能	103	2
临床内科学	1576	39
临床外科学	1395	45
妇产科学	295	4
儿科学	280	6
眼、耳鼻喉学科	318	8
口腔医学学科	156	1
影像医学学科	450	1
急诊学	119	4
医学检验	168	8
公共卫生与预防医学	420	7
药学	116	3
护理学	522	6
医学教育与卫生管理	246	10
全科医学	195	4
合计	6468	151

3．2010年，全国继续医学教育基地项目获批项目数为322项，其中我院各系统获批项目为132项，占全国获批项目的40.99%，超过全部获批项目数的1/3。详见表4。

表4　2010北京协和医学院
各学科项目分配情况

学科		数值
外科学	全国	79
	我院	49
	我院所占%	62.03%
内科学	全国	59
	我院	42
	我院所占%	71.19%
肿瘤学	全国	29
	我院	21
	我院所占%	72.41%
妇产科学	全国	10
	我院	10
	我院所占%	100.00%
皮肤病学	全国	6
	我院	6
	我院所占%	100.00%
临床诊断学（影像医学）	全国	4
	我院	4
	我院所占%	100.00%

4．为完善院校继续教育管理，探讨应用网络数据管理系统进行有效的过程和结果评价，目前已进行初步开发。完成"十一五"期间国家级继续医学教育项目情况分析。

（二）住院医师规范化培训

1．完成院校2010年度住院医师理论培训暨人文医学培训，共培训院校各附属医院医生83人，培训班分别对初年住院医师和高年住院医师进行了培训。初年住院医师培训主要侧重医疗相关法律、医学伦理、医患沟通技巧等方面知识的讲授。高年住院医师培训则侧重执业技能和职业素养的培养。

2．对符合住院医师资格证书要求的112名医师进行了专业外语和专业技能审核，并颁发了相应阶段的资格证书。

（三）继续教育培训

1．与中国红十字基金会合作举办了3期乡村医师培训班，每期培训15天，共培养乡村医师294名。每期约100学时的课程，内容涉及全科医学的主要骨干课程；培训严格按照教学大纲，开设了临床技能、各种常见疾病诊断、预防保健、临床检验等基本课程，同时进行了院前急救技术操作培训，包括止血、包扎、固定、搬运、心肺复苏及防灾避险知识，提高乡村医生紧急救护能力，以为人民群众提供更好的生命健康保障。培训过程中还组织学员参观了阜外心血管医院、四季青医院，让参训学员了解到最先进的医疗设备和技术，完善的城市社区卫生服务体系。取得了良好的科技效益和社会效益。

2．组织"医疗器械临床试验法规及应用技术培训班"，共32人参加。

3．与北京协和医院临床药理中心合作完成"临床药理规范化培训班"，共45人。

4．与北京协和医院医保办公室合作共同举办"医保政策培训班"。共56人参加。

5．组织申报国家级继续医学教育项目9个，为2011年的继续教育培训工作打下了良好的基础。

四、教学研究工作

1．承担院校教改课题"医学影像技术专业课程设置与实践研究"，根据研究进度，进入结题总结阶段，学生和教师反应良好。

2．获得了北京市教委、北京成人高等教育研究会课题《护理专业成人高等教育与普通高等教育课程设置的关系研究》课题立项。

3．申请教育部"高等医学院校毕业后教育及继续医学教育示范基地建设"项目。

（张淑华　编　何　仲　审）

联系电话：（010）65105832
E-mail：zhangshuhua1201@yahoo.com.cn

中国协和医科大学出版社
北京协和医学音像电子出版社

（北京市东单三条9号，100730）

2010年是中国协和医科大学出版社的关键转折年。在医科院领导的指导与支持下，出版社转制工作进入重要阶段；《中华医学百科全书》进入攻坚阶段，总结先导分卷的经验，完善了写作和编辑要求；百科全书全部预算的核定得到新闻出版总署和评审专家的肯定并获通过。健康科普中心工作正式起步，并取得初步成效。

一、《中华医学百科全书》编撰工作全面展开

2010年2月3日医学界百余位专家、学者、各级领导及京内多家媒体参加了在北京东方君悦酒店举办的《中华医学百科全书》项目启动仪式。并于2010年4月10日召开了学术委员会第一次会议。

（一）《中华医学百科全书》总体框架

《中华医学百科全书》共有144卷，其中《中华医学百科全书》设六大类144卷，总字数120000千字。其中基础医学类19卷、临床医学类52卷、公共卫生类16卷、军事与特种医学类14卷、中医药学类27卷、药学类10卷，索引6卷。其中临床医学又分为内科学、外科学、肿瘤学、妇产科学、医学影像学、口腔医学、护理学、其他临床学科8类。在以上144卷之外，拟增加《药品工商管理学》分卷，目前正处在调研和遴选主编阶段。

（二）召开总编委会及各类主编会审核条目框架及样条

1. 截至2010年11月30日，临床医学、基础医学、军事与特种医学、公共卫生、中医药学、药学6个大类均已召开了全体主编会，其中军事与特种医学类、基础医学类召开了2次主编会。

2. 截至2010年11月30日，已有138个分卷启动了编写工作。参与全书编写或审定工作的院士30余位，国家级医学学术团体或学会负责人50余位。韩启德副委员长亦亲自参加全书审定工作。

3. 已召开108次各层级编委会，包括：临床医学类53次、公共卫生类19次、基础医学类24次、军事与特种医学类3次、中医药类1次、药学类1次。

（三）基金申报

2010年8月，按照新闻出版总署的要求，《中华医学百科全书》工作委员会根据国家出版基金2010年新的申报要求再次组织了《中华医学百科全书》出版基金申报。新闻出版总署组织专家进行了项目评审，确定了该项目资金总额。但是鉴于本项目规模庞大，《中华医学百科全书》工作委员会向新闻出版总署申请追加资金，总署根据工作委员会重新申报的预算，在2010年12月13日组织专家进行了第二次评审，确定项目追加金额为2252万元。

二、做好健康科普中心项目

1. 2010年，承办"协和健康大讲堂"项目，共组织讲座20余次，组织听众共计2000余人。

2. 开展卫生部、科技部健康新时空—临床医生科普项目工作。临床医生科普项目已确立13家试点医院，其中有6家医院

已经启动工作；成立工作室数 10 个。

3. 卫生部优秀科普书读书活动，组织著名的专家教授评选出近百本优秀健康科普图书，免费赠给全国 8 个省市的社区，由社区组织者分发给社区百姓，在读书后参与答题活动，将获奖者请至北京进行了面试、讲座培训，并颁奖；交流活动经验。

4. 举办系列科普知识讲座

1）科普中心与协和医院教育处、北京市朝阳区卫生局、中华心血管委员会共建了朝阳区卫生科普基地，每月开展系列讲座。

2）在医科院礼堂、中国气象局、北京市公安局等单位开展协和医院骨科系列讲座。

3）在协和医院内分泌科医生的帮助下，在教学科研楼礼堂陆续开展了慢性病系列讲座。

三、改制、清产核资工作

根据中共中央、国务院《关于深化文化体制改革的若干意见》的要求以及新闻出版总署和教育部有关大学出版社体制改革的意见，经《卫生部关于同意中国协和医科大学出版社北京协和医学音像电子出版社转制的批复》和《卫生部关于中国协和医科大学出版社和北京协和医学音像电子出版社清产核资立项的批复》的同意；出版社与北京兴华会计师事务所有限责任公司签订了《清产核资专项审计业务约定书》正式启动清产核资工作。

依据转制工作方案批复，清产核资工作基准日为 2009 年 9 月 30 日。并于 2010 年 6 月 8 日至 2010 年 10 月 21 日期间进行了清产核资工作。清产核资工作报告、清产核资电子数据、清产核资审计报告、清产核资经济鉴证证明及证明材料经院校产业处审核已上报卫生部规财司。

四、完善制度建设，加强内控管理

（一）2010 年 8 月院校产业处转发了《北京市教育委员会关于开展北京高校校办产业制度建设工作专项检查的通知》，出版社进行了认真自查，完善了出版社各项规章制度，根据北京高校校办企业制度建设工作专项检查提纲，认真完成了自查工作报告。

（二）2010 年 10 月医科院开展"小金库"检查工作，通过自查和抽查，出版社在管理制度、管理方法、管理模式上都进行了完善和调整。

五、图书出版编辑工作

（一）选题策划和组稿情况

1. 今年执业医师考试书、专业技术人员晋级考试书共出版 55 个品种，与去年相比品种数有所减少。为了减少可能的市场风险，特设立医学考试编辑室；优化选题结构，加强主打产品的开发与出版。在严峻的市场竞争中，占据一定的市场份额。

2. 专著、教材管理类图书，今年重点推出经典品种《现代药理学实验方法》（第二版）、《协和呼吸病学》（第二版）、《新药药理学》（第二版）、《中国女性皮肤病学》、《协和医生答疑丛书》（系列）等，市场反应较好，受到专家好评。具有较高学术水平的学术专著，一直体现我社的出版特色。

3. 本年度出版图书品种 249 种，包括学术专著、大专院校教材、各种专业类图书、科普和工具书；总字数 60910 千字，全年出版新书 147 种，重印 102 种，印刷总册数 109.38 万册，总码洋 5369.88 万元。

4. 承担卫生部和医科院科研项目

（1）承担卫生部临床路径释义编撰项目。

（2）承担卫生部研究制订医学出版伦理规范项目。

（3）承担卫生部重大新药创新平台子项目——《大众科学用药丛书》编撰工作。

（4）承担医科院"协和-DxR 临床思维训练评测系统"研发项目。

（二）出版基金项目申报及获奖情况

1．中草药现代研究（第三卷）获国家科学技术学术著作出版基金资助，金额 5.5 万元。

2．图书《国家科技计划科普丛书·卫生健康卷》（6 册）荣获第一届中国科普作家协会优秀科普作品奖（图书类）优秀奖。

3．图书《生命的长城—突发公共卫生事件防护科普丛书》荣获第一届中国科普作家协会优秀科普作品奖（图书类）提名奖。

4．图书《呼吸危重病学》获第三届中华优秀出版物图书提名奖。

5．2010 年出版社获科技部、卫生部、中宣部和中国科协授予的"全国科普工作先进集体"称号。

六、图书发行

截至 11 月底，共发货 83.9394 万册，发货码洋 3760.1039 万元，退货 24.1691 万册，退货率总体超过 28%；退货码洋 1514.1492 万元。

七、各类期刊稳步发展

1．《癌症进展》杂志 2010 年 1 至 11 月份《癌症进展》共出版 6 期，发稿量约 180 万字。2010 年本刊被中国科学技术信息研究所再次正式收录为"中国科技论文统计源期刊"（中国科技期刊核心期刊）。

2．《麻醉与镇痛》杂志 2010 年 1 至 12 月份《麻醉与镇痛》杂志共出版 6 期，发稿量约 108 万字。《麻醉与镇痛》的文章基本上都翻译自国外同名权威期刊。编辑部经过与北京协和医院麻醉科、上海瑞金医院麻醉科和西安西京医院麻醉科的良好合作，确保了杂志的按时、优质出版，

为及时传播麻醉学领域的国际最新信息作出了贡献。

3．《中国骨与关节外科》杂志 2010 年全年共出版 6 期，发稿量约 100 万字。杂志尚未通过邮局发行，以赠阅为主。目前重点在规范和提高编辑质量和严格审稿制度，特邀《中华骨科杂志》资深编辑每期进行编辑质量把关，每期稿件的录用均由国内知名专家通过审稿会审核把关。

4．《中国生物医学工程学报》严把投稿论文的审稿关和录用论文的修改关。本年投稿论文的录用率约为 65%。全面实现了综述预审、论文初审和终审、论文退修的电子邮件化，有效地提高了工作效率和稿件周转速度。超过 95% 的投稿论文可在 3 个月之内告知作者审稿结果。所录用的投稿论文中，95% 可以一年之内见刊。

八、承办会议与培训项目

1．"第五届北京协和呼吸病学峰会"于 4 月 23～25 日在北京远望楼酒店召开，此次参会学员达到近 900 人到会听讲。演讲内容新颖，吸引了来自全国各地的学员和外籍专家教授，来参会的外籍专家教授是美国 ACCP 历届的主席、常委。会后，厂家、学员、邀请的专家都对此次峰会给予了高度评价。

2．2010 年 7 月，"第七届医学双语教学骨干教师高级研修班"在北京举行。研修班学员为来自全国医学高等临床教学医院的骨干教师、教学管理人员，共计 98 人。在教育部、卫生部的指导和大力支持以及各方面的共同努力下，研修班取得了预期效果，达到了校际交流和共同提高的目的。

九、音像电子社积极创新

2010 年音像电子社改善了办公环境，增加了录音、录像设备。在出版社领导和各部门的大力支持和音像社同志们共同努

力下，2010 年出版了 22 个品种、19 万张光盘；实现了 2011 版执业医师考试光盘内容和使用方法全面更新升级的既定目标。

1. 根据《执业医师考试习题集》系列光盘的各方修改意见，与多媒体制作的合作者，在 Authorware 平台上反复试验后，终于使新版光盘实现了无需安装自动运行、菜单明了操作简捷、单科练习和试卷能纠错提示。《执业医师实践技能》依据考场实际，把陈旧内容全部更新。光盘使用增加了时间限制（2011 年底）、加密双重功能。

2. 今年制作的《临床执业医师笔试辅导》、《临床助理医师笔试辅导》光盘，经过一年多的努力，具有不翻书本查资料、即点即会的功能，大幅度提高了学习效率。

3. 2010 年发稿的音频、视频文件的容量超过 220G，其中自己录制、编辑的达到 200G。光盘涵盖内容不少于 700 万字。

保质保量地完成出版计划。

中国协和医科大学出版社 2010 年出版图书

	新书	重印书	合计
书种	147	102	249
专著	57	44	101
教材	68	41	109
科普	14	17	31
其他	8	8	
总印数（万册）	67.02	42.36	109.38
用纸（令）	18541.12	6512.5	25053.62
总金额（万元）	4071.88	1298	5369.88

（王 玲 编 袁 钟 审）

联系方式：（010）65260378

E-mail：pumcpoffice@163.com

中国医学科学院分院
和共建单位

北京天坛医院

（北京市东城区天坛西里6号，100050）

工作概况

一、基本情况

职工2124人（含北京市神经外科研究所），其中专业技术人员1901人，包括正高级职称128人、副高级职称263人、中级职称565人、初级师800人、初级士98人、其他专业人员47人；行政人员52人，包括副高级职称1人、中级职称6人、初级职称4人、其他人员41人；工勤人员171人。

医疗设备总值38008万元。有万元以上设备1902台（件）、100万元以上设备55台（件），其中本年度购置400台（件）。

获奖情况。医院被评为全国医药卫生系统先进集体、全国卫生系统文化建设先进单位。患者服务中心收到表扬信214封。

二、改革与管理

规范干部公开选拔竞聘程序，对100个岗位进行了公开招聘，177人报名，召开公开竞聘会19次，任免干部53人次，提拔干部12人，免职7人。

以创建人民满意医院为目标，以为群众提供安全、有效、方便、价廉的医疗卫生服务为宗旨，努力提高医疗技术和服务水平，推进资源整合、结构调整、流程优化等一系列措施，缩短等候时间，提高效率，有效缓解了看病难的问题。

深化人事制度改革，优化人才结构。制订了《岗位设置方案》。作为市卫生局第一批绩效考核试点单位，成立了绩效管理常务委员会，量化具体考核指标，建立奖惩例会制度。加大人才引进和学科骨干的培育力度，建立栋梁工程和汇聚工程。

三、医疗工作

门诊1053530人次，急诊94158人次，日均门诊4214人次，急诊危重症抢救7629人次，抢救成功率93.80%。编制床位950张，其中神经外科床位402张。入院26680人次，出院26601人次，床位使用率92.70%，床位周转24.86次，平均住院日13.41天，出入院诊断符合率100%，七日确诊率99.97%，治愈率46.84%，好转率46.69%，死亡率1.66%。手术23822例。

神经外科微创神经外科技术获国家科技进步二等奖，全年向13个协作单位派出支援医师150余人次。全年神经外科手术8714例，其中微骨孔入路手术1例、导航手术147例。神经内科通过专业化改革，设立了脑血管病、癫痫、神经变性病、感染免疫病、神经肌肉病等专业门诊，开设特色筛查门诊，提高了门诊效率，全年门诊量持续上升。脑血管病中心集重症监护、神经内科、神经外科、神经介入等专业力量，为脑血管病患者提供了方便、优质的治疗平台，开创了这一领域的先河。外科与超声科合作完成超声引导下肝转移瘤微波治疗，开展了胃转流术治疗2型糖尿病。乳腺科开展乳腺癌患者心理康复模型的研究，创建具有中国特色的乳腺癌患者团体心理康复模式——"汝康模式"，并举办了首届汝康乳腺癌康复论坛。

呼吸内科开展了气管内超声引导穿刺技术。内分泌科建立了神经内分泌康复诊疗体系，并成功申报了国家临床药物试验基地（内分泌与代谢专业）。消化内科开展食道测压及pH值检测、肝癌导管栓塞及化疗术、ERCP及胆道取石术等。心内科开展了冠脉造影、PCI等心血管介入，承担国家自然科学基金资助课题2项。妇产科修订了产科各种制度和规范，作为北京市危重孕产妇抢救定点医院及孕产妇合并脑病会诊中心，全年抢救危重孕产妇38例，29例获市卫生局危重孕产妇抢救奖。急诊介入进一步增强造影和血管内治疗的能力，承担国家"基底动脉粥样硬化患者的活体斑块成像研究及监测"等多项重大课题，并开展了国际合作。麻醉科同神经外科、神经影像、神经电生理等科室配合，采用术中唤醒麻醉、神经介入治疗麻醉等特色技术。急诊科通过了急诊住院医师教学基地的评审。

7月24日，实行双休日门诊。

新技术、新疗法有：脑深部电刺激（DBS）术中及术后程控、支气管内镜超声引导下穿刺活检、冠状动脉CT检查、脑肿瘤（胶质瘤）的荧光原位杂交（FISH）检测、TORCH10项检测及术中脑血管荧光造影技术。

病案管理。修订了考勤管理制度、安全管理制度。严格病案库房管理，开展快递病案复印件工作，减轻了病人复印病案的负担。甲级病历率90%。

医院感染管理。组织全院感染控制培训9次、专题及科室培训7次，2200人次参加。首次举办天坛感染控制宣传周，卫生部及市卫生局领导及本院职工1000多人参加。医院感染率3.75%。被评为北京市医院感染监测先进单位。

医保工作。全年医保出院7124人次，总费用12487.85万元，次均费用17529元。本年度医疗保险管理工作获一等奖。

医疗支援。全年派出12个临床科室的22名医师分8批次到对口支援的昌平区长陵镇、十三陵镇卫生院，在完成正常门诊工作外，组织了儿童健康体检、独生子女家庭成员体检、群众健康体检及妇女病普查共19次，受检6900余人；举办健康大课堂45次，受益800余人次；义诊咨询7次，咨询500余人次；培训医务人员44次，300人次参加。继续支援东城区、丰台区社区，共派出726人次到社区医院工作。年内，与内蒙古包头市中心医院、河北承德市中心医院建立了技术合作关系。全年赴蒙援建2次，共32人，专家门诊就诊669人次，组织专题讲座23次，培训380人次，疑难病例会诊24人次，免费接收进修医生7人。组建了由16名队员13项专业组成的第二十二批援几内亚医疗队。

四、护理工作

作为卫生部"优质护理服务示范工程"的医院，启动了13个试点病房，根据患者特点，提供个性化护理服务，公示《分级护理服务标准》，定期进行服务调查，并开展了护士长和责任护士竞聘、星级护理单元和星级护士的评选等活动。住院病人家属陪住率下降了20%~30%，服务问卷调查患者满意率100%。重新修订《护理部规章制度》和《护理常规》，成立护理了科研小组。护理文件书写合格率100%，分级护理合格率98.4%，简易呼吸操作平均94.7分，急救物品完好率99.37%。

全年带教学生140人，其中首医第五临床医学院护理高职班42人、首医燕京医学院护理高职班32人、北京护校30人、外院助产班实习生36人。带教老师103人。进修59人。接咨询电话98202人次，参加护理本、专科学习260人。发表护理论文39篇。

五、预防保健

一类疫苗接种8760人次，二类疫苗接

种 2128 人次，其中民工接种 958 人次、集体单位接种甲流疫苗 1323 人次。免费为老人接种流感疫苗 3632 人次、为学生接种 926 人次，收费流感疫苗 526 人次，共计 5084 人次。管理建筑工地 2 个，巡查 12 次，宣传培训 2 次。为民工接种麻疹、流脑、甲型 H1N1 流感疫苗 440 针次。

六、科研工作

年内，获各类科研课题 85 项，其中主持国家级项目 13 项、省部级项目 16 项。对 49 项科研课题进行了中期或结题检查。"神经内镜微创治疗颅底病变"、"脑深部电刺激作用机制研究及其在锥体外系疾病中的应用"获教育部科技进步奖二等奖。全年发表论文 515 篇，其中 SCI 收录 49 篇，影响因子最高 8.172，平均 1.603，核心期刊论文 466 篇。

神经外科举办了神经外科指南和规范推广学习班、第九届全国神经外科大会，来自国内外的 2000 余名专家参会。神经内科举办了赛诺菲安万特－天坛卒中教育项目、全国言语障碍、吞咽困难培训班、中国卒中中心建设项目培训班、全国神经危重症管理培训班等，574 人参加。麻醉科承办了天坛神经外科麻醉高级培训班、神经外科麻醉和脑保护进展研讨会和头面部疼痛的组织化医疗进展学习班。妇产科举办了天坛妇科内镜手把手学习班。超声科举办了术中超声与血管超声提高班。检验科举办了体外诊断学进展与教学改革发展论坛、首都医科大学第五期临床检验诊断实习带教教师培训班。呼吸内科举办了全国呼吸内镜介入技术学习班。药剂科举办了第五届临床药学实践与提高培训班。康复疼痛科召开了第六届全国微创疼痛治疗进展研讨会。儿科举办了小儿神经疾病诊疗暨肉毒毒素治疗进展学习班。

七、教学工作

完成内科教学基地和影像教学基地的复评，申报了 3 个住院医师基地，取得首医系统第一个经中国医师协会认证的中国医师人文医学执业技能培训基地资格。申报并获批研究生课程《神经放射诊断学》和《颅脑肿瘤学》。医院有博士学位授权专业 9 个，博士生导师 27 人；硕士学位授权专业 17 个，硕士生导师 78 人。在读博士生 65 人、硕士生 152 人。本科生 153 人，其中五年制大学生 5 人、七年制 148 人。完成本科、研究生和护校教学任务，有 5 名博士研究生、50 名硕士研究生毕业。继续医学教育达标率 99%，参加率 99%。

组织、协办国家级继续医学教育学习班 16 个、市级继续医学教育学习班 3 个、区县级继续医学教育学习班 9 个。组织申报 2010 年国家级继续医学教育项目 16 个、市级继续医学教育项目 3 个、区县级继续医学教育项目 8 个。国家级继续医学教育备案项目 9 个、市级继续医学教育备案项目 2 个。接收进修 334 人。

八、信息化建设

加快信息化建设，开展医疗管理的精细化、医疗行为规范化、医疗过程的可追踪、医疗成本分析与控制、科室绩效的自动评价以及重大项目执行情况的追踪管理。完成住院病人家属探视、陪床的动态限额监管，药品库房、药房、病房三级无线条形码物流管理，电子住院证系统的推广实施，检查化验样本的条形码管理，临床医疗信息的数字化采集，在神经内科门诊试运行检查预约的网络化管理模式、数字化手术室的改造等一系列措施。

九、学术交流

全年派出 8 批 11 人次分赴美国、英国、韩国、日本等国家和中国香港、澳门地区进行学术交流、培训考察。

十、后勤工作

建立后勤行政查房制度、班组安全员制度，制订和完善各项安全管理规章制度 94 项，完善应急处置预案 26 项。进行应急演练 7 次。重新规范医院装修及改扩建项目的工作流程，通过公开招标，引入实力、规模相对较强的施工企业，确保医院基建工程的质量。完成体检中心、门诊检验大厅、ICU、手术室、食堂、宁养院的改造等 28 项。

十一、新院筹建

2009 年 5 月，市卫生局正式批复同意本院迁建至丰台区，1500 张床位的规模。2009 年 9 月，市保健委员会办公室批复在编制床位外增设干部保健床位 150 张。年内，医院多次与市规划委、市发改委、丰台区政府、市卫生局等召开研讨会，讨论新院的建设及规划，撰写完成了《设计任务书》。2010 年 9 月，市发改委同意医院的迁建工程建设。

（章兰云　编　宋茂民　审）

联系电话：（010）67098297

E-mail：ttyydas@ sohu.com

医院领导名单

院　长　王　晨　　党委书记　宋茂民
副院长　宋茂民　　副书记　姚铁男
　　　　王拥军
　　　　张力伟
　　　　肖淑萍
　　　　周建新

获奖科研成果（题录）

2010 年度获得北京市科技进步奖三等奖

脑梗死前期和超急性期脑梗死影像新技术平台的建立和应用

2010 年度获得高校科技进步奖二等奖

神经内镜微创治疗颅底病变

2010 年度获得高校科技进步奖二等奖

脑深部电刺激作用机制研究及其在锥体外系疾病中的应用

2010 年度获得中华医学科技奖三等奖

出血性脑卒中规范化外科技术推广及其血肿扩大（HE）机制和临床预测研究

获奖科研成果（摘要）

脑梗死前期和超急性期脑梗死影像新技术平台的建立和应用

高培毅　林　燕　隋滨滨　薛蕴菁
薛　静　王效春　马　丽　周　剑

本项目属医药卫生领域。本研究以病人为中心，以缺血性脑血管病临床需求为目的，从缺血性脑血管病个体化医疗的影像诊断、治疗决策、疗效评估以及现行影像检查存在的问题入手，将影像学关键技术作为突破口，重点解决脑梗死前期影像学评估、活体 MR 颈动脉血流动力学评估以及超急性期脑梗死影像学评估中的难点问题。具体包括：

1. 首先提出脑梗死前期概念，将脑梗死前期脑局部低灌注影像表现和病理基础作为研究方向。首次采用 CT 灌注成像方法对大鼠脑局部星形细胞肿胀模型进行研究，发现局部脑血流量下降到电衰竭阈值和膜衰竭阈值之间时，星形细胞可作出比神经元更为迅速的反应，即星形细胞水肿。星形细胞足板肿胀使毛细血管的管腔变窄，造成局部微循环障碍，加重脑局部的缺血缺氧。根据脑梗死前期脑局部低灌注的 CT 表现建立了影像学分期。该分期可以反映脑梗死前期脑局部缺血的病理生理学状态，具有重要的临床应用价值。

2. 创建了基于 3.0T MR 血流成像的颈动脉计算流体力学研究影像技术平台。首次进行了颈动脉分叉管壁切应力分型和血流模式分型，为颈动脉斑块的深入研究提出了新的思路和研究方向，为进一步探讨血流动力学变化与斑块破裂、稳定、转归的关系奠定影像研究基础。

3. 创建了基于 CT 灌注原始图像的超急性期脑梗死 CT 影像"不匹配"模型，解决了超急性期脑梗死重症患者躁动所致 CT 灌注检查失败以及患者 X 线接受剂量过高的问题，使得 CT 指导下的溶栓治疗更具推广性和实用性。

4. 创建了基于 MR 表观弥散系数的超急性期脑梗死 MR 影像"不匹配"模型，不需要 MR 灌注成像检查，缩短了影像检查时间。为临床超急性期脑梗死溶栓治疗的普及奠定了重要的影像学基础。

本项目发表论文 63 篇，其中 SCI 收录 14 篇。为脑梗死发生前局部脑缺血及超急性期脑梗死临床风险评估、诊断和治疗决策提供了一整套影像检查方法、评价标准和影像技术平台。这对减缓急性脑梗死致残者增长速度、提高生活质量、降低医疗费用、减轻家庭和社会负担具有重大意义。

本项目 2010 年度获得北京市科技进步奖三等奖。

神经内镜微创治疗颅底病变

刘丕楠 吴胜田 李 智 赵 赋
王 博 高新红 吕 刚

颅底病变由于其位置深在、解剖关系复杂，传统外科手术需要过度牵拉脑组织或去除颅面部骨组织等才能较好的显露病变，手术操作困难，对患者创伤大。而应用神经内镜技术，可以不开颅，经过鼻腔、咽腔等正常生理孔道完成颅底病变的手术治疗，是目前更微创更安全的颅底外科手术方式，但神经内镜颅底外科是近 20 年兴起的新技术，需要掌握充分的解剖知识、技能和经验方能完成，目前在国内外尚未广泛开展。

我院神经外科从 2003 年 1 月开始至今开展神经内镜技术治疗临床颅底病变，特别是侵及颅内或颅内外沟通性病变。目前已治疗颅底病变 743 例，治疗范围包括：①颅底良性肿瘤：垂体瘤、脑膜瘤、脊索瘤等；②颅底恶性肿瘤：如横纹肌肉瘤、嗅神经母细胞瘤等；③其他颅底疾病：脑脊液鼻漏、Rathke's 囊肿、骨纤维异常增殖等。在治疗效果方面：①内镜治疗良性肿瘤 459 例，平均直径为 3.12cm（0.8 ~ 6.5cm），全切率 78.7%，症状的缓解率为 85.3%，手术死亡率 0.2%，术后无严重并发症，所有患者随访证实远期无严重并发症；②治疗侵及颅内的恶性肿瘤患者中，手术并发症出现率 7.6%，无手术死亡病例，3 年生存率 74.8%，5 年生存率为 65.3%，5 年 KPS 评分为 78.5；③内镜治疗脑脊液鼻漏 104 例，一次性修补成功率为 93.2%，长期随访证实患者无再次鼻漏或颅内感染；④所有内镜治疗病例，平均住院日为 12.85 天，平均住院费用为：24496.79 元（天坛医院同期颅底病变患者的平均住院天数为 16.12 天，平均住院费用 35802.5 元）。

对比国内外手术治疗颅底病变的文献报道，本项研究是内镜手术治疗颅底病变总手术例数最多的一组，本项研究的结果表明，较之传统的开颅手术方法，内镜手术治疗颅底病变优势为：①疗效可靠；②创伤小，安全性高；③无颜面损害；④住院时间短，花费少，节约医疗资源。

内镜手术微创治疗颅底疾病，其技术上具有明显的先进性，本项技术已经在国内多个单位中开展进行了推广，并取得了良好的效果。此项技术成果在全国医疗机构的广泛推广应用，将为国家带来很好的经济效益和社会价值。

本项目 2010 年度获得高校科技进步奖二等奖。

脑深部电刺激作用机制研究及其在锥体外系疾病中的应用

张建国　马　羽　葛　明　张　凯
李艺影　孟凡刚　胡文瀚　杨岸超
刘焕光　赵　蕊　陈　宁　张　颖

本项目属于医药卫生（临床外科）领域，是具有较好社会效益和经济效益的临床应用技术研究，目标人群是具有高发病率和高致残率，药物治疗无效或因长期药物治疗副作用大、疗效衰退的锥体外系疾病患者。

锥体外系疾病（extrapyramidaldisease）主要包括帕金森病、肌张力障碍、抽动秽语综合征、舞蹈病等。流行病学资料显示，在我国仅帕金森病患者就约有20.0 万，而且每年新发 10 万病例。推体外系疾病多为慢性起病，进行性加重，严重时生活不能自理，患者非常痛苦，也给家庭和社会带来了沉重的负担。本项目就是寻求更安全有效的外科治疗方法，帮助患者恢复运动功能，能够自理生活、重返社会。脑深部电刺激（Deep Brain stimulatlon，DBS）正是本项目选定的

神经外科治疗方法，临床和基础研究方面探讨 DBS 治疗锥体外系疾病的疗效及其作用机制。

自 1998 年 DBs 由北京天坛医院引入我国后，本项目组对 DBs 治疗帕金森病的作用机制进行了系统的研究，并在此基础上拓展了其在锥体外系疾病治疗中的应用：

1. 初步探索出 DBS 的作用机制，主要是通过高频电刺激对靶点核团异常兴奋性的抑制性调控，调节相关核团功能状态，重新恢复基底节运动环路的正常功能，从而改善疾病症状。

2. 开创性应用 STN-DBs 治疗肌张力障碍、抽动秽语综合征等锥体外系疾病，该方法具有高有效性、副作用少、节省能耗等优势，更适用于我国现有的医疗现状。

3. 在国际上首次应用双侧 STN DBs 治疗药物迟发性肌张力障碍、外伤性肌张力障碍、Fahr 病、HSD 等罕见难治性锥体外系疾病，术后症状改善均达 85% 以上，5 年随访病患的表现已接近临床治愈；4. 联合神经内、外科专家规范病人选择、手术操作、术后随访等流程，制定和建立了本专业的标准。

截止到 2008 年 12 月，本组共有 342 例运动障碍疾病患者入选接受 DBs 治疗及术后随访研究，其中帕金森病患者 291 例，肌张力障碍患者 38 例，抽动秽语综合征患者 7 例，舞蹈病患者 1 例，其他 5 例。患者术后症状均得到明显改善（改善率平均为 53% ~ 92%），生活质量显著提高。帕金森病患者术后药物用量平均减少 48.2%，其他疾病患者不再服用相关药物。手术成功率（和并发症的发生率）达到国际先进治疗中心的水平。此外帮助国内 10 余家医院开展了该项手术，培养了近百名相关专业医生，提高了我国 DBS 的治疗和研究水平。

本项目是一项临床应用技术研究，从基础和临床两个方面对 DBS 的作用机制及疗

效进行综合探讨、为其临床应用和拓展提供可靠依据。本项目在国内率先开展了 DBS 手术，对于多种疾病的治疗为国际或国内首创。该技术已在国内多家医院得到推广应用，目前全国约有 30 余家医院开展了 DBS 手术，取得了显著的社会效益和经济效益。

本项目 2010 年度获得高校科技进步奖二等奖。

出血性脑卒中规范化外科技术推广及其血肿扩大（HE）机制和临床预测研究

赵继宗　周定标　周良辅　王德江　王　硕
季　楠　张　东　康　帅　袁　葛　叶　迅
王　梅　赵元立　王媛媛

1. 10-5 期间首医北京天坛医院神经外科组织全国 135 家医院神经外科多中心单盲临床病例对照试验，完成脑卒中规范化外科治疗推广研究，病人遍及 30 个省市自治区。本项目采用显微手术、钻孔碎吸和传统开颅 3 种手术方式治疗 2464 例 ICH，其中微创手术组 409 例，碎吸手术组 1416 例，传统手术组 639 例。全组 1 个月累计死亡 476 例（19.3%），3 个月死亡 520 例（21.1%）。完成手术后 1 个月、3 个月和 6 个月随访。6 个月随访 1208 例，有效病例 1057 例其中存活 998 例（94.4%），死亡 36 例（3.4%），失访 23 例（2.2%）。三种手术方式指标两两比较综合分析提示：显微组与碎吸组手术效果优于传统手术组，但显微组与碎吸组间无明显统计学差异。本项目达到预期目标，死亡率降至 25% 以下，植物生存低于 10%。

规范 3 种手术方法治疗 ICH，制定出《中国出血性脑卒中微创治疗规范草案》）。

2. 引入卫生经济学研究不同术式成本/效益关系，降低医疗费用，各单位医疗费用降低 8 个比分点。ICH 人均住院费用 17237.00 元，其中传统手术最高，微创手术居中，定向血肿碎吸手术最低。显微手术最经济，传统组最差，为单病种核算提供资料。

3. 脑出血后血肿扩大（hematoma enlargement，HE）是致死重要因素，研究发现 HE 发生率高达 26.5%，脑梗死病史是危险因素。首次提出首诊 CT 距发病时间较短和血肿密度不均、"血肿生长线"是 HE 的影像学预测指标和 CT 特征性表现。HE 发病机制可能是血管内皮破坏，c-Fn 和 MMP-9 是 HE 的独立预测因子实验室指标。

4. 主办 5 次国际微创神经外科大会，并在青海、云南等西部地区举办 5 次培训班推广微创神经外科技术，参加 4 千余人次。正确使用抗生素和神经营养药，防止过度治疗，使规范的 ICH 外科治疗不断完善并在基层医院普及。

5. 建立了集临床、科研、教学和咨询服务于一体，在全国 6 个地区建立首批示范医院，以此为核心逐步扩大范围，完善和推广我国规范 ICH 的外科治疗。开放式脑卒中外科治疗网上专家系统，提高全民防治脑血管病知识。该网络系统为推广科研成果和积累资料奠定了基础。在国内外杂志发表论文 70 余篇，获市或局科技进步奖 10 项。

本项目 2010 年度获得中华医学科技奖三等奖。

神经科学研究所

（北京市崇文区天坛西里6号，100050）

工 作 概 况

一、科研工作

2010年获得各类科研项目16项，包括国家自然科学基金7项、北京市自然基金1项、卫生部基金1项、局青年基金2项、市卫生系统高层次人才学科骨干3项、世界卫生组织1项、国际合作1项。

目前在研项目60项，其中国家级项目13项，部市级项目32项，局级及横向合作课题15项。共有10项科研项目进行了结题。

全年发表学术论文80篇，其中国外期刊37篇，SCI收录5篇。主编著作1部，参编著作2部，参编健康指南3部。

申报"北京市重点实验室"2个，其中"北京市脑肿瘤重点实验室"获批。

全年共获科技奖励1项，为教育部高等学校科学技术进步奖二等奖。

二、教学工作

1. 研究生工作　目前共有研究生导师21人，其中博导10人，硕导11人。新招收博士生9人，硕士生12人；在读研究生共55人，其中博士生22人，硕士生33人；毕业博士生3人，硕士生11人。

2. 博士后工作　在站博士后工作人员1人。出站2人。

3. 继续教育工作　共举办了Ⅰ类继续教育项目8项，其中国家级项目6项，北京市级项目2项，培训学员总人数超过3500人；举办Ⅱ类继续教育讲座16次。申报2011年度国家级项目5项，备案2010年度国家级项目4项；申报2011年度北京市级项目1项，申报2011年度区县级项目2项。我所共有137名专业技术人员参加继续医学教育，均已达标，达标率100%。

4. 北京神经外科学院　招收了第七批学员，其中五年制学员5名、一年制学员18名。学院支部在支部书记程小燕的带领下，组织党员和积极分子参观了抗战遗址卢沟桥、宛平城及中国人民抗日战争纪念馆。

三、医疗及实验室工作

一年来，临床科室坚决贯彻落实"以患者为中心"的精神，努力提高医疗和服务质量。截止到11月底，神经影像室、伽玛刀治疗室，电生理室、神经介入室、胶质瘤治疗中心共检查治疗病人13.8万余人次。神经影像中心全年检查患者12.1万人次，伽玛刀治疗室诊疗990余例，复诊5000余例。电生理完成视频脑电监测970人次，术中脑电监测340人次，诱发电位术中监测1749例。神经介入室住院1187人次，手术709例，其中动脉瘤320例，绿色通道急诊手术109例。胶质瘤治疗中心完成手术360例，化疗297人。功能神经室手术373例。神经病理室发出诊断报告约7000例，免疫组织化学染色15000余片，冰冻快速诊断报告约1200例，分子病理报告200余例，会诊疑难病例400余例。超微病理室发出诊断报告1584例，制作半薄及超薄切片3168张，照相15000张，配合兄弟单位完成超微病理研究课题 75 项。

生物细胞研究室培养细胞 500 瓶，做实验动物 120 只，内镜手术 650 余例。神经干细胞室进行动物实验 100 余次，做实验动物 200 只；进行细胞实验 150 余次，培养细胞 1200 余瓶。损伤修复室做实验动物 152 只，成功为法国巴斯德研究所刘松博士申报了北京市高层人才项目。病理生理研究室实验用新生大鼠（用于星形胶质细胞培养）200 只、成年大鼠 50 只，完成渗透压检测 27 次。神经介质研究室完成 530 只大鼠的动物实验。功能神经室开展了国产脑深部电刺激 PINS 系统临床实验，完成 30 例帕金森患者植入，效果较好。脑肿瘤研究室完成手术 160 例。动物实验室完成《实验动物使用许可证》的年检，对外开放，资源共享，全年共做实验动物 1849 只。

四、学术交流

举办国际会议 2 次。6 月，中国医师协会神经外科医师分会在成都召开第五届全国神经外科医师代表大会（与第四届世界华人神经外科学会联合召开年会），1500 余名医师出席，会议专题发言 397 篇，评出 2010 年度王忠诚中国神经外科医师年度奖。分会还与北京市王忠诚医学基金会合作资助西部和东北地区 70 名基层医师及研究生参会。10 月，举办北京神经内镜国际研讨会，300 多人参会。

全国脑防办、北京市脑防办、神经介入室、神经病理室、细胞生物室、神经功能室、神经放射室、神经解剖室分别举办学术交流及培训班共 19 次，2040 余人次参加。

脑血管病防治工作方面，全国脑防办与流行病室合作完成北京地区 1200 余人脑血管功能检测复查工作；继续促进康复课题制作卒中康复 DVD 光盘的进程。卫生部"中国农村地区癫痫防治管理示范项目"办公室设在全国脑防办，目前管理参加的项目省

18 个，项目县 132 个，覆盖农村人口 7000 万。年内，18 个项目省共完成培训 17215 人次，筛查癫痫患者 81202 人，治疗管理病人近 7 万。市脑血管病防治办公室建立了 16 个区试点，5 月，组织全市社区医生进行脑血管病防治培训，参训医生 500 余人；组织专家深入农村义诊 200 人次，进入社区发放社区居民口袋书近 3 万册，开展了 4 场健康大课堂讲座。

《中华神经外科杂志》从 96 页增加到 108 页，发行 8 万余册，各项学术指标连续 3 年递增，在 10 余种神经外科专业杂志中排名第一，在百余种中华系列杂志中排名第十二位，在全国 1900 余种科技期刊排名第一百一十位。

引进国外高水平教授三人，借助其在国外临床及基础研究的先进技术，推进院所临床及应用基础的发展。

全年有 23 人次出国进行学术交流，外籍专家应邀来我所进行学术讲座 15 人次。

五、其他工作

1. 2010 年 3 月是研究所建所 50 周年纪念，半个世纪以来，尤其是改革开放 30 年，全体职工在所长王忠诚院士的带领下，发扬了艰苦奋斗、拼搏进取的精神，取得了令世人瞩目的斐然业绩。为此，以学术性的形式成功举办了"现代神经外科新进展研讨会"。同时又以笔会形式留下了全国神经外科学界知名专家 50 米的书法长卷。全国人大常委会原副委员长何鲁丽、卫生部党组书记张茅、中国医学科学院院长刘德培出席了庆典纪念仪式。党支部撰写了《腾飞 30 年》文章获市科委首都思想政治工作研究会一等奖。

2. 研究所在市科委汇报"2010 年公益院所改革与发展"情况评比中取得一类（优秀）院所成绩。

3. 研究所开展了多项爱国主义教育及献爱心活动。党支部及学院支部组织党员参

观了白洋淀革命根据地和抗日战争纪念馆。全所职工向青海灾区捐款 9790 元，衣、被等物 128 件。

4. 财务室以科学发展观为指导思想，严格落实各项财务制度，为科研工作提供高效、周到的财务服务，为研究所的可持续发展提供了强有力的财务支持。

（王灵枢　编　张亚卓　程小燕　审）

联系电话：01067096783

Email：wls_ jj@ yahoo. com. cn

研究所领导名单

所　长　　王忠诚　院士
副所长　　吴中学　教授　　张亚卓　教授

获奖科技成果（题录）

教育部高等学校科学技术进步奖二等奖

脑深部电刺激作用机制研究及其在椎体外系疾病中的应用

黑龙江分院（哈尔滨医科大学）

（黑龙江省哈尔滨市南岗区保健路 157 号，150081）

工 作 概 况

2010 年，哈尔滨医科大学（黑龙江分院）全体教职员工在学校（院）党政班子的正确领导下，学校的各项事业顺利开展，延续上升势头，建设成果喜人，圆满完成了各项工作任务。

2 月 7 日，田文媛同志任哈尔滨医科大学党委书记。

11 月 17 日原哈尔滨医科大学校长、中国共产党党员、中国民主同盟盟员、中国工程院院士于维汉教授因病逝世，国家领导人胡锦涛、温家宝、习近平等发来唁电。于维汉院士当选为 2010"感动龙江"年度人物。学校组织弘扬于维汉院士创新奉献精神，隆重举行于维汉院士追思会。

12 月 24 日，学校隆重召开"铭记百年功绩，弘扬伟大精神"，伍连德博士防治鼠疫 100 周年，逝世 50 周年纪念大会。

一、科研工作

2010 年，全校共承担各级课题 890 项，共获批准经费 84716.3 万元。其中获科技部 10 项；卫生部 6 项，其中国家卫生行业重大科研专项资助 2 项；国家自然科学基金 82 项；国家社会科学基金 1 项；教育部 39 项；其他部委科技项目 6 项；省级课题 153 项；省教育厅 191 项；省卫生厅 187 项；省中医局项目 44 项；市科学研究基金项目 26 项；国际合作科技项目 9 项；校基金 55 项；其他 36 项。

全年共获各级各类科研奖励共 73 项。其中教育部高等学校科学技术奖二等奖 3

项，中华医学科技奖二等奖 1 项，省政府科学技术一等奖 1 项、二等奖 23 项、三等奖 11 项。共申请专利 19 项，获得专利授权 15 项。我校建立了黑龙江省生物医药知识产权信息服务平台，并获国家企事业知识产权试点单位。

今年加强了博士后出入站的管理制度和中期考核，博士后进站 116 人，出站 74 人。中国博士后基金申报获得一等奖资助 13 项，三等奖资助 41 项，第二批博士后特别资助项目 7 项，共获资助金额 268 万元。

学校在重点实验室建设方面取得重大进展，目前共有各级各类重点实验室 25 个，其中 2010 年获批教育部重点实验室立项建设 1 个，获资助建设经费 1000 万；获批省高校重点实验室立项建设 3 个，获资助建设经费 300 万。

全年学校共发表论文 2987 篇，其中全国性学术刊物发表 1390 篇，SCI585 篇，撰写科技论著 113 部。共组织国内外学术活动 34 场（次），78 人次作学术报告。

1 月 15 日，卫生部疾病预防控制局白呼群副局长视察地病中心。

地病中心工作稳步推进。孙殿军主任当选卫生部疾病预防控制专家委员会副主任委员、地方病防治分会委员会主任委员，申红梅教授当选中华医学会第七届地方病学分会主任委员。完成了沿海地区居民碘营养状况调查的总结工作；协助卫生部分别完成了《全国地方疾病防治规划（2011～2015 年）》

的编制工作和 2009 年、2010 年度国家重大公共卫生项目—消除燃煤型氟中毒危害项目以及对海南、四川等 8 省（区、市）碘缺乏病省级达标考评工作。

6 月 7 日至 11 日，我校校长、中国工程院院士杨宝峰教授参加了"中国科学院第十五次院士大会和中国工程院第十次院士大会"，并当选为中国工程院医药卫生学部常委，杨宝峰院士荣获"十佳全国优秀科技工作者"和"哈尔滨市长特别奖"。王志国教授入选中组部第四批"千人计划"，姜洪池教授当选《中华普通外科杂志》副总编、《中华普外科手术学杂志》副主编，孙长颢、庞达、田家玮、王滨有四位教授荣获全国优秀科技工作者荣誉称号，张斌院长当选全国劳动模范和全国先进工作者。

二、教学工作

2010 年学校在教学质量工程建设方面硕果累累，获教育部高等学校科学研究优秀成果奖二等奖 3 项，流行病学、危重病医学被评为国家精品课程，外科学、社会医学教学团队被评为国家级教学团队，目前学校共有国家精品课程 12 个，国家级教学团队 4 个。

教材建设稳步推进，完成 10 部卫生部规划视听教材；摄制精品课程 100 余课时，实施课程体系整合与 PBL 教学改革。积极建设国家级实验教学示范中心，组织整理中心建设成果，参加"2010 年全国高等院校国家级实验教学示范中心建设成果展示会"。

加强重点学科带头人梯队建设。组织了 23 个省重点学科带头人梯队建设的自我评估工作；对 81 位省级以上重点学科带头人和后备带头人进行了考核；接受了省人保厅对我校的检查评估工作。

积极组织申报中央财政支持地方高校特色优势重点学科专项和省级重点学科项目资金工作，获批准特色优势重点学科项目 2 个，省级重点学科项目 5 个，项目资金 1300

万元；组织申报人保厅基础设施建设资助学科 1 个。

2010 年，全校招收研究生 1662 名，其中博士研究生 223 名，硕士研究生 1199 名、硕士学位课程班 217 名、公共卫生硕士（MPH）23 名。普通教育招生 1385 名，成人招生 1783 名，留学生 46 人。

2010 年，校学工部获全国大学生心理健康教育先进集体。

三、医疗工作

2010 年，学校高度重视医疗新技术的开展，陆续出台了一系列管理办法，使全校医疗新技术的管理和评审进一步科学化、规范化、合理化。今年共有 224 个新技术项目参加《黑龙江省医疗新技术应用奖》的评审，获奖 203 项（获奖率 90.63%），其中 112 个项目荣获一等奖。

我校在国家临床重点专科评估工作中取得重大突破，我校一院病理科、附属二院麻醉科、药学部（临床药学）、重症医学科及专科护理 5 个学科入选首届国家临床重点专科。此次黑龙江共获得 7 个国家临床重点专科，哈医大占有 5 席，卫生部、财政部对每个学科投入 500 万元专项建设基金用于建设国家临床重点专科。

8 月 24 日，我校组织医疗队在第一时间救治伊春空难伤员。一架客机在伊春林都机场附近不幸失事，造成 42 人遇难，54 人受伤，其中 7 人重伤，在惊获坠机消息的第一时间，学校组织来自附属一院、二院普外科、骨科、眼科、心内科、神经内科及感染科的医疗精英，立即紧急集合，以"生命为令"，全速赶往伊春市第一医院，为空难的伤者提供了及时救治。国家人保部尹蔚民部长、省长王宪魁、副省长杜家毫、卫生厅赵忠厚厅长和杨宝峰校长陪同看望伊春空难伤员。

9 月 16 日上午，卫生部器官移植检查督导组对附属一院器官移植工作进行检查与指导。

9 月 28～29 日，黑龙江省三级甲等医院复评专家对附属一院进行了细致而认真的检查。经过评审组专家们两天的全面检查，最终以 987 分的高分成绩顺利通过了评审。

我国心脏移植术后存活时间最长的"换心人"杨玉民，在度过了十八年半的新生岁月后，于 2010 年 11 月 20 日，因严重的痛风导致多脏器衰竭去世。

徐秀玉院长荣获中国医院管理突出贡献奖，张铁辉院长荣获全国优秀院长称号，宋春芳教授荣获中华医师奖，吴坤教授荣获中国女医师杰出成就奖。

四、国际交流工作

2010 年全校共计派出了 246 个团组 342 人次前往美国、加拿大、德国等 31 个国家及地区进行研修、工作；接待来自美国、加拿大等国家及地区的 82 个团组和 249 人来校访问、讲学和商谈国际合作项目。聘任来自美国、加拿大、澳大利亚等国家和地区的 18 位海内外著名专家和学者为我校的名誉教授、客座教授，与之建立定期来校讲学和联合开展国际科研合作的机制，进而提升学校的医、教、研层次。

（史文彦　编　袁重胜　审）

联系电话：（0451）86624142　86673910
Email：shiwy2008@163.com

分院及各所、室领导名单
行政领导名单

院长	金连弘	教授	副院长	袁重胜	研究员
			副院长	申宝忠	教授
			办公室主任	史文彦	研究员

黑龙江省基础医学研究所

所长	田野	教授	副所长	高旭	教授

黑龙江省卫生学研究所

所长	孙长颢	教授

黑龙江省肿瘤防治研究所

所长	庞达	教授	副所长	徐向英	教授
			副所长	张艳桥	教授

黑龙江省克山病研究所

所长	王铜	研究员	副所长	孙树秋	研究员
			副所长	傅松波	研究员

黑龙江省大骨节病研究所

名誉所长	杨建伯	研究员	副所长	周令望	高级实验师
				刘运起	研究员
				刘辉	助理研究员

黑龙江省地氟病研究所

名誉所长	孙殿军	研究员	副所长	于光前	研究员
所长	高彦辉	研究员		王丽华	研究员

黑龙江省地甲病研究所

所长	刘守军	研究员	副所长	苏晓辉	研究员
	于钧	副研究员			

黑龙江省视光学中心

主任	胡琦	主任医师

黑龙江省遗传医学中心

主任	傅松滨	教授

黑龙江省医学文献信息中心

主任	曲章义	教授	副主任	张明伟	副研究馆员

黑龙江省肝脾外科中心

主任	姜洪池	教授	副主任	孙学英	教授

黑龙江省医学情报研究所

所长	曲章义	教授

哈尔滨医科大学心血管疾病研究所

名誉所长	傅世英	教授	副所长	杨 巍	教授
所长	李为民	主任医师		罗善顺	教授

哈尔滨医科大学血液病研究所

所长	王京华	主任医师

哈尔滨医科大学临床药学与药物研究所

所长	朱大岭	教授	副所长	杜智敏	教授
				吴琳华	主任药师
				张志仁	教授

哈尔滨医科大学干细胞与生殖医学研究所

所长	周 晋	教授	副所长	曹峰林	教授

哈尔滨医科大学神经外科研究所

名誉所长	戴钦舜	主任医师
所长	赵世光	主任医师

哈尔滨医科大学心血管外科研究所

主任	李仁科	教授

哈尔滨医科大学精神卫生研究所

所长	胡 建	主任医师

哈尔滨医科大学医学影像学研究所

主任	申宝忠	教授

黑龙江省血液肿瘤研究所

主任　　　　周　晋　　　教授

哈尔滨医科大学医学人口研究所

主任　　　　吴群红　　　教授

哈尔滨医科大学脑血管病研究所

主任　　　　王德生　　　教授

哈尔滨医科大学组织工程与发育生物学研究室

主任　　　　金连弘　　　教授　　　**副主任**　　　雷　蕾　　　教授

哈尔滨医科大学老年病第一研究室

主任　　　　韩辉　　　主任医师

哈尔滨医科大学老年病第二研究室

主任　　　　张一娜　　　主任医师

哈尔滨医科大学仪器中心实验室

主任　　　　金晓明　　　教授　　　**副主任**　　　张　丽　　　研究员

哈尔滨医科大学心脏瓣膜研究室

主任　　　　刘宏宇　　　教授

黑龙江省产前诊断中心

主任　　　　陈　萱　　　教授

获奖科研成果（题录）

中华医学科学技术二等奖

中国饮茶型氟中毒流行机制及防治措施研究

黑龙江省科学技术进步一等奖

人类恶性肿瘤候选基因的定位克隆

黑龙江省科学技术进步二等奖

乙型肝炎病毒耐药变异的研究及其耐药株真核表达系统的建立

心肌缺血性疾病新的分子信号机制研究

多发性硬化发病机制与治疗实验研究

低钾饮食中肾脏钾离子通道 ROMK 的调控研究

癌风险生物标志物识别的生物信息融合系列方法研究

鞘磷脂及其代谢产物对结肠癌抑制作用及机制研究

钾离子通道的药理学意义研究

围术期麻醉干预对肺缺血再灌注损伤保护作用及机制的研究

牛磺酸对大鼠小肠缺血再灌注后多器官损伤的保护作用及其作用机制

抗心肌缺血性损伤的靶点研究

缺血性心肌病细胞信号转导机制研究

突发公共卫生事件应急反应能力的评价指标体系研究

乳腺癌抗血管生成和内分泌治疗的研究

乳腺癌发病、诊断及预后的分子标志物研究

As2O3 对直肠癌细胞生长及端粒酶活性影响的实验研究

树莓植物化学物质预防及抑制肝癌机制的研究

乳腺癌近红外光学分子成像研究

黑龙江省高血压流行病学 50 年研究

阿司匹林抵抗与血小板膜糖蛋白（GP）Ⅰa/Ⅱa C807T 多态性的研究

雄激素与动脉粥样硬化内皮功能的关系

Fas/FasL 系统在恶性黑色素瘤发生发展过程中的研究

中药益坤宁治疗围绝经期综合征药靶识别及作用机理的研究

肿瘤生物治疗应用基础研究

黑龙江省科学技术进步三等奖

儿童青少年心理行为问题现况及认知功能研究

基于信息不对称的我国公立医院过度医疗治理研究

遗传性角膜营养不良的相关基因突变研究

人脐带血间充质干细胞诱导分化为胰岛素分泌细胞的研究

利用新型异种脱细胞基质构建小口径组织工程血管的研究

自体骨髓间质干细胞移植对扩张型心肌病心脏功能的影响及机制

Clusterin 基因与非小细胞肺癌抗癌药物敏感性相关机制的研究应用

诱导鼠异体坐骨神经移植免疫耐受的剂量学研究

口腔黏膜癌浸润前沿细胞增殖的研究

心力衰竭犬心房电重构及其机制的实验研究

苦参碱诱导胶质瘤细胞凋亡的实验研究

获奖科研成果（摘要）

中国饮茶型氟中毒流行机制及防治措施研究

孙殿军　高彦辉　于光前　赵丽军　沈雁峰

1999 年，受卫生部委托，地病中心组织开展了饮茶型氟中毒流行特点和砖茶氟摄入量与病情关系的调查，启动了历时十年的饮茶型氟中毒流行机制及防治措施研究项目。获得成果如下：①制定世界上首部《砖茶含氟量》标准，规定了砖茶允许含氟量，用于指导我国低氟砖茶研制，也适用于砖茶生产和销售领域的砖茶含氟量的监测和监管；②首次全面查清了我国饮茶型氟中毒的流行范围和流行强度；③首次全面总结了我国饮茶型氟中毒的流行特征；④首次全面总结了我国饮茶型氟中毒的流行机制。

本成果的应用全面指导了全国饮茶型氟中毒的防治工作：一是为我国饮茶型氟中毒病区判定与病区控制标准的研制以及开展饮茶型氟中毒监测工作提供了充足的科学依据；二是指导国家"十二五"地方病防治总体规划中饮茶型氟中毒防治规划的制定；三是科学评估我国饮茶型氟中毒防治措施的效果。

中国饮茶型氟中毒流行机制及防控措施研究，对于丰富地方性氟中毒研究理论体系具有重要的科学意义，对于推动我国饮茶型氟中毒防控进程、早日控制我国饮茶型氟中毒的流行更具有重大的社会意义。

本成果获 2010 年中华医学科学技术二等奖。

乙型肝炎病毒耐药变异的研究及其耐药株真核表达系统的建立

谷鸿喜　李　迪　张凤民　徐维祯　商庆龙

我国感染乙型肝炎病毒（hepatitis B virus，HBV）的人约有 1.3 亿，严重地威胁着人类的健康。对 HBV 治疗仍是当今难题，虽然核苷类似物拉米夫定（Lamivudine，LAM）对 HBV 复制有明显的抑制作用，但长期使用后产生的耐药备受国内外学者的关注。RNA 干扰（RNAi）已发展成为一种新型的基因阻断技术，可以破坏细胞核内 HBVcccDNA 的结构，从另一个机制抑制肝炎病毒的复制。HBV 持续感染与遗传因素紧密相关，作为遗传因素 HLA 等位基因多态性的研究备受关注。本研究深入探讨 HBV 耐药机制，RNA 干扰制抑 HBV 作用及感染者遗传因素在 HBV 持续感染中作用。取得成果如下：①首次证明拉米夫定耐药变异类型与 HBV 基因型相关；②首次报道 HBV B、C 基因型拉米夫定多位点联合变异对病毒复制能力和抗原表达的影响；③HBV C 基因型拉米夫定耐药变异株稳定表达细胞系的建立及鉴定，为体外研究 HBV 耐药机制和药物筛选建立了技术平台，处于国际先进水平；④首次构建针对 HBVC 基因核定位信号区特异性 siRNA 表达载体，对 HBV 的复制和表达有显著性抑制作用；⑤首次比较 siRNA 与拉米夫定各自对 HBV 抑制作用的异同，检测联合应用 siRNA 与拉米夫定对 HBV 复制和表达的抑制作用；⑥首次报道 HLA-A * 31、33，B * 52 和 DRB1 * 15 与 B 型 HBV

感染相关；含有 HLA-DRB1 * 03 和 B * 58 个体感染的 HBV 不易发生 YMDD 变异；含有 HLA-A * 33 个体易感染 B 型 HBV，易发生 YVDD 变异。

本成果获 2010 年黑龙江省科学技术进步二等奖。

多发性硬化发病机制与治疗实验研究

李呼伦　孙　博　王菁华　刘玉梅　王广友

多发性硬化（multiple sclerosis，MS）为神经自身免疫性疾病，其病因不明，无有效的治疗方法，是当今人类疾病中一大难题和研究热点。我们通过 MS 的动物模型－实验性自身免疫性脑脊髓炎（Experimental autoimmune encephalomyelitis，EAE），系统的展开了对于 EAE 发病机理和治疗的研究，内容包括：①多发性硬化发病机制的研究；②骨髓基质干细胞（Bone marrow stromal cell，BMSC）移植对多发性硬化实验性治疗的研究；③鼻黏膜免疫耐受对多发性硬化实验性治疗的研究；④电针治疗对多发性硬化实验性治疗的研究。通过上述研究，在国际上率先提出了"Th1、Th2、Th17、Treg 细胞亚群失衡"理论，更正了早期国际上 Th1、Th2 失衡导致 EAE 的研究结论，对该领域的研究产生了深远的影响，这将为包括多发性硬化在内的神经自身免疫性疾病的治疗提供更好的靶点。

本项目在 Journal of Autoimmunity 和 Immunology 等学术刊物上发表论文 13 篇，其中国际学术论文 SCI 收录 8 篇，国家核心期刊收录 5 篇。他引 109 次。主要发现和结论被该领域综述性文章 Annual Review of Immunology，Nature Reviews Immunology 等多次介绍和评述。在开展项目的同时，我们建立了黑龙江省高校神经生物重点实验室，积极开展国际合作，先后与瑞典、美国等多个国家的国际研究机构建立合作关系，并进行人才交流。在此基础上，培养了一大批优秀人才，包括博士后 2 名、博士 6 名和硕士 7 名。本项目的研究成果有力地推动了此领域的研究和发展，提升了我国在该领域研究的国际影响力。

本成果获 2010 年黑龙江省科学技术进步二等奖。

低钾饮食中肾脏钾离子通道 ROMK 的调控研究

金　焰　王　燕　林道红　孟祥宁　孙　珺

血钾浓度维持在一个相对狭窄的正常范围内对保持神经元、心肌细胞和骨骼肌细胞的正常功能是十分必要的。肾脏的泌钾功能对于维持机体细胞内外的钾离子平衡起到重要的调节作用。其中钾离子的分泌主要集中在肾小管 CCD 区（皮质集合管），主要负责钾离子分泌的通道是 ROMK，该通道是一个两次跨膜结构的蛋白，在细胞内的氨基端和羧基端分布着许多通道调控位点。但调控 ROMK 通道的机制目前仍存在许多未知，因此，该课题根据前期研究基础，着重探讨了低钾饮食中，CCD 钾通道 ROMK 的分子调控机制。

我们发现低钾环境可以使 ROMK 通道关闭，CCD 上具有丰富的前列腺素受体和血管紧张素受体，因此该研究采用分子生物学与膜片钳技术相结合的方法，通过细胞系实验，模式生物实验和大量动物实验深入研究了前列腺素 E2（PGE2）和血管紧张素 II（ANG II）调控 ROMK 的机制。研究结果表明，低钾摄入导致 PGE2 上调，通过激活 MAPK 信号通路，磷酸化 CCD 上 ROMK 通道，导致 ROMK 通道活性降低，最终使得肾脏泌钾功能受到抑制。血管紧张素 1 型受体（AT1R）参与上述钾分泌抑制的过程，并且在低钾状态下抑制 AT1R 会造成肾脏钾守恒功能丧失。

该研究的发现增进了我们对肾脏钾离子转运的机制了解，促进了肾脏生理研究的进一步发展，而且有利于寻找相关疾病的治疗靶点。相关研究发表 SCI 论文 6 篇，累计影响因子 36.556，文章被国外同行引用 24 次。

本成果获 2010 年黑龙江省科学技术进步二等奖。

牛磺酸对大鼠小肠缺血再灌注后多器官损伤的保护作用及其作用机制

佟立权　王　勋　姜雪萍　李立军　崔元日

目的：研究牛磺酸对大鼠小肠缺血再灌注后多器官损伤的保护作用及其作用机制。

方法：随机将 Wistar 大鼠分为假手术对照组（S 组）、生理盐水对照组（I/R 组）、牛磺酸预处理组（T 组）。腹腔注射麻醉后切皮开腹、游离肠系膜上动脉、阻断 1h，行再灌注制作小肠热 I/R 动物模型。S 组仅切皮开腹、游离肠系膜上动脉而不阻断；T 组术前 30min 于大鼠阴茎背静脉缓慢推注牛磺酸预处理；I/R 组术前 30min 给予等量的生理盐水。于再灌注 1.5h、3h、6h 和 12h 分别采血，然后活杀动物切取肝左叶、右肾、右下肺和距回盲部 10cm 的小肠。血液离心后作 DAO、AST、ALT、BUN、Cr 及 TNF-α 测定。切取的小肠、肝、肾、肺标本进行石蜡包埋、切片，苏木素－伊红染色（HE）、原位末端标记法（TUNEL）和 Caspase-3 测定。

结果：①I/R 组与 S 组比较，前者各时间点的 DAO、AST、ALT、BUN、Cr 及 TNF-a 水平明显升高（$P < 0.05$）；小肠、肝、肾、肺病理损害相应严重（$P < 0.05$）；凋亡指数明显增高（$P < 0.05$）；caspase-3 表达也相应增加（$P < 0.05$）；②T 组与 I/R 组比较，前者各项指标均明显减轻（$P < 0.05$）。

结果显示：

1. ①电子层次：TNF-α 由单核细胞和活化的 T 细胞产生的炎症前因子，介导炎症反应；②分子层次：Caspase-3 是细胞凋亡中的关键限速酶；③细胞层次：TUNEL 阳性表明细胞凋亡；④器官、系统层次：DAO 是小肠损伤的敏感指标之一；AST、ALT 是肝功的敏感指标；BUN、Cr 是肾功的重要指标；⑤HE 染色检测病理形态学改变。从不同层面动态观察多器官的功能学与形态学指标，I/R 组与 S 组比较 $P < 0.05$，说明细胞凋亡是缺血再灌注后多器官损伤的重要机制之一。由此表明，随再灌注时间的延长，各器官的电子层次 - 分子层次 - 亚细胞层次 - 细胞层次 - 器官系统层次 - 机体层次在空间上发生序贯瀑布反应，继而 SIRS-MODS-MSOF 的发生。

2. 牛磺酸药物预处理后，各项指标均明显好转。T 组与 I/R 组比较 $P < 0.05$，表明牛磺酸在小肠缺血再灌注后多器官损伤中具有显著的保护作用。

所以，我们认为：①器官缺血"扳机"，再灌注后多器官损伤"势在必行"；②再灌注损伤过程呈序贯瀑布反应链反应，不同层面反应随时间、空间呈序贯动态变化；细胞凋亡是缺血再灌注后损伤的重要机制之一；③再灌注损伤程度取决于缺血时间长短及机体的促炎反应与抗炎反应间的动态平衡。

本研究成果获 2010 年黑龙江省科学技术进步二等奖。

乳腺癌抗血管生成和内分泌治疗的研究

张清媛　王静萱　耿敬姝　康欣梅　赵文辉

抗血管生成治疗及内分泌治疗是乳腺癌治疗的主要方法，如何提高疗效、克服耐药和降低毒副作用是亟待解决的关键问题。本研究在多项国家基金的支持下，围绕乳腺癌抗血管生成和内分泌治疗的主题，从抗肿瘤血管生成，内分泌治疗耐药机制，提高治疗的耐受性等方面进行了研究，发表论文 27 篇（SCI 收录 13 篇），研究结果：

1. 低剂量化疗主要靶向于肿瘤微血管，与人参皂甙 Rg3 联合具有协同的抗肿瘤血管生成和免疫调节作用，治疗进展期乳腺癌耐受性好、不易耐药；内分泌药物可以阻断乳腺癌血管生成途径，同时联合靶向肿瘤血管生成的药物可增加其疗效。

2. 乳腺癌内分泌治疗耐药是由癌基因及细胞信号传导通路共同参与完成，并证实 AIB1 在 HER-2（＋）介导的 TAM 抵抗中起关键作用，AIB1 将成为 TAM 耐药性乳腺癌的一个新的关键治疗靶点。

3. 芳香化酶抑制剂（AIs）是目前临床最常用的乳腺癌绝经后内分泌治疗药物，其所引起的骨关节症状严重地影响了患者的生活质量和治疗效果，证实 AIs 对雌激素的过度抑制及其所带来的免疫功能改变是其导致骨关节病变的主要原因，正常饮食中的植物雌激素不会刺激乳腺癌的生长，且有助于改善 AIs 所致的骨关节病变。

本研究成果获 2010 年黑龙江省科学技术进步二等奖。

树莓植物化学物质预防及抑制肝癌机制的研究

刘　明　刘家仁　赵金璐　张春鹏　林罗强

新药开发尤其是北药开发是我国医药卫生领域重大战略目标之一，传统的研究思路集中在单一化学药物合成及功效方面而忽略了对天然植物尤其是水果、蔬菜药用价值的研究。树莓作为第三代水果之王，其预防原发性肝癌的效果非常明显。原发性肝癌不同于其他恶性肿瘤，其高危人群相当广泛（乙肝病毒携带者及肝硬化患者等），有效预防肝癌应是医疗工作的重点。

本项目研究结果表明，随着树莓中植物化学物质浓度的增加，总抗氧化自由基清除能力也随之增强。0.25mg/ml 至 10mg/ml 的树莓提取物对肝癌细胞系 HepG-2 的抑制率呈逐渐增加趋势，最高抑制率可达 90% 左右。

在利用化学毒物黄曲霉毒素和二乙基亚硝胺建立的稳定大鼠原发肝癌模型上，随着树莓提取物浓度的增高，实验组大鼠肝脏上的瘤径变小，肿瘤的数量减少，成瘤率降低，结节程度减轻；肝癌细胞 VEGF、增殖细胞核抗原表达的程度亦明显降低。同时，实验组大鼠血清在两种特异蛋白（M2597、M4513）质峰上与树莓干预组及正常大鼠血清差异明显，说明蛋白质峰 M2597、M4513 极有可能为树莓预防肝癌的蛋白质作用靶点。

本成果获 2010 年黑龙江省科学技术进步二等奖。

乳腺癌靶向近红外光学分子成像研究

申宝忠　王可铮　李伟华　王　凯　卜丽红

本项目是以乳腺癌细胞表面表皮生长因子受体（EGFR）为成像靶点，在细胞水平、活体动物肿瘤模型、离体肿瘤组织切片多个角度探讨 EGF-Cy5.5 和 C225-Cy5.5 荧光探针与乳腺癌细胞表面表皮生长因子受体（EGFR）的靶向结合特异性，通过活体定量检测方法区分不同 EGFR 表达水平的肿瘤组织成像的特异性差别。EGF-Cy5.5 和 C225-Cy5.5 能特异性结合肿瘤细胞膜的 EGFR，从而实现肿瘤原发灶和转移灶实时、无创、靶向的活体近红外光学成像，为研究人类乳腺癌的早期局部生长、发生、发展及远隔部位转移提供了新的思路和方法。在肿瘤特异性靶点靶向治疗研究基础上，推进肿瘤特异性诊断及靶向治疗相关的分子成像探针在临床应用、分子成像在临床肿瘤分子切缘的临床应用；利用近红外分子成像探针在术中对前哨淋巴结良恶性进行判定；今后有望通过临床大样本肿瘤标本搜集和检测来实现肿瘤新成像靶点的筛选。

本研究也可以通过 EGFR 定量显像的方法为肿瘤的靶向性诊断和良恶性鉴别提供的方法和依据。本研究成果适用于表皮生长因子受体表达阳性的乳腺癌及相关恶性肿瘤的靶向性诊断，在进一步经过大规模生物安全性评估后，有望生产出新型靶向 EGFR 造影剂应用于临床。本项目有望实现进一步的社会效益和经济效益。

本研究成果获 2010 年黑龙江省科学技术进步二等奖。

黑龙江省高血压流行病学 50 年研究

傅世英 李为民 赵玉娟 董礼航 赵景波

目的：研究黑龙江省高血压流行病学特点。方法：分别于 1958、1979、1991、1999 和 2007 年共 5 次在黑龙江省采取随机整群抽样方法，按国际通用血压测量方法和相关质量控制规定，对年龄≥15 岁城乡自然人群 299，677 人（男 158，782 人、女 140，895 人）进行血压测量及影响血压相关因素横断面调查，对黑龙江省高血压患病率及其相关因素进行分析，并计算黑龙江省高血压的知晓率、治疗率及控制率。结果：黑龙江省高血压患病率逐年增高，50 年共增高 3 倍多，且 1999 年至 2007 年 8 年时间里增长速率最快，从 17.06% 增至 25.69%。随年龄增加，高血压患病率升高，且高血压发病年龄日趋年轻化。城乡及不同职业人群高血压患病率不同，机关企事业单位负责人高血压患病率最高（41.67%）。55 岁以前男性高血压患病率明显高于女性。体重指数、性别、高甘油三酯血症、年龄、高密度脂蛋白胆固醇降低和遗传史等是该地区高血压发病的主要危险因素。本地区目前高血压知晓率、治疗率及控制率分别为 48.90%、25.33% 和 4.32%。结论：黑龙江省是高血压的高发区，需以社区医疗为基础，改善高血压的预防、检测和治疗，抓住重点人群，针对主要危险因素，防、治结合，加强该地区高血压人群防治工作。

本研究成果获 2010 年黑龙江省科学技术进步二等奖。

阿司匹林抵抗与血小板膜糖蛋白（GP）Ⅰa/Ⅱa C807T 多态性的研究

辛晓敏 金英玉 张云平 蒋丽鑫 李洁

阿司匹林能使严重粥样硬化血管事件和死亡的发生率降低 25%。其主要抗栓机制是乙酰化血小板中的环氧化酶-1 抑制血栓素的合成。但是，有一部分服用阿司匹林的患者仍发生血管事件，即所谓的"阿司匹林抵抗"（有些人更愿意将之称为"治疗失败"）。阿司匹林抵抗同死亡、心肌梗死或脑血管事件的增多显著相关。国外已估计出人群中的阿司匹林抵抗率为 8%～45%，而国内在这方面的研究较少，因此前瞻性评价国内 AR 的发生率是很必要的。遗传多态性可以影响个体对药物的反应。检测基因变异有助于预测患者对药物的反应，可作为选择最佳治疗的一种手段。

本课题所研究的对象中，没有发现阿司匹林完全抵抗者，阿司匹林半抵抗（ASR）的发生率为 9.4%（31/330）。在 ASR 患者中血小板聚集与年龄、糖尿病、高血压、血红蛋白水平、血小板计数等因素无关。在 ASR 患者中女性较阿司匹林敏感（AS）中的多，吸烟者亦较 AS 中的多，高血脂者也较 AS 多。我们发现阿司匹林半抵抗者与阿司匹林敏感者之间尿 11-脱氢-TXB2 含量具有极显著差异。用 PCR 技术结合 Bgl Ⅱ 和 Ase Ⅰ 酶切分析，结果发现患者中 GPIa 基因的 807（T/T）型更易发生阿司匹林半抵抗（$\chi^2 = 14.21$，$P < 0.01$）。同临床科室紧密配合，开展上述指标的检测，为临床患者进行二级预防提供有效地实验数据，从而提高患者的预后和生命质量。此项研究具有长远的社会和经济效益。

本研究成果获 2010 年黑龙江省科学技术进步二等奖。

雄激素与动脉粥样硬化内皮功能的关系

富 路 高倩萍 周 萍 李元十 黄明学

动脉粥样硬化（AS）严重威胁人类健康，雄激素与其发病的关系困扰人们多年，对男性而言，雄激素是否促进了 AS 的发生？

课题组从细胞、动物、临床三个层面研究雄激素与 AS 内皮功能的关系，发现睾酮在近生理浓度时保护血管内皮功能，改善血管舒缩状态，超过生理浓度则可能产生负面影响；睾酮是通过内皮细胞上的雄激素受体或通过细胞内芳香化酶的作用转化为雌激素来抑制基因表达与蛋白质合成；睾酮对血管具有直接的舒张作用，该作用可能是通过开放 Kv 通道实现；睾酮水平下降加重心衰时的心功能恶化和交感神经重构，生理剂量睾酮补充治疗可以逆转心功能的恶化和心脏交感神经重构；睾酮与周围动脉粥样硬化负相关；睾酮水平与患者心衰严重程度负相关；血清睾酮水平降低是男性慢性心衰患者死亡风险和再入院率增加的独立预测因子。得出结论：睾酮对男性 AS 的发生具有防治作用，作用结果与睾酮浓度相关。

这一发现对揭示男性 AS 的发病机制，指导临床预防与治疗做出突出的贡献。尤其为预防及治疗提供了理论支持：低雄激素血症但未合并 AS 者进行激素替代治疗预防 AS 的发生；已经患有 AS 的低雄激素血症者补充雄激素减少其心绞痛的症状，改善血脂，改善心功能，减轻病变程度。

本成果获 2010 年黑龙江省科学技术进步二等奖。

基于信息不对称的我国公立医院过度医疗治理研究

韩玉珍 申宝忠 王 革 岳 萍 武之更

随着我国以公立医院为主体的医疗卫生事业的蓬勃发展，医疗费用支出也飞速增长，"看病贵、看病难"等现象愈演愈烈，引起了经济、社会、政治等一系列问题，基本抵消了由医药卫生改革给民众带来的好处。从医疗服务实践和众多研究结果来看，公立医院中广泛存在的过度医疗挤占了有限的医疗资源，是导致以上医疗服务问题的主要原因，而医、患、督三方信息不对称则是过度医疗产生的根源。因此，从信息对称的角度来探讨治理过度医疗的对策，对稳固医药改革成果，回归公立医院的公益性、公平性与可及性具有重大的理论意义和现实意义。

首先，从理论上阐述了过度医疗是如何形成的。分析了医方与患者、医方与监督方、患者与监督方的委托代理关系，根据委托代理理论，代理人相对处于信息优势地位。采用不完全信息博弈理论对三方行为进行研究，结果显示在激励约束机制不健全的情况下，医方将选择对患者诱导需求，患者则会选择与医方合谋过度消费医疗服务，而诱导需求和过度消费都可能导致过度医疗。

其次，剖析了过度医疗产生的机制。通过对机理内涵的深入理解，确定了"构成要素—相互关系—作用路径—结果"的机理研究模式。指出了医疗服务供给、医疗服务需求、内外作用力构成了过度医疗产生的基本要素。采用供需理论对医疗服务供需进行了分析，提出了特殊的供需关系使过度医疗成为可能。另外用逻辑推理的方法对过度医疗产生的内外因进行了剖析，结果显示医药利益链上主体追求利益而形成的利益驱动机制是过度医疗产生的内因，由于信息不对称导致的监督失效则是过度医疗产生的外因。

然后，探讨了治理过度医疗的对策。在总结了国外治理过度医疗经验的基础上，分析了治理过度医疗的模式、内容和方法。在前文深入研究的基础上，指出应以医方为切入点，采取内部治理和外部监管同时开展的模式，主要解决医患、医督、患督信息不对称来达到治理过度医疗的目的，并论证了临床路径在治理过度医疗中的有效性。

再者，为了科学准确地对过度医疗治理效果进行评价，从医患督三方构建了评价过度医疗治理绩效的指标体系，运用层次分析法确定了各指标的相对权重，并通过对多种评价方法的对比分析，建议选择模糊综合评价法对公立医院过度医疗治理绩效进行评价。从改善医患督三方信息不对称的角度给出了有效治理过度医疗的保障措施。

最后，以剖宫产临床路径为例，对过度医疗治理进行了实证研究。通过与传统治疗模式相比较，临床路径能有效改善医患、医督、患督间的信息不对称，达到治理过度医疗的目的。

本研究成果获 2010 年黑龙江省科学技术进步三等奖。

诱导鼠异体坐骨神经移植免疫耐受的剂量学研究

孟庆刚　岳　琦　李　卫　岳伟杰

免疫耐受是指机体免疫系统接触某种抗原后所表现出的特异性免疫无应答或低应答。免疫耐受可天然形成，如机体对自身组织抗原的自身耐受；也可为后天获得，如人工注射某种抗原后诱导的获得性耐受。人工注射异体抗原诱导免疫耐受的理论早在 20 世纪 60 年代就以奠定，相继出现了一系列的理论和实验，如克隆丢失理论、双信号激活及其扩展理论、T 抑制细胞及免疫调节理论；皮肤移植免疫耐受实验、心脏移植免疫耐受实验等等。在很大程度上证实了诱导免疫耐受的科学性、可行性和可操作性。诱导免疫耐受的内因和外因是复杂多变的，对于免疫耐受注射异体抗原的剂量，根据国内外实验资料，在小动物实验中，一般采用胸腺注射或静脉输注的脾细胞的量为（2.5 ~ 5.0）×107/只，而对于大动物国外有实验报道，输注量为 2×107 个/kg。并且有学者认为注射抗原剂量越多，诱导的耐受性越完全。但是目前的文献里采用的多是经验剂量，所以有必要进行系统研究，期望可以得到可靠的数据佐证。本实验证明了胸腺内注射异基因抗原可以诱导大鼠对异体坐骨神经移植的免疫耐受，并且注射异基因抗原剂量与诱导的免疫耐受完全度呈正相关。

本研究成果获 2010 年黑龙江省科学技术进步三等奖。

口腔黏膜癌浸润前沿细胞增殖的研究

赵尔杨　马晟利　施磊　倪红丽　王姗

本课题是黑龙江省卫生厅医学科研课题立项，在查阅大量国内外文献的基础上论证了课题的先进性、科学性和可行性，结合临床实践，把研究重点放在对口腔黏膜癌生物学行为与预后相关性的评估探索方面，展开了对肿瘤浸润前沿状态的分析，在更能反映肿瘤细胞生物学特性的结构中寻找可靠准确指标，通过研究成果为临床治疗等相关医疗行为提供有价值的信息。

课题实验中选用典型病例的病理蜡块作为研究资源，以 PCNA 和 Ki67 蛋白作为技术性能指标，采用免疫组化技术检测其在口腔黏膜浸润癌前沿（ITF）和非前沿区肿瘤组织的分级差异，研究结果证实浸润前沿肿瘤细胞的排列形态与浸润功能的特征可以更准确的反映口腔黏膜癌的生物多形性及侵袭性，增殖相关分子和其他可能影响肿瘤侵袭性的分子经常在浸润前沿表达增高。课题的创新性与先进性表现在将浸润前沿作为预后判断的病理指标，有助于拓展了免疫组化方法在临床病理诊断工作中通常用于鉴别组织来源，分类分型的诊断工具作用，在解决口腔黏膜癌的预后评价问题方面寻求了新的方法。

将 PCNA 和 Ki-67 蛋白以商品的形式在临床中应用，使病理医生不仅可以提供常规的病理诊断，还可以提供对临床病例预后判断的免疫组化指标，使临床病理诊断从组织学结论外延到预后的判断，为临床医生提供更丰富的治疗依据。

本研究成果获 2010 年黑龙江省科学技术进步三等奖。

心力衰竭犬心房电重构及其机制的实验研究

杨树森　韩薇　于江波　林继红　徐炳柱
王政　甘润韬　常慧颖　董国

充血性心力衰竭（心衰）可引起严重的心房电生理和心房结构变化，这些变化是心衰时房颤发生的病理基础。以往研究主要集中于心脏电生理特性的改变，并提出了房颤电重构的概念。然而，心房肌结构重构在房颤的持续中可能更为重要。心衰时 RAAS 系统过度激活，促进心房纤维化，因此心衰患者常伴发房颤。研究表明，ACEI 能有效防止心室快速起搏心衰犬心房的纤维化。但是，长期应用 ACEI 会发生"醛固酮逃逸"现象。众所周知，安体舒通（螺内酯）是临床上广泛应用的醛固酮受体阻断剂，理论上能够彻底阻断醛固酮的促纤维化作用，有望减少房颤发生和持续。

本研究通过心室快速起搏建立心力衰竭模型，应用超声、血流动力学检查、masson 染色、电生理检查、膜片钳以及 RT-PCR 技术证实心衰后心房存在结构重构，是引发房颤的基础，应用安体舒通后结构重构明显改善，房颤的诱发率明显降低。

这一结果提示临床上可应用醛固酮受体拮抗剂减轻心衰后心房重构，从而减少心衰后房颤的发生和持续，降低因房颤引发的高致残率，提高患者的生活质量。

本研究成果获 2010 年黑龙江省科学技术进步三等奖。

苦参碱诱导胶质瘤细胞凋亡的实验研究

成秉林　王新华　张淑君　索晴　王新月

本实验从细胞、整体动物和分子水平，

系统分析苦参碱诱导胶质瘤细胞凋亡的作用机制。同时，为开发研制具有较好疗效的抗胶质瘤中药奠定理论基础和研究平台。实时定量 PCR 芯片在一定程度上是比 RT-PCR 更好的方法，实验设计上更加严谨，结果更加可靠。研究内容、方法：本项目模拟胶质瘤细胞体内、体外两种生存环境，采用 MTT、流式细胞仪（FCM）、免疫组化、免疫荧光（IMF）、激光扫描共聚焦显微镜、扫描电镜（SEM）、实时定量基因 PCR 芯片、Western-blot 等技术，从细胞、整体动物和分子水平，系统分析苦参碱诱导胶质瘤细胞凋亡的作用机制。研究结果、结论：

1. 苦参碱可以抑制体内、体外 C6 胶质瘤细胞增殖，且其抑制增殖的作用具有剂量依赖的关系。

2. 苦参碱可以诱导体外 C6 胶质瘤细胞出现程序性细胞死亡，且其诱导程序性细胞死亡的作用是通过凋亡和自噬两种方式来共同实现的。

3. 苦参碱诱导体内、体外 C6 胶质瘤细胞凋亡的作用是通过死亡受体途径、线粒体途径及 p53 基因依赖性调控途径等多途径、多水平、多基因基础上，特别是通过上调 BID、TRADD 及 Caspase-3 的表达来实现的。

相关论文发表于《中国中医药科技》、《中国肿瘤生物治疗杂志》、《现代生物医学进展》、《MOLECULAR BIOLOGY REPORTS》（SCI 收录影响因子 2.0）共 5 篇。

本研究成果获 2010 年黑龙江省科学技术进步三等奖。

浙江分院（浙江大学医学院）

（浙江省杭州市余杭塘路 388 号，310058）

工 作 概 况

2010 年，在校党委和行政的正确领导下，在浙江分院广大师生员工的共同努力下，浙江分院在学科建设和科学研究水平、教育教学、医疗服务、地方合作、国际交流与合作等方面都取得了较好的成绩，迈出了坚实的一步。现将 2010 年度的有关工作回顾总结如下：

一、科学研究和学科建设工作

2010 年，浙江分院到位科研总经费为 4.7997 亿元，首次突破 4 亿元，较上年同期增长 99.16%。在研国家级科研项目 382 项，经费 16541 万元；当年获批国家自然科学基金项目 170 项，其中：来茂德教授主持的"上皮间质转化在恶性肿瘤转移中的作用及机制"获国家自然科学基金重大项目，陈忠教授主持的"中枢组胺及其受体对脑缺血后星形胶质细胞功能和胶质瘢痕形成的作用及其机制研究"获国家自然科学基金重点项目。此外，还获得国家自然科学基金海外项目和国际合作项目各 1 项，批准经费达 6056 万元，批准项目数和经费数分别比 2009 年增长 33.86% 和 82.59%。

2010 年，神经生物学段树民院士作为首席科学家的"中枢神经损伤修复与功能重建中胶质细胞的作用及意义"获国家 973 项目资助。此外，还获批国家重大专项 2 项、卫生部行业基金项目 2 项和浙江省重大科技项目 9 项。

2010 年，黄荷凤教授主持的"提高出生人口质量的生殖技术创建、体系优化与临床推广应用"获国家科技进步奖二等奖。此外，浙江分院还获得中华医学科技奖一等奖 1 项，浙江省科技进步奖一等奖 4 项，浙江省科学技术奖二、三等奖 24 项。

2010 年全院共发表 SCI 收录论文 826 篇。授权发明专利 24 项、实用新型专利 6 项。

2010 年获批建设省、部重点实验室 3 个，分别为：浙江省医学神经生物学重点实验室（罗建红）；浙江省腔镜外科重点实验室（蔡秀军）和生殖遗传教育部重点实验室（黄荷凤）。卫生部医学神经生物学重点实验室经过三年建设，顺利通过了国家卫生部组织的验收。

2010 年新获批建设浙江省医学重点学科群 2 个，分别是新生儿与围产医学（杜立中）和腔镜外科（蔡秀军）。

在实验室工作方面，认真落实并完成学校"实验室安全专项整治"活动，顺利地通过了学校组织的验收，并获得浙江大学实验室安全专项整治活动先进集体二等奖。同时完成了浙江分院公共技术支撑体系的前期建设工作，制定和正在完善一系列规章制度和运行机制，并于 2010 年 12 月 1 日开始正式投入运行。

二、教育教学工作

浙江分院 2010 年共录取研究生 494 名，其中博士研究生 164 名，硕士研究生 330

名。目前在校研究生人数 2266 名，其中硕士 973 名、博士 687 名，临床医学七年制 507 名，临床医学八年制 99 名。年度授予学位人数 867 名。

继续推进临床教学改革工作。以教育部正式批准我院试办八年制医学教育为契机进一步加强管理，深化改革，临床前期课程在 2005 级八年制学生中实施近一年来受到分院师生和 UCLA 专家的好评。医学专业七年制学生在"首届全国高等医学院校大学生临床技能竞赛"获得了三等奖。

浙江分院在教育部"质量工程"及省级教改项目的申报工作中取得新成绩。启动了浙江分院 2010 年本科改革改革项目的立项工作，共有 26 项申请被列入了其中。在精品课程建设方面，陈季强教授负责的《基础医学整合课程》获 2010 年国家精品课程；凌树才教授负责的《人体解剖学》、姚克教授负责的《眼科学》获 2010 年省级精品课程。

公共卫生一级学科博士学位授予点目前正在国务院学位办公示中。

2010 年浙江分院有 1 篇论文被评为全国优秀博士学位论文提名奖，有 3 篇论文被推荐参加 2011 年全国优秀博士学位论文评选。

三、医疗与地方合作

附属医院保持良好的发展势头，为全省及周边地区人民提供优质卫生服务。附属医院 2010 年的业务收入达到 69.63 亿元，门急诊人数 879 万人次，住院人数逾 27 万人次。同时，附属一院、附属二院、附属邵逸夫医院三家综合性医院不断提高医院管理水平，提高医疗服务质量，优化服务流程，为新一轮等级医院评审打下坚实基础。

努力探索服务地方卫生事业建设发展的有效途径。附属医院通过开展远程医疗会诊和派遣医疗队等形式，服务第二故乡贵州；绍兴二院挂牌成为附属第一医院绍兴分院，衢江区人民医院挂牌成为附属第二医院衢江分院；附属二院与慈溪卫生局进行了全面的合作，通过业务指导、人才培养、学科建设、网络医疗服务平台的扶持，逐步实现"大院带县院"的目标。2010 年底，在学校与绍兴市签订了市校医学合作协议框架下，医学部与绍兴市第一人民医院签订了全面合作协议，在科、教、研、医疗领域开展全面合作。

继续开展援疆援藏援外工作。今年先后接受了和田地区二批共 10 名少数民族医疗技术骨干来我校各附属医院进修学习，并在学校统一部署下，选派普外科、心内科、肿瘤科、妇产科 8 名专家，分 2 批支援新疆阿克苏地区。积极响应浙江省卫生厅援非任务，落实选派 5 名医生参加浙江省第 22 批援助马里医疗队，支援当地医疗卫生事业的建设。

四、对外合作与交流

2010 年 1 月，浙江分院代表团对美国南卡罗莱纳医科大学、罗彻斯特大学、梅奥医学中心、密歇根州立大学、布朗大学、罗德岛大学、加州大学洛杉矶分校、罗马琳达大学、希望城国家医学中心进行了访问和考察，与南卡罗莱纳医科大学和密歇根州立大学签订合作协议，并与加州大学洛杉矶分校签约成立"联合医学科研教学中心"，双方将在人才培养、师资建设和转化医学领域及其他医学工程领域进一步开展全面合作。

2010 年举办了 4 次国际会议。全年共选派出 86 名学生到布朗大学、加州大学、罗彻斯特大学、密歇根州立大学等学校进行科研及访问交流，接受了 5 名外国交流学生。

（易　平　编）

联系电话：（0571）88208032

E-mail：yiping@ cmm. zju. edu. cn

分院及各所、室领导名单

主　任：段树民　教授　中国科学院院士
名誉院长：巴德年　教授　中国工程院院士
常务副主任：罗建红　教授
党委书记、副主任：陈　智　教授
副主任：许正平　教授
副主任：黄　河　教授
副主任：沈华浩　教授
副主任：郑树森　教授　中国工程院院士
副主任：王建安　教授
副主任：何　超　教授
副主任：陈　忠　教授

浙江大学传染病研究所

所　长　李兰娟　教授　　**副所长**　陈　智　教　授
　　　　　　　　　　　　　　　　　马伟杭　主任医师

浙江大学外科研究所

所　长　郑树森　教授　　**副所长**　吴育连　教　授
　　　　　　　　　　　　　　　　　于吉人　主任医师

浙江大学环境医学研究所

所　长　陈　坤　教授　　**副所长**　孙文均　研究员

浙江大学肿瘤研究所

所　长　张苏展　教授　　**副所长**　胡　汛　教　授
　　　　　　　　　　　　　　　　　陈丽荣　研究员

浙江大学免疫研究所

所　长　曹雪涛　教　授（兼）　　**副所长**　王青青　研究员

浙江大学血液病研究所

所　长　金　洁　教授　　**副所长**　赵小英　教　授
　　　　　　　　　　　　　　　　　黄　河　教　授

浙江大学儿科研究所

所　长　赵正言　教授　　**副所长**　杜立中　教　授

俞惠民　教　授

浙江大学心血管病研究所

所　长　胡申江　教　授　　副所长　王建安　教　授

付国胜　教　授

浙江大学脑医学研究所

所　长　刘伟国　教　授　　副所长　李惠春　主任医师

胡兴越　主任医师

浙江大学急救医学研究所

所　长　徐少文　主任医师　　副所长　蒋国平　主任医师

崔　巍　副主任医师

浙江大学骨科研究所

所　长　严世贵　主任医师　　副所长　陈其昕　主任医师

范顺武　教　授

浙江大学妇产科计划生育研究所

所　长　黄荷凤　教　授　　副所长　金　帆　教　授

吕卫国　教　授

浙江大学邵逸夫临床医学研究所

所　长　蚁健敏　教　授　　副所长　何　超　教　授

浙江大学眼科研究所

所　长　姚　克　教　授　　副所长　李毓敏　主任医师

姚玉峰　教　授

浙江大学细胞生物学研究所

所　长　李继承　教　授　　副所长　周天华　教　授

张咸宁　教　授

欧阳宏伟　教　授

浙江大学病理学与法医学研究所

所　长　周　韧　教　授

浙江大学社会医学与全科医学研究所

所　长　李鲁　教　授　　副所长　杨廷忠　教　授

杜亚平　副教授

浙江大学营养与食品安全研究所

所　长　朱心强　教　授　　**副所长**　冯　磊　副教授

浙江大学呼吸疾病研究所

所　长　沈华浩　教　授　　**副所长**　周建英　教　授
　　　　　　　　　　　　　　　　　　应可净　教　授

浙江大学神经科学研究所

所　长　罗建红　教　授　　**副所长**　陈　忠　教　授

浙江大学微创外科研究所

所　长　蔡秀军　教　授　　**副所长**　高　力　主任医师
　　　　　　　　　　　　　　　　　　牟一平　主任医师
　　　　　　　　　　　　　　　　　　何　闻　主任医师

浙江大学核医学与分子影像研究所

所　长　张　宏　教　授　　**副所长**　楼　岑　主任医师
　　　　　　　　　　　　　　　　　　李林法　主任医师

浙江大学药物研究所

所　长　蒋惠娣　教　授　　**副所长**　戚建华　教　授

浙江大学药物制剂研究所

所　长　邱利焱　教　授　　**副所长**　袁　弘　教　授

浙江大学药物信息学研究所

所　长　程翼宇　教　授　　**副所长**　瞿海斌　教　授

浙江大学现代中药研究所

所　长　吴永江　教　授　　**副所长**　刘雪松　教　授

浙江大学药理毒理与生化药学研究所

所　长　何俏军　教　授　　**副所长**　韩　峰　教　授

传染病诊治国家重点实验室

主　任　李兰娟　教　授

卫生部传染病重点实验室

主 任 李兰娟 教 授　　副主任 陈 智 教 授

陈亚岗 教 授

沃健儿 研究员

卫生部医学神经生物学重点实验室

主 任 罗建红 教 授

卫生部多器官联合移植重点实验室

主 任 郑树森 教 授

恶性肿瘤预警与干预教育部重点实验室

主 任 胡 汛 教 授

生殖遗传教育部重点实验室

主 任 黄荷凤 教 授

浙江省生物电磁学重点实验室

主 任 许正平 教 授

浙江省医学分子生物学重点实验室

主 任 胡 汛 教 授

浙江省器官移植重点实验室

主 任 郑树森 教 授

浙江省女性生殖健康重点实验室

主 任 谢 幸 教 授

浙江省生物治疗重点实验室

主 任 何 超 教 授

浙江省医学分子影像学重点实验室

主 任 张 宏 教 授

浙江省新生儿疾病（诊治）重点实验室

主 任 赵正言 教 授

浙江省血液肿瘤（诊治）重点实验室

主　任　金　洁　教　授

浙江省心血管病诊治高新技术重点实验室

主　任　王建安　教　授

浙江省疾病蛋白质组学研究重点实验室

主　任　来茂德　教　授

浙江省腔镜外科重点实验室

主　任　蔡秀军　教　授

浙江省医学神经生物学重点实验室

主　任　罗建红　教　授

国家药品监督管理局药品评价中心浙江呼吸药物研究重点实验室

主　任　卞如濂　教　授

获奖科研成果（题录）

国家科技进步二等奖

提高出生人口质量的生殖技术创建、体系优化与临床推广应用

中华医学科技一等奖

卵巢癌病变进展机制与阻遏策略研究及应用

浙江省科学技术一等奖

角膜移植眼表重建新技术及角膜病诊断新方法的开发研究
支气管哮喘发病的免疫学机制研究
阻断出生缺陷、促进子代健康关键技术体系的创建与推广应用
慢性粒细胞白血病靶向治疗及异基因造血干细胞移植最新策略的建立

浙江省科学技术二等奖

子宫内膜癌的基础与临床系列研究

下腰椎椎间融合的相关研究

内皮祖细胞的功能及其对受损肺血管内皮细胞的修复作用

颌骨复杂病变畸形 CAD/CAM 相关新型个体化治疗的临床研究

新型再生活性微纳米改性人工种植体的开发研究

生物芯片技术在消化系统疾病中的应用基础和临床研究

树突状细胞等在艾滋病感染中的作用及抗病毒治疗免疫重建研究

表面处理与牙齿硬组织/羟基磷灰石粘结的研究

中药药效物质资源数字化辨析及发掘方法研究

中药代谢分析技术平台建立与应用

靶向抗肿瘤药物的设计和发现

5-脂氧酶/半胱氨酰白三烯受体在脑损伤中的调节作用

浙江省科学技术三等奖

皮肤光老化过程中 mtDNA 突变及氧化应激改变研究

提高婴幼儿重症复杂先心病手术疗效研究

脑表面结构磁共振三维重建、仿真显示技术及其应用的研究

表皮生长因子受体及变异体在喉癌发病机制中的相关问题

脑血管病外科治疗的基础与临床研究

感觉神经 TRPV1 受体在心肌缺血和血压调节中的作用及其机理探讨

曲安奈德对脉络膜新生血管的防治作用及机制研究

子宫肿瘤差异蛋白质组的研究

类风湿关节炎发病机制及抗炎治疗的研究

改良的无呼吸试验在脑死亡判定中的可行性研究

多中心重症监护网络平台的试验和临床应用

胃癌增殖转移相关基因与靶向免疫毒素联合化疗作用的研究

获奖科研成果（摘要）

提高出生人口质量的生殖技术创建、体系优化与临床推广应用

黄荷凤　陈子江　刘嘉茵　林　俊　吕时铭　等

项目针对高危、不孕和生殖障碍特殊人群，创建了植入前胚胎遗传学诊断（PGD）积极性优生新技术、优化的现代助孕技术和健康生殖预警三大临床体系。通过 PGD 技术控制异常胚胎着床，减少出生风险；制定"不孕症诊疗临床路径"，优化助孕流程；研发"临床辅助生殖技术"和"子代随访及健康干预"管理系统软件，对生殖安全进行严格质控；对卵巢年龄和功能的准确评估，确保妊娠质量；首创用卵源性因子优选卵子和发明"人自体成熟卵泡液 IVM"技术，改善卵子质量；创建原核至囊胚动态综

合评分新技术，提高胚胎优选效率；率先实施减少胚胎移植数量，防止多胎发生；在发病机制基础上创建的环境与疾病致生殖毒预警体系，最大程度减轻疾病和不良环境因素对健康生殖的负面影响。项目单位负责制定国家技术指南和规范，发表 SCI 论文 104 篇，获得国家发明专利 5 项，国家软件著作权 2 项。研究成果在全国 30 个省市 321 家医院推广应用。

本项目获 2010 年国家科技进步二等奖。

卵巢癌病变进展机制与阻遏策略研究及应用

谢　幸　吕卫国　叶　枫　陈怀增　虞和永　等

本研究包括：阐明卵巢癌腹腔免疫缺陷的特征与形成机制，并建立有效的逆转方法；揭示卵巢癌的关键耐药机制，证实纳米载体能有效逆转卵巢癌细胞的耐药性；确定可用于预测预后的卵巢癌分子标记，提出卵巢癌分子分型和分层综合治疗策略。系统地揭示了卵巢癌腹腔免疫缺陷的特征及形成机制，并建立了新的有效的阻遏方法；确定了卵巢癌肿瘤干细胞的分子表型与抗药性，证实了逆转卵巢癌耐药的关键靶点和有效的逆转方法；确认了可用于卵巢癌分子分型的分子，并提出分层综合治疗策略，提高了晚期卵巢癌的生存率。共发表论文 93 篇，其中 SCI 论文 46 篇。中文论文他引 321 次，单篇最高他引 128 次；SCI 论文他引 268 次，单篇最高他引 35 次。部分研究成果已被写入教科书，参与制定了我国卵巢肿瘤诊治指南。

本项目获 2010 年中华医学科技一等奖。

角膜移植眼表重建新技术及角膜病诊断新方法的开发研究

姚玉峰　裘文亚　张　蓓　张永明　周　萍　等

角膜病是眼科常见的致盲性疾病。深板层角膜移植不但达到与穿透性角膜移植同样效果的角膜透明性，且不发生排斥反应，但手术难度较大。本项目重点开发了一种新的深板层角膜移植技术，并针对真菌性角膜炎、复发性胬肉及遗传性角膜变性的诊治，开发了系列新的手术治疗和诊断技术。①创立了全植床深板层角膜移植术。这一新型的角膜移植除术后不发生排斥反应外，技术步骤简化、难度降低、手术时间缩短、并发症减少，能暴露全植床的后弹力膜。采用该技术已成功治疗 230 多例患者，并多次在美、日和欧洲等地学术会议上做邀请讲演。为配合该手术开发的组合器械和为拓展供体来源建立的异种角膜基质脱细胞技术；②建立玻片培养法用于角膜炎分离菌株的鉴定，该方法较已报道的培养法更加简便、对真菌的形态观察更加清晰、菌种的鉴定准确性更高。在此基础上，建立了 Etest 药敏试验测定菌株对抗真菌药物的敏感性。至今已鉴定了 600 余株临床分离的真菌及获得药物敏感性数据以指导临床药物治疗；③开发了针对复发性胬肉或烧伤导致的重度睑球粘连、眼球活动受限、眼表异常疾病的新手术－三联眼表重建手术，包括术中应用丝裂霉素 C，联合羊膜移植和自体角膜缘－结膜移植。该手术可同时达到恢复眼表面平整、重建结膜穹隆结构、恢复正常眼球运动以及正常眼表细胞表型。目前已成功治疗 25 例多次复发性胬肉病例 4、开展遗传性角膜基质变性的诊断和治疗方面的研究，建立了胶滴状角膜变性的基因诊断方法，发现了两个新的 TAC-STD2 致病基因位点；发现了导致格子样角膜变性复发的异常蛋白来源的新的依据，修正了上皮来源学说的错误所在；首次发现了遗传性角膜病后弹力膜前基质变性在细胞水平的特征性表现。研究成果直接使 850 余例患者受益，通过举办国家级学习班，在国内 12 家大医院推广应用，应用总病例近 1000 例。发表 9 篇学术论文，其中 SCI 收录论文 6 篇；获 2 项国家发明专利。

本项目获 2010 年浙江省科学技术一等奖。

支气管哮喘发病的免疫学机制研究

沈华浩 王 凯 李 雯 王苹莉 黄华琼 等

哮喘是最常见的慢性疾病之一，发病机制错综复杂，至今尚未完全阐明。本研究对哮喘发病机制中嗜酸粒细胞与哮喘发病之间的关系，骨髓祖细胞在哮喘发病中的作用，激素的骨髓作用机制等方面进行了深入研究。

1. 采用荧光跟踪、转基因和基因敲除、细胞转输等技术研究了嗜酸粒细胞在哮喘发病中的作用，发现体外过继嗜酸粒细胞可直接导致哮喘的病理生理改变，首次证实并阐明了嗜酸粒细胞与哮喘发病之间存在直接因果关系。这是自 1879 年发现哮喘患者存在嗜酸粒细胞增高现象以来，国际上第一次关于嗜酸粒细胞可以直接引起哮喘发病的实验研究报道，开辟了哮喘靶向治疗研究新领域。

2. 在国内外首先阐述了哮喘发病的祖细胞-Eotaxin-CCR3 调控新机制，证明哮喘小鼠通过上调 CD34 + 祖细胞上 CCR3 的表达来促进外周血和气道局部的 Eos 的募集，CCR3/eotaxin 参与了 CD34 + 祖细胞的趋化以及 Eos 局部炎症浸润的病理过程。发现 CCR3 抗体可抑制哮喘小鼠气道炎症及骨髓 CD34 + 祖细胞的迁移和分化。制备了鼠抗人 CCR3 单抗，可能会成为一种有前景的治疗哮喘气道炎症的新策略。

3. 在国内外首次阐明了 ROS 在气道黏蛋白 MUC5AC 表达中的关键作用，证实 PKC-Nox-ROS-TGF-alpha 信号途径介导 MUC5AC 表达的上调；首次阐明多重感染依赖 TAK1-MKK3/6-p38MAPK-AP-1 和 TLR2/4-MyD88-ERK-AP-1 信号通路协同上调气道 MUC5AC 的表达，为进一步阐明哮喘气道黏液高分泌的分子机制提供新的思路，为筛选新的气道黏液高分泌的治疗靶点提供重要依据。

4. 发现激素可以通过抑制 CD34 + 祖细胞的迁移和分化，而不是通过传统认为的抑制 IL-5 途径而减轻气道炎症和气道高反应性的新机制。

5. 建立了包括稳定的哮喘急/慢性炎症模型和气道重构模型，以及与人各生命阶段相对应的哮喘动物模型。

发表 SCI 论文 19 篇，总影响因子 44.772。截止 2009 年 3 月 11 日，10 篇代表性论文共被引用 123 次，其中他引 103 次，单篇文章最高引用 75 次。中文核心期刊发表论文 45 篇，被引用 220 次，其中被他人引用 201 次。

本项目获 2010 年浙江省科学技术一等奖。

阻断出生缺陷、促进子代健康关键技术体系的创建与推广应用

黄荷凤 吕时铭 徐晨明 高惠娟 金 帆 等

我国是出生缺陷率最高的国家之一。尽管"三级"预防起了一定的作用，但在阻断出生缺陷的关键技术创新，尤其针对特殊人群出生缺陷的防控体系建立和推行积极性优生方面一直无重大突破。针对普通、高危和目标人群，本项目开发、推广并优化阻断

出生缺陷、促进子代健康的关键技术体系，建立了国内规模最大、技术全面的出生缺陷阻断技术平台和临床基地，对重大出生缺陷进行了更有效、更早期、更快捷的诊断和干预。

建立了中国人群重大出生缺陷筛查标准，提高了筛查的种族针对性和效率；创建了双胎妊娠筛查标准，拓宽了筛查人群；建立了中国人群酌情三联筛查方案，提出了高龄孕妇的筛查策略，优化了筛查方案并节俭了成本；发明了实时定量 PCR 检测 21 号染色体数目的快速诊断技术，提高了诊断效率；发明了复杂染色体异常诊断技术和淋巴细胞预处理优化技术，优化了产前诊断技术，提高诊断准确性和效率；通过对表皮松解性掌跖角化症、肝豆状核变性和进行性肌营养不良等的致病基因确立，成功实现了对常染色体显性、隐性和 X 连锁遗传病的产前基因诊断，并诞生了健康新生儿；创建了间期核转化技术，开发了一系列单细胞染色体和基因诊断技术，将出生缺陷阻断提前到胚胎着床前，为出生缺陷源头控制提供强有力的技术支撑。为保障助孕子代健康，开发了卵巢年龄综合评估技术；实施卵巢刺激方案个体化和微量化；优化体外受精和胚胎培养条件，发明了自身成熟卵泡液条件培养基；开发了配子、胚胎优选、保存和拯救技术；减少胚胎移植数，实施选择性减胎，减少严重助孕并发症；综合评估子宫内膜异位症、多囊卵巢综合征等生殖相关疾病的相关基因多态性、关键信号通路和遗传背景与卵巢反应性和生殖力的关系，建立生殖相关疾病预警和诊治体系，获得良好的临床效果。

依据创建并优化的技术体系，实施了产前筛查 200,000 余例，完成 10,000 余高危孕妇的产前诊断和 150 个遗传病家系的孕前和产前基因诊断，阻断了 350 个严重缺陷儿的出生；着床前诊断成功率和健康新生儿出生符合率达 100%；每年诊治 118,000 名生殖障碍患者，实施优化的助孕技术，临床妊娠率稳定在 44% 以上，健康新生儿出生率达 99.5%，研究成果在 25 个省市 236 家医院推广应用。获发明专利 4 项、软件著作权 1 项；发表论文 200 余篇，其中 SCI 源刊物 32 篇，SCI 他引 68 次。

本项目获 2010 年浙江省科学技术一等奖。

慢性粒细胞白血病靶向治疗及异基因造血干细胞移植最新策略的建立

黄　河　罗　依　赵妍敏　施继敏　谭亚敏　等

慢性粒细胞白血病（CML）占成人白血病的 15%，中位生存期为 39~47 个月，5 年生存率仅为 25%~30%。酪氨酸激酶抑制剂（TKIs）开创了 CML 的分子靶向治疗时代，但异基因造血干细胞移植仍是 CML 唯一的治愈方法。我国 CML 治疗面临 TKIs 治疗费用昂贵，患者需终身服药，停药后出现复发；TKIs 耐药比例不断增加；CML 病人年龄轻，治疗周期长。因此，急需建立一套符合中国国情的 CML 患者的治疗策略。

针对中国 CML 的发病特点和治疗现状，自主开展 CML 分子靶向治疗和异基因造血干细胞移植的研究，创新性地提出了 CML 分层治疗策略，既利用靶向治疗的高效性，又通过移植实现了疾病治愈的可能，避免终身用药，节省了医疗费用，实现了 CML 治疗中关键技术的革新。①首次在国际上报道了中国 CML 的流行病学特征和治疗现状；②首次报道中国 CML 患者经伊马替尼治疗的 5 年总生存率为 74.8%，提出了经济因素为中国 CML 患者疾病进展的独立危险因素；③对 CML 慢性期患者，创新性地提出了减剂量预处理移植联合伊马替尼的治疗方案，有效降低了移植后并发症的发生率和死亡率，Ⅰ～Ⅱ度和Ⅲ～Ⅳ度 aGVHD 发生率分别 26.9% 和 0，应用伊马替尼可有效预防和治疗移植后的分子学复发和细胞生物学复发，患者 3 年总生存率达到 81%；④对 CML 进展期患者，证实清髓性移植联合酪氨酸激酶抑制剂为最优方案，患者 4 年无病生存率为 63.5%，较以往疗效有显著提高；⑤首次分析了中国 CML 患者 KIR 的基因学特征，研究发现中国 CML 患者接受无关供者移植后复发风险降低与 KIR 配体缺失密切相关。该成果已在本院广泛应用，并在上海长海医院、长征医院等共 9 家三甲医院成功推广应用。发表论文 19 篇，其中 SCI 收录 7 篇，总影响因子 25 分，中文一类期刊 12 篇，被引用 41 次；在亚太 CML 专家会议、欧洲骨髓移植年会、美国血液学年会上作大会报告。

本项目获 2010 年浙江省科学技术一等奖。

子宫内膜癌的基础与临床系列研究

万小云　王新宇　毛愉燕　吕卫国　谢　幸　等

子宫内膜癌是妇科常见的恶性肿瘤，但病因及发病机理尚不明确。虽然早期患者的手术治疗有较好的疗效，但仍有相当一部分病例在治疗后复发，且手术的范围如是否行腹膜后淋巴结切除等尚有争议，年轻患者也因手术切除而失去生育功能。本课题组针对子宫内膜癌诊治上存在的实际问题，开展了一系列相关的基础与临床研究。在发病机制方面，研究并证实了子宫内膜腺癌的发生和发展过程中，细胞的自噬活性改变发挥了重要的作用，并证明 AKT 和 ERK 基因参与了自噬活性的调节，AKT/mTOR 与 MEK/ERK 两条信号通路之间相互作用。还首次报道了外源性 PTEN 基因能成功地导入由于 PTEN 基因缺失性突变而不表达内源性 PTEN 蛋白的子宫内膜癌细胞系 Ishikawa 细胞，并能有效地抑制 Ishikawa 细胞生长，同时还明显地增强了癌细胞对 staurosporine、阿霉素等化疗药物的化学敏感性。这些研究有非常重要的临床意义，特别是为进一步探索新的治疗方法如基因治疗联合化疗及新的药物提供了新的方向和基础。在临床方面探索了阴道三维超声判断子宫内膜癌肌层浸润的敏感性等客观量化指标，PTEN 基因表达与子宫内膜癌分化、肌层浸润深度以及淋巴结转移等术前高危因素的关系。研究提出子宫内膜癌术前评估中诊断性刮宫标本的肿瘤分级并不能正确的预测最终的组织学结果，对临床Ⅰ期子宫内膜腺癌患者应进行全面的分期手术。研究还发现对有经验的妇科肿瘤医师术中剖检子宫内膜癌标本并进行肉眼观察对评估子宫内膜癌肌层浸润是一种非常有效且简单的方法。此外，对年轻渴望保留生育功能的早期子宫内膜癌患者，本研究提出孕激素联合辅助生育技术的治疗方案似乎是安全有效的。发表论文 27 篇，在 SCI 科学引文数据库中被收录 6 篇，共被引 42 次。被上海仁济医院、丽水市中心医院等多家医院应用于临床，取得了良好的社会效益。

本项目获 2010 年浙江省科学技术二等奖。

下腰椎椎间融合的相关研究

范顺武　方向前　赵凤东　赵　兴　顾传龙　等

椎间融合是治疗下腰痛最常见和有效的外科方法之一，但手术相关的诸多问题仍然不清，如手术适应证的选择及其依据、手术的微创化处理、骨性融合的评估方法、邻近节段退变、手术对软组织损伤的评估、术后假关节形成、融合器沉降、"融合病"等。本项目紧紧围绕当前椎间融合出现的相关问题展开，以下腰痛相关的解剖学和生物力学研究为基础，创新性地应用符合解剖特征和微创理念的手术方式，并在骨性融合评估、软组织损伤评估、邻近节段退变等方面获得较大的研究成果。①首次研究不同区域骨性终板的生物力学特征；②首次提出"先撑开后复位"的手术技术，用于治疗中重度腰椎滑脱，极大改善了手术疗效；③首次应用螺旋CT三维重建观察融合术后骨性融合情况，摸索出最佳的扫描和重建参数；④最早应用MRI、血生化指标和肌电图等方法综合评估融合术后软组织损伤。研究成果在全国近20家医院得到了推广应用。应用"先撑开后复位"技术治疗腰椎滑脱，极大改善了手术效果，降低了手术并发症，并降低了相关的治疗费用。通过对椎旁软组织损伤的研究，培养了临床医生对软组织保护的意识，从而极大降低了术后腰背痛的发生率和相关的治疗费用。通过螺旋CT三维重建，客观正确地评估了融合术后骨性融合情况，为临床诊疗提供客观依据。相关研究成果已发表文章82篇，其中SCI期刊13篇，共被引用20次；国内期刊30篇，共被引用27次；国内二级期刊文章39篇。此外，申请发明和实用新型专利各一项（授权）。编写和翻译专著各一本。

本项目获2010年浙江省科学技术二等奖。

内皮祖细胞的功能及其对受损肺血管内皮细胞的修复作用

陈君柱　王兴祥　张芙荣　尚云鹏　朱军慧　等

特发性肺动脉高压（Idiopathic pulmonary artery hypertension，原名原发性肺动脉高压）是一种恶性肺血管疾病，其基本病理特点是远端肺小动脉内膜增生、丛样病变、中膜肥厚、肌化和血栓形成，管腔逐渐闭塞，肺动脉压进行性升高，最终导致右心衰竭。内皮功能障碍在特发性肺动脉高压的启动以及后续的发展过程中扮演关键角色，而前者的本质是内皮损伤与修复之间的失平衡。研究表明内皮祖细胞（endothelial progenitor cell，EPC）在内皮损伤后的修复中发挥重要作用。EPC是一类能增殖并分化为血管内皮细胞，但尚未表达成熟血管内皮细胞表型，也未形成血管的前体细胞。研究发现，EPC不仅参与人胚胎血管生成，同时也参与出生后血管新生和内皮损伤后的修复过程。我们的前期工作中证实了EPC与肺动脉高压的发生发展确有一定联系。特发性肺动脉高压患者EPC数量减少，黏附和增殖功能低下。在野百合碱诱导的肺动脉高压beagle犬中，同样观察到EPC数量减少，功能受损。最近，Marsboom等报道低氧诱导的肺动脉高压小鼠EPC功能也持续低下。肺动脉高压发生发展过程中EPC数量减少和功能受损，提示EPC可能是治疗这类疾病的一个潜在靶点。基于以上理论，我们观察EPC移植对肺动脉高压的影响，并进一步研究EPC移植的作用机制。研究结果发表论文10篇，其中SCI收录9篇，总影响因子达到30。相关论文被引用376次，且在J Am Coll Cardiol发表的论文被评为杂志年度亮点文章。

本项目获2010年浙江省科学技术二等奖。

颌骨复杂病变畸形CAD/CAM相关新型个体化治疗的临床研究

平飞云　严奉国　徐昕　何虹　刘雁鸣　等

课题组通过CAD/CAM技术对颌面部骨骼的病变、缺损和畸形的诊断和治疗作出了创新性的设计和改进：①采用CT扫描三维重建结合CAD/CAM技术制作三维仿真头颅模型，在三维仿真头颅模型上进行模拟手术，对各种原因导致的颌骨缺损进行修复。不仅对传统的血管化腓骨移植术进行了针对患者局部解剖条件的个体化改进，同时也创造性地提出了定向两次牵引成骨术修复颌骨大范围缺损的术式，使得累及下颌骨体部和升支的大范围缺损也可通过非植骨的方法获得令人满意的修复，在下颌骨大范围缺损修复上较血管化腓骨移植术有无可比拟的优点，达到真正意义的形态和功能整复，取得了较好的社会效益；②对腭裂上颌骨腭板骨缺损进行了人工骨板修复，并利用鼻咽纤维镜对腭板骨缺损人工骨板修复与腭咽闭合功能的关系进行了研究。采用颌骨 CT 扫描，三维重建和快速成型技术通过软件制作精确的三维仿真头颅模型，在仿真头颅模型上直观定点、测量，与牙颌模型测量相结合，分析腭裂修补和腭板腭板植骨术对上颌骨生长发育的影响。为腭裂手术与颌骨生长发育的相关研究提供了一种新的测量研究手段。并通过对颌骨生长发育的三维分析，测量指标的确定，为这一研究领域提供参考标准。进行颌骨生长发育评价的软件开发，实行产业化，为临床唇腭裂正颌及正畸治疗提供指导。③双侧颞下颌关节强直伴小颌畸形同期牵引成骨治疗。三维头颅模型为模拟颞颌关节强直牵引成骨关节成形术同期小颌畸形牵引成骨提供了精细的操作平台。可以确定双侧颞下颌关节强直的范围、确定截骨线；在下颌升支残端后缘设计骨传送盘，预制升支的个性化牵引器；确定双下颌体部牵引的精确长度为后期正畸和正颌外科奠定基础；在双侧下颌体部确定截骨线，预制下颌体部的个性化牵引器；确定牵引器的长度、方向、固定部位，预先根据下颌骨表面形状对牵引器的固位臂弯制塑形，以达到固位臂与下颌骨表面贴合的效果，增强固位效应，防止牵引器松脱，完全仿真的模型外科大大缩短了真实手术时间、减少了手术损伤、降低了手术风险、有利于术后的恢复。治愈率高，效果稳定。在国内外属首创临床应用。发表相关论著 13 篇，其中 7 篇被 SCI 收录。在多次国际学术会议上主题发言。

本项目获 2010 年浙江省科学技术二等奖。

新型再生活性微纳米改性人工种植体的开发研究

严伟祺　王祥华　严世贵　张加理　冯　刚　等

当前生物医用材料在临床治疗中越来越显出其重要作用，随着我国人口的老龄化和人们对口腔保健的日益重视，人工种植牙和人工关节正在得到推广应用，人种植体应用年增长率在我国已达约 30%（远高于美国 4%）。而我国目前尚缺乏知识产权的高新产品。鉴于进口产品羟基磷灰石（HA）涂层产品的昂贵和远期生物效应不确定性；鉴于我省高技术生物材料产业体系急需发展，立足生物医用材料的产业前沿，引导产业的技术更新和产品换代，将是培育我国和我省经济新增长点的最佳选择。本项目开发了一种适用亚洲人的新型再生活性仿生纳米涂层人工关节和种植牙产品材料，使种植体材料具有通过化学键和周围骨组织紧密结合的能力，并具有独特的纳米结构和高生物活性及骨引导性。该项目重要的技术环节和临床前的生物功能和安全性评价已完成，并设计制备出应用样品。这种新型材料具有纳米尺寸的生物效应及骨再生性能，且与国内外当今材料表面 HA 物理喷涂产品相比，工艺大大简化，表面生物活性层更有效稳定，解决了现有的等离子喷涂种植体面临着难以克服的二种材料的界面技术问题，其物理性能和生物指标均达到和超过国外同类产品，并明显节约成本。

项目首次提出了人工种植体表面微纳米

涂层结构概念和改性方法，通过新型仿生及微纳米涂层技术，制备了再生活性的微纳米涂层改性种植体材料，并将植入体的消毒和表面活性稳定二者结合，有效地防止假体松动，解决了传统人工种植体材料的生物活性及持久性薄弱等功能性问题，使其材料更为实用而具有创新性。已开发临床试验样品，经获得三证的协作企业的制备，在多中心临床应用于自愿病人 29 例，跟踪随访比较国外同类产品的疗效，取得了令人满意的初步临床结果。因该种植体经济有效，具有与骨结合的功能特性，展现出可观的应用前景。该项目成果的积极推广，不仅有助于种植牙和人工关节产品的国产化，改善其疗效并延长使用寿命，可望成为新一代生物材料广泛用于人体硬组织的修复治疗，推动我国传统人工骨牙材料的发展。发表 27 篇论文（其中 SCI 论文 20 篇，EI 论文 7 篇），获得专利 2 项，主参编了英文专著 2 部。

本项目获 2010 年浙江省科学技术二等奖。

生物芯片技术在消化系统疾病中的应用基础和临床研究

厉有名 陈韶华 虞朝辉 李 岚 郦圣捷 等

生物芯片技术是近 20 年在生命科学领域中迅速发展起来的一项高新技术。本课题组自 2000 年开始进行了生物芯片技术在消化系统疾病中的应用基础和临床研究，包括表达谱芯片、寡核苷酸多态性芯片、组织芯片、蛋白芯片和 miRNA 芯片技术在消化系统各疾病的预测、诊断和发病机制等领域研究中的开发和应用。①通过寡核苷酸芯片技术，制备了幽门螺杆菌克拉霉素耐药基因多态性检测芯片、瘦素及瘦素受体基因、PPAR-α 和 PPAR-γ 基因多态性检测芯片和乙醇代谢相关酶基因多态性检测芯片，为临床个体化用药、预测酒精性肝病及肥胖等相关疾病的易感性提供新的检测方法；②应用蛋白和组织芯片技术对消化系统的肿瘤研究有了突破性的发现：p53、p16、COX-2 的独立或联合表达可作为预测消化系统肿瘤发生的参考指标；发现 DEAD box polypeptide 3、eEF2、AIF、hnRNP A2、prostatic binding protein 和 TIM 抗原联合检测对肝癌具有较好的特异性和敏感性；还发现胃癌、结肠癌的发生发展可能与 Argonaute 蛋白过表达有关，为消化系统的肿瘤标志物的探索和发病机制提供了新的线索；③运用高通量的基因表达谱芯片和 miRNA 芯片技术，获得了一系列与脂肪性肝病以及肝脏能量代谢相关的可能靶基因和 miRNA，并对其功能进行深入研究，初步探索了茶多酚治疗酒精性肝病的疗效和分子机制；进一步阐明了脂肪性肝病的发病机制及肝脏缺血再灌注损伤、缺血预处理保护作用的具体机制。该研究成果还为脂肪肝是否适合作为肝移植供肝这一难题提供了理论基础。已在国内外学术期刊上发表论文 27 篇，其中 SCI 收录 10 篇（累计影响因子 27.049）；国际会议交流论文 9 篇，其中 SCI 收录 3 篇（累计影响因子 32.238）。论文共被国内外作者引用 67 次，其中他引 65 次。授权国家发明专利 4 项，获得计算机软件著作权 1 项，研究成果已在北京大学人民医院、上海交通大学附属仁济医院、第二军医大学附属长海医院等 21 家三甲综合性医院推广应用。

本项目获 2010 年浙江省科学技术二等奖。

树突状细胞等在艾滋病感染中的作用及抗病毒治疗免疫重建研究

吴南屏 靳昌忠 朱 彪 姚航平 郑 伟 等

我国艾滋病人数直线上升，尤其是性传

播感染占总感染人数的 60%，但性传播的许多机制至今不明。研究发现树突状细胞（DC）是 HIV 性传播的关键，DC 表面的 DC-SIGN 可携带 HIV 逃避黏膜免疫，进入淋巴结造成感染。DC-SIGN 颈区多态性与 HIV 易感性有关，但中国人 DC-SIGN 颈区多态性与 HIV 易感性尚未见报道。此外，DC-SIGN 启动子在性传播相关组织/细胞上的表达还不明确，病毒感染对 DC 功能的影响也不清楚。研究树突状细胞与 HIV 性传播的关系对预防性传播，降低 HIV 感染率意义重大。在艾滋病的治疗方面，我国实行免费抗病毒治疗以来，有效地降低了艾滋病的死亡率。恢复机体免疫功能是抗病毒治疗的目的，也是延长患者寿命的关键。由于我国抗病毒治疗起步晚，艾滋病人免疫重建的许多指标和免疫学特点还不清楚，免疫重建的效果也有待于进一步评价，并需要与国外治疗患者进行比较研究，以便对今后长期治疗可能面临的问题制定对策。

本项目研究了 DC-SIGN 的表达机制及其与 HIV 性传播的关系，在国内外首次发现 DC-SIGN 高表达于性相关细胞和组织，并发现 DC 颈区杂合基因与 HIV 感染有关，为了解 HIV 性传播机制、阻断 HIV 性感染提供科学依据。首次构建了 HIV-gp120 和 IFN-γ 的融合蛋白，并免疫小鼠，发现 IFN-γ 能够明显增强 gp20 特异性抗体的表达和 CTL 杀伤活性，对增强 HIV 感染者特异性免疫反应有重要作用。在临床方面，对比研究了儿童艾滋病患者与成人患者的免疫状态，发现儿童艾滋病患者免疫活化明显高于成人患者，该研究填补了国内空白。国内首次发现，Th1/Th2 免疫因子和趋化因子等细胞因子以及 Fas 和 CD95、CD45RA、CD45RO CD44 等重要标志性免疫分子的表达水平与 HIV 感染的发生、发展关系密切，HAART 在重建艾滋病人免疫功能的同时也改善了这些细胞因子及免疫分子标志的表达，这些因子可以作为病程进展的辅助检查指标。我们还提出了 CD4 细胞在 200～350/ul 是进行抗病毒治疗的最佳时期的观点，为 2009 年国家抗病毒治疗指南改版提供了实验依据。国内外首次系统研究了我国 HIV 感染者/AIDS 患者卡波西肉瘤相关疱疹病毒（KSHV）感染状态和 HAART 对其复制的影响，发现 HAART 治疗能够明显降低 KSHV 的复制，降低艾滋病人机会性感染的发病。通过对 HAART 免疫重建效果的评价，为临床治疗艾滋病、延长患者寿命提供实验依据和借鉴。本项目共发表文章 36 篇，其中 SCI 9 篇，被国内外文献引用 33 次（他人引用 24 次）。申请国家发明专利 4 项。

本项目获 2010 年浙江省科学技术二等奖。

表面处理与牙齿硬组织/羟基磷灰石粘结的研究

傅柏平 张 玲 王慧明 孙雪梅 沈晴昳 等

随着牙体粘接技术的快速发展，牙体粘结修复在口腔临床上应用越来越广泛，为口腔临床修复开创了一系列新疗法。牙体粘结的关键性问题之一是牙体表面处理和牙齿硬组织的粘结问题。关于空气喷磨是否需要结合酸蚀以前一直存在争议。Yoshida 等人（2000 年）提出粘接/脱钙假说：羧酸对羟基磷灰石 HA 是脱钙或还是粘接，主要取决于羧酸钙盐在相应酸溶液中的溶解速度，而与羧酸的浓度及 pH 值无关。关于唾液污染对托槽粘结的影响的报道较多，但唾液污染对自酸蚀粘结剂的牙釉质粘结强度的影响的报道很少。不同牙本质粘结剂对牙本质的封闭性能还不清楚。系列研究发现：①喷磨后酸蚀能显著地减少复合树脂的微渗漏。50um 比 27um Al_2O_3 微粒喷磨能更有效地减少微渗漏的产生；②羧酸、含羧酸或磷酸酯的自蚀粘接剂对牙体硬组织/HA 兼具脱钙和化学吸附作用。我们首先在国际上提出磷酸酯（PEAs）可与 HA 反应，形成一种可溶性 PEAs-HA 复合物使 HA 溶解，同时形成另一种难溶性 PEAs-HA 复合物吸附在 HA 上；③唾液污染能显著地降低自酸蚀粘结剂的牙釉质微拉伸粘结强度，TEM 发现牙釉质表面经抛光后也存在玷污层；④现代牙本质粘结剂和脱敏剂均能显著地降低牙本质的渗透性。磷酸酯与羟基磷灰石的化学吸附研究为开发新型粘接剂提供理论基础。已发表相关论文近 20 余篇，其中在国外权威杂志发表论著 10 篇。5 篇论文被《SCI-Expanded》收录，共被引用 29 次，其中被他人引用 27 次。2005 年，申请者在 Biomaterials 杂志上首先提出磷酸酯可与 HAP 形成一种可溶性的和另一种难溶性的磷酸酯-HAP 复合物，并已被国际权威杂志它引 10 余次。具重大的理论价值和潜在的经济价值。

本项目获 2010 年浙江省科学技术二等奖。

中药药效物质资源数字化辨析及发掘方法研究

程翼宇　张玉峰　王书芳　李云飞　瞿海斌　等

揭示中药复杂物质体系、辨识中药活性组分、发掘药效物质资源是创制现代中药及保障中药质量的科学基础，也是进行中药大品种技术改造或二次开发的关键。为加快研发我国自主创新药物，提升中药制药技术水平，急需建立中药药效物质辨析理论及资源发掘方法学，加紧储备中药药效物质等战略资源，并保护中药知识产权。本项目取得如下创新成果：①创建分离分析、不分离解析与推断辨析相结合的计算机辅助中药分析方法学，分析了苦参等 300 余种中药材、一清胶囊等 10 余种中成药及温脾汤等古方化学

物质，并应用于中药质量检测，代表性论文发表在国际权威分析期刊《Electrophoresis》、《Journal of Chromatography A》等；②创新采用二维色谱分离模式，建立适于高通量筛选的中药组分高效制备方法，解决了某些复杂中药组分标准化高效制备难题；③将筛选技术与仪器分析及信息处理等技术结合，创建了中药药效物质规模化筛选及自动辨识平台，包括：药效成分筛选在线 LC/MSn 辨识、细胞成像自动筛选等，已建 31 种抗肿瘤和心血管病筛选模型；④创建基于数据挖掘的中药药效物质群辨析及发现方法，相关论文被国际新药发现顶级期刊《Drug Discovery Today》引用；⑤创新提出多源信息智能管理、药效物质资源与信息资源整合方法等。已从 300 余种中成药或药材中制备出 13000 余个组分，采集了化学和生物信息，创建成功数字化中药组分库，为我国新药创制储备了一批中药药效物质资源；已新发现中药药效物质 400 余种。本项目获发明专利授权 7 项；共发表论文 66 篇，SCI 收录 54 篇，被 SCI 他引 174 次，显著提升了中药研究的国际学术影响力；所涉基础研究紧密结合应用，已用于国家"重大新药创制"科技专项，并在中药质量分析、中成药二次开发及技术改造等方面得到应用，增强了中药新药创制核心竞争力。本成果对于保护和发掘利用我国中药药效物质战略资源、提高中药质量标准和制药技术水平具有重要价值。

本项目获 2010 年浙江省科学技术二等奖。

中药代谢分析技术平台建立与应用

曾　苏　蒋惠娣　余露山　姚彤炜　刘　瑶　等

我国新药研究开发的重要途径之一就是

发掘我国的中医药宝库，但现代中药发展也面临种种困难，特别是对中药的代谢过程所知甚少，妨碍了中药的更迅速发展和走向世界。随着中药及天然药物将大量涌现，需在较高水平上筛选与评价这些化合物是否具有良好的吸收、分布、代谢和排泄（ADME）特性的体外模型。这些模型将不仅能节约大量人力、物力和财力，减少实验动物的使用，加快新药研究速度和提高研究效率，而且还能指导新药的结构改造与研制。主要研究成果如下：①建立与表征 MDCK 细胞、人肠道 Caco-2 细胞和 P-gp 转基因细胞（MDCK/MDR1 细胞和 Bcap37/MDR1 细胞）、人肝脏 PXR、CYPs 和 UGTs 转基因细胞系；②建立肠道微生物培养液、细胞培养液中同时测定黄酮类有效成分及其转化物的色谱分析方法、结构确证方法。在人肠道微生物、肠道 Caco-2 细胞、P-gp 转基因细胞培养体系中鉴定转化物的结构，研究中药有效成分的被动吸收和主动转运机制、透过性（透过系数）测定与细胞转运动力学；③应用人重组 PXR、CYPs 和 UGTs 研究对中药有效成分的亲和力与催化活性、对药物代谢酶的诱导与抑制作用；④生物体内实验：动物或健康志愿者服用杭白菊、四方蒿、三七、淫羊霍和银杏叶提取物后，收集不同时间的尿样和血样，测定经上述体外实验确证的有效成分及其转化物；⑤选择杭白菊、四方蒿、三七、淫羊霍、天麻、银杏叶和土茯苓等的提取物及其所含的有效成分作为模型药物，进行中药代谢研究，研发中药新药。本项目应用中药代谢和细胞分子生物学技术，研究临床前中药和天然药物代谢的共性和关键技术，建立了肠道微生物培养系统，肠道 Caco-2 细胞、MDCK 细胞及 MDCK/MDR1 细胞和 Bcap37/MDR1 细胞，肝 PXR、CYPs、UGTs 转基因细胞系，表征快速、微量、高效的中药吸收和代谢的研究模型；从体外到体内，综合研究中药在细胞和基因水平的吸收和转化机理。本项目应用所建立的中药代谢分析技术平台为新药研发机构开展临床前中药和天然药物的吸收与代谢的技术服务。已发表了相关论文 60 多篇，其中 SCI 收录 40 篇、编写著作 1 部，共被引用 325 次，获得新药临床批件 2 项，获授权国家发明专利 3 项，培养博士生 6 名，硕士生 16 名。

本项目获 2010 年浙江省科学技术二等奖。

靶向抗肿瘤药物的设计和发现

刘 滔 董晓武 罗沛华 杨晓春 胡永洲 等

恶性肿瘤是严重危害人类健康和生存的重大疾病，但国内尚无自主创新的靶向抗肿瘤新药。针对我国抗肿瘤药物研发的原创力不强的现状，当前临床应用的细胞毒类抗肿瘤药物疗效差、毒副作用大、易耐药等问题，从 2003 年开始，以研究具自主创新性的靶向抗肿瘤药物为目标，围绕肿瘤发生发展过程中的关键靶点——肿瘤低氧、细胞周期蛋白依赖性激酶、微管蛋白等，整合集成了先进的计算机辅助药物设计、合理药物设计，并结合药物合成、分子药理学等新技术新方法，开展了靶向新型抗肿瘤药物的设计、合成及活性评价研究，主要包括新型低氧选择性抗肿瘤化合物、Top Ⅱ 抑制剂、细胞周期蛋白依赖性激酶抑制剂、Combrestatin A-4 及咔啉类微管蛋白的抑制剂等的设计及发现研究。①构建了多种经实验结果证明有效的模型，用于指导设计结构新颖的靶向抗肿瘤化合物；②合成了 1100 多个具有自主知识产权的结构新颖的化合物，建立了结构多样的化合物库；③经药理活性评价，获得了 20 多个高效低毒、具成药前景的先导化合物，其中，2 个化合物已列入国家"十一五"《重大新药创制专项》候选药物，其他化合物均已进入临床前研究。发表相关的研究论文（SCI）30 篇，其中 10 篇论文共被引用 60 次，其中被他人引用 36 次；申请中国发明专利 14 项，其中授权 4 项。

本项目获 2010 年浙江省科学技术二等奖。

5-脂氧酶/半胱氨酰白三烯受体在脑损伤中的调节作用

魏尔清　陈　忠　张纬萍　方三华　卢韵碧　等

脑缺血、脑外伤等脑损伤是临床常见致死、致残性疾病，缺乏有效治疗药物，研究其病理机制，寻找新的治疗靶点和药物极为重要。炎症是脑损伤后的主要变化之一，参与早期的脑水肿、神经元损伤、胶质细胞激活以及后期的脑重构，已成为抗脑损伤、促进神经功能恢复治疗药物研究的新方向。白三烯（leukotrienes）是一类外周炎症最重要的炎症介质，由细胞膜花生四烯酸经 5-脂氧酶（5-lipoxygenase，5-LOX）催化生成，分半胱氨酰白三烯（cysteinyl leukotrienes，CysLTs，包括 LTC4、LTD4、LTE4）和 LTB4 两大类。其中，CysLTs 在炎症中的作用更加重要，其作用由 CysLT1 和 CysLT2 受体介导。已报道，在脑损伤后白三烯释放增加，但 5-LOX 和 CysLT 受体在脑损伤中的作用尚无系统研究，这些分子能否成为脑损伤的治疗靶点，受到国内外同行关注。自 1999 年起进行了长期和系统的研究：①建立和完善了脑损伤研究平台，包括分子、细胞、脑片、整体的脑缺血、脑外伤模型及客观、定量的评价指标，已为企业评价了辅酶 Q9 和脑立神等多个脑损伤保护药物；②明确了 5-LOX/CysLT 受体作为脑损伤新治疗靶点的可行性。在国际上首次发现 CysLT1 和 CysLT2 受体在脑内的表达和分布，及其对脑损伤的调节作用和机制。首次发现并证明脑缺血后 5-LOX 激活的两条途径：NM-DA-Ca2 + 和活性氧-p38 MAPK 介导的激活途径；③新型抗脑缺血药物的研究基础。首次发现并明确 CysLT1 受体拮抗剂对脑损伤的治疗作用；还发现咖啡酸及米诺环素等通过抑制 5-LOX 激活而治疗脑缺血、脑外伤的作用；在明确靶点的基础上，建立了 CysLT1 和 CysLT2 受体拮抗剂的筛选模型，并筛选获得有拮抗活性的系列化合物，为脑损伤治疗新药研究提供了重要的基础。共发表论文 62 篇，其中 SCI 收录 31 篇，近 5 年被 SCI 收录论文他引 165 次，单篇最高达 27 次；申报发明专利 1 项。

本项目获 2010 年浙江省科学技术二等奖。

皮肤光老化过程中 mtDNA 突变及氧化应激改变研究

方　红　王懿娜　吴　炜　彭国平　王小勇　等

随着全球臭氧层的破坏和紫外线辐射的增加，光老化出现泛发趋势，皮肤肿瘤的发病率也逐年上升。流行病学调查显示，皮肤肿瘤的高增长率与光老化的全球性流行存在着密切联系。因而切断光老化的发生和发展，针对日光相关性皮肤恶性肿瘤的初始发生环节加以防治，成为相关领域的研究热点之一。为进一步阐明 mtDNA 突变及其继发的氧化应激事件在中国人皮肤光老化过程中所起的作用，本项目首先采用流行病学调查表方式在 848 例杭州健康人群中进行光老化相关影响因素的流行病学调查，在知情同意的前提下，收集 71 个不同曝光部位皮肤标本，以实时荧光定量 PCR 检测 mtDNA 大片段缺失突变水平，探讨其与紫外线照射之间的关系；然后在体外培养的皮肤细胞中以 UVB 反复亚毒剂量辐射诱导出应激性提早衰老（SIPS）状态，并在这种 UVB 诱导的 SIPS 皮肤细胞中观察 mtDNA 缺失突变的累积；并在此基础上，观察异黄酮对 SIPS 皮肤细胞的保护效应及其作用机制。

1. 完成了杭州地区人群光老化的流行病学调查和相关皮肤标本库的建立，发现 mtDNA 大片断缺失的突变水平与年龄增长呈正相关，其突变的累积可随 UV 照射而增加。

2. 构建了亚毒剂量 UVB 反复辐射诱导皮肤细胞进入 SIPS 状态的稳定模型；3. 分析了 UVB 诱导的 SIPS 皮肤细胞中 mtDNA 的突变情况，观察到两种重要的 mtDNA 大片段缺失突变（4，977bp 缺失和 3，895bp 缺失）在 SIPS 细胞内的高频率和高拷贝突变。

4. 明确了异黄酮拮抗皮肤细胞 SIPS 的作用及其通过下调 Redox 蛋白 p66Shc 信号通路的作用机制。

发表系列论文 6 篇（1 级杂志 3 篇，IM 收录 1 篇，SCI 收录 2 篇）。

本项目获 2010 年浙江省科学技术三等奖。

提高婴幼儿重症复杂先心病手术疗效研究

张泽伟　高　展　李建华　林　茹　舒　强　等

目前虽然大多数先心病可以得到满意的解剖矫治，取得良好的疗效，患儿术后能基本恢复正常，但是复杂、重症先心病的外科治疗效果不佳。3 岁以下婴幼儿及新生儿手术死亡率仍很高。提高婴幼儿复杂先心病的手术疗效已成为小儿心脏外科迫切需要解决的重要任务。

通过对重症婴幼儿先心病治疗的研究，特别是新生儿重症复杂先心的研究，如完全性大动脉转位、室间隔完整型肺动脉瓣闭锁、完全性肺静脉异位引流等，充分了解及掌握新生儿复杂先心病的病理生理，从而极大地提高了手术成功率。通过对婴幼儿重度

肺高压先心病患儿手术适应证选择、术中肺保护、未成熟心肌的保护以及核素肺灌注的研究，能够在围手术期保护心脏及肺脏功能，降低术后呼吸衰竭及心脏衰竭，从而降低患儿死亡率。通过研究，解决重症婴幼儿先心病的治疗过程中的关键问题，扩大重症先心病的手术适应证，提高外科治疗水平，大幅度地增加手术量，提高手术效果及手术存活率，缓解供需矛盾，缩小我省婴幼儿先心病治疗水平与发达省市的差异（主要为北京、上海），使我省心胸外科治疗水平跻身于国际先进行列。完成相关论文 42 篇，SCI 收录 12 篇。其中 3 篇 SCI 收录论文被引用 16 次，他引 15 次。已在省内外 17 余家兄弟医院得到广泛的开展，提高了婴幼儿的手术成功率，取得了良好的经济效益及社会效益。

本项目获 2010 年浙江省科学技术三等奖。

脑表面结构磁共振三维重建、仿真显示技术及其应用的研究

龚向阳　孙建忠　祝向东　王　谨　赵　嵩

非侵入性地直接观察活体脑表面结构对临床诊断和治疗有着特殊的意义，但是受走行方向迂曲、信号或密度差别小、形态结构变异多及颅盖、头皮软组织覆盖等因素影响，对脑表面脑回、脑沟及表面血管等解剖结构的三维重建、仿真显示目前尚无理想的方法，临床上未得到应用。本项目以脑表面结构三维重建、仿真显示方法和临床应用作为着眼点，开展了宽范围、多角度、系列性的研究：①创新性地探讨了使用扩散加权成像图像（DWI）作为原始图像，进行脑表面仿真显示的价值；②系统性地比较了不同磁共振扫描和重建方法的仿真显示效果，并对各种方法的优缺点及临床适用范围进行了分

析探讨；③定量比较了依据二维、三维重建图像定位颅脑病灶的结果，发现依据三维图像，不同医师的定位结果比较一致。而且，三维仿真显示图像对年轻医师及临床医师价值更大；④脑内的静脉系统对颅脑手术而言是非常重要的，脑表面的静脉还是手术中重要的标志。本项目首创一种配合"颅脑三维容积重建"和"颅骨/头皮信号去除"的技术，得到"仿真开颅术"图像，成功地实现了脑表面解剖结构和脑表面静脉的同时显示。该研究在以往的国内外文献中未见报告；⑤本项目应用"仿真开颅术"，国内首次应用于矢状窦旁脑膜瘤的术前评价，结果显示"仿真手术"与术中所见完全一致。发表文章9篇，其中SCI收录论文3篇。

本项目获2010年浙江省科学技术三等奖。

表皮生长因子受体及变异体在喉癌发病机制中的相关问题

杨蓓蓓　何建国　陈　嘉　曹　江　张　行　等

EGFR的许多基因重排最早在人类脑胶质母细胞瘤中确定的，其中最常见的是表皮生长因子受体Ⅲ型变异体（EGFRvⅢ）。EGFRvⅢ可以不依赖于配体形成二聚体和自身磷酸化，导致不受调控的激酶结构性的激活，刺激细胞增殖。学者们均认为EGFRvⅢ仅在肿瘤组织表达，而在正常组织不表达，而且这种剪切变异在融合位点新产生一个具有肿瘤特异性甘氨酸，使EGFRvⅢ成为特异性抗体攻击治疗肿瘤的一个热门靶点。喉癌组织EGFR mRNA水平扩增和表达上调似乎已无争议，但是我们还不知道喉癌组织EGFR mRNA的存在形式，是否存在EGFRvⅢ型变异体？分析喉癌组织中EGFRvⅢ型变异体表达及其与EGFR过度表达及受体异常活化的相关性，可能提示着在EGFR对于喉癌

产生恶性生物学行为的部分机制，对开辟喉癌基因治疗新的靶点以及喉癌的预后分析有重要意义。

1. 表皮生长因子受体Ⅲ型突变体在喉癌中表达的定量研究。本研究在国内外首次运用TaqMan探针逆转录－实时荧光定量PCR技术测定喉癌组织中表皮生长因子受体Ⅲ型突变体（EGFRvⅢ）的表达。证实表皮生长因子受体Ⅲ型突变体（EGFRvⅢ）在喉癌组织中有表达，虽阳性率不高，但具有良好的喉癌组织特异性，且更多地出现在EGFR高表达的喉癌组织，也似乎更多地出现在组织分化程度较低的喉癌组织中。自行设计的"实时荧光定量PCR检测表皮生长因子受体Ⅲ型突变体的试剂盒"已申请国家发明创造专利（申请号：200710069872.3）。

2. TaqMan探针逆转录－实时荧光定量PCR技术测定喉癌组织中表皮生长因子受体表达的定量研究。成功构建TaqMan探针逆转录－实时荧光定量PCR技术测定EGFR mRNA含量的方法，该方法中相关引物和探针均为自行设计，研究运用已证明其可行性，在客观准确定量EGFR mRNA的方法构建上具有创新性。

3. EGFRvⅢ及活化型EGFR在喉鳞状细胞癌中的表达情况及相关性分析。这在国内外均无明确报道。

发表SCI论文7篇，其中4篇论文共被引26次，他人引用26次。

本项目获2010年浙江省科学技术三等奖。

脑血管病外科治疗的基础与临床研究

张建民　陈　高　王　林　孙崇然　吴　群　等

脑血管病是威胁人类健康的常见病，无论儿童、青年或是中老年均可发病，是目前

我国城乡居民第二常见的死因，也是致残率最高的疾病。我国各地年均发病率为219/100万。患脑血管病经抢救存活者中，50%~80%留下不同程度的致残性后遗症。脑血管病可以分为缺血性脑血管病和出血性脑血管病，其中缺血性脑血管病占75%~90%，因此，缺血性脑血管病是最常见的脑血管病。出血性脑血管病中的自发性蛛网膜下腔出血是死亡率最高的脑血管病。本项目是针对缺血性脑血管病和自发性蛛网膜下腔出血这两种分别为最常见和危害最大的脑血管病的预防、治疗以及损伤机制设计和实施的。

1. 导致缺血性脑血管病的主要原因是颈动脉狭窄，大块斑块和微栓子脱落致使脑组织缺血梗死。颈动脉内膜切除术用于预防缺血性中风的效果已经得到一级证据的支持。研究证实颈动脉内膜切除术在预防中、重度颈内动脉狭窄发展为缺血性中风的作用，并得到初步临床推广。

2. 大面积脑梗死内科治疗死亡率超过80%，大骨瓣减压术被用于治疗大面积脑梗死，其效果得也到一级证据证实。但该术式也不是对任何病人都能取得满意的效果。研究确立了临床大面积脑梗死病人外科减压术的指南，规范外科治疗的适应证，有利于提高病人的生存率，改善病人的预后和生存质量。

3. 80%以上的自发性蛛网膜下腔出血是颅内动脉瘤破裂引起。该病发病早期容易出现再出血，再出血患者的死亡率为70%左右，因此成功的早期干预可以明显降低死亡率、致残率；发达国家已建立早期诊治的临床规范。既往由于诊疗设备和水平所限，早期病因诊治有一定难度和风险。通过在院内建立该病的早期诊疗流程，运行6个月，明显降低该病的死亡率和致残率；并在省内推广。

4. 在过去20年中，该病神经损伤的机理研究主要集中在血管痉挛方面，但血肿产物的神经毒性作用研究很少。研究初步阐明血管痉挛之外的神经损伤的重要机制，为蛛网膜下腔出血的基础与临床研究打下基础。通过研究，建立了缺血性和出血性脑血管病外科治疗的理论和实践体系，并在省内通过合作的形式初步推广。

发表论文42篇，其中SCI收录的代表性论文10篇，被引49次，他引35次。

本项目获2010年浙江省科学技术三等奖。

感觉神经TRPV1受体在心肌缺血和血压调节中的作用及其机理探讨

郑良荣　王利宏　姚磊　韩杰　朱建华　等

冠心病、高血压是现代社会的常见病、多发病，严重危害人类的健康。本课题针对感觉神经末梢瞬时受体电位香草酸亚型1（TRPV1）在心肌缺血保护、血管舒张调节中的作用及其相关机制进行研究，采用基因敲除、心肌缺血再灌注、糖尿病神经病变等动物模型，应用心脏离体灌流心功能实时监测系统、离体血管直径变化实时监测系统及荧光免疫双重染色等先进的实验技术与方法。

1. 首次为TRPV1在冠心病心肌缺血保护上所起的作用提供了直接证据，初次发现TRPV1的下游途径CGRP并非完全通过其相应受体发挥心肌缺血保护作用，可能还有其他途径。

2. 首次报道了糖尿病神经末梢病变会引起心脏感觉神经末梢TRPV1及其神经递质CGRP、SP的表达和功能受损，进而影响心肌缺血保护功能，这可能是糖尿病易合并冠心病的发病机制之一。

3. 首次为TRPV1在高血压血管舒张功能调节过程中所起的作用提供了直接的依

据。研究结果将为冠心病及高血压的预防和治疗提供新的思路，作用于 TRPV1 及其下游途径 CGRP、SP 的靶向治疗能改善冠心病心肌缺血的自我保护机制，减少糖尿病合并冠心病的发生率，以及改善血管舒张功能调节。将来根据本研究结论研发的新药将极大地减少冠心病及高血压的发病率、致残率、死亡率，具有较好的经济效益和社会效益。

在 Circulation 等发表 6 篇论文及摘要。并被引用 52 次。

本项目获 2010 年浙江省科学技术三等奖。

曲安奈德对脉络膜新生血管的防治作用及机制研究

童剑萍　沈　晔　李静华　卢　红　楼定华　等

年龄相关性黄斑变性是导致西方发达国家 50 岁以上人群不可逆致盲的首要原因。在我国，随着社会老龄化，而其他致盲原因又得到控制之际，年龄相关性黄斑变性成为成年人致盲的重要眼病和不容忽视的社会经济问题。该病致盲的原因中 90% 是由于脉络膜新生血管膜所致。脉络膜新生血管膜的形成是一个非常复杂的病理过程，目前的治疗手段非常有限、疗效不理想、费用极其昂贵，严重影响患者的生存质量，并给社会带来沉重的负担。因此探究脉络膜新生血管膜的病理机制，预防和治疗脉络膜新生血管膜成为实验、临床及社会的研究热点。目前的研究结果表明，新生血管形成与血管生成刺激因子和血管生成抑制因子之间的平衡密切相关。其中血管内皮生长因子（VEGF）是最重要的血管生长刺激因子，而色素上皮衍生因子（PEDF）是目前眼部最有效的内源性血管生成抑制因子。本项目应用于脉络膜新生血管的防治。共包括三部分内容：①通过研究曲安奈德对人视网膜色素上皮细胞和人脐静脉内皮细胞 VEGF、PEDF 表达的影响，结果显示曲安奈德能抑制培养的视网膜色素上皮细胞和脐静脉内皮细胞中 VEGF 的表达，促进其 PEDF 的表达。提示曲安奈德对 VEGF、PEDF 的影响可能与其在临床上能抑制脉络膜新生血管的治疗作用有关。首次探讨曲安奈德抑制脉络膜新生血管的作用机理；②通过对脉络膜新生血管患者房水中 VEGF 和 PEDF 的含量测定研究，结果显示其房水中的 VEGF、PEDF 含量显著高于对照组，提示脉络膜新生血管与 VEGF、PEDF 密切相关。首次测定脉络膜新生血管患者房水中 VEGF、PEDF，为疾病的诊断、检测提供新的手段，并指导临床治疗；③通过对光动力疗法（PDT）联合玻璃体腔注射曲安奈德治疗年龄相关性黄斑变性中心凹下脉络膜新生血管膜的临床研究，结果显示 PDT 联合玻璃体腔注射曲安奈德较单纯 PDT 治疗，能更有效地稳定视力。首次提出络膜新生血管的联合治疗方案，为致盲性疾病的治疗提出新的思路。发表论文 7 篇，其中 SCI 收录 6 篇，IM 收录 1 篇，共被引用 96 次，其中被他人引用 83 次。

本项目获 2010 年浙江省科学技术三等奖。

子宫肿瘤差异蛋白质组的研究

朱雪琼　吕杰强　石一复　王　繁　董　克　等

子宫肌瘤和宫颈癌是妇科最常见的肿瘤，也是导致子宫切除的最主要的疾病，但发病机制未明。本项目：

1. ①选取 10 例子宫肌瘤和其周围的正常子宫肌层组织，采用本课题组优化的双向电泳技术，获得了分辨率高，重复性好的子宫平滑肌瘤和正常子宫肌层组织的双向电泳图谱；②应用图像分析软件 PDQuest 比较分析蛋白斑点，发现了子宫平滑肌瘤中 37 个差异表达的蛋白质；③用电喷雾串联质谱成功鉴定其中 10 个差异表达的蛋白质；④另外选取 25 例子宫肌瘤和其周围正常肌层组织，采用 Western blot 和免疫组化方法在蛋白水平、采用 RT-PCR 从 mRNA 水平进一步验证了差异表达的蛋白质 Annexin I 和 14-3-3gamma，探讨其在子宫肌瘤发病机制中的作用。

2. ①选取 10 例宫颈癌和其周围的正常宫颈组织，采用双向电泳技术，获得了分辨率高，重复性好的宫颈癌和正常宫颈组织双向电泳图谱；②应用图像分析软件 Image Master 5.0 比较分析蛋白斑点，发现了宫颈癌中 55 个差异表达的蛋白质；③用基质辅助激光解析及电离飞行时间质谱成功鉴定了其中 32 个差异表达的蛋白质；④另外选取 20 例宫颈癌和其周围正常宫颈组织，采用 Western blot、免疫组化方法、组织芯片技术进一步验证了宫颈癌中差异表达的蛋白质 Tyk2、S100A9 和 ZNF217 并予细胞定位；⑤选取各期宫颈癌、宫颈上皮内瘤变、正常宫颈鳞状上皮组织，用免疫组化方法检测各组织中 VEGF-C、MMP-9、PKC 各亚型、S100A9、RAGE 的表达，分析其表达强度在各组织中的差异以及和宫颈癌临床病理指标之间的关系，发现：S100A9 和其配体 RAGE 的表达在宫颈癌变中起着重要的作用，其表达与宫颈鳞癌的组织分化密切相关，而 VEGF-C、MMP-9、PKCζ 亚型与宫颈癌的淋巴结转移相关，在肿瘤细胞的扩散中起着重要的作用。

发表论文 20 篇，包括 SCI 收录 3 篇。部分成果编入本课题组成员主编的人民军医出版社出版的《子宫肌瘤的现代诊疗》。同时，通过举办国家级继续教育项目等推动了我国和我省的子宫肿瘤的蛋白质组学的研究。

本项目获 2010 年浙江省科学技术三等奖。

类风湿关节炎发病机制及抗炎治疗的研究

姚航平 冷建杭 邵雪婷 冯永生 钱 韵 等

类风湿关节炎（rheumatoidarthritis, RA）是一种自身免疫性疾病，主要表现为周围对称性的多关节慢性滑膜炎症，常可导致关节软骨的破坏和骨的侵蚀，发病率为 0.5%~3%。发病机制尚不完全清楚，且缺乏有效的治疗措施。本项目研究了 IL-18 等细胞因子、趋化因子及 Th1/Th2 失衡在 RA 发病机理中的作用，以及雷公藤等药物和构建的重组腺病毒 AdmIL-18BP/IL-4 在类风湿关节炎治疗中的作用。研究表明：①过度表达的 IL-18、IL-18 受体（IL-18R）、RAN-TES、MCP-1 及 SDF-1 等多种促炎细胞因子及趋化因子参与 RA 的发生与发展的病理过程。；②淋巴细胞改变，包括 Th1/Th2 细胞及其分泌的细胞因子失衡（以 Th1 细胞及细胞因子占优势）、淋巴细胞异常活化及表型改变等在类风湿关节炎发病机理中起重要作用；③他克莫司（FK506）能下调 RA 患者滑膜液 B 淋巴细胞的协同刺激分子 CD86 和 T 淋巴细胞的协同刺激分子 CD154（CD40L）的表达，从而明显抑制 RA 患者关节滑膜液淋巴细胞的活化，减少细胞因子分泌水平；④雷公藤内酯醇能有效抑制 IL-18 及其受体的表达及活性，抑制 IFN-γ 表达，维持 RA 患者关节滑液中 Th1/Th2 细胞及其分泌细胞因子的平衡，抑制类风湿关节滑膜成纤维细胞（RASF）NF-κB 活性，进而显著抑制 TNF-α 诱导的 RASFCOX-2 和 iNOS 的表达，并明显减少 PGE2 和 NO 的生成，这种作用能被 FK506 加强；⑤AdmIL-18BP/IL-4 重组腺病毒在体内外具有显著的抗炎的作用，改善 RA 的关节病变，其机理可能通过调节 Th1/Th2 细胞的功能，增加

IL-4、IL-10 的表达，同时下降 IFN-γ、TNF-α、IL-1β 和 IL-18 等炎症细胞因子的表达水平，同时抑制滑膜细胞 NF-κB 的活性，下降炎症介质 COX-2、iNOS、PGE2 和 NO 的表达水平而发挥抗 RA 的作用。本项目通过对 RA 免疫发病机理及抗炎治疗的研究，为阐述 RA 发病机理及将来 RA 靶向性抗炎治疗的临床应用提供科学依据。发表论文 22 篇，其中 SCI 收录论文 6 篇，被引用 120 次，申请国家发明专利 1 项。

本项目获 2010 年浙江省科学技术三等奖。

改良的无呼吸试验在脑死亡判定中的可行性研究

裘云庆　方　强　张玲菊　罗本燕　陈　俭　等

脑死亡作为临床死亡诊断标准已为一些发达国家和地区所接受。无呼吸试验（AT）是诊断脑死亡的必备条件，但是对于无自主呼吸的患者采取脱离呼吸机的方式存在着安全隐患因此不脱离呼吸机的改良无呼吸试验对脑死亡判定中的可行性研究显得非常有必要。本研究主要是对 102 例有效病例，在明确不可逆的深昏迷原因和脑干反射均消失，脑电图、经颅多普勒超声等检查初步判定符合脑死亡诊断诊断标准的要求后，再进行无呼吸试验。

1. 对无自主呼吸的患者采取不脱离呼吸机的方式，进行判定。

2. 在机械通气下，应用 VC-SIMV 的模式既保证了呼吸机正常运行，又保证了氧气的供给。

3. 应用了 PEEP 为 $4 \sim 8cmH_2O$，进一步改善了氧合。

4. 通过试验始末的动脉血 $PaCO_2$ 数值的变化以及监测患者胸腹部呼吸运动判断患者有无自主呼吸。结果表明，以改良的无呼吸试验来判定脑死亡与传统的无呼吸试验是同样有效。本研究为我国脑死亡判断及脑死亡立法工作提供了科学依据。卫生部根据研究结果对《脑死亡判定管理办法》、《脑死亡判定标准》和《脑死亡判定技术规范》（成人）（征求意见稿）进行了修改、完善。已在省内十多家医院推广应用。

发表论文 8 篇，其中 SCI 收录 1 篇，参与编写专著《脑死亡——理论与实践》。

本项目获 2010 年浙江省科学技术三等奖。

多中心重症监护网络平台的试验和临床应用

方雪玲　方　强　陈　俭　蔡洪流　邵浙新　等

危重病抢救水平直接影响了医院的病死率，并间接影响到医院的医疗纠纷数。缺乏有经验的危重病专业医生是基层医院危重病救治水平不高的主要原因。近年来，美国等发达国家利用物联网技术实现危重病远程监护，取得了很好的效果，但成本非常高，无法在中国应用。国内也有单位利用传统远程会诊系统进行危重症病例远程会诊，由于无法提供危重病监护所需关键实时信息等原因，效果不理想。由于缺乏可靠的多中心研究平台，中国在危重病医学领域的多中心大样本临床研究在国际上处于相对落后地位。项目通过多种信息技术、网络技术、物联网技术的综合运用和创新，使患者、设备、信息、专家紧密互动，克服了远程重症监护实现上的技术难点，实现了床边灵活移动、音视频互动交流、临床信息采集传输、生命体征信息实时采集、网络化患者数据收集和连续质控管理等关键功能，建立了覆盖浙江全省三级医疗机构的多中心重症监护新型医疗服务体系，实现了大医院病床的跨地区延伸，使专家突破地域和时间的限制，为更多危重患者服务，提高了优质医疗资源利用效率，缓解看病难。建立了多中心大样本的临床研究平台，提升了临床科研效率和水平。项目覆盖浙江省 5 家省级医院、76 家市县医院，江西、四川、贵州的 3 家市县医院. 累计远程重症会诊 3518 例，远程持续监护 233 例，192 次远程查房，126 次远程专题教学和学术研讨；8 次远程手术直播、远程护理培训和国际合作交流. 建立了能够由网络保持同步联系的多中心大样本的固定临床研究平台。目前本中心网络内总监护床位 768 张，年收治危重患者总数 > 2.2 万人。省级医院危重症会诊量提高了 293.17%，远程重症会诊占会诊比例 76.82%。专家省内异地会诊所需时间从平均的 5 小时降低到 0.5 小时。ICU 平均病死率下降 11.6%，床位利用率提高 6.1%，危重患者转院率下降 38.3%，医疗纠纷减少 28.57%，平均住院费用下降 12.5%。5.12 地震发生后，浙江省据此迅速建立了国内首个支援地震灾区的网络医疗服务平台，温家宝总理现场视察并给予高度评价。在甲流爆发期，浙江省迅速建立了全省甲型 H_1N_1 流感网络救治平台，通过平台纳入了 135 例甲型 H_1N_1 流感患者进入临床观察研究和治疗，为浙江省甲流防控作出了重大贡献。

本项目获 2010 年浙江省科学技术三等奖。

胃癌增殖转移相关基因与靶向免疫毒素联合化疗作用的研究

季　峰　章　宏　卢佩琳　崔峻辉　虞朝辉　等

胃癌的发病率和死亡率长期居高不下，在我国乃至世界范围承载着很高的疾病负荷。分子生物学技术的进步已经使整个学界把目光转向胃癌的分子模式上，尤其是基因芯片技术让我们认识到胃癌相关的基因定位。我们有必要进行这样系列研究，分别从胃癌的启动发生、增殖、侵袭转移这些生物学环节入手，锁定一些相关基因研究其在胃癌中的表达同时探讨它们在病人预后中的作用，避免了传统上要根据手术病理分期来判断预后的延迟性从而及早干预。同时结合肿瘤特异性的分子受体探讨免疫毒素联合化疗的作用，为个性化治疗服务。

1. 胃癌启动相关基因表达与预后关系研究：对胃癌、癌旁和正常组织或癌前病变组织中 FAT10 和突变型 p53、Survivin 基因的表达进行检测，证实其在胃癌启动中的作用及预后相关性。

2. 胃癌增殖相关因子与预后研究：研究 PCNA 在胃癌中的表达，结合 c-erb-1B2 的表达来探讨其和胃癌增殖相关性及与组织类型、转移等临床病理特征及不良预后的关系。

3. 胃癌侵袭转移促进基因及预后关系研究：深入研究 c-erb-B2 和进展、组织类型、分化、转移等胃癌临床病理特征的关系，并且通过检测方法的比较评价差别 PCR 对 c-erb-B2 的检测的灵敏性优势。同时研究 MMP2、uPA 和 HME 蛋白水解酶在胃癌中的表达情况以及与胃癌转移、临床病理特征和预后的联系。率先研究外周血单核细胞 CD44V6 含量来评价胃癌患者预后，在其检测上提出流式细胞术的应用。研究 nm23-H1 基因对胃癌转移抑制的作用。

4. 对 5-FU 代谢酶基因 DPYD 的多态性进行研究，分析和毒性相关的突变位点。针对 HER2 阳性胃癌细胞靶向免疫毒素的相关研究评价其疗效及揭示可能机制。研究中发现了和胃癌侵袭相关的一些独立预后因子以及它们和胃癌患者的临床病理联系，并且提出一些对于基础研究和临床工作较为便捷的检测方法。在我国患者较多而医疗资源相对缺乏的背景下具有很大的理论和技术的推广价值。在胃癌的综合治疗上不仅可以早期筛查预后，及早干预延缓发展，而且筛查指标选择面广，也可以通过多种指标联合筛查来客观全面的反映患者的疾病状态。

已发表论文 19 篇，其中 SCI 收录 4 篇，论文共被引用 25 次，已在省内外 21 家单位推广应用。

本项目获 2010 年浙江省科学技术三等奖。

华西分院（四川大学华西医学中心）

（四川省成都市人民南路三段 17 号，610041）

工 作 概 况

一、四川大学华西医学百十庆

蜀都别苑，锦水含章，十载跨越，百年辉煌。

巍巍学府，栉风沐雨，百年薪火，弦歌铿锵。

2010 年金秋时节，四川大学迎来了华西医学百年暨合校十年华诞。

四川大学华西医学中心（原华西医科大学）其前身是由美、英、加拿大 3 国基督教会的五个差会于 1910 年联合创办的"私立华西协合大学"。1951 年人民政府接办，命名为"华西大学"。1953 年全国院系调整后，更名为"四川医学院"。1985 年为适应医学教育发展和加强国内外学术交流，更名为"华西医科大学"。

四川大学华西医学中心（原华西医科大学）是我国最早的医学综合型大学，也是我国现代高等医学教育发源地之一。百年风云里，华西始终以服务祖国医疗事业为己任，坚持教学医疗科研并举，华西人秉承教授高深学术、养成高尚品德、增进人类幸福的宗旨，融会中西，兼收并蓄，以人类关怀、社会进步和救死扶伤为己任，传播科学文明、践行关怀服务，培养了大批优秀的医学及医疗人才，为国际医学界、国家的医学高等教育事业和医疗卫生事业做出了重要贡献。

2000 年，华西医科大学与原四川大学合并，迎来了辉煌发展的崭新时期，揭开了华西医学与四川大学学科交叉互补、事业深度融合共同发展的序幕。四川大学荟萃文理工医杰出人才，整合科学，优化资源，不仅使四川大学实现了跨越发展的特大成就，华西医学也依托综合性大学的多学科优势，在医学创新、人才培养、医疗卫生服务等方面取得显著成就，在面对重大自然灾害和突发性公共事件中，华西人积极承担社会责任，为抗击非典和汶川、玉树抗震救灾做出巨大贡献，赢得了社会的广泛赞誉，充分体现了"大医精诚、大爱无疆"的崇高风范和"勇于担当、服务桑梓"的精神品质。

合校十年来，华西医学在核心指标方面实现十项重大突破：一是当选医学及相关专业院士 3 名；二是获得国家科技进步二等奖 2 项；三是获建国家重点实验室 2 个；四是获准"973"项目首席科学家 3 人；五是入选国家"千人计划"7 人；六是获建国家级实验教学示范中心 2 个；七是获准国家级教学团队 5 个；八是当选国家级教学名师 4 人；九是获得国家自然基金创新团队 1 个；十是获得全国百篇优秀博士论文 9 篇。同时，取得了相关重大发展：国家重点学科由 3 个增加到 16 个；长江学者奖励计划特聘教授由 1 名增加到 8 名；国家杰出青年基金获得者由 6 名增加到 17 名；获国家精品课程 15 门；华西医院 SCI 收录论文数在 2005 年、2007 年、2009 年均名列全国医疗机构第一。在医疗卫生服务上取得了四项具有重大影响的成就：完成了世界第二例、中国第一例尸体活体合成肝移植；成功开展了全国首例双肺移植手术；实现了中国首例肝移植女病人手术后三年怀孕生子。特别是在2008年"5.12"汶川特大地震抗震救灾过程中，学校全体师生员工积极主动承担高水平大学社会责任，全力、全面、全程参与抗震救灾的过程，四所附属医院共收治来自重灾区的危重伤病员2817人，成为了地震伤员救治的主要基地，得到了党和国家的高度肯定，受到了社会各界的一致赞誉，充分证明了华西医学是医疗行业的国家队，充分说明了华西医学是国家危机处理的中流砥柱，充分体现了四川大学献身国家、奉献社会、服务人民、践行责任，勇于担当的崇高精神。

华西医学百年暨合校十年庆是四川大学发展史上的一个重要里程碑。2010年9月30日上午9时，四川大学隆重举行华西医学百年暨合校十年庆祝大会。中共中央政治局常委、中央政法委书记周永康为四川大学华西医学百年暨合校十年作出重要批示；中共中央政治局委员、国务委员刘延东委托教育部副部长李卫红向四川大学表示祝贺和问候；全国人大常委会副委员长陈昌智，全国政协副主席张梅颖，中共四川省委书记、省人大常委会主任刘奇葆，四川省政协主席陶武先，教育部副部长李卫红，卫生部副部长马晓伟等领导出席庆祝大会并讲话。各界朋友、校友师生代表等共计6000余人与会。同时，还举办了四川大学华西医学展览馆开馆仪式、院士论坛"生物医药技术与人类健康"、医学教育改革创新和科学发展高端论坛、四川大学全球校友会会长会议、书画摄影展、文艺晚会"天使的颂歌"等各项庆祝活动。

四川大学华西医学百年暨合校十年庆，主题鲜明，重点突出，既隆重热烈，又务实俭朴，令人难忘。学术论坛、学术交流等系列活动展示了大学服务社会的责任，体现了

大学深厚的文化底蕴，展现了世纪名校特有的风范和魅力，达到了"展示成就、联络校友、凝聚人心、科学发展"的预期目标。

四川大学全体师生将以华西医学百年暨合校十年为新的起点，以邓小平理论和"三个代表"重要思想为指导，认真学习贯彻科学发展观，全面贯彻落实全国教育工作会议精神和《国家中长期教育改革和发展规划纲要》，加快建设中国一流研究型综合大学的步伐，为国家和地方经济社会的发展，为我国高等教育与医疗卫生事业的发展，为全面建设小康社会，实现中华民族的伟大复兴，做出新的更大的贡献。

二、科研工作

2010年，华西医学中心承担纵向及横向科研项目共1094项。全年到校科研经费总数约53309.9554万元。其中，华西医院（含生物治疗国家重点实验室）到校科研经费37700.8461万元；华西第二医院到校科研经费5258.2472万元；华西口腔医学院（含口腔国家重点实验室）到校科研经费3636.5200万元；华西药学院到校科研经费3059.5019万元；华西公卫学院到校科研经费1331.9318万元；华西基础与法医学院到校科研经费2322.9084万元。其中国家重点基础研究发展计划973计划重大项目（子课题）1项，教育部新世纪优秀人才支持计划2项，卫生部卫生行业科研专项1项，卫生部部属（管）医院2010～2012年度临床学科重点项目3项，华西医院麻醉、病理、实验医学、骨科、专科护理、消化内科、ICU均以优异成绩进入全国同专业的前十名，其中麻醉排名第一，病理排名第二，实验医学排名第三。华西第二医院获准建设"早期发育与损伤的基础与临床嵌合研究"教育部创新团队，四川大学—香港中文大学生殖医学联合实验室也正式挂牌成立。华西附二院母得志团队获教育部新增创新团队。华西口腔医院《华西口腔医学杂志》、《International

Journal of Oral Science，IJOS》杂志分别被英国《动物学记录》（ZR，BIOSIS）、Science Citation Index Expanded（SCIE）、PubMed（MEDLINE）数据库收录。华西口腔医院口腔疾病研究国家重点实验室通过验收。华西医学中心全年在有影响刊物发表论文 848 篇，其中 SCI 收录 783 篇，EI 收录 65 篇。获全国百篇优秀博士论文 2 篇。华西医院 SCI 收录论文数为 490 篇。华西医院 2009 年发表 SCI 收录论文和表现不俗的论文、2000 ~ 2009 年 SCI 收录论文累计被引用篇数在全国医疗机构中均排名第一，2009 年国内论文引用次数排名第三、国际论文引用次数排名第二。2010 年华西医院、华西口腔医院"表现不俗"的论文在全国医疗机构中分别排名第 1 位、第 9 位。2010 年华西医院发明专利申请 23 项，授权 6 项。获各类科研成果奖 10 项，其中教育部一等奖 1 项，二等奖 2 项；中华医学会科技进步三等奖 3 项；四川省科技进步一等奖 2 项，三等奖 2 项。

三、教学工作

2010 年，医学类在校本科生 5459 名，在校硕士研究生 2607 名、博士研究生 1012 名，医学类本科专业 14 个，硕士点 77 个，博士点 77 个，博士后流动站 7 个。

为了实现"把四川大学建设成为中国一流研究型综合大学"总体发展战略目标，在 2010 年，四川大学进一步深化教育教学改革，不断提高人才培养质量，取得了较大的成绩。学校对 2008 级以后的八年制招生方案进行改革，八年制医学 100 名招生计划中给出 20 个指标分给首批参加招生改革试点的学院。2010 年，已从试点学院 2008 级学生中择优选拔了 16 名有学医志向的优秀学生转专业进入八年制培养模式。

2010 年，学校继续实施了"教学名师奖励与培育计划"，表彰长期从事医学基础课教学、注重教学改革与实践、教学方法先进、教学经验丰富、教学效果好的教授，在医学学院中进一步形成了关注教学、关注名师的良好氛围。华西口腔医学院石冰、华西第二医院毛萌被评选为 2010 年度"四川大学教学名师"，华西口腔医学院陈谦明被评选为 2010 年度"四川省教学名师"，李晓箐、胡明为教学名师培养对象。

2010 年，学校围绕建设具有一流教师队伍、教学内容、教学方法和教材等特点的示范课程，继续开展了以精品课程为核心的系列课程建设。华西医学中心有 3 门课程获校级精品课程建设项目立项，2 门课程获四川省精品课程，2 门课程获国家精品课程。

2010 年，学校开展了特色专业建设工作。为了适应国家经济、科技、社会发展对高素质人才的需求，引导不同类型高校根据自己的办学定位和发展目标，发挥自身优势，办出专业特色。医学类基础医学专业成为 2010 年教育部高等学校特色专业建设点。

开展了校级"新世纪教育教学改革工程项目（五期）"立项项目的申报工作，医学各学院共有 67 个项目获准立项。

四、医疗工作

2010 年是医药卫生体制改革全面推进的关键之年，医院以科学发展观为指引，以学科建设引领区域发展为抓手，以技术创新支撑模式创新为手段，大力弘扬华西医学百年积淀的人文精神，加快推进医院管理改革创新，医、教、研等各项事业取得进一步发展，核心竞争力进一步提升，区域中心医院的引领和示范作用得到有效发挥。2010 年度我校 4 所附属医院门、急诊数量达 4937327 人次，出院 204472 人次，手术 120971 台次。

为进一步方便患者就医，华西医院已建立涵盖 9 种预约方式的门诊预约诊疗服务体系，实现全号源开放预约，并延长门诊预约周期（远程预约周期延长至 1 个月，诊间预约和出院复诊延长至 2 个月）；开通临时卡在现场预约窗口的预约功能，极大地方便了外地就医未办实名制卡又未带身份证的患者；初步建成了医技科室阳性检查结果、重症、疑难疾病的快速预约诊疗体系，真正体现了华西医院"以患者为中心、急患者之所急"的服务理念和华西医院疑难重症诊疗中心的定位。2010 年，门诊完成挂号总量2778047 人次，其中预约量为 1128688 人次。华西医院《城市大型医院门诊创新服务的研究——预约挂号》项目获首届"中国医院协会科技创新奖"三等奖。

医护一体化服务模式创新，大力推行治疗性门诊服务。为解决门诊择期手术患者住院排队时间长、床位紧张的问题，2010 年，华西医院在门诊开设了神经外科入院患者院前教育室，试点实施门诊-住院一体化项目，平均住院日明显缩短，病床周转率大幅提高；强化日间手术中心的规范化管理，不断拓展手术范围，增加了大隐静脉剥脱术、肝脏和血管介入手术，胆道镜、肾脏内科人造血管置入、血管内瘘成形等手术，2010 年完成日间手术 3246 台次，患者满意度达99% 以上，无一件医疗事故发生。

华西医院与卫生部国际交流与合作中心合作，启动了 ICU 医院感染预防控制项目，分批次对 ICU 全体医务人员进行了培训，收集基线数据，为下阶段开展干预措施、降低ICU 院感发生率提供了科学依据。通过抗菌药物合理应用管理工作，华西医院围术期预防用药的合理使用率从以前的 86.44% 提高到目前的 98%，超过国内同级医院水平。

2010 年，华西第二医院成功申报并获得卫生部、省卫生厅血液透析资格及卫生部异基因移植准入资格，成功实施非血缘异基因造血干细胞移植，成为四川省唯一获得非血缘异基因造血干细胞移植准入资质的儿科医疗单位，是中华骨髓库认可的移植医院。卫生部妇幼保健与社区卫生司围产营养保健项目在华西第二医院挂牌。华西第二医院被确定为卫生部"提高农村儿童白血病和儿童先天性心脏病医疗服务能力"区域协作中心定点救治协作指导医院。

华西口腔医院进一步发展医院信息化建设，协同信息部门、HIS 系统供应商，开发具有口腔专科特色的电子病历系统，并进行试运行。

华西第四医院坚持"以人为本，以患者为中心"的服务理念，持续改进医疗质量，促进医疗质量全面提高。紧紧围绕以患者为中心、以医疗质量、医疗安全为核心的管理理念，以创建三级甲等医院为契机，进一步加强医院管理，狠抓制度落实，取得了成效。

五、国际交流

2010 年接待来自 60 多个国家和地区的国（境）外来宾 235 批，共计 965 人次。出国（境）人数 600 余人次。主办国际学术会议 9 次。2010 年获中华医学基金会（CMB）项目、欧盟项目、NIH 项目等，共计 14 个项目，资助金额约 670 万人民币。CMB 特聘教授 5 人。CMB 短期出国 80 余人次，英语写作与编辑培训近 300 人次，住院医师、住院技师、住院护师培养招生 200 余人。新招收医学外国留学生 103 人，华西校区在校留学生 332 人。CMB 支持发表高水平科研论文 200 余篇，出版专著教材 10 余部。

（李　夏　编　杨志刚　审）

联系电话：（028）85501029
E-mail：yxglc@ scu. edu. cn

分院及各所、室领导名单

四川大学华西医学中心

院　长　　李　虹　　教授

生物治疗国家重点实验室

主　任　　魏于全　　教授

口腔疾病研究国家重点实验室

主　任　　周学东　　教授

教育部人类疾病生物治疗重点实验室

主　任　　魏于全　　教授

教育部妇儿疾病与出生缺陷实验室

主　任　　毛　萌　　教授

卫生部移植工程与移植免疫重点实验室

主　任　　李幼平　　教授

卫生部口腔生物医学工程重点实验室

主　任　　宫　萍　　教授

国家（成都）中药安全性评价中心/GLP 中心

主　任　　王　莉　　教授

卫生部时间生物学重点实验室

主　任　　王正荣　　教授

教育部靶向药物与新型给药系统重点实验室

主　任　　张志荣　　教授

教育部循证医学网上合作研究中心

主　任　　李幼平　　教授

四川省核医学重点实验室

主　任　　李　林　　教授

四川省发育与妇儿疾病实验室

主　任　　毛　萌　　教授

四川省出生缺陷研究实验室

主　任　　王　和　　教授

四川省感染性疾病分子生物学重点实验室

主　任　　唐　红　　教授

四川省移植工程与移植免疫重点实验室

主　任　　李幼平　　教授

四川省人类疾病生物治疗重点实验室

主　任　　魏于全　　教授

四川省肿瘤学重点实验室

主　任　　毕　锋　　教授

四川省生物精神病学重点实验室

主　任　　李　涛　　教授

四川省康复医学重点实验室

主　任　　何成奇　　教授

四川省疾病基因组学与法医学重点实验室

主　任　　张思仲　　教授　　侯一平　　教授

四川省医学分子生物学开放重点实验室

主　任　　覃　扬　　教授

四川省围产与生殖医学重点实验室

主　任　　毛　萌　　教授

四川省生物分子毒理学重点实验室

主　任　　张立实　　教授

四川省病理研究重点实验室

主　任　　周　桥　　教授

四川省口腔医学技术重点实验室

主　任　　石　冰　　教授

四川省天然药物学重点实验室

主　任　　王锋鹏　　教授

四川省干细胞应用研究中心

主　任　　羊惠君　　教授

四川省功能与分子影像重点实验室

主　任　　龚启勇　　教授

四川大学华西医院国家药品临床研究基地

负责人　　梁茂植　　教授

四川大学华西第二医院（原华西医科大学第二附属医院）

国家药品临床研究基地

负责人　　郗明蓉　　教授

四川大学华西口腔医院（原华西医科大学口腔医院）

国家口腔药物临床研究基地

负责人　　王晓毅　　副教授

中国出生缺陷监测中心/全国妇幼卫生监测办公室

主　任　　朱　军　　教授

中国循证医学中心

主　任　　李幼平　　教授

四川大学华西公共卫生学院分析测试中心

主　任　　马　骁　　教授

四川大学华西法医学鉴定中心

主　任　　侯一平　　教授

获奖科研成果（题录）

教育部科学技术进步一等奖

胸腰椎爆裂骨折脊髓损伤前路减压和稳定重建技术的应用

四川省科技进步一等奖

基于泌尿系组织修复与重建的基础研究及临床创新与运用

中华医学科学技术进步奖三等奖

四川省科技进步一等奖

炎症性肠病的发病机制和临床研究

教育部科学技术进步二等奖

脑功能性疾病的磁共振影像学方法的建立与应用

2010 年中华医学科技进步三等奖

脑血管病防治的临床研究

2010 年中华医学科技进步三等奖

癫痫的应用基础及临床研究

2010 年教育部科学技术进步二等奖

防治成人活体肝移植小肝综合征的临床系列研究及应用

四川省医学科技一等奖

白血病铁代谢异常及其意义

中华医学科技奖三等奖

唇腭裂外科修复新理论与方法的研究

四川省科技进步三等奖

平阳霉素注射治疗口腔颌面部血管瘤和血管畸形的临床及基础研究

国家专利授权

一种建立人结外鼻型 NK/T 细胞淋巴瘤动物模型的方法
一种检测与慢性阻塞性肺部疾病相关的 SNP 的 PCR 试剂盒

治疗腰椎小关节紊乱综合综合征的药物组合物及腰托

一种瑞芬太尼高分子环释镇痛药物及其制备方法

放射性核素标记的腺病毒

口腔治疗辅助器

气切储氧呼吸器

安全性输液软袋

泌尿会阴手术薄膜

快速检测胎膜早破的检测工具与检测盒

防呛喂药器

儿童用药计量棒

一种支架式中空义齿的制备方法

一种对牙科贵金属烤瓷修复体底冠喷砂的方法

一种牙体全冠修复过程中牙体颈部肩台预备的专用车针

藻酸盐印模用消毒喷雾剂及其制备方法

口腔测量器

一种牙科三用枪

一种体外细胞压力加载装置

体外模拟血管微环境的实验装备

喜树碱衍生物磷脂复合物脂质纳米粒制剂及其制备方法

抗老年痴呆疾病的天然药物毒扁豆碱及其衍生物苯胺基甲酸酯毒扁豆酚碱的合成

一种 3,4-二氢-4-氧-2H-1-苯并吡喃-2-羧酸类化合物的制备方法

丹参酚酸 B 磷脂复合物及其制备方法

非甾体雄激素受体调节剂及其制备·药物组合物和用途

获奖科研成果（摘要）

胸腰椎爆裂骨折脊髓损伤前路减压和稳定重建技术的应用

宋跃明　蒋电明　孙天胜　李玉宝　裴福兴　等

　　胸腰椎爆裂骨折合并脊髓损伤是临床最常见的损伤之一，致残率高，而提高此类疾患的整体治疗水平、降低致残率的关键在于：如何更安全、彻底地解除脊髓压迫；如何更好地重建脊柱稳定性、预防内固定松动断裂、避免出现继发性的胸腰椎后凸畸形和脊髓压迫；如何有效地预防脊髓继发性损害、促进脊髓神经功能恢复。宋跃明教授带领的课题组针对这些关键问题进行了系列的研究和自主创新。

　　研究针对胸腰椎爆裂骨折合并脊髓损伤，在国内首先建立"胸腰椎前路减压、固定、融合术式"，完善并规范胸腰椎前路手术流程；对其中的 Denis B 型胸腰椎爆裂骨折，在国际上首创"前路椎体后上角骨折块切除减压、单节段固定融合术式"。应用上

述创新后，脊髓减压更为彻底，术后神经功能恢复率由原来的 63% 提高到 87%，并缩短了手术时间、减少了术中出血量和术后感染率、降低了胸腰椎前路手术难度，使该技术更加安全、易于推广。其中"前路椎体后上角骨折块切除减压、单节段固定融合术式"，既能彻底解除脊髓压迫，又可多保留一个脊柱功能单位。

在国内首先自主研制出一系列具有独特结构的胸腰椎前路内固定器械，该研究填补了国内脊柱前路内固定器械的空白。在国际上首先应用纳米技术开发出新型纳米生物材料（纳米羟基磷灰石/聚酰胺 66），并最先将此类材料构建的椎间支撑体（纳艾康）临床应用于胸腰椎爆裂骨折前路减压后的稳定性重建。在国际上首先应用缓释微球技术构建出 ChABC-GDNF-抗 Nogo-A 抗体三联微球缓释，并首先应用转基因技术构建出 NT-3 基因修饰的嗅鞘细胞。

该项目推动了我国胸腰椎前路的整体手术技术水平进步。获 6 项授权发明专利、8 项授权实用新型专利。全国 40 多家大型医院和西南县市级以上医院已能开展该项技术，共累计治疗胸腰椎爆裂骨折合并脊髓损伤约 5100 例。相关成果已发表 25 篇 SCI 文章，13 篇 EI 文章。总计 154 篇论文，他引总计 992 次。

本研究获 2010 年教育部科学技术进步一等奖。

基于泌尿系组织修复与重建的基础研究及临床创新与运用

李　虹　魏　强　谭　鸿　邱明星　王坤杰　等

李虹教授的团队成功建立了口腔颊部黏膜尿道背侧镶嵌补片成形术治疗长段复杂性尿道狭窄，开展近 300 余例游离移植物尿道成形术，将长段尿道狭窄的手术成功率从普遍的 60%~70% 提高到 93.1%；建立黏膜外翻吻合技术治疗后尿道狭窄 302 例，手术成功率从以往的 80% 左右提升到 96.6%，狭窄复发率从以往的 25% 降到了 5.2%；针对短段尿道狭窄，在全国率先开展尿道狭窄腔内治疗，累计已施行该项治疗达 1500 多例次，取得良好效果，是全国开展该项治疗最早和最多的单位。课题组结合临床问题，针对尿道下裂的病因、发病机理开展多层次系统的研究，运用流行病学调查和动物模型，在国际上首先证实了有机磷类农药 DDVP 能导致哺乳类动物先天性尿道下裂畸形，明确了有机磷类农药的生殖畸形危害，为寻找可能的防治措施，和建立更健全的接触有机磷安全标准和法规奠定了基础。课题组研发了泌尿系修复重建用生物体去细胞基质骨架和聚氨酯高分子材料，为将来不再简单运用自体其他组织材料进行泌尿系修复，寻找到极具临床运用潜力的新型修复材料奠定了基础。构建出的可生物降解聚氨酯，抗菌聚氨酯在泌尿系管道重构中可发挥很好的作用，并获得 2 项国家发明专利。主编中华医学会泌尿系损伤诊治指南并在全国宣讲，培训 600 余人次。多次举办各类培训班和学术会议，并进行手术演示推广新技术，显著提高国内尿道狭窄治疗水平。发表论文 104 篇（SCI15 篇），获国家发明专利 2 项。

本研究获四川省科技进步一等奖。

炎症性肠病的发病机制和临床研究

甘华田　欧阳钦　胡仁伟　白爱平　王玉芳　等

甘华田教授的团队历时 20 余年，以研究炎症性肠病（IBD）的发病机制为突破口，以提高 IBD 的正确诊断率和治疗效果为重点，开展了一系列创新性研究：①起草制定了全国，亚太地区及全球 IBD 诊治规范及指南；②基本弄清了我国 IBD 的患病率和影响因素，其相关研究成为制定《亚太地区溃疡性结肠炎共识》的依据；③基于 PCR 技术，在国际上率先证实了一种鉴别克罗恩病和肠结核极有价值的新方法；④发现肠道神经系统损伤，特别是肠道神经胶质细胞的破坏可导致肠道炎症的发生，提出从肠道神经系统角度对 IBD 进行防治的新方向；⑤成立了全国 IBD 协作组，建立了 IBD 数据库和标本库，IBD 网站和 IBD 病友会。

发表论文 180 篇，其中 SCI 收录 40 篇，论文共被引用了 1426 次，其中 SCI 引用 289 次，包括 N Engl J Med，JAMAl 等国际权威期刊引用或转摘。多次参加国际学术会议并大会发言。培养了博士/博士后 26 名，硕士 68 名。部分成果已成为制定 1 个国内、5 个国外诊治共识或指南的依据。通过本研究的开展，极大地提高了 IBD 的认识水平和诊治水平，推动了我国 IBD 的基础和临床研究，促进了该学科的发展，部分成果已推广至全国 30 余家医院，产生了明显的社会效益。

本研究获中华医学科学技术进步奖三等奖、四川省科技进步一等奖。

脑功能性疾病的磁共振影像学方法的建立与应用

龚启勇　陈华富　张　岱　周　东　李　涛　等

龚启勇教授带领的项目组，围绕"脑功能性疾病的磁共振影像学方法的建立与应用"，历经十年努力，开展了一系列基于磁共振技术的多模态影像学研究。主要手段包括 rs-fMRI、DTI、MTI、MRS 等，并有针对性地结合脑电技术，重点探索了抑郁症、精神分裂症、焦虑症、癫痫等脑功能性疾病的影像学表征，开展了创新性的研究工作，研究成果获评 2010 年教育部科学技术进步二等奖。

建立了重大应激事件精神疾患高危人群

的影像学评估体系，实现了脑功能性疾病的影像学早期有效监测与评价。建立了脑功能性疾病病理生理机制以及临床诊断的影像学表征，促进了影像学新技术的临床应用。包括应用静息态磁共振 BOLD 信号的低频振幅作为监测疾病状态下脑功能异常的生物学指标，有效克服了精神疾病患者不合作的困难；以及应用静息状态 MR 技术评估抗精神分裂症药物对患者脑功能的影响等。建立了同时获取脑结构与功能信息的多模磁共振研究体系，发展影像联合分析技术，解决单模磁共振技术信息量片面的问题。建立包括数据采集、质量控制、海量数据存储以及新算法的磁共振新技术。其中"一种磁共振成像设备稳定性及成像指标的测量方法"获得国家专利，实现了磁共振数据的质量控制和保证。

通过以上创新，建立了这类疾病的影像学诊断技术与评价方法以及疗效预测体系，解决了长期以来影像诊断对于脑功能性"非器质性疾病"的诊断和研究束手无策的问题，扩展了影像技术在神经精神疾病领域的应用。

本项目共发表 SCI 论文 35 篇，他引 240 次，代表性成果发表在 PNAS USA（IF = 9.3）、Archives of General Psychiatry（IF = 14.2）、American Journal of Psychiatry（IF = 10.5）、Radiology（IF = 5.9）以及 NeuroImage（IF = 5.6）等领域顶级学术期刊。出版专著《3T 磁共振临床应用》与《3T 磁共振扫描指南》以及参编多部统编教材。

本研究获教育部科学技术进步二等奖。

脑血管病防治的临床研究

刘　鸣　刘　翼　贺　民　周　东　李　进　等

游潮教授带领的课题组从流行病学特征、发病机理、临床诊治规范及外科手术技术等方面对脑血管病进行了全面深入的研究。首次用系统评价对中国大陆脑血管病流行病学现状进行了研究；首次用系统评价对降纤、针刺和中药等治疗脑血管病的疗效、安全性和研究质量进行评价；并率先开展住院患者前瞻性连续性卒中登记并长期随访；首次按国际标准设计实施了多中心大样本随机对照试验，评价针刺对脑脑血管病的疗效及安全性，是当前世界上最大样本的标准化针刺研究。

10年来，对颅内动脉瘤防治策略及外科技术进行探索，治疗颅内动脉瘤患者2800余例，对手术时机、手术技术、围术期处理进行了系统研究，尤其在处理巨大、多发动脉瘤、动脉瘤术中破裂等复杂情况方面积累了丰富经验，并使用针刺、中药等对手术患者进行综合治疗，使患者总体死亡率从38%降至4.8%；提出了对IV、V级动脉瘤患者早期进行急诊手术的新观点，患者死亡率。创新性地提出了"假性瘤颈加固夹闭术"及"载瘤动脉破口重塑夹闭术"两种全新的术式，使颅内假性动脉瘤手术由困难变为可能。率先提出了高血压脑出血早期微侵袭手术的策略和"少牵拉、轻吸引、弱电凝、血肿腔内操作"的手术要点。

建立经背双侧入路制作颅内动脉瘤动物模型和加载高切应力流场的生物力学模型，均是良好的原创性病因学研究平台；建立了慢性脑梗死灵长类模型并申请发明专利1项。

此项研究共发表论文115篇，其中SCI收录34篇，Medline收录41篇。发表于JAMA、Lancet Neurology和Stroke上的论文13篇。主编人民卫生出版社规划教材和专著各1部。应邀在国际会议报告60余次。

本研究获2010年中华医学科技进步三等奖。

癫痫的应用基础及临床研究

周　东　陈　忠　汪　颖　胡薇薇　周　华　等

周东教授带领的研究组首次建立大鼠马桑内酯点燃癫痫耐药模型，通过发作期脑电图、症状学，药物反应等证实其耐药，并证实P－gp、MRP1的过度表达是难治性癫痫耐药性产生的主要原因，已申请国家发明专利。研究了L-钙通道、钙激活钾通道及ATP敏感性钾通道在癫痫发病中的作用。首次研究了merlin与癫痫的关系，为难治性癫痫海马硬化产生机制提出了新的思路。在国际上首次采用治疗性痫性发作强化分析（TISA），研究了癫痫患者术前评估中抗癫痫药物的快速撤药对痫性发作的影响，并提出了临床可行的实施方案。研究了不同剂量托吡酯对部分性癫痫的疗效。首次进行叶酸合剂防止苯妥英钠致畸的研究。研究了不同抗癫痫药物对额叶相关认知功能的影响。

本项目建立了一种具有我国独立知识产权的耐药癫痫动物模型，具有世界先进水平，并在本模型基础上完善了癫痫发病机制的多项研究。对促进癫痫，特别是难治性癫痫的耐药机制研究，新的抗癫痫药物的研究等多方面都起到促进作用。对叶酸合剂影响抗癫痫药物致畸性研究；对抗癫痫药物对认知功能影响研究；新抗癫痫药治疗对部分性癫痫疗效研究；新的癫痫术前评估撤药方法研究等，在抗癫痫药物的合理使用，降低抗癫痫药物副作用，提高手术疗效，提高患者生活质量，降低社会负担，促进优生等多方面都具有深远的意义。

本项研究已发表SCI收录论文5篇，medline收录13篇，核心期刊文章30篇，其他统计源期刊文章27篇。被引用99篇次，其中国外SCI期刊论文引用42篇次。主编论著3册，申请国家发明专利1项。部分研究结果被美国神经病学学会治疗技术评估委员会，质量标准委员会作为一级证据收入关于新型抗癫痫药物疗效及耐受性指南。

本研究获 2010 年中华医学科技进步三等奖。

防治成人活体肝移植小肝综合征的临床系列研究及应用

陈哲宇　严律南　王文涛　杨天印　徐明清　等

陈哲宇教授的团队首次将双供肝活体肝移植这项最复杂的肝移植技术用于预防小肝综合征，并规范双肝移植指征。针对供肝门静脉变异，在国际上首创了尸体 U 型血管间置架桥重建门静脉吻合的术式，并在国内首次应用冷藏尸体髂动、静脉通过"多口垂直式吻合"法重建肝中静脉属支。在国际上首次规范和完善选择性脾动脉栓塞和术后促进肝脏再生的方法来治疗小肝综合征，获得较好疗效，避免了肝脏再次移植。首次建立中国大陆地区成人的标准肝体积计算公式，解决了供肝体积术前预测的准确性。

建立了系统的防治体系和临床规范，解决了长期困扰活体肝脏移植后小肝综合征的问题，将小肝综合征的发生率由 9.4% ~ 37% 降至 3.2%，提高了活体肝移植的疗效，拓宽了活体肝移植的指征，挽救了更多濒临死亡的患者。

本项目在全国 24 家大型医院进行了成人间活体肝移植的技术指导及推广，举办了两届活体肝移植学习班，并在华西医院进行了十余次大会手术现场直播，国内陆续有两千余名同行观摩学习。本系列研究共发表论文 79 篇，其中 SCI46 篇，他引 142 次。出版专著《活体肝移植》和"十一五"音像教材—成人间活体肝移植。由教育部组织鉴定：成果整体水平达到国际领先水平；有力推动和促进了我国活体肝脏移植的发展，提升了我国肝脏移植在世界移植界的地位。

本研究获 2010 年教育部科学技术进步二等奖。

唇腭裂外科修复新理论与方法的研究

石冰　蒙田　李杨　李盛　王炎　等

先天性唇腭裂是口腔颌面部最常见的出生缺陷，可影响到除视力以外所有口腔颌面部器官的形态和功能，是一种严重危害母婴身体和心理健康的疾病。据我国出生缺陷监测中心 1995 ~ 2000 的统计数据表明，唇腭裂已跃居为我国新生儿中最常见的先天性畸形。我国是世界上每年新增人口最多的国家，唇腭裂发病的绝对人数也居世界首位。由于唇腭裂的发病机制不清楚，目前尚无预防的办法。因此，努力提高唇腭裂的临床治疗水平是最重要的任务。而唇裂手术效果的不稳定性和腭裂修复手术后患者上颌骨生长发育抑制的现象仍然是唇腭裂临床治疗领域面临的难题。为此，本项目进行了以下研究：影响唇裂、腭裂修复术后效果因素的研究；新的唇裂、腭裂整复手术设计原理和方法的研究与应用；避免或减轻腭裂修复术后上颌骨生长发育抑制方法的研究；

本项目对影响唇腭裂手术术后效果的形态学特点和上颌骨生长发育规律作了全面、系统、深入的研究；将临床研究与应用基础研究进行了有效的结合，相互支撑和弥补，使研究结果更全面，更具说服力；本项目建立的新的唇裂整复理论与技术方法，并进行了较长时间的应用和推广，获得了良好的临床应用效果；对新的腭裂整复术理论和技术进行的研究，提高了腭裂整复的整体临床治疗效果。

结合本项目研究成果编写出版了《唇腭裂修复外科学》和《唇腭裂手术图谱》2 部专著，在国内外专业杂志上发表论文 80 余篇，其中 SCI 论文 11 篇。研究成果被国内外学者引用 104 次。培养博士研究生 12 名。主要研究成果之一唇腭裂修复的华西法在全国主要的口腔医学院校的教学、科研和医疗工作中得到了广泛应用。所建立的新的唇裂手术方法被全国 40 多家大学附属医院和省级医院所应用，受益患者已达 1 万余人，取得了良好的社会效益。

本研究获中华医学科技奖三等奖。

平阳霉素注射治疗口腔颌面部血管瘤和血管畸形的临床及基础研究

高庆红 王晓毅 郑根建 刘 坤 李一松 等

本项目研究了应用平阳霉素注射治疗口腔颌面部血管瘤和血管畸形的临床疗效，并对其治疗机制和平阳霉素剂型的优化进行探讨。研究成果对该治疗方法应用和推广，提高口腔颌面部血管瘤和血管畸形的治疗水平，具有重要的意义。主要内容和特点：①本项目组最早应用低浓度小剂量平阳霉素加地塞米松病变内注射的方法治疗口腔颌面部血管瘤和血管畸形，获得满意疗效。与传统硬化治疗剂（鱼肝油酸钠）相比较，该方法副作用小、疗效肯定，更易被患者（尤其是儿童）所接受；②该项目病例数量大，是近 20 年的工作总结，可信度强，应用参考价值高。所提出的方法价格低、安全性高、易掌握、易推广；③低浓度平阳霉素非特异性损伤血管内皮细胞，改变血管内皮细胞的酶代谢，诱导血管内皮细胞和平滑肌细胞增生，管壁增厚，管腔缩窄，最终闭锁，与鱼肝油酸钠作用不相同；而地塞米松可减轻组织肿胀，对平阳霉素诱导血管闭锁无影响。此研究结果对本项目的治疗方法应用和推广提供了实验依据；④首次采用牛血清白蛋白为载体，研制出高载药量的平阳霉素白蛋白微球。该微球与临床使用的平阳霉素注射剂具有相同的药物作用，还具有机械栓塞和药物缓释效果，更有效损伤血管内皮细胞，诱导动脉壁增厚、闭锁。如能应用于临床，可以减少治疗次数，是血管畸形药物治疗的可能新疗法。本研究成果，已在 33 家全国知名口腔医学院和基层医院得到应用和推广，共治疗 3800 余例患者，疗效佳。本项目提出的治疗方法已成为四川省内口腔颌面部血管瘤和血管畸形（包括淋巴管畸形）药物治疗的经典模板，并以此方法为基础在全国许多地区（包括医学院校）加以发展，仅存在浓度和剂量选择的差异。本项目成果多次在国际和国内学术会议交流，发表论文 24 篇（其中 SCI 论文 4 篇），被国内外学者引用 158 次（他引 137 次），其中两篇论文他引 53 次和 40 次。

本研究获四川省科技进步三等奖。

西安分院（西安交通大学医学中心）

（陕西省西安市雁塔区雁塔西路 76 号 165 信箱，710061）

工 作 概 况

2010 年，西安分院以 "985" 三期建设和光华基金捐助为契机，全面启动了《西安交通大学医学院五年发展建设规划》，坚持以育人为中心，大力推进了学科建设与科学研究提升计划，狠抓科学研究工作，扎实推动与国际医学教育接轨的教育教学卓越计划，坚定实施人才强院战略，建设一流师资队伍，各项工作取得了显著成绩。

一、科研工作

2010 年分院获国家自然科学基金资助项目 95 项，总经费达 2584 万元。其中，由袁祖贻教授主持的《免疫炎症调控调节巨噬细胞活性对动脉粥样硬化发生、发展的作用研究》，获得了一项国家杰出青年基金，经费为 200 万元，这是分院近年来一项重大科研项目。获国家教育部高校博士点专项基金 7 项。获得陕西省 "13115" 科技创新工程重大科技专项资助 5 项，获资助经费近 310 万元；"13115" 科技创新平台二项，资助经费近 500 万元。分院全院科研总经费到款达到 5989 万元，较上年增长 31%。

2010 年全院获省部级科研成果奖：7 项，科技成果转化：1 项。获专利授权数：15 项，增长 1.5%。出版专著、编著、译著：17 部，其中英文专著 2 部。SCI 收录论文继续保持平稳增长：全年 SCI 收录论文达到 294 篇，为近年的新高，近四年平均增长率达到 42.5%。其他文章也保持继续增长，EI17 篇，MI580 篇。

分院还大力加强科研基地建设，认真做好教育部重点实验室和省部级实验室的工作，医学院环境与疾病相关基因教育部重点实验室成功通过教育部评估，并获得了良好成绩。同时，配合学校积极搞好国家重点学科建设，认真抓好 985、211 等学科建设。

二、教学工作

2010 年分院本科教育教学改革工作主要开展了以新版培养方案的修订以及宗濂医学实验班课程整合研究和实施工作。共修订医学类涉及 7 个专业、9 个专业层次（含医学宗濂班）。新版方案已经在 2010 级新生开始执行。宗濂医学实验班课程改革，借鉴阳明大学（台湾）成功经验，经过反复探索与论证，在国内率先全面推行以人体器官系统为核心的 PBL 整合课程培养体系，并在 2008 级宗濂医学实验班实行了全新的培养模式。逐步将基础与临床课程整合为以人体器官系统为核心的以区段课程为标志的新型课程整合体系，形成了医学基础与临床两个单元的 "回旋式" 新的课程单元，其中基础医学课程设置为 11 区段课程、临床医学课程设置为 12 区段。随着区段课程的组织与实施，教学过程中引入了以问题为导向的学习方式。

《妇产科护理学》获得国家级网络精品课程；《急诊医学》、《口腔修复学》获陕西省精品课程；《神经病学》、《外科护理学》获得校精品课程。《药理学》教学团队获国家级优秀教学团队。新增 2 名省级教学名师。2010 年分院共承担国家级规划教材主编 10 部、副主编 5 部（含附属医院 2 部）。《护理学导论》获陕西省优秀教材二等奖。

在全国大学生基础医学与创新论坛暨实验设计大赛中，西安分院获得一等奖 1 项，三等奖 1 项，优秀奖 14 项；第三届全国大学生创新论坛参赛 1 项。

研究生教育主要制定修订研究生培养方案：制定新增学科制药工程专业学位培养方案、药学专业学位培养方案、护理学专业学位培养方案；修订完善留学生临床医学博硕士专业学位培养方案、临床医学博硕士科学学位培养方案。稳步推进教学改革计划，包括：实施了"以实验为中心的教学模式"的研究生教学改革计划为我国医学研究生培养机制改革的首创。专业基础课以"实验为中心"模式进行，大幅度增加实验课。博士研究生高水平学术论文篇数稳步提高，硕博连读人数明显增加，博士生源质量稳步提高，博士研究生高水平学术论文篇数稳步提高。

三、医疗工作

2010 年，附属第一医院（西安医院）、第二医院（西北医院）、口腔医院在学校和各级卫生医疗行政部门的领导和支持下，积极进取，开拓奋进不断提升医疗服务质量，各方面取得了很大成绩。

西安医院医疗技术发展迅速，很多领域走在了全国前列，填补了多项国内空白，综合实力处于全国先进、西北领先水平。国内首例腹腔妊娠的婴儿、西北首例试管婴儿在这里诞生；成功完成了西北首例间充质干细胞与造血干细胞非血缘联合移植手术，率先在西北地区开展了胆囊超声造影术检查项目；肾脏移植、肝脏移植例数与质量西北领先，先心病心脏封堵技术全国领先；成功实施西北首例人工颈椎间盘置换手术，成功为高龄大面积肺栓塞患者实施西北首例肺动脉血栓消融术等。医院建立了西北地区最大的重症监护中心（ICU）、消毒供应中心；拥有技术实力最强的心脏重症监护中心（CCU）、呼吸重症监控中心（RCU），为重危患者的医疗救治提供了有力保障。医疗服务半径涉及全省 104 个地市区县和新疆、甘肃、青海、宁夏、山西、河南等省。

西北医院学科设置齐全。泌尿外科被评为国家重点学科，皮肤科被确定为国家重点培育学科，中医科被评为全国综合医院中医药工作示范单位；骨外科、普通外科、呼吸内科、耳鼻咽喉科、血液内科为陕西省医学重点学科，皮肤科、消化内科、眼科、泌尿外科、麻醉科为陕西省优势医疗专科，中医肾病学科为陕西省中医重点学科，这些学科及超声医学研究室、小儿外科在全国都享有很高的知名度。陕西省胃肠动力疾病重点实验室，陕西省耳鼻咽喉疾病诊疗、消化疾病诊疗、皮肤病性病诊疗、超声诊断质量控制中心，陕西省防盲指导小组办公室均设在该院。医疗服务半径达西北各地，一些疾病的诊治范围达全国各地。

口腔医院具有现代化的口腔诊断与治疗设备和良好的就医环境。2010 年努力加强医疗护理质量管理，不断提高医疗护理水平。结合医院等级评审工作，对质量管理组织进行了调整，加强医疗质量管理。规范新业务、新疗法临床应用的管理。加强护理质量管理，提高护理水平。加强医院感染管理工作，有效预防和控制医院感染。

四、交流与合作

医学学科与台湾光华教育基金会、台湾阳明大学开展了广泛的交流与合作。阳明大学及荣总医院教师医师多人次来校交流，或指导工作，我校分批派遣数十名教师、医师和学生赴台湾交流、研习。光华教育基金资助优秀医学博士研究生 18 名。选派优秀博士研究生海外联合培养 7 人。当年新增美国中华医学基金会（CMB）资助项目 3 项，共获经费 110.7 万美元。2010 年共举办了国内外著名学者做的学术报告 100 余场次，其中国外著名学者做的学术报告 67 场次。

（王运乐　编）

分院及各所、室领导名单

院长　　闫剑群　　教　授　　**副院长**　　朱宏亮　　教　授
办公室主任　　马兆明　　研究员

天然药物研究与工程中心

主任　　贺浪冲　　教　授　　**副主任**　　杨广德　　教　授
　　　　　　　　　　　　　　　　　　　　　李西玲　　技　师

神经科学研究中心

主任　　朱宏亮　　教　授　　**副主任**　　刘　勇　　教　授
　　　　　　　　　　　　　　　　　　　　　胡海涛　　教　授
　　　　　　　　　　　　　　　　　　　　　韩太真　　教　授

分子病毒研究所

所长　　楚雍烈　　教　授

生殖医学研究中心

主任　　邱曙东　　教　授　　**副主任**　　曹瓒孙　　教　授
　　　　　　　　　　　　　　　　　　　　　陈小燕　　主任医师

临床药理研究所

所长　　袁秉祥　　教　授　　**副所长**　　刘俊田　　教　授
　　　　　　　　　　　　　　　　　　　　　臧伟进　　教　授
　　　　　　　　　　　　　　　　　　　　　王美娜　　教　授

地方病研究所

所长　　王治伦　　研究员　　**副所长**　　郭　雄　　教　授
　　　　　　　　　　　　　　　　　　　　　曹峻岭　　研究员

医学教育研究所

所长　　闫剑群　　教　授　　**副所长**　　王海江　　研究员

预防医学研究中心

所长　　颜　虹　　教　授　　**副所长**　　王学良　　教　授

法医学研究中心

主任　　李生斌　　教　授

医学电子工程研究所

所长　　金　捷　　教　授

心血管研究所

所长　　刘治全　　教　授　　副所长　　马爱群　　教　授
　　　　　　　　　　　　　　　　　　　牛小麟　　教　授

内分泌代谢疾病研究所

所长　　朱本章　　教　授　　副所长　　施秉银　　教　授
　　　　　　　　　　　　　　　　　　　戴信刚　　教　授

肝炎研究所

所长　　张树林　　教　授　　副所长　　赵英仁　　教　授
　　　　　　　　　　　　　　　　　　　邓　红　　主任医师

临床分子医学研究中心

主任　　李　旭　　教　授　　副主任　　叶国岭　　主任医师
　　　　　　　　　　　　　　　　　　　陈　葳　　主任技师

血液学研究中心

所长　　刘陕西　　教　授　　副所长　　马　西　　教　授
　　　　　　　　　　　　　　　　　　　张　梅　　教　授
　　　　　　　　　　　　　　　　　　　张王刚　　教　授

中西医结合研究所

所长　　邱根全　　主任医师　　副所长　　李　玺　　研究员

医学影像研究所

所长　　鱼博浪　　教　授　　副所长　　齐乃新　　主任医师

泌尿外科研究所

所长　　贺大林　　教　授　　副所长　　王子明　　教　授

器官移植研究所

所长　　薛武军　　主任医师　　副所长　　吕　毅　　教　授
　　　　　　　　　　　　　　　　　　　　黎一鸣　　教　授

皮肤性病研究所

所长　　彭振辉　　教　授　　副所长　　肖生祥　　研究员

刘　彤　主任医师

眼病研究所

所长　孙乃学　教　授　　**副所长**　秦　莉　主任医师

耳病研究所

所长　张全安　主任医师　　**副所长**　许　珉　教　授

李随勤　教　授

胃肠动力疾病研究所

所长　董　蕾　教　授　　**副所长**　张　军　教　授

苌新明　主任医师

肝胆研究所

所长　纪宗正　教　授　　**副所长**　李宗芳　教　授

马清涌　教　授

骨病研究所

所长　陈君长　教　授　　**副所长**　刘　淼　教　授

医学超声研究所

所长　段学蕴　主任医师　　**副所长**　艾　红　主任医师

儿童行为与发育研究室

所长　黄绍平　主任医师

口腔内科研究室

所长　苟建重　主任医师　　**副所长**　郭青玉　主任医师

颌面外科研究室

所长　张引成　教　授　　**副所长**　文抑西　主任医师

肿瘤研究中心

主任　张学斌　教　授　　**副主任**　王一理　教　授

王子明　教　授

董德全　教　授

获奖科研成果（题录）

陕西省政府科学技术成果一等奖

抗菌蛋白与维 A 酸诱导基因在表皮异常增殖中的作用机制

陕西省政府科学技术成果二等奖

脂肪性肝病流行病学及发病机制初步研究
白藜芦醇对重症急性胰腺炎作用机制的基础研究

西安市政府科学技术成果二等奖

丙型肝炎病毒感染与脂代谢及肝脏炎性损伤相关基因多态性的关联性及治疗研究

获奖科研成果（摘要）

抗菌蛋白与维 A 酸诱导基因在表皮异常增殖中的作用机制

郑　焱　彭振辉　罗素菊　郗彦萍　曾维惠　等

本项目针对银屑病等皮肤顽症，采用分子生物学的方法，研究了抗菌蛋白和维 A 酸诱导基因（TIG）在表皮异常增殖及维 A 酸治疗中的作用机制及临床应用。首次提出维 A 酸和窄波 UVB 联合处理可诱导 HB-EGF 和 TIG 的表达；抗菌蛋白可促进炎症因子、ROS 和防御素的产生；银屑病中抗菌蛋白和 ROS 的升高可抵御微生物的入侵，这也是银屑病皮损不易被感染的原因。本项目共发表论文 83 篇，其中 SCI 收录 10 篇，被引 209 次，被影响因子为 30 的 Nature 系列杂志和 SCI 权威杂志多次引用。

本项目获 2010 年度陕西省科学技术奖一等奖、教育厅一等奖。

脂肪性肝病流行病学及发病机制初步研究

鲁晓岚　罗金燕　董　蕾　延　华　耿　燕　等

脂肪性肝病包括酒精性脂肪肝和非酒精性脂肪肝。随生活水平和酒精消耗量不断提高，饮酒相关的酒精性肝病（ALD）发病率逐年上升；与生活水平行为方式密切相关的非酒精性脂肪肝（NAFLD）的发病率也在不断上升。我国自 20 世纪 90 年代初期逐渐重视起对脂肪肝的研究。各型脂肪肝在我国研究开始起步，各种资料空白，特别缺乏人群流行病学完整的统计资料，发病机制也不清楚。为明确其在西安及西北地区的患病率和相关危险因素，如每日饮多少酒、持续饮酒多长时间有患 ALD 危险性，以及其他影响因素；NAFLD 的发病又与哪些因素关系密切？应用什么样的动物模型研究更科学经济，脂肪肝的发病机制是什么，这些都是本课题解决的问题和研究重点。本研究是在卫生部课题，陕西省科技攻关课题，全国脂肪肝西北地区协作课题资金的支持下完成的。

我们课题组分别于 2000 年 4～6 月对西安地区城乡不同职业人群 3613 例进行了随机抽样调查，首先明确 ALD 在西安地区患病率及与酒精摄入量、饮酒的行为习惯、肥胖等的关系。又于 2005 年调查了西北地区陕、甘、新、宁四省区 2300 例成人酒精性、非酒精性脂肪肝患病率情况并分析了相关危险因素。本研究同时还在国内较早建立一个适合我国国情且与人类 ALD 在多方面改变相近的良好实验动物模型，大鼠长期胃造瘘法 ALD 模型，造模时间可达一年之久。再检测 TNFα、NF-kB，Leptin-Rb 和 PPAR-r、COX-2 等在酒精性和非酒精性脂肪性肝病大鼠肝细胞中表达的变化，探讨这些因子在肝组织炎症、坏死和肝纤维化发生发展过程中的相互关系和影响。并用地塞米松、TNF 抗体或抗氧化药物治疗，以阐明肥胖和饮酒在脂肪肝发病中的独立和共同作用环节和途径，探索可行的治疗方法。文章发表时国内尚少见有这方面研究报道。

本课题研究结果认为：①西安地区男性为主要饮酒人群。酒精性脂肪肝为酒精性肝病最常见类型，饮酒人群中患病率已达 6.1%。日均饮酒精 <20g，短于 5 年是 ALD 的相对安全域值。日均酒精消耗量 >40g，>5 年，ALD 发病率明显增加。空腹饮用白酒或混合饮用多种酒类、肥胖是 ALD 高发危险因素。戒酒和减重可改善预后；②整个西北地区饮酒率均较高，男性仍是酒精消耗的主要人群。酒精性与非酒精性脂肪性肝病在西北地区的患病率均较高，但 NAFLD 发病率高于 ALD。饮酒、高脂血症、糖尿病、肥胖是脂肪性肝病的主要危险因素。脂肪肝与多元代谢紊乱密切相关，随着代谢紊乱的加剧，脂肪肝患病率增加；③胃造瘘法克服了酒精灌胃模型的缺点，是适合我国国情的

简便易行、死亡率低的酒精性肝病造模方法。首次在国内对 ALD 大鼠观察研究一年未见肝硬化形成；④酒精性和肥胖所致脂肪肝形成早期，既有内毒素血症和 TNFα、NF-kB 的产生，PPAR-r 的表达则受抑，随后又促使 Leptin-Rb 在肝细胞进一步表达，最终导致肝纤维化形成。TNFα 和 NF-kB 与内毒素血症、肝功能和肝细胞病变程度有很好的正相关关系，和 PPAR-r 呈负相关关系。PPAR-r 表达呈一先强后弱的过程；⑤抗 TNFαMcAb 和 GSH 可通过抑制内毒素血症，减少前炎症因子 TNFα、NF-kB 的产生，增强 PPAR-r 的表达，促进肝脏功能恢复，在酒精性和非酒精性肝损伤早期应用有明显保护作用；⑥COX-2 介导的酶活性增加，启动脂质过氧化反应，促进脂肪肝的形成和发展；应用特异性 COX-2 抑制剂，下调 COX-2 的表达。阻断氧应激，可减轻 NAFLD 的肝损害；⑦地塞米松不能降低白酒灌胃大鼠的死亡率，对白酒灌胃引起的肝损伤亦无保护作用。

本课题首次对西北地区人群进行了较大规模的 ALD 和 NAFLD 的流行病学调查，填补了我国在 ALD 和 NAFLD 患病率和危险因素方面研究的空白，提出了发病的相关危险因素和饮酒的相对安全阈值。相关研究论文不仅被作为 2010 年中国酒精性肝病诊治指南的重要参考资料，而且还被美国的酒精性肝病诊治指南引用。本课题最早在国内建立了胃造瘘法制作酒精性肝病大鼠模型，该模型具有简便经济、低死亡率等优点，已被推广应用。本课题共发表文章 20 余篇，Medline 收录 6 篇，被他人引用 100 余次，其中被 SCI 文章引用 6 次，被引用文章 SCI 影响因子高达 10。这些数据充分说明，我们的研究是很有价值和意义的，而且也到达一定的研究水平，引起了国内外同行的注意和肯定，我们的研究结论是客观可靠有价值的，值得推广应用。

本项目获 2010 年度陕西省科学技术奖二等奖、卫生厅二等奖。

白藜芦醇对重症急性胰腺炎作用机制的基础研究

马清涌　马振华　沙焕臣　徐军　孙昊　等

重症急性胰腺炎（SAP）具有发病急、病程进展快、病死率高等特点。近年

相继出现了各种理论，从不同角度 SAP 发生和发展有各个环节进行调节，以期改善 SAP 的愈后。①炎症介质在 SAP 的发生和发展中具有重要的作用。国内外多家研究报道指出抑制炎症介质的产生和（或）阻断体内已产生的炎症介质的作用，将可能改善重症急性胰腺炎的预后；②急性肺损伤（ALT）和急性呼吸窘迫综合征（ARDS）是 SAP 最常见的一种早期并发症。SAP 中有大约 30% ~ 50% 合并有 ALI 和 ARDS。对于 ALT 治疗已经成为 SAP 研究中的一项重要课题；③SAP 时血液流变学改变可使胰腺和全身器官的血流量和微循环灌注减少，毛细血管淤血和微血栓形成，这可能是造成胰腺进行性坏死和多器官衰竭的主要原因之一。因此在 SAP 的治疗上应考虑如何改善全身器官的微循环，以保护组织的功能；④近年来在 SAP 发病机制方面的研究注意到细胞凋亡与 SAP 病程及预后密切相关；⑤重症急性胰腺炎并发的胰外脏器损伤中，肝、肠以及脑组织损伤也越来越受到学者们的重视，阻断其他脏器的损伤程度，也将在很大程度上改善胰腺炎的预后。

白藜芦醇为一种存在于自然界中的多酚类化合物，其化学结构 3 、5 、4'-三羟基二苯乙烯。现在，白藜芦醇已经被证实存在于 70 多种植物中。尤其是传统中药虎杖中含量丰富。中药虎杖具有清热解毒之功效。现代药理研究发现，虎杖中白藜芦醇含量丰富，是虎杖最主要的作用成分。我们在究实验设计阶段文献检索发现：①白藜芦醇能以剂量和时间依赖方式阻断 TNF-α 诱导的内皮细胞中 NF-κB 的活化，抑制 NF-κB 的 p65 亚单位磷酸化和核转位及 NF-κB 依赖基因的转录；②通过抑制血细胞凝聚、维持内皮屏障的稳定性等方面起到改善微循环的作用。总之，白藜芦醇能够通过多种途径、多个靶点抑制炎症反应的发生和发展，对于白藜芦醇治疗 SAP 的基础研究尚处于组织学观察阶段，鲜有关于治疗机制方面的研究。根据白藜芦醇的药理学特性，本课题组认为：白藜芦醇可以通过调节炎症介质、微循环障碍、氧自由基、钙超载等途径抑制 SAP 中胰腺及胰外器官损伤的发生和发展，从而改善愈后，提高生存率。本研究有助于进一步明确白藜芦醇在 SAP 治疗中的具体作用途径，为临床应用提供理论及实验支持。从而为传统中药的临床应用提供有力的理论支持。

本项目获陕西省卫生厅二等奖。

丙型肝炎病毒感染与脂代谢及肝脏炎性损伤相关基因多态性的关联性及治疗研究

刘正稳　韩群英　张妮　李晗　李雁　等

本项目属于临床医学专业内科学—传染病学领域。研究表明丙型肝炎病毒（HCV）感染易感性及 HCV 感染后肝脏脂肪变性与脂代谢有密切关联；HCV 感染病程慢性化可能与白介素（IL）-10 抑制免疫系统、使机体清除病毒能力下降有关。HCV 感染安全有效的治疗方法仍在探索。本项目围绕 HCV 感染与脂代谢和 IL-10 相关基因多态性的关联性以及 HCV 感染不同治疗方法的效果及安全性两方面，对 HCV 感染发病机制及治疗方法展开历时 13 年的研究。主要研

究内容如下：

1. 中国汉族慢性 HCV 感染与低密度脂蛋白受体（LDL-R）基因外显子 12Hinc II 位点、载脂蛋白（Apo）B 基因 XbaI 位点、瘦素受体基因 GIn223Arg 位点、IL-10 基因启动子区-592 位点多态性的相关性；

2. 中国汉族未经抗病毒治疗的慢性 HCV 感染者血清瘦素水平与瘦素受体基因 Gin223Arg 基因型、人体测量参数、代谢参数及肝脏功能生化指标的相关性；

3. 中国 HCV 感染者血清 IL-10 水平与不同临床表型、病毒载量及 ALT 的相关性；

4. 病毒唑、金刚烷胺及熊去氧胆酸对丙型肝炎的疗效及安全性评价；

5. 干扰素（IFN）-β-la 单用或联合病毒唑治疗中国慢性 HCV 感染者的疗效及安全性，IFN 对急性丙型肝炎的疗效，IFN 毒副作用、防治措施及影响 IFN 抵抗的相关因素；

6. HCV 感染者铁代谢变化、铁代谢指标临床意义及去铁治疗效果。

本项目从 HCV 感染机体和细胞的连接点入手，从基因多态性角度研究了脂代谢相关基因位点与 HCV 感染的相关性，从不同于既往研究的视角对 HCV 感染机制作了探索，对指导其他传染性疾病的易感性研究有一定意义。本项目还从基因多态性角度研究了 IL-10 相关基因位点与 HCV 感染相关性，为明确 HCV 感染慢性化机制作了积极探索，有利于指导研究其他炎性因子相关基因对 HCV 感染病程慢性化的作用。此外，本项目初步明确了 IFN-β-la 可能作为 IFN-α 的替代治疗，金刚烷胺或熊去氧胆酸与 IFN 联用能增加 IFN 疗效，为存在 IFN 抵抗的 HCV 感染者提供了新治疗思路，对 HCV 感染各种治疗方法作了积极探索。目前已发表相关论文 21 篇，共收录 21 篇，被 SCI、PubMed 收录 3 篇；引用 66 次；培养硕士生、博士生共 6 名。

本项目获西安市科技局二等奖。

大　　事　　记

大 事 记

一 月

1月11日，国家科学技术奖励大会在北京人民大会堂隆重召开，中国医学科学院药物研究所作为第一完成单位完成的"丁苯酞原料及软胶囊项目"和中国医学科学院血液学研究所韩忠朝教授主持的研究课题——"血液干细胞技术及其应用研究"均荣获国家科技进步二等奖。

1月20日，院校工作会议在京召开。院校领导、北京市教工委联络员毕孔彰，院校机关各处室负责人，各所院党政一把手和党政办主任参加了会议。

1月22日，院校召开2010年党风廉政建设工作会。院校领导，北京市委教育工委联络员毕孔彰、各所院党政主要负责人、京内所院纪委书记、纪委副书记、监察部门负责人、审计部门负责人、办公室负责人，院校机关副处长以上干部参加了此次会议。

1月27日，院校2010年新春专家座谈会在京召开。刘德培院校长、李立明书记、詹启敏副院校长及部分两院院士、长江学者、杰出青年基金获得者等16人出席了会议。

1月27日下午，院校统战系统2010年迎春联谊会在协和医院教学楼三层多功能厅大厅举行。院校各民主党派、无党派人士代表，归侨侨眷、少数民族、留学归国人员代表以及统战干部等80余人参加联谊会。

1月31日，院校科研管理年会在昆明市召开。詹启敏副院校长、各所院主管科研工作的领导、科研处长及科研管理人员70余人参加了会议。

二 月

2月3日，医学界百余位专家、学者、各级领导及京内多家多媒体参加了《中华医学百科全书》启动会暨中国医学科学院健康科普研究中心揭牌仪式。会议由中国协和医科大学出版社社长袁钟主持，院校长刘德培院士和巴德年院士为中国医学科学院健康科普研究中心揭牌。

三 月

3月1日，院校2010年教育工作会议在京召开。院校领导，学校专家委员会、教学督导委员会顾问以及院校机关、二级所院的教育负责同志和工作人员100余人出席了会议。

2010年3月5日下午，北京协和医院"争创优质护理服务示范医院"启动大会在京举行。卫生部马晓伟副部长出席会议并作重要讲话。

3月19日下午，天津市副市长王治平带领市科委、市发改委、市经济和信息委等有关部门的负责同志，到血研所和工程所进行了调研。

3月23日，院校2010年统战工作会在京召开。会议主题学习贯彻全国和北京市统战工作会议精神，总结 2009 年院校统战工作，研究部署 2010 年院校统战工作。京内各所院党办主任和统战干部 20 余人参加会议。

3 月 24 日，院校第八届二次工代会暨第四届二次教职代会于在教学科研楼八层报告厅隆重举行。院校领导及院校所属各单位工会会员代表、教职工代表和各所院党政领导、两院院士、民主党派人士、院校离退休老领导及院校机关各处室负责人等特邀代表、列席代表三百余人出席了大会。

3 月 26 日，中国医学科学院北京协和医学院 2010 年医疗工作会在北京隆重召开，会议的主题是"改善服务、提高绩效、迎接公立医院改革"。院校领导以及院校所属协和医院、阜外心血管病医院、肿瘤医院、整形外科医院、血液病医院和皮肤病医院主管医疗工作的领导，医务处、医管处、护理部、门诊部、院感办、医患办、病案室等医疗管理相关部门的负责人约 60 人参加了本次会议。

3 月 26 日院校召开了"十二五"规划制定工作会，刘德培院校长、李立明书记、徐德成副院校长、李国勤副书记以及院校有关职能处室的负责人参加了此次会议。

四　月

4 月 8～22 日，由中国红十字会资助，院校继续教育学院第三次承办的第十二期乡村医生培训班在京成功举办。来自全国 22 个省、自治区的百名乡医参加了此次培训。

4 月 12 日上午，来自西藏自治区人民医院的 5 名医护人员分别来到院校所属协和医院、肿瘤医院，开始了为期半年的进修学习生活。

4 月 14 日青海省玉树藏族自治州玉树县发生了里氏 7.1 级地震，造成了重大的人员伤亡及财产损失。为贯彻落实党中央、国务院和卫生部关于支援青海玉树抗震救灾指示精神，4 月 21 日院校党委发出通知，组织所属京内外各院所及院校机关党委共同参与为玉树灾区奉献爱心的捐助活动。各所院及院校机关的干部职工积极行动起来，响应号召，施以援手，携手与灾区人民共渡难关。

五　月

5 月 21 日上午，全国人大常委会副委员长桑国卫率"重大新药创制"科技重大专项检查评估组莅临药物所，对"重大新药创制"科技重大专项——中国医学科学院综合平台课题实施情况进行实地检查评估。

5 月 24 日，卫生部党组书记、副部长张茅同志率卫生部办公厅侯岩主任、人事司徐科司长、规财司李斌司长、医政司王羽司长、疾控局孔灵芝副局长莅临阜外医院调研指导工作，中国医学科学院北京协和医学院党委书记李立明陪同。胡盛寿院所长汇报了院所基本情况，张茅书记肯定了院所为国家医疗卫生事业做出的贡献，对院所提出了六条意见和要求，并表示，对于阜外医院目前面临的困难和问题，卫生部非常重视，正在积极协调解决，尽快协助改善阜外医院门急诊、住院和科研工作条件，促进医院的可持续发展。

5 月 25 日上午，美国卫生部部长 Kathleen Sebelius 女士访问院校，并在东单三条礼堂发表了题为《国际科学研究对全球卫生的影响》的重要演讲。

5月31日上午，院校控烟大会在东单三条礼堂隆重召开。世界卫生组织驻华代表处控烟官员 Sarah England 博士、中国卫生部妇女保健与社区卫生司副司长秦耕、美国中华医学基金会"中华医学控烟行动"项目主任马少俊博士、中国疾控中心控烟办副主任姜垣以及院校和所院两级领导、专家学者等300余人齐聚一堂，在"世界无烟日"这一特殊的日子共同推动"无烟校园、无烟医院"目标的实现，共同为营造无烟、绿色、健康的社会发出倡议。

2010年全国第十届科技活动周期间，科技部、中宣部和中国科协授予全国171个单位"全国科普工作先进集体"称号，其中卫生部系统先进集体名额·1名，由协和出版社（中国医学科学院健康科普研究中心）荣获。

六　月

6月16～18日，由中国医学科学院、美国国立卫生研究院（National Institutes of Health，NIH）和全球医生组织（GlobalMD）联合主办，北京协和医院协办的"中美临床与转化医学研究国际论坛"在北京隆重召开。

6月21日下午，美国卫生部代表团来肿瘤医院参观访问。

6月29日上午，卫生部党组书记、副部长张茅一行莅临肿瘤医院视察指导工作。

七　月

7月8～9日，院校纪检监察工作汇报交流会在京召开。

7月5～6日，中共中央、国务院在京召开西部大开发工作会议，院校荣获"国家西部大开发突出贡献集体"荣誉称号。

八　月

8月12～15日，由国家心血管病中心主办、阜外心血管病医院承办的"中国心脏大会暨北京国际心血管病论坛2010"在北京国家会议中心隆重举行。卫生部部长陈竺出席大会开幕式，作了重要讲话并宣布国家心血管病中心成立。中国医学科学院北京协和医学院院校长刘德培院士、卫生部等领导和嘉宾及来自美国、瑞士、德国、英国等14个国家和地区以及国内的专家、学者6000余人出席了此次盛会。

8月20日，"协和护理教育九十周年暨2010年北京国际护理大会"在北京隆重召开。来自美国、英国、芬兰、澳大利亚、丹麦、意大利、日本、韩国和中国的香港、澳门、台湾地区以及全国各地的600余名代表参加了此次会议。

九　月

9月11～12日，"协和—北医医疗管理经验交流会"在京召开，院校所属京内四家医院，北京大学医学部医院管理处及附属医院，以及中日友好医院、复兴医院、天坛医院等兄弟单位的有关领导、辉瑞公司副总监等共约40人参加了会议。

9月16日，《中国医药生物技术》杂志编辑部正式落户药生所。

9月30日上午，卫生部陈竺部长在副院校长徐德成，卫生部办公厅主任侯岩、规财司司长李斌、政法司副司长高卫中等的陪同下到信息所视察指导工作。

十　月

10月4日，整形外科医院院长、973首席科学院曹谊林教授因其在组织工程研究领域对整形外科的突出贡献，荣获2010年Maliniac Lecture Excellent Honor Esteem这一整形外科学界的最高荣誉奖。

10月13日，基础医学院生化系建系90周年庆祝会在新科研教学楼八层报告厅隆重举行。

十一月

11月4日，输血研究所在新所址举行了新所落成暨建所53周年庆典。出席庆典的主要领导有卫生部原副部长、中国输血协会朱庆生理事长，四川省原政协副主席、四川省医学会谢明道会长，院校党委书记、常务副院校长李立明，院校党委副书记林长胜等。输血研究所党委书记肖晓璞主持庆典，所长郑忠伟致欢迎辞。2010年7月，中国医学科学院输血研究所（以下简称"输血所"）开始由成都市北站东一路整体搬迁至成都市三环路东二段龙潭总部经济城，9月全部完成搬迁并恢复了正常工作秩序。

近日，卫生部、教育部为加强对北京协和医学院改革发展工作的领导，决定成立"卫生部、教育部促进北京协和医学院（清华大学医学部）改革发展领导小组"。

美国《Science》杂志近日在线发表了由院校基础医学院研究所与北京协和医院组成的由沈岩院士、张学教授和王宝玺教授领导的联合小组对反常性痤疮致病基因的合作研究结果。

十二月

12月11~12日，北京协和医学院-清华大学教育研讨会在北京召开。卫生部科教司副司长金生国，院校长刘德培，党委书记、常务副院校长李立明，清华大学常务副校长陈吉宁出席会议并讲话。会议由医大教务处处长管远志主持，学校专家委员会、基础学院和临床学院教研室主任、教学秘书和机关相关处室人员、八年制学生代表等出席了会议。